普通高等教育"十一五"国家级规划教材
普通高等教育"十二五"规划教材
普通高等教育"十三五"规划教材

供基础、临床、口腔、护理、预防、中西医、检验、法医、
麻醉、眼视光及影像等专业使用

医学生物学

Medical Biology

（第 9 版）

主　　编　胡火珍　梁素华
名誉主编　杨抚华

科学出版社
北　京

内 容 简 介

本书是普通高等教育"十一五"国家级规划教材，也是国内出版较早、影响力较大的医学生物学版本之一。本版是在第8版基础上，围绕生命的基础、生命的延续、生命的进化、生命和环境，以及生命科学和现代生物技术5个方面进行修订的。全书包括生命的分子基础、生命的细胞基础、动物的繁殖和个体发育、生命的遗传和变异、生命类型的演化、脊椎动物机体结构和机能的演化、生物与环境、人类和环境、现代生物技术概述、现代生物技术与人类健康、现代生物技术与环境共11章，并总结了医学生物学的发展特点和趋势。本书不仅继承了前8版的优点，而且结合当前现代生物技术、精准医学、预防医学，本着治未病、关注大健康等有关生物医学的特点，合理补充了一些与医学密切相关的理论技术及现代生命科学研究的进展和前沿知识。

为了帮助教师教学及培养学生自主学习能力，在保证新版教材总篇幅不变前提下，本版新增加了拓展内容、知识网站、慕课、微课等，以二维码的形式在教材中展示，实现线上线下融合，以期能更好地为教师的"教"与学生的"学"提供帮助。

本书既可供医学类各专业的本科生及研究生使用，也可作为相关领域的科技工作者的参考书，并是医学院校各专业研究生、教师及临床医师、药师获得这方面系统知识的一本有益读物。

图书在版编目（CIP）数据

医学生物学 / 胡火珍，梁素华主编. —9版. —北京：科学出版社，2019.7

普通高等教育"十一五"国家级规划教材　普通高等教育"十二五"规划教材　普通高等教育"十三五"规划教材

ISBN 978-7-03-061548-0

Ⅰ. ①医… Ⅱ. ①胡… ②梁… Ⅲ. ①医学-生物学-高等学校-教材 Ⅳ. ①R318

中国版本图书馆 CIP 数据核字（2019）第 111968 号

责任编辑：刘　畅 / 责任校对：严　娜
责任印制：师艳茹 / 封面设计：铭轩堂

科 学 出 版 社 出版
北京东黄城根北街 16 号
邮政编码：100717
http://www.sciencep.com

三河市春园印刷有限公司 印刷
科学出版社发行　各地新华书店经销

*

2019 年 7 月第　九　版　开本：880×1230　1/16
2021 年 7 月第三次印刷　印张：17 3/4
字数：627 000
定价：79.00 元
（如有印装质量问题，我社负责调换）

《医学生物学》（第 9 版）
编委会名单

名誉主编　杨抚华

主　　编　胡火珍　梁素华

副 主 编　税青林　杨春蕾　李学英　寻　慧

编　　委（按编写篇章顺序排序）

胡火珍	寻　慧	张春林	梁素华	宋桂芹	杨俊宝
刘　康	蔡晓明	刘　云	曾永秋	何冬梅	杨春蕾
陈　澄	陈誉华	刘　岚	税青林	修江帆	田　强
齐　冰	赵　静	蒲淑萍	罗　兰	孙元田	吴白燕
陈汉彬	李学英	张志敏	李德俊	郭丽娜	张迎春
许　勇	王　兰	胡以平	訾晓渊	李学英	

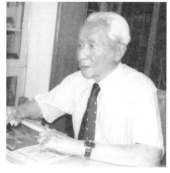

杨抚华，四川大学教授，我国著名的生物学家、细胞生物学家，中华医学会医学教育分会医学生物学组、四川省细胞生物学会的创始人之一。历任中华医学教育学会医学生物学组副组长，中国细胞生物学学会常务理事、理事；国务院政府特殊津贴专家。

杨抚华教授在医学生物学、医学细胞生物学领域有着深厚的造诣，发表80余篇科研论文，主编医学生物学、医学细胞生物学等相关教材，并多次获得优秀教材奖。

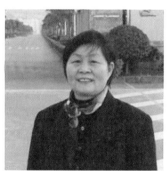

胡火珍，四川大学教授，博士生导师。中国细胞生物学会第九届、第十届常务理事；四川省细胞生物学会副理事长；中华医学会医学细胞生物学专业委员会第三届、第四届常务委员；四川省遗传学会理事、四川省预防医学会遗传病预防与控制专委会常务委员；四川省细胞生物学会细胞治疗分会委员；四川省细胞生物学会监事；《中华肿瘤防治杂志》编委；《生物医学杂志》编委；四川省"医学生物学"精品课程负责人。

1976年毕业于原四川医学院（华西医科大学），留校后长期从事医学生物学、医学细胞生物学教学、科研工作。先后承担包括863、国家自然基金面上等各级科研项目10余项，在国内外学术刊物发表学术论文100余篇；主编、副主编或参编"十五""十一五""十二五"国家级规划教材和专著20余部。获各级教学、科研成果奖10余项。

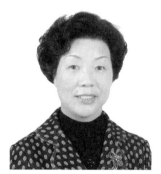

梁素华，川北医学院教授，硕士研究生导师。全国教育改革优秀教师，四川省教学名师，中国遗传学会理事，中国遗传学会科普委员会委员，四川省医学会医学遗传专委会副主任委员，四川省细胞生物学会常务理事，四川省遗传学会理事。自主设置目录外二级学科（医学遗传学）硕士点负责人，四川省医学重点学科（医学遗传学）负责人。

在国内外刊物上发表论文70多篇。编写出版教材23部，其中主编12部，副主编5部，普通高等教育"十一五"国家级规划教材5部，"十二五"普通高等教育本科国家级规划教材1部，原卫生部"十一五"规划教材1部，国家卫生和计划生育委员会"十二五"规划教材1部。

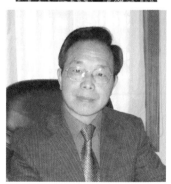

税青林，西南医科大学教授，硕士研究生导师，四川省教学名师，任西南医科大学医学细胞生物学与遗传学教研室主任，校学术委员会基础学科委员；中华医学会医学细胞生物学专委会全国委员，四川省细胞生物学会常务理事，四川省遗传学会理事，人类遗传学专委会副主任委员，四川省医学会医学遗传学专委会常务委员，首届泸州老窖金教鞭奖获得者，获地方政府劳动模范、优秀教师称号。

从事医学细胞生物学、医学生物学和医学遗传学教学和科研40年，先后承担各级科研项目30余项，在国内外学术刊物发表学术论文100余篇，获科技成果奖12项、教学研究成果奖9项，主持建设四川省精品课程"医学遗传学"、精品资源共享课程"医学细胞生物学"。主编或参编包括"十五""十一五""十二五"国家级规划教材在内的教材和专著22部。

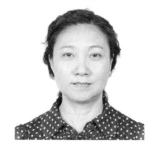

杨春蕾，四川大学副教授、硕士生导师，四川省细胞生物学会理事，四川省遗传学会理事。

长期从事医学生物学、医学细胞生物学及相关领域的基础研究和教学，先后承担各级科研项目和教改项目多项，并发表科研及教改论文50余篇。主编、副主编、参编教材及参考书23部。获"四川大学唐立新教学名师奖"、四川大学本科优秀教学二等奖、四川大学课程考试改革项目二等奖，多次获得四川大学课堂教学质量优秀奖。

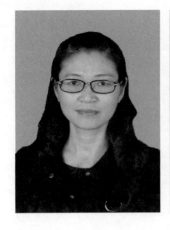

　　李学英，遵义医科大学教授，硕士生导师。中华医学会医学细胞生物学分会委员、中国转化医学联盟理事、中国细胞生物学会医学细胞生物学分会委员、遵义市"15851精英工程人才"。

　　1987年毕业于兰州大学，从事医学生物学、医学细胞生物学和医学遗传学的教学和研究工作。主持和参与完成贵州省科技重大专项、国家自然科学基金等各类研究项目17项。发表研究论文70余篇。副主编或参编包括"十五"、"十一五"、"十二五"国家级规划教材在内教材8部。

第 9 版前言

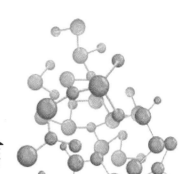

20 世纪，生命科学取得了令人瞩目的成就，人类基因组全序列的破译，后基因组计划的启动，基因工程与克隆技术的进一步完善、细胞重新编程、干细胞与组织工程、再生医学、精准医学，这些对医学的发展产生了深远的影响。现代生命科学对疾病本质的认识及治疗技术的发展起到了重要的推动作用。"医学生物学"是现代生命科学与医学的交叉融合，也是对飞速发展的生命科学与现代医学教育体制变革的一种适应，在现代医学教育中起着非常重要的作用。

生命科学的各分支学科如动物学、植物学、微生物学、遗传学、发育生物学、生理学、生物化学、分子生物学、神经生物学等都离不开细胞、遗传和生态环境。以基因工程、蛋白质工程，尤其是克隆技术、基因编辑、细胞修饰为主的生物工程学新技术的产生和发展，也离不开以细胞为对象，以基因的表达调控及表型进行的研究与实践。与医学相关的人体组织胚胎学、医学遗传学、病理学、病理生理学、药学、肿瘤学和干细胞与再生医学等领域，对恶性肿瘤、心脑血管疾病、器官的纤维化等疾病的治疗，组织器官损伤修复、疾病发病机制的研究及疾病防治、新药开发、细胞治疗等都离不开医学生物学的研究。现代医学生物学对疾病本质的认识及治疗技术的发展起到了重要的推动作用。

精心编写一本好教材是推动一个学科发展的重要因素。1987 年，我国著名医学生物学家、四川大学杨抚华教授，根据"医学生物学"学科的发展及教学的需要，组织西南地区的医学院校同行编写出版了本教材的第一版。此后，老先生带领大家经过多次修订和再版，参编单位扩展到第二军医大学、中国医科大学等全国 10 余所高等医学院校。目前，本教材已出版发行了 8 版，成为国内出版较早、再版次数较多、发行量较大的教材，被教育部评为普通高等教育"十一五"国家级规划教材。为跟进医学生物学学科的迅猛发展，使本教材适应医学教育改革的需要，我们启动了《医学生物学》第 9 版的修订工作。

《医学生物学》第 9 版教材围绕生命科学中的最基本的问题，即生命的基础、生命的延续、生命的进化、生命和环境，以及现代生命科学和现代生物技术 5 个方面进行修订。全书共 5 篇 11 章，以期使学生了解生命科学基础知识及与疾病发病机制、治疗的关系。第 9 版不仅对第 8 版的内容、文字和图表进行必要更新与完善，使插图更科学、形象，还增加了一些与医学密切联系的新的研究热点问题，如基因编辑、细胞修饰、细胞治疗等。

为了适应新形势下教学发展需要，充分培养学生自主学习能力，使教学能够线上线下融合，本次修订中增加了数字化内容，如知识网站微课、动画、音频等，以二维码形式嵌入教材，学生可用手机扫描二维码浏览其中内容。同时本书还增加了一些知识拓展，为尽量不增加纸质教材的篇幅，这些拓展内容仍以二维码形式嵌入。此外，还编写了与本教材配套的多媒体课件、实验教材及《医学生物学学习指导》，以期能更好地为教师的"教"与学生的"学"提供帮助。

参加本书编写的单位有中国人民解放军海军军医大学（原中国人民解放军第二军医大学）、中国医科大学、北京大学、山东第一医科大学、海南医学院、贵州医科大学、遵义医科大学、西南医科大学、川北医学院、成都中医药大学、成都医学院、昆明医科大学、重庆医科大学，以及四川大学等院校。本书修订得到了各编写单位的大力支持，西南医科大学田强教授在本书数字内容的编辑、修改等方面花了大量时间和精力；四川大学陶大昌在稿件的收集处理等方面做了许多具体工作；贵州医科大学修江帆教授在微课模板的编辑中做了大量工作；遵义医科大学医学细胞生物学教研室、山东第一医科大学和四川驰鼎盛通生物工程研究院编委们在编写、审定稿会议等多方面提供了支持；科学出版社在本书修订和出版的诸多技术方面给予了帮助。在此，向对本书编写给予了大力支持、帮助的单位和个人表示衷心地感谢。

近年来，生命科学迅速发展，本书编者人员已尽最大努力进行了多次修订，但由于水平有限，仍可能会存在这样或那样的问题。为此，我们热忱欢迎使用本书的老师和同学们提出宝贵意见。

胡火珍
2019 年 6 月于四川大学华西医学中心

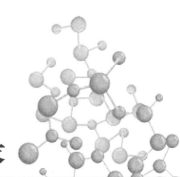

目 录

绪　论

第一节　生命科学及其历史概述

生物学"biology"是一个希腊词，来源于希腊语"bio"（意为生命）和后缀"logy"（意为科学、了解或研究）拼接而成。**生物学（biology）**是研究生命的科学，是研究有机自然界的各种生命现象及其规律，并运用这些规律去能动地改造有机自然界，为人类的需要服务的一门科学。

医学生物学（medical biology）是生物学的一个分支，是从分子、亚细胞、细胞、组织器官、个体、种群、群落、生态系统等多个水平研究人体在正常和疾病状态下生命活动及其规律的一门科学。

在自然界中，从肉眼看不见的**病毒（virus）**到庞大的**鲸（whale）**，都表现出各种生命现象。因此，生活着的生物是有生命的，它们不同于非生命物质。生命是物质运动的一种特殊形式。虽然化学、物理学等自然科学也研究物质运动，但生物学所研究的是物质运动的高级形式，它包括了物理运动、化学运动等。因此，物理学、化学的发展必然会推动生命科学的发展。从生命科学的发展历史来看，没有物理学、化学等自然科学的成就，生命科学也不可能取得重大的进展。

一、19世纪以前生命科学的发展概况

自人类诞生以来，我们的祖先就开始认识自然界，首先是对食物和人类的天敌生物的认识。人类在生存竞争中不断积累与生存密切相关的植物栽培、动物养殖等经验。公元前10000年前，人类已经开始种植水稻；公元前8000年开始驯养家猪；公元前2700年，在长江流域就已经流传着种植桑蚕、织布的技术。在与疾病斗争的过程中，我们的祖先积累了许多关于动植物形态、习性和药用方面的知识及相关的医学实践。例如，在春秋战国时期的《诗经》中就记载了200余种药用动植物。在汉朝的《神农百草经》中药用动植物增加至365种。公元10世纪，我国发明了预防天花的人痘接种法；明朝年间（1590年）李时珍在其《本草纲目》中对1892种植物、动物及其他天然物质进行了详细的形态描述及药性探讨。而古希腊医学之祖Hippocrates便认识到疾病是由环境及生活条件不适引起的。古罗马的Galen对牛、羊、猪、狗等动物的内部器官进行了大量解剖研究，为解剖学的建立奠定了

基础。

古希腊著名哲学家、科学家Aristotle是生物学历史上最有影响力的学者之一。他曾经专注于生物成因与生物多样性的研究。通过对动植物习性和属性的细致观察，为植物和动物的分类做了大量工作。Aristotle及其以后的西方学者发现生物界从植物、动物到人类是一个密切相关、有严格等级的系统，即"生存链"。但亚里士多德相信世界上存在"灵魂"，并认为上帝是万物的始终，由于他的影响力而使他的观点成为生物学中各种唯心主义学说的根源。

1543年，比利时著名医生兼解剖学家Vesaliua用他的人体解剖学论文"人体的构造"开创了西方医学的新时代。

16世纪，出现了**实验生物学（experimental biology）**。1665年，英国物理学家Hooke应用显微镜观察到细胞；英国化学家Priestley和荷兰医生Housz等研究了植物与阳光、空气和水分的关系，对植物的营养过程（光合作用）作了科学的概括。所有这些研究工作和新的发现对后来的实验生物学的发展都起到了良好的推动作用。

但是，在19世纪以前，对生命科学的研究基本上处于对生物外形及内部结构的观察、描述和解剖、分析阶段。18世纪，瑞典博物学家Linnaeus综合前人的工作，建立了科学的分类方法，揭示了动植物的亲缘关系，从而结束了分类学中的混乱状态，为科学进化论的确立提供了大量的宝贵资料。

综上所述，到18世纪末，生命科学的发展大体上是由对生命现象的描述发展到以实验观察为依据，对生命现象进行分析和推理，从而逐步建立起比较严密的生命科学体系。

二、19世纪生命科学的蓬勃发展

19世纪对各种生命现象的研究，已经从观察、描述深入到分析、综合，进而做出理论概括的阶段。1838～1839年，Schleiden和Schwann创立了**细胞学说（cell theory）**，阐明了细胞是一切生物的基本单位。这就将动物和植物统一在一个基础上，为生命科学进一步的发展奠定了牢固的基础。

1900年，孟德尔的**分离律（law of segregation）**

和**自由组合律**（law of independent assortment）被重新发现，引起了科学界的强烈反响，奠定了现代遗传学的基础。19 世纪中叶提出的这些理论，在生命科学的发展历史上，取得了前所未有的突破性成就。

Darwin 提出了进化理论，将生命科学提高到一个新的发展阶段。**进化论**（evolutionism; evolution theory）的提出，使进化的观点成为生命科学的指导思想，证明了整个有机自然界都是在漫长的历史发展过程中进化而来的，这些理论的建立有力地打击了形而上学的自然观。

三、20 世纪生命科学的崭新面貌

在过去相当长的一段时间里，生命科学的进展是极其缓慢的，远远不能与化学、物理学等自然科学相比，这主要是由于生命科学研究对象的复杂性，而实验手段又跟不上生命科学发展的需要。

在近代生命科学研究中，化学、物理学等自然科学的理论技术，越来越多地渗透和运用到生命科学中来。1897 年，德国化学家 Buchner 深入研究了发酵现象，认为发酵是催化作用所致，并提出酶起着关键作用，从而促进了酶学的发展，也使生理学分化出生物化学这门独立学科，并且在此基础上孕育和产生了分子生物学。

在现代物理学的影响下，从生理学、生物化学等学科中萌发出一门新的学科——生物物理学。1944 年，奥地利物理学家 Schrodinger 在《生命是什么》一书中，试图将量子力学、热力学和生命科学的研究结合起来，认为细胞的染色体纤丝是非周期性晶体。Schrodinger 的这些新见解，对于说明有机体的物质结构、生命现象的表现及遗传和变异等，有重要的参考价值；同时对促进物理学家与生物学家的合作，加强这两门自然科学间的相互渗透，也起到良好的作用。

大量事实证明，生命科学的深入研究必然会涉及与数学相关的问题，这就使数学的概念、理论和方法被引入生命科学的研究中。由数学与生物学相互渗透，彼此结合而产生了生物数学这门边缘学科。数理统计、概率论、控制论和计算技术等数学理论知识应用于生命科学的研究，有力地促进了生命科学的发展，但由于生命现象所特有的复杂性，使得用于生命科学研究的数学理论也就必然有其特殊性。

现代生命科学研究的领域十分广阔，涉及不同层次，从个体层次、细胞层次深入到分子甚至原子层次；同时也突破了定性描述的阶段，而从定量来加以考察，进入到精准科学的行列。

1953 年，Watson 和 Crick 在 Nature 上发表了"核酸的分子结构"一文，阐明了 DNA 的双螺旋结构，是生命科学发展中新的里程碑。1958 年，Crick 又提出了中心法则。1961 年，Jacob 和 Monod 提出了乳糖**操纵子学说**（operon theory），探讨基因调控的机制。同年，Nirenberg 和 Matthaei 通过研究 RNA，确定了每种氨基酸的密码。1965 年，中国科学院生物化学研究所和北京大学的科研人员在世界上首次合成了具有生物活性的、由 51 个氨基酸残基组成的牛胰岛素，标志着在人类探索生命的奥秘中迈出了重要的一步。1979 年 6 月，美国哈佛大学一研究组，将小鼠胰岛素基因引入大肠杆菌，得到表达并合成胰岛素。1981 年，Gordon 和 Ruddle 将与外源 DNA 整合的动物称为**转基因动物**（transgenic animal）。同年 Brinster 和 Palmiter 在转基因实验中，将构建好的基因注射到正常的小鼠受精卵中，第一次实验就得到了 6 只带外源基因、比原来小鼠大 1 倍左右的巨鼠，这展示了基因注射的潜力。1981 年底，中国科学院上海生物化学研究所、上海细胞生物学研究所和北京大学等单位，经过 13 年坚韧不拔的努力，首次人工合成了酵母丙氨酸转移核糖核酸。这是继我国在世界上首次合成牛胰岛素之后，再次取得的在世界上处于领先地位的重大成果。

此外，20 世纪 60～80 年代，联合国先后三次组织世界各国科学家开展了大规模的"国际生物学规划"、"人与生物圈"和"国际地圈与生物圈规划"，大大推动了各国对生态环境的研究和保护。

1986 年，美国诺贝尔奖获得者 Dulbecco 首先提出了对人类基因组进行全长测序的主张，即**人类基因组计划**（human genome project，HGP）。HGP 被誉为 20 世纪科学史上三个里程碑之一（其余两个为"曼哈顿"原子弹计划和"阿波罗"登月计划）。1990 年美国政府批准了 HGP，计划用 15 年时间，耗资 30 亿美元，测定人类基因组约 30 亿个碱基对的序列，进而破译全部基因的遗传信息。后来，英国、日本、法国、德国、中国五国的科学家先后加入 HGP 研究。在 1999 年，由美国、英国、日本三国科学家组成的小组率先测出人类 22 号染色体的全部核苷酸序列，破译了该染色体上所有的遗传信息。2000 年 2 月，人类 21 号染色体的遗传密码也被全部破译。2000 年 6 月，人类基因组框架测序基本完成。2001 年 2 月，美国 Celera 公司在 Science 及国际人类基因组织在 Nature 上分别发表了人类基因组测序的数据，人类基因的数目由原来估计的 10 万个缩小到 2.5 万～2.8 万个。HGP 的顺利实现，将使人类首先在分子层次上全面认识自我，对深入研究人类本身乃至推动整个生命科学的发展具有极其重要的意义。

1997 年 2 月，英国罗斯林研究所的 Wilmut 博士在 Nature 上，宣布从乳腺细胞的细胞核成功地克隆出一只命名为 Dolly 的绵羊。生命科学领域的这一重大突破再次震撼了人类社会。一年半后，克隆牛、克隆

鼠陆续问世，甚至对克隆鼠的再克隆也获得成功。1999年，克隆猴顺利诞生。这一系列成就标志着人类无性繁殖哺乳动物的技术已日臻成熟。同年底，科学家发现只需 300 个左右的基因即可构成一个最简单的生命。2010 年，人类已实现在实验室中设计并创造出人造生命体"辛西娅"。深入探究生命本质问题，按照人类的意愿有计划地改造生物已经成为这个时期生命科学研究的显著特征。

四、21 世纪生命科学的飞速发展，成为自然科学的带头学科

生命科学涉及人类的多方面研究，基于此，世界各国提出了多个科学计划，如《国际地圈及生物圈计划》、《人类基因组作图及测序计划》、《人类前沿科学计划》、《脑的十年》及《生物多样性利用与保护研究》等，这些项目耗资巨大，由多国参与，并取得了巨大成就。

近年来，生命科学研究在许多方面都取得重要成果（详见本书"医学生物学的发展特点和趋势"），诺贝尔生理学或医学奖大都授予了与生命科学研究相关的科学家。2001 年，美国人 Leland Hartwell 和英国人 Paul Nurse、Timothy Hunt 因对细胞周期调控机理的研究而获诺贝尔生理学或医学奖。2002 年，英国人 Sydney Brenner、美国人 Robert Horvitz 和英国人 John E. Sulston，因在器官发育的遗传调控和细胞程序性死亡方面的研究获诺贝尔生理学或医学奖。2003 年，美国科学家 Peter Agre 和 Roderick Mackinnon，分别因对细胞膜水通道、离子通道结构和机理研究而获诺贝尔化学奖。2010 年，被誉为"试管婴儿之父"的英国科学家 Robert Edwards 获得该年度的诺贝尔生理学或医学奖，奖励他在试管婴儿方面的突出贡献。2011 年该奖授予了美国籍的 Bruce A. Beutler、法国籍的 Jules A. Hoffmann 及加拿大籍的 Ralph M. Steinman 三位免疫学家，奖励他们发现免疫系统激活的关键原理，革命性地改变了我们对免疫系统的理解，从而让我们对疾病机理有了一个新的见解。他们的工作为传染病、癌症及炎症的防治开辟了新的道路。特别值得科技工作者学习的是树突状细胞（dendritic cells，DC）之父 Steinman，他首先发现树突状细胞，并以身试药，用自己研究的 DC 细胞治疗自己的胰腺癌，使生存期延长了 4 年。

2012 年英国科学家 John B. Gurdon 和日本科学家 Shinya Yamanaka 因发现成熟细胞可被重编程变为多能性而获诺贝尔生理学或医学奖。这一颠覆性的概念为干细胞研究及发展奠定了基础，有力地促进了细胞

生物学的发展。

在生物医药方面最为突出的是 2015 年 10 月 8 日，中国科学家屠呦呦获该年度诺贝尔生理学或医学奖，成为第一个获得诺贝尔自然科学奖的中国人。多年从事中药和中西药结合研究的屠呦呦，创造性地研制出抗疟新药——青蒿素和双氢青蒿素，获得对疟原虫 100% 的抑制率。近来发现，青蒿素还能治疗红斑狼疮，对盘状红斑狼疮、系统性红斑狼疮有效率分别超过 90%、80%。这为中医药走向世界指明了一条方向。

屠呦呦在青蒿素的研究过程中，受传统医学启发，经历 380 多次实验，190 多个样品筛选，并且亲身试药，保证药物安全性。她埋头苦干、潜心钻研、坚忍不拔、持之以恒的精神值得科技工作者学习。

2018 年，诺贝尔生理学或医学奖授予了美国免疫学家 James P Allison 和日本医学家 Tasuku Honjo，以表彰他们"发现负性免疫调节治疗癌症的疗法"方面的贡献。他们在 20 世纪 90 年代初，分别发现了两种抑制 T 淋巴细胞活化的负向免疫分子 CTLA-4 和 PD-1，创造性地制备了这两种分子的阻断性抗体，通过"负负得正"的原理，使原本处于抑制状态的 T 细胞的杀伤性功能得以恢复和强化，从而达到了高效广谱的肿瘤治疗效果。该成果为众多癌症患者尤其是那些无法手术并对化疗、放疗无效的转移性晚期恶性癌症患者带来了福音。此外，耶鲁大学华人免疫学家陈列平教授发现 PD-L1（又称 B7-H1）并应  用于肿瘤免疫治疗方面的杰出贡献，也得到了国际免疫学界和肿瘤学界的公认。

获得诺贝尔生理或医学奖的成果只是生命科学发展中的代表和缩影，近年来，生命科学的成果在转化医学、精准医学、细胞治疗、再生医学等方面的成果层出不穷，使生命科学在疾病的发生、发展的机制研究，疾病的诊断、预防、治疗中发挥重要作用。

由于生命科学的研究涉及不同的层次和较多的领域，其复杂程度是可想而知的，因此，很多问题有待进一步探索解决。在深入探索生命奥秘的过程中，将可能出现自然科学重大突破。一些著名的科学家认为，生命科学将跨入蓬勃发展的鼎盛时期。英国物理学家、电子的发现者 Thomson 曾说，假如让他再度选择他的科学生涯的话，他将选择生物学。苏联物理学家 Tamm 也曾预言，生物学将代替物理学成为自然科学中的主角。这些著名科学家的预言，反映了现代自然科学发展的一种必然趋势。难怪国际上普遍认为，21 世纪将是生命科学的世纪，生物学将成为自然科学的带头学科。

第二节　生命科学的分科及其研究方法

一、生命科学的分科

生命科学研究的对象复杂，内容广泛，因此，在生命科学的发展史中，不断出现了一些新的分支学科。

根据生命科学研究的具体对象和类群不同，可分为**植物学（botany）、动物学（zoology）、微生物学（microbiology）**及**人类学（anthropology）**等。

若从生命特点来划分，又可分为：①**形态学（morphology）**，研究生命系统结构的科学；②**分类学（taxonomy）**，研究生物的种类及其亲缘关系，阐明生物界自然系统的科学；③**胚胎学（embryology）**，研究生物的生长发育的科学；④**生态学（ecology）**，研究生命系统与环境之间相互关系的科学；⑤**古生物学（paleontology）**，研究保存在地层中的各种古生物遗体或遗迹的科学；⑥**遗传学（genetics）**，研究生物遗传变异的科学；⑦**生理学（physiology）**，研究生命机能的科学；⑧**生物化学（biochemistry）**，研究生物体的化学组成和生命活动的化学机制的科学；⑨**生物物理学（biophysics）**，运用物理学的理论和方法研究生命体系的科学；⑩**生物数学（biomathematics）**，用于生命科学研究中的数学理论和方法的一门科学……

根据对生物体不同结构层次的研究，可分为：①**量子生物学（quantum biology）**，从电子层次研究生命现象的科学；②**分子生物学（molecular biology）**，从分子层次研究生命现象的物质基础的科学；③**细胞生物学（cell biology）**，运用物理、化学和分子生物学的理论与方法，研究细胞生命活动的科学；④**器官生物学（organography biology）**，按照器官系统研究生物体的结构和功能的科学；⑤**个体生物学（individual biology）**，在个体层次上研究生命现象与活动规律的科学；⑥**群体生物学（population biology）**，研究生命现象在生物群体内发生变化规律的科学；⑦**生态系统生物学（ecosystem biology）**，综合研究在自然界一定空间范围内，各种生物与非生物环境彼此之间关系的科学……

二、生命科学的研究方法

科学的基础在于观察，人们对自然界的认识必须在严密观察的基础上，将感性材料积累起来，经过分析综合做出正确的解释。任何科学结论都必须是经过若干次的观察和实验，在相同的条件下，经过多次重复而得出的。例如，各种生物细胞核内染色体数目都是一定的：人是46条，果蝇是8条，鸡是18条等。

就方法学而言，生命科学的研究中一般有**描述（description）、比较（comparision）**和**实验（experimentation）**等方法。描述是对某些生命现象的外部特征和生物的外部形态结构特点进行记录，如分类学家对某一标本特征的记述；遗传学家对某次杂交结果的记录；生物化学家对某次实验结果的记载等。所以，描述属于感性认识的范畴。众所周知，生命是极其复杂的，但随着科学的发展，观察各种生命现象的手段在不断更新，仪器设备日臻完善，很多过去不明确、不了解的生命现象，被逐渐阐明。因此，对于生命科学来说，描述这一基本方法，无论过去、现在还是将来，任何分科的研究都是需要的。

比较是对事物进行科学分析的最基本的方法，只有通过客观的比较，才能找出生命现象的内在联系。例如，达尔文通过实际观察和研究，比较了很多生物的形态结构、胚胎发育和地理分布等，才总结提出进化学说。

实验的方法是从感性认识开始，经过实验第一阶段的认识得以完成，并可检验认识是否正确。例如，用针刺代替授精，以观察蛙卵的发育。目前正在开展的**模拟酶（analogue enzyme）、遗传工程（genetic engineering）**等，则是既可以检验认识的程度，又可以获得新的感性知识的实验。

以上提到的三种方法，是彼此相互联系、相辅相成的。过去有人认为生命科学中的一些分科是单纯的描述，有的又认为是单纯的比较或实验，显然这些看法都是不全面的。可以肯定地说，任何分科都要应用描述、比较和实验的方法。

数学、物理学和化学深入渗透到生命科学中，已经使生命科学从定性的科学发展到更为精密的定量的科学。例如，分类学是一门比较古老而成熟的学科，目前，它不仅使用传统的研究方法，而且已经根据生物大分子物质（蛋白质、核酸等）的结构来进行分类学的研究。同时，还出现了**数值分类学（numerical taxonomy）**，用群体的（统计的）概念代替模式概念等，并输入电子计算机进行处理。这一事实说明，就是最古老的学科也渗透了数学、物理学和化学的新知识和新技术。

当前生命科学中一些新兴学科，如量子生物学、分子生物学、细胞生物学和生态系统工程等，其某些细节都服从于数学、物理学和化学的基本规律，但是在效应上或最后表现出的运动形式上，远远不是数学、物理学和化学的理论知识所能解释的，而其运动规律与非生命自然界有着本质的不同，生命自然界所表现的是更高级、更复杂的运动形式。

我们还必须认识到生命现象的表现有不同的层次，即量子、分子、亚细胞、细胞、个体、种群、群落及生态系统等。不同层次的生命现象，又都是由一些局部过程组成，从而形成一个统一的整体。例如，蛋白质的生物合成，是细胞生命活动的局部过程，单凭这一过程是不能了解细胞是如何生长和发育的，还必须了解细胞运动、细胞的能量转换、细胞的消化、细胞的运输及细胞周期等。要想知道这些局部过程是怎样有机地联系在一起的，就要运用系统论的方法，它除了逻辑推理以外，还常常采用信息论、控制论及数理统计方法等。

系统论在生命科学方面的应用还处于刚刚起步的阶段，但在某些方面的研究，已经展现出光明的前景。例如，操纵子学说不仅在一定程度上阐明了诱导酶形成的某些遗传机制，还给胚胎发育中细胞的决定与分化、遗传变异与环境之间的关系等生命科学中长期未解决的问题以极大的启示。

第三节　生命的基本特征

生命科学正如其他自然科学一样，在漫长的历史发展过程中，经过无数生物学工作者对有机自然界的研究，积累了大量的科学资料，经分析综合归纳为一些基本概念、原则和规律。这些就是我们研究生命科学的基础，了解这些对于学好医学生物学是极其重要的，同时也为掌握医学科学奠定必不可少的生命科学知识基础。

一、生物大分子是生命的物质基础

生命是物质的，而生命的物质基础就是蛋白质、核酸等大分子，一切生命活动的表现，都是这些物质运动的反映。因此，它必然受到物理学和化学的一些法则的制约，也遵循它们的一般规律。我们要深入理解和掌握生命科学的一般规律，就必须具备这些自然科学的基本理论知识。

当然，不可否认，有机自然界的复杂现象，绝不同于非生命自然界，虽然它的这种特殊运动形式是建立在物理学、化学这些较为简单的运动形式的基础之上，但它是更为高级和复杂的运动形式。因此，绝不能用非生命自然界的一般规律来解释有机自然界的复杂现象。

二、新陈代谢是生命的基本特征

组成生命的各种物质无时无刻不在与其周围环境进行着物质交换，同时也伴随有能量的转换，使生命不断得以自我更新，这是生命所特有的运动形式，即**新陈代谢（metabolism）**。

生命物质的新陈代谢包括两个相互联系的方面：即**同化作用（assimilation）**和**异化作用（disassimilation）**。前者又称为**合成代谢（anabolism）**，后者又称为**分解代谢（catabolism）**。在**物质代谢（substance metabolism）**过程中，必然伴随有**能量代谢（energy metabolism）**。有机体正是在这种物质和能量的转换传递过程中，实现其化学组成的自我更新。

新陈代谢的整个过程，都是在酶的参与下进行的。酶不仅催化有机体内所有的化学变化，而且还决定着有机体内一切化学过程的进行方向。

三、细胞是有机体的结构单位和功能单位

在千姿百态的有机自然界中，分布着成千上万种生物。从宏观上看，很难找到这些鸟兽虫鱼和花草树木在结构上有什么共同之处。但是，借助于光学显微镜，我们就可以观察到这些形态各异的动植物，其基本结构是相同的，它们都是由**细胞（cell）**构成的。

如前所述，细胞学说的建立具有划时代的意义。其主要内容有两个方面：细胞既是动植物有机体结构的基本单位，又是生命活动的基本单位，因而各种生物的基本构造和生命过程具有共同性。另外，细胞有其发生发展过程，因此各种生物的发育规律也具有共同性。

细胞学说的创立，无可辩驳地说明了有机自然界的统一性，明确了光怪陆离、复杂多样的有机自然界是有共同的结构和功能基础的。

四、有机体的生长和发育

任何有机体在新陈代谢过程中，都表现出质量和体积的增加，这就是**生长（growth）**。例如，新生婴儿的细胞数目约 $2×10^{12}$ 个，但到成年时细胞数可达 $3×10^{14}$ 个左右。有机体在生长过程中，同化作用将大于异化作用，因为只有这样才能提供一定的物质以满足生长时身体发育的需要，这是任何生物都具有的一种基本生命现象。

任何有机体在其生活过程中，其细胞要逐渐分化形成不同的结构，执行不同的生理机能，这一系列结构和功能上的转化过程，称为**发育（development）**。例如，高等动物的发育从受精卵开始，以后逐渐分化，分别形成不同的组织和器官，最后形成一个完整的个体，并经过幼年、成年和老年等各个不同的阶段性变化，进入衰老和死亡，这就是有机体的**个体发育（ontogenesis）**。早在 19 世纪中叶，德国胚胎学家

Haeckel 总结了前人的工作，指出"个体发育就是系统发育的短暂而迅速的重演"，这就是著名的**重演律（law of recapitulation）**。根据研究，个体发育重演系统发育（phylogenesis）的历史现象，在有机自然界是普遍存在的。

五、有机体的生殖

任何生物都具有繁衍与其自身相似后代个体的能力，这就是**生殖（reproduction）**，它是生物维持其种族生存所必需的，也是生物最重要的属性之一。理论上，有机体的任何部分只要其中含有建立一个完整有机体所必需的全部遗传信息，就可以作为生殖单位，就可能形成新的个体。生物的生殖过程，就是由生殖单位形成后代个体。生命科学中的许多重要问题，都涉及生物产生自己后代的能力。

生殖方式有**无性生殖（asexual reproduction）**和**有性生殖（sexual reproduction）**。无性生殖的生殖单位一般为**营养细胞（vegetation cell）**或**营养组织（vegetation tissue）**。在无性生殖中，由于没有遗传信息的重组发生，子代继承下来的遗传信息与亲代基本上是相同的，因此，有利于亲代优良特性的保存。有性生殖的特点是两个亲本的生殖细胞结合成一个细胞，然后由它发育成个体，也就是要经过有性过程。有性生殖导致后代遗传信息重组，可以使物种在结构上和功能上逐步完善和进化。

六、生物的遗传和变异

生物通过生殖繁衍后代，保证了生命在世代间的延续，这种"种瓜得瓜，种豆得豆"的现象，称为**遗传（heredity）**。但是，生物所产生的后代，并不是完全与祖先一样，而是有所变化的，这是由于亲代遗传物质的重新组合、环境变化的影响或者遗传物质本身的突变。因此，有机自然界从来没有出现过两个完全一样的个体，这种同种生物世代之间或同代不同个体之间性状差异的现象，称为**变异（variation）**。

遗传变异的规律是生命科学中的一个基本规律，因而在探讨生长、发育、分类、进化，甚至生理或生态时，都会涉及遗传变异的某些原理，也都借助遗传变异的一些理论去阐明有关的问题。

七、机体的适应性及应激性

适应性和应激性是生物机体具有的基本特征。有机体不仅具有对刺激发生反应的能力，还具有适应能力。适应是指生物的形态结构和生理功能（性状）与环境相适应的现象。达尔文认为适应性是生物体在发生变异后经过长期的自然选择所形成的，应激是生物对刺激产生的适应性反应，生物有了应激性，便能对周围的刺激发生反应，从而使生物体与外界环境协调一致，形成适应性。应激性是适应性的一个方面，这些特征通过遗传累积下来。因此，各种生物所具有的应激性反射和适应性都是由遗传性决定的。

八、有机体和环境的统一

自然进化史表明，生物是自然环境的产物，也是环境的一部分；生物一方面适应环境，另一方面又改造环境，从而构成了**环境（environment）**。生物只有和环境结合在一起，才有生命。有机自然界尽管形形色色、多种多样，但是每种生物都是在一定环境条件下生活，每种生物的个体或群体都和它们周围的环境紧密联系着，与环境构成一个统一整体。如果我们破坏这个统一，就将给人类带来难以估量的严重后果，并贻害子孙后代。

生物对其周围环境条件的变化（时间的、空间的）会做出适当的反应，同时它又会以本身的生命活动，对周围环境产生直接或间接的影响。

当前，世界上面临的五大社会问题（人口、自然资源及其保护、环境保护、粮食和能源），其核心就是人类的一切活动与生态系统间平衡关系的问题。所以，环境问题不仅仅是一个纯粹的学术问题，而是摆在人类面前需要认真对待的一个关系当前和今后人类生存的重大问题。

九、生命的进化

众所周知，宇宙是经过漫长岁月的演化而形成的。而地球上的生命，也是历史长期发展的产物。但是，生命的进化远比宇宙的演化复杂。生命的进化可分为两个阶段，即化学进化和有机进化。化学进化是在原始地球的物理化学条件下，由无机物转化成复杂的有机物，再积聚而成生物大分子；当这些生物大分子物质形成一个系统，获得了复制和传递遗传信息的属性时，就出现了原始生命。有机进化是指从最简单的生命形式，经过由**原核生物（prokaryotes）**到**真核生物（eukaryotes）**，直到发展为人类的过程，同时人类也还在不断地进化。

概括而言，生命进化的历程经过以下发展阶段：从无机物到有机物——生命的起源；从非细胞到细胞——细胞的起源；从异养型生物到自养型生物和从厌氧型生物到需氧型生物——光合作用的出现；从原核细胞到真核细胞；从无性生殖到有性生殖；从单细胞生物到多细胞生物；从水生生物到陆生生物；从猿到人——人类的起源和发展。

总之，生命是进化发展的，并通过复杂化和多样化两条途径进行。复杂化是机体水平的提高，是从简单到复杂、从低级到高级的复化进化过程，其关键是水平问题。而多样化则是种类数量的增加，是由少到多的分化进化过程，其关键是方向问题。在生命进化的历程中，分化与复杂化两者纵横交错，螺旋式上升，形成生命进化过程中总的发展趋势。因此，生命的进化可归纳为三个基本步骤：从无到有的起源；从少到多的分化发展；从低级到高级的复化发展。

第四节　医学生物学与医学的关系

医学生物学是一门综合性很强的科学，它是建立在生命科学的主要成就之上，而且又是基础医学和临床医学各学科的主要基础，当然它也是整个医学的主要基础。本书在介绍一般生命现象和规律的同时，特别注意联系与医学有关的生物学问题，故称之为**医学生物学（medical biology）**。追溯人类的起源，不难看出人是从动物界发展而来，因而人的一些基本生命活动规律与动物界是相似的，有的甚至是一致的。由于人类已经从动物界进化到一个新的阶段，并且远远高于动物界，所以也有其独有的一些特殊规律。由于人是从动物界进化而来的，所以只有在理解了动物界的一般生命现象和规律的基础上，才可能正确认识人的特殊的生命现象和规律。例如，人体器官系统是如何进化而来，就必须追溯到脊椎动物甚至无脊椎动物器官系统的结构，这就说明应从动物进化的历史来了解人体器官系统的由来。

医学生物学的基本理论知识，渗透到基础医学和临床医学的各学科中。例如，了解生物膜的结构和功能，对于认识膜抗原、膜受体等是必需的，甚至对于认识细胞癌变机制也是有价值的。了解细胞增殖周期的理论知识，对于解决临床医学面临的一些问题，特别是对肿瘤的防治有极其重要的意义。通过对人体细胞染色体的检查，不仅可以准确诊断人类的染色体病，而且可用于产前诊断，预防遗传病患儿的出生，提高人口的质量。而人类的遗传也服从于生物界遗传的普遍规律。分子生物学的成就，阐明了某些疾病的分子机制，这就为某些分子病的防治提供了可能。

当前，人类正面临着环境污染、自然资源被破坏、粮食匮乏、能源枯竭以及人口爆炸五大社会问题的挑战。人类将解决这些问题的希望寄托在生命科学的成就上。这些重大社会问题涉及生命科学的众多分支学科，而且与医学科学也密不可分，其中最主要的如生态学的深入研究，对这五大社会问题的解决，将发挥不可估量的作用。而了解和掌握医学生物学的基本理论知识，对探索和解决这些与医学紧密联系的重大问题，提供了必备的基础和前提。

动物细胞在一定发育时期出现的正常死亡称为**编程性细胞死亡（programmed cell death，PCD）**，也称为**凋亡（apoptosis）**，它与医学的关系也极为密切。据研究，细胞编程性死亡是引起一些疾病的病因。在对肿瘤的研究中，人们越来越发现，肿瘤的发生不仅与肿瘤细胞的生长速率有关，而且也与肿瘤细胞的死亡速率密切相关。编程性细胞死亡的规律失常，是肿瘤发生与发展的一个重要因素。哺乳动物中癌基因和抑癌基因也可参与细胞编程性死亡的调控，如 *c-myc* 原癌基因过度表达可以导致细胞的编程性死亡；而 *bcl-2* 原癌基因过量表达却可以阻止 *c-myc* 诱导的细胞死亡；抑癌基因 *p53* 在诱发细胞编程性死亡中起重要作用。

在临床实践中，许多用于预防和治疗的有效药物都来源于动物或植物；一些流行病、传染病的病原也是一些生物等。因此，学好医学生物学，了解生命的发展规律，对于直接解决医疗实践中的问题，将会发挥应有的作用。

现代基础医学和临床医学的实验研究，都需要用实验动物进行试验，从而间接了解人类与医学的一些原则，然后再应用于人体，因而对这些实验动物的形态结构、生理功能的了解，显然是极为必要的。

我国传统的中医药学的研究，也引入现代生命科学的一些基本理论知识。对中药的认识必须具备植物学的有关知识，而国内外也有不少学者试图从分子层次来探求中医理论。如研究中医药对环磷酸腺苷（cAMP）作用的影响，即为一突出的例证。1973 年，国外学者 Goldberg 提出生物控制的**阴阳学说（the Yin-yang hypothesis）**。该学说认为，cAMP 和 cGMP 为相互拮抗、相互制约的两种对立的调节系统，共同调节着细胞的正常生理功能。两者必须维持一定的比例，若比例发生改变（偏高或偏低），就会引起机体功能失调而导致疾病。所以，对 cAMP 和 cGMP 的研究，不仅对生命现象本质的阐明有着重要意义，而且为探索中医阴阳理论的物质基础提供了线索。目前，世界范围内正在兴起新技术革命，其中一个很重要的领域就是**生物工程（biotechnology）**。生物工程可使**基因（gene）**用于大规模生产胰岛素、生长激素、干扰素等过去人工难以合成的生物制剂，从而推动了医药科学的蓬勃发展。对激素、神经递质受体及神经生物学的研究，将使人们了解细胞是如何以各种信号协调动作并接受控制的。为使对基因、干细胞的研究应用于医学，我国将精准医疗及干细胞转化医学列入"十三五"科技发展规划。生态科学的研究成果，将对解决资源枯竭、环境污染和人口爆炸等重要问题起到良好的推动作用。以上的这些研究成果，必将极大地促进生命科学及医药事业的发展，而这一切也都必须以医学生物学的基本理论知识为基础。因此，作为医科学生为什么要学习医学生物学就不言而喻了。

还需要特别提出的是，生命科学作为辩证唯物主义的一个重要的自然科学基础，在培养学生的正确观点，树立辩证唯物主义的世界观方面，也将产生积极的作用。这正是医学生物学的一项主要任务，也是应该达到的主要目的之一。只有建立正确的观点，才能对人体有正确的认识，也才能达到专业培养目标的要求。

小　　结

生物学是研究生命的科学，医学生物学则是研究与医学有关的生物学问题的科学。

生命科学的发展历史，经历了从现象到本质、从定性到定量的发展过程。这一过程也充分说明，物理学、化学和数学等自然科学的发展推动着生命科学的发展，现代自然科学发展的主要趋势是生命科学将成为整个自然科学的带头学科。

生命科学研究的对象复杂，内容广泛，不断出现一些新兴学科。即使是那些古老的学科，也渗透了新的理论、技术和方法。

不论过去、现在还是未来，描述、比较和实验的方法，都是生命科学研究中最基本的方法。生命科学中的一些基本概念，是现代生物学的基础。因此，学习医学必须了解这些基本概念。这也是正确认识人体必须具备的生命科学的基本理论知识，生命科学的新发现往往推动医学科学的发展，而医学的成就又进一步丰富了生命科学的理论和知识，说明两者的关系极为密切。

（四川大学　胡火珍）

？ 复习思考题

1. 什么是医学生物学？
2. 如何理解现代生物学已经从定性发展成为定量的精准科学？
3. 生命科学的成就与其他自然科学的发展有何关系？
4. 生命有哪些基本特征？
5. 作为医科学生为什么必须掌握医学生物学的基本理论知识？

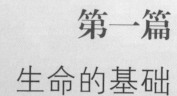

第一篇
生命的基础

　　长期以来，对什么是生命，生命的本质是什么，生命究竟是否可知，生命是否具有物质性等一系列问题，是生物学家和其他自然科学家乃至于社会科学家所关心的问题。并且，他们也在极力探求正确的答案，但始终未能得到正确的解决。

　　在历史发展的长河中，经过无数科学家长时期、多方位、多学科地探索，经过艰苦不懈地努力，获得了一系列卓越的成果，积累了极为丰富的科学资料，并根据现代自然科学的成就，终于认识到生命是物质的。生命物质经过组装，形成生命的基本结构单位和功能单位——细胞。所有的生命现象，正是在这个基础上产生的。因此，要了解生命及其本质，认识生命及其本质，认识各种复杂的生命现象，就必须了解其物质基础。

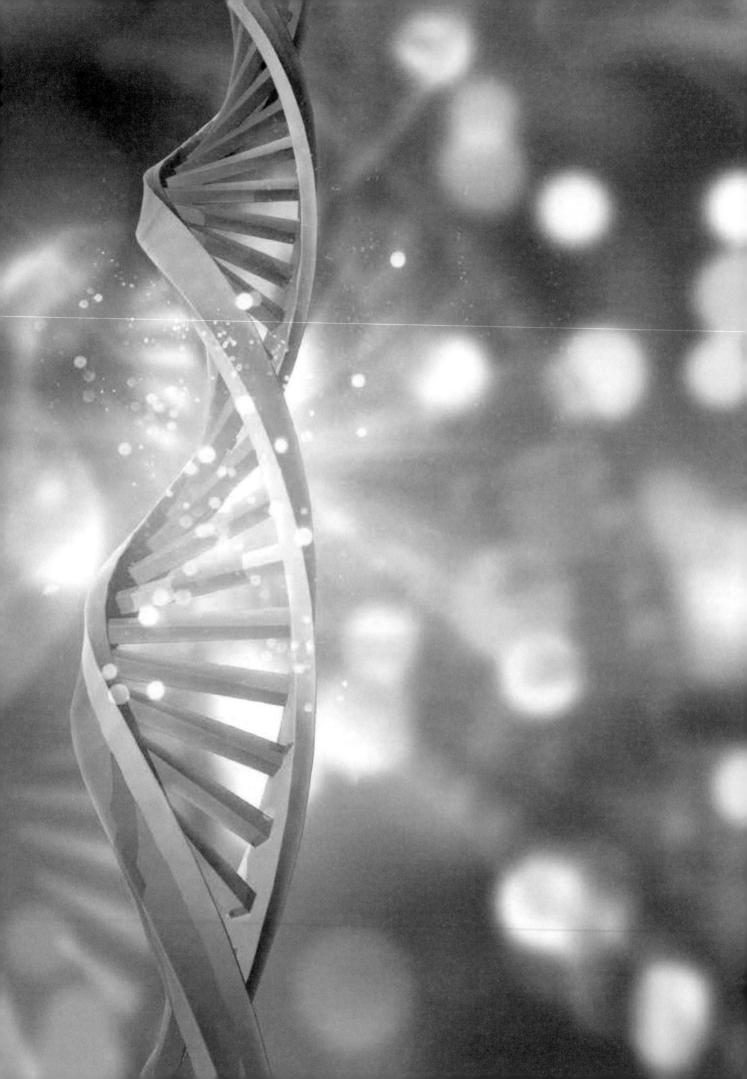

地球上的生物种类繁多，形态多样，但都有共同的结构和物质基础。细胞是生物有机体的基本结构和功能单位，组成细胞的物质称为**原生质（protoplasm）**。构建原生质的化学元素约有 50 种，最主要的是碳、氢、氧、氮，约占 90%，其次，还有少量的硫、磷、氯、钙、钠、钾、镁等，这两类元素统称为常量元素或大量元素，含量约占 99.9%。此外，碘、氟、铜、锌、钴、锰、溴、锂、钡、钼、铬和硒等微量元素，约占 0.01%，它们含量虽然甚微，但却是生命活动所必需的，异常缺乏或增多都会引起机体代谢紊乱或导致疾病。例如，人体缺碘或高碘，会患甲状腺肿大；氟过量导致氟中毒。

化学元素并非单独存在，而是相互组装形成无机化合物和有机化合物两大类。无机化合物包括水和无机盐，有机化合物包括糖类、脂类、蛋白质、核酸和维生素等。其中蛋白质、核酸和多糖相对分子质量巨大，结构复杂，功能多样，常被称为**生物大分子（biological macromolecule）**。蛋白质和糖是构成生物体基本结构的重要物质，核酸储存大量遗传信息，决定生物的遗传、变异。它们是生命物质组成和生理活动的重要分子基础。

第一节 蛋 白 质

蛋白质（protein）普遍存在于生物界，从微生物、植物、动物到人类，都含有蛋白质，如人体干重的 45% 是蛋白质。蛋白质是生命的重要物质基础，一般来讲，生物越高等，机体结构和功能越复杂，所含蛋白质种类也就越多，如大肠埃希氏菌约含有 3000 种蛋白质，人体约含有 10 万种蛋白质。

蛋白质不仅是细胞、组织、器官的重要结构成分，而且生物体内复杂、繁多的生理功能几乎都是在蛋白质参与下进行的。例如，酶蛋白的催化功能；蛋白多肽激素的调节功能；胶原蛋白的保护和支持功能；血红蛋白运输氧和二氧化碳的功能；肌动蛋白和肌球蛋白的肌肉收缩功能；免疫球蛋白的防御功能；受体蛋白的信息传递功能；卵清蛋白贮藏氨基酸的功能；以及基因的表达、调控和人类的高级神经活动等，都与蛋白质密切相关。因此蛋白质又被称为生物体内的"工作分子"（working molecule）。

一、蛋白质的组成

蛋白质是一种相对分子质量巨大的高分子化合物，经酸、碱或蛋白酶水解后，各种蛋白质最终都产生**氨基酸（amino acid）**，因此蛋白质的基本组成单位是氨基酸。自然界中有很多种天然氨基酸，但构成生命有机体蛋白质的只有 20 种，全部是 L-α-氨基酸。

氨基酸在结构上相似，即每一种氨基酸的α碳原子上都含有四个部分：一个碱性氨基（—NH_2），一个酸性羧基（—COOH），一个氢原子（—H）和一个结构不同的侧链 R 基团。不同的氨基酸具有不同的 R 基团，如 R 基团为—H 是甘氨酸、R 基团为—CH_2OH 是丝氨酸、R 基团为—CH_2SH 是半胱氨酸。氨基酸分子由于含有酸性的羧基和碱性的氨基，所以是典型的两性化合物。当氨基酸溶于水时，氨基和羧基可同时电离，如果溶液呈酸性则氨基酸带正电荷；如果溶液呈碱性则氨基酸带负电荷。

按 R 基团的带电性和极性不同，可将氨基酸分为四类：带负电荷的酸性氨基酸，带正电荷的碱性氨基酸，不带电荷的中性极性氨基酸，以及不带电荷的中性非极性氨基酸。谷氨酸、天冬氨酸是酸性氨基酸；精氨酸、赖氨酸、组氨酸是碱性氨基酸；其余氨基酸则为中性氨基酸。细胞生命活动过程中氨基酸常被修饰，如酪氨酸、丝氨酸和苏氨酸的磷酸化与去磷酸化在蛋白质执行信息传递功能过程中起作用；组蛋白中赖氨酸、精氨酸的乙酰化和甲基化等参与基因转录调控。

二、蛋白质的分子结构

（一）肽键

组成一个蛋白质分子的氨基酸数目很多，少则数十个，多则数十万个，这些数目众多的单体都是通过**肽键（peptide bond）**依次缩合而形成多肽链的。肽键是一种酰胺键，是由一个氨基酸的羧基与另一个氨基酸的氨基之间脱水缩合形成的（图 1-1）。氨基酸通过肽键连接成的化合物称为**肽（peptide）**，2 个氨基酸连接形成**二肽（dipeptide）**；3 个氨基酸连接形成**三肽（tripeptide）**；以此类推，10个以下氨基酸连接形成的化合物称为**寡肽（oligopeptide）**。一般将相对分子质量低于6000,组成的氨基酸分子数目少于50个的化合物称为**多肽（polypeptide）**，多肽一般不具有稳定的空间结构，但蛋白质则具有特定且相对稳定的空间结构。

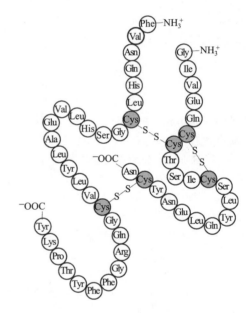

图1-1　肽键的形成

在多肽链中，由α碳原子和肽键构成的长链称为主链，是蛋白质的骨架，而由主链伸出的各氨基酸残基的R基团则称为侧链。任何一个蛋白质分子，都包含着一条或一条以上的主链和许多侧链。不同的蛋白质侧链的数目不同，少的有几十个，多的可达数万个，侧链常起重要的作用，即能够表现出该蛋白质的特异性。

组成蛋白质的氨基酸虽然只有20种,但不是每种蛋白质分子中都含有全部种类的氨基酸，如胶原蛋白中没有色氨酸，胰岛素中只含有18种氨基酸。由于20种氨基酸在构成蛋白质分子时可以按各种顺序排列组合，因而可以形成亿万种不同结构的蛋白质。这正是蛋白质结构和功能的多样性。

（二）蛋白质分子的基本结构和空间结构

1969年，国际纯化学与应用化学联合委员会正式规定将蛋白质的分子结构分成四级，其中一级结构是蛋白质的基本结构，而二级、三级、四级结构是蛋白质分子的空间结构。

1. 蛋白质的一级结构

在以肽键为主键、二硫键为副键的多肽链中，氨基酸的排列顺序即蛋白质分子的**一级结构（primary structure）**，是线性平面结构。1953年，英国化学家Sanger等首先在世界上测定出的胰岛素分子一级结构，它共有51个氨基酸残基,由各含21个和30个氨基酸残基的A、B两条多肽链组成，并包含两个链间二硫键和一个位于A链内的二硫键（图1-2）。

不同的蛋白质具有不同的一级结构，决定着蛋白质各自特定的空间结构和功能。一级结构是蛋白质的基本结构，是蛋白质最重要的特征，而决定蛋白质一级结构的是DNA分子中相应的碱基排列顺序。一般而言，一级结构中关键部位氨基酸残基的改变，可导致蛋白质的空间结构改变，形成结构异常的蛋白质，使其不能执行正常的生理功能。例如，正常人体血红蛋白由两条α链和两条β链组成，如果α链或β链上的某个氨基酸被改变，将会引发分子病，其中最典型的例子是β链上的第6位的谷氨酸被缬氨酸所取代将导致镰刀状红细胞贫血症。

图1-2　人胰岛素分子的一级结构

2. 蛋白质的二级结构

肽链上相邻氨基酸残基间主要靠氢键维系的有规律、重复有序的空间结构，即为蛋白质的**二级结构（secondary struture）**，有三种基本构象。

α-螺旋（α-helix）是肽链按右手螺旋方向形成的空间结构（图1-3A），螺旋的形成和维系是靠链内氢键。不同蛋白质分子中α-螺旋所占的比例不同，有的以α-螺旋为主如α-角蛋白，有的仅占一小部分如糜蛋白酶。

β-折叠（β-pleated sheet）是由两条肽链平行排列或一条肽链回折平行排列折叠而成的锯齿状构象（图1-3B），折叠的形成靠平行链间的氢键维系。许多蛋白质可有一部分肽链形成β-折叠，但也有的蛋白质如免疫球蛋白轻链几乎全由β-折叠构成。

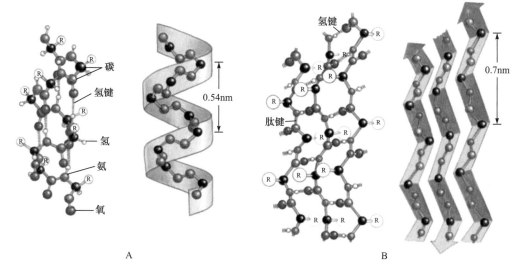

图 1-3 α-螺旋（A）和β-折叠（B）分子结构示意图

三股螺旋（triplehelix）又称 π-螺旋，是胶原蛋白独有的结构。这种蛋白质使骨骼、肌腱、韧带等具有很大的强度，是动物细胞外基质中重要的纤维蛋白。在原胶原蛋白分子中的各条多肽链是一种大而松散的螺旋，再由三条多肽链进一步相互绞合成稳定的右手超螺旋，即三股螺旋（图 1-4）。这种螺旋的维系也主要靠氢键。

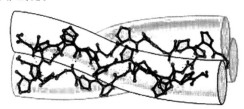

图 1-4 胶原蛋白的三股螺旋（引自杨恬，2010）

3.蛋白质的三级结构

蛋白质在二级结构的基础上，进一步折叠、盘曲形成接近球形的空间结构是**蛋白质的三级结构（tertiary structure）**（图 1-5）。维系三级结构的次级键主要有疏水作用、酯键、氢键、离子键和二硫键等。现已有几百种球形蛋白质被精确测出其三级结构。该结构使整个蛋白质分子比较致密，亲水性氨基酸残基大多分布在分子的表面，形成亲水面，而疏水性氨基酸残基大多埋在分子内部，形成一个疏水核。只有一条多肽链形成的蛋白质在三级结构的基础上就能表现出生物活性，但由 2 条或 2 条以上多肽链成的蛋白质必须进一步形成四级结构。

4.蛋白质的四级结构

并不是所有蛋白质都具有**四级结构（quaternary structure）**。一般来说，当蛋白质的相对分子质量超过 50 000 时，分子往往由几条多肽链组成，每条多肽链都有其独立的三级结构，称为**亚基（subunit）**。亚基间再以氢键、疏水键和离子键等相连（图 1-5）。亚基单独存在时并不具有生物活性，只有按一定的数量、方式集结起来，才具有生物活性。因此，蛋白质的四级结构是指亚基相互作用聚合后形成的复杂空间结构。一般组成蛋白质四级结构的亚基可以相同也可以不同，如组成过氧化氢酶的 4 个亚基是相同的，而组成血红蛋白的 4 个亚基是不相同的，是 2 个α亚基和 2 个 β 亚基。

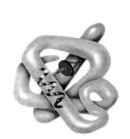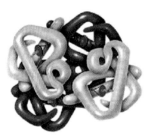

血红蛋白亚单位(单体)　　血红蛋白分子(四聚体)
三级结构　　　　　　　四级结构

图 1-5 血红蛋白分子三级、四级结构示意图

三、蛋白质的变构和变性

蛋白质的二级、三级和四级结构即空间结构，又称为**构象（conformation）**。构象是蛋白质执行功能的基础，正确折叠的多肽链才能确保蛋白质分子中的活性部位能够充分发挥各种生物效应。在生物体内复杂多变的环境中，某些代谢中间物或变构剂能够使蛋白质的空间结构发生轻微变化，从而使其生物活性发生改变，使其更有效地完成生理功能。这种通过蛋白质构象变化而实现调节功能的现象称为**变构（allosteric effect）**或变构调节。常见例子有蛋白质磷酸化和去磷酸化，是真核细胞完成信息传递的分子基础。

蛋白质分子受到某些物理因素（如高温、高压、紫外线照射等）或化学因素（如强酸、强碱、有机溶剂等）影响时，空间结构被破坏，导致理化性质改变，生物活性丧失，这一过程称为蛋白质的**变性**（**denaturation**）。必须指出，变性和变构都不涉及蛋白质一级结构的改变。如果蛋白质变性的程度较轻，有时是可逆的。若除去变性因素，如温度、pH 等恢复正常，蛋白质的空间结构又可以恢复，此过程称为复性（renaturation）。20 世纪 60 年代，White 等进行的牛胰核糖核酸酶（RNase）复性实验就是一个很好的例证。当天然 RNase 用尿素和 β-巯基乙醇处理后分子内的 4 个二硫键断裂，整个肽链呈无规则卷曲，酶的活性完全丧失。但是当用透析方法除去尿素和 β-巯基乙醇后，RNase 的活性又逐渐恢复，最后可以达到原来酶活性的 95%～100%。值得注意的是，在复性过程中，肽链上的 8 个巯基（—SH）形成 4 个二硫键时，它们的配对准确无误，与天然的 RNase 完全相同。如果在随机重组的情况下，8 个巯基形成 4 个二硫键的可能性是 10^5 种，再考虑到 RNase 的 124 个氨基酸残基和侧链造成的可能构象，将是天文数字。这说明蛋白质一级结构的重要性和生物大分子的"自我装配"原则。

蛋白质的变性在医学上有重要的用途。在保存蛋白质制剂如酶、血清、疫苗等时，常需要低温保存以防止蛋白质的变性，而当用高压、高温、紫外线照射等方法消毒灭菌时，是使病原微生物的蛋白质变性。

四、蛋白质的分类

由于蛋白质的结构非常复杂，所以一般不按结构分类。目前有三种分类方法，分别根据蛋白质的组成成分、分子形状和生理功能进行分类。

最常见的是按蛋白质的组成成分分类，一般分为两类：单纯蛋白质和结合蛋白质。凡是蛋白质水解后只产生氨基酸的称为单纯蛋白质，如清蛋白、球蛋白、组蛋白等。单纯蛋白质与非蛋白质的部分结合，称为结合蛋白质。在结合蛋白质中，非蛋白质的部分称为辅基（prosthetic group），大部分辅基通过共价键与蛋白质部分相连。按照辅基不同，结合蛋白质又可分为核蛋白、色素蛋白、磷蛋白、糖蛋白和脂蛋白 5 类，它们的辅基分别是核酸、色素、磷酸、糖类和脂类。生物体内的蛋白质多为结合蛋白质，如细胞色素 c 是色素蛋白，免疫球蛋白是糖蛋白。

根据蛋白质的分子形状可分为：纤维状蛋白和球状蛋白。纤维状蛋白形似纤维，多数为结构蛋白，较难溶于水，如毛发中的α-角蛋白、血浆中的纤维蛋白原等。球状蛋白分子中肽链往往折叠、盘曲呈球形，并且大多易溶于水，许多具有生理活性的蛋白质如血红蛋白、酶蛋白、激素蛋白和抗体蛋白等都属于此类。

根据蛋白质的生理功能不同，还可分为：结构蛋白、保护蛋白、酶蛋白、激素蛋白、转运蛋白、运动蛋白、凝血蛋白、膜蛋白、受体蛋白和调节蛋白等多种类型。

五、酶

生物体内不断地进行着一系列错综复杂的生物化学反应。这些反应如果在体外进行，必须要有高温、燃烧、强酸或强碱等剧烈条件。然而，它们在生物体内十分温和的条件下，却能迅速而有序地进行，其根本原因就在于生物体内普遍存在着生物催化剂——**酶**（**enzyme**）。从化学分析来看，酶的化学本质大多是蛋白质。

许多疾病的发病机制直接或间接与酶异常有关。如果没有酶，生物体内的代谢就不能进行，生命也就停止了。

（一）酶的特性

1.高度的催化效能

酶的催化效率通常比非催化反应高 10^3～10^{20} 倍，比一般催化剂高 10^7～10^{13} 倍。例如，在 0℃时一个过氧化氢酶分子每秒能使 44 000 个 H_2O_2 分子分解为 H_2O 和 O_2，比 Fe^{3+} 催化 H_2O_2 分解的效率大 10^9 倍。生物体内酶的种类很多，每种酶的含量却很少，但因为酶有巨大的催化能力，因此能保证生物体内一系列代谢的正常进行。酶只能加快反应速度，其本身在反应前后没有结构和性质上的改变。

2.高度的专一性

一种酶只能作用于某一类或某一种特定的物质，这就是酶作用的**高度专一性**（**specificity**）。通常把被酶作用的物质称为该酶的底物，因此酶的高度专一性也可以说是酶对作用底物有严格的选择性。例如，脂肪酶能催化作用于同一类脂类化合物，而对其他化合物不起作用；麦芽糖酶只能催化麦芽糖水解为葡萄糖，而对其他糖不起作用。

3.高度的不稳定性

酶具有高度的不稳定性，酶的催化作用很容易受到温度、酸碱度（pH）、金属离子以及其他物质的影响而发生改变。在适宜的条件下，酶的催化活性很高，若在不适宜的条件下，酶的催化活性会降低甚至完全丧失。

（二）酶的辅助因子

按组成成分将酶可分为单纯酶和结合酶两类。

单纯酶仅由蛋白质构成，如脲酶、蛋白酶、淀粉酶、酯酶等。结合酶属于结合蛋白质，其成分除**酶蛋白**（**apoenzyme**）外还有**辅助因子**（**cofactor**），两部分结合形成的酶称为**全酶**（**holoenzyme**），只有全酶才有催化活性。酶的辅助因子按其与酶蛋白结合的紧密程度分为**辅酶(coenzyme)**和**辅基(prosthefic group)**两类。辅酶一般是与酶蛋白松散结合的有机化合物，可以用透析或超滤的方法除去，常见的辅酶是一些水溶性维生素，如维生素 B_1、维生素 B_2、维生素 B_6、维生素 pp、泛酸等。辅基多是一些与酶蛋白紧密结合的无机离子，透析或超滤不能除去，如 Zn^{2+}、Mg^{2+}、Fe^{2+}等。

第二节　核　　酸

早在 1869 年，Miescher 从脓细胞的细胞核中分离出一种富含磷元素的有机化合物，由于来源于细胞核又有酸性，因而将它称为**核酸（ nucleic acid ）**。进一步的研究证明，目前已知的所有生物都含有核酸，包括动物、植物、微生物，甚至比细菌更微小的病毒和类病毒。而且核酸不仅存在于细胞核内，也存在于细胞质中。

核酸发现至今已有 140 多年的历史。在此期间，研究发展非常迅速，特别是 1953 年 Watson 和 Crick 提出了 DNA 的双螺旋结构模型，成为核酸研究中的一个里程碑。对核酸结构和功能的研究，是当前分子生物学研究领域的核心内容之一，大量分子水平上的研究证明：核酸是储存、传递和调控遗传信息表达的物质基础，在生物的生长、发育、繁殖、遗传、变异和进化过程中起着十分关键的作用。

一、核酸的组成和结构

核酸是分子质量巨大的高分子化合物，其水解产物是**核苷酸（ nucleotide ）**。每一个核苷酸又由二种小分子化合物连接而成，即磷酸、戊糖（五碳糖）和碱基（嘌呤、嘧啶）。

（一）戊糖

组成核苷酸的戊糖有两类：**核糖（ ribose ）**和**脱氧核糖(deoxyribose)**。核糖 2 位碳上的羟基（—OH）脱氧，称为脱氧核糖（图 1-6）。在核苷酸的戊糖碳原子序号上打撇号，如 $1'$、$2'$、$3'\cdots$，表示与碱基环上的碳原子序号相区别。

图 1-6　组成核苷酸的戊糖分子结构式

（二）碱基

组成核苷酸的碱基分两大类：**嘌呤（ purine ）**和**嘧啶（ pyrimidine ）**，前者是双环化合物，后者是单环化合物，由于在环链分子中含有氮原子，并且这些化合物溶解于水中能形成碱性溶液，故称为**含氮碱基**或简称**碱基（ base ）**。

嘌呤主要有腺嘌呤(adenine，A)和鸟嘌呤(guanine，G)；嘧啶主要有胞嘧啶(cytosine，C)、胸腺嘧啶(thymine，T)和尿嘧啶(uracil，U)（图 1-7）。

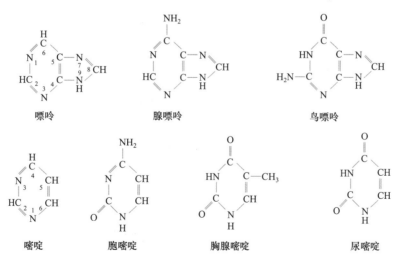

图 1-7　组成核苷酸的主要碱基分子结构式

此外，核酸分子中还发现一些含量甚微的**稀有碱基（ unusual base ）**，它是上述 5 种碱基环上的某一位置被一些化学基团修饰后形成的衍生物。如在 tRNA 中发现的双氢尿嘧啶、假尿嘧啶和甲基化的嘌呤等，稀有碱基占 tRNA 所有碱基的 10%～20%。

（三）核苷

由一个戊糖 1 位碳上的羟基（—OH）与一个嘧啶 1 位氮上的氢（—H）或一个嘌呤 9 位氮上的氢结合，脱掉一分子水而形成的化合物，称为**核苷（nucleoside）**，连接二者的共价键称为糖苷键（图 1-8）。

根据所连接的戊糖不同，形成不同的核苷：**腺嘌呤核苷（adenosine）**简称腺苷，**鸟嘌呤核苷（guanosine）**简称鸟苷；**胞嘧啶核苷（cytidine）**简称胞苷；**尿嘧啶**

核苷（uridine）简称尿苷。脱氧核糖核苷的命名方法与此相同，只是加上脱氧二字，如**胸腺嘧啶脱氧核苷（deoxythymidine）**简称脱氧胸苷。

（四）核苷酸

核苷酸由核苷和磷酸脱水缩合而成。由核苷中戊糖 5′碳位上的羟基（—OH）和磷酸上的氢（—H）结合，脱掉一分子水，形成的化合物称为核苷酸，即单核苷酸，其连接键为磷酸酯键（图 1-8）。

图 1-8　胸腺嘧啶脱氧核苷酸的组成

核苷酸的命名是在该核苷的名称前加上连接的磷酸数目，如一磷酸、二磷酸或三磷酸。如果鸟嘌呤核苷分别与一个、两个或三个磷酸结合，则分别称为**一磷酸鸟嘌呤核苷（guanosinemonophosphate，GMP）**、**二磷酸鸟嘌呤核苷（guanosinediphosphate，GDP）**和**三磷酸鸟嘌呤核苷（guanosinetriphosphate，GTP）**，以上名称也可简称为一磷酸鸟苷、二磷酸鸟苷和三磷酸鸟苷。如果是胸腺嘧啶脱氧核苷分别与一个、两个或三个磷酸结合，则分别称为**一磷酸胸腺嘧啶脱氧核苷（deoxythymidinemonophosphate，dTMP）**、**二磷酸胸腺嘧啶脱氧核苷（deoxythymidinediphosphate，dTDP）**和**三磷酸胸腺嘧啶脱氧核苷（deoxythymidinetriphosphate，dTTP）**，也可简称为一磷酸脱氧胸苷、二磷

酸脱氧胸苷和三磷酸脱氧胸苷。其余核苷酸的命名均可以此类推（图 1-8）。

细胞内有一些游离的核苷酸在细胞的代谢中起重要作用。例如，**三磷酸腺苷（adenosine triphosphate，ATP）**是细胞内储存和转移能量的重要分子，在每个 ATP 分子中有两个高能磷酸键（图 1-9）。ATP 水解断裂一个高能磷酸键后变成二磷酸腺苷（adenosine diphosphate，ADP），并释放大量的化学能供生命活动所需要，反之，体内物质氧化所产生的能量又可使 ADP 磷酸化生成 ATP。

又如，**环一磷酸腺苷（cyclic adenosine monophosphate，cAMP）**，是由 ATP 分子脱掉两个磷酸缩合而成的（图 1-10）。在体内多种激素调节细胞的代谢

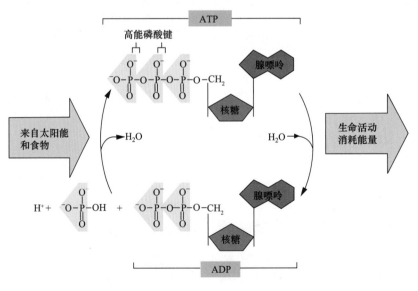

图 1-9　ATP 和 ADP

活动中，cAMP 作为第二信使参与信号转导。

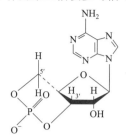

图 1-10　cAMP 的分子结构

（五）多核苷酸

多核苷酸（polynucleotide）即核酸，是由许多单核苷酸以一定方式首尾相接而成的多聚体。前一个核苷酸戊糖 3′碳位上的羟基（—OH）与后一个核苷酸戊糖 5′碳位磷酸上的氢（—H）结合，在核酸聚合酶的催化下脱掉一分子水连接而成。这种连接核苷酸的共价键称为 3′，5′-磷酸二酯键（图 1-11）。许多核苷酸通过这种方式聚合相连形成一条多核苷酸的长链，这是核酸分子的基本结构。在戊糖 5′碳位上有磷酸基游离者，称为 5′端，即核酸的首端，在戊糖 3′碳位上有羟基（—OH）游离者，称为 3′端，即核酸的尾端。

无论哪一类核酸，都是以此基本结构为基础，再通过另一些化学键，如氢键的作用，使本来线状的长链分子相互扭合、成环或形成螺旋状的空间结构。核酸的这种复杂空间结构是执行其功能的重要保障。

二、核酸的种类

生物体内的核酸分为两大类：**脱氧核糖核酸**（**deoxyribonucleic acid，DNA**）和**核糖核酸**（**ribonucleic acid，RNA**）。它们在核苷酸的组成、种类，以及主要结构、分布和功能等方面都有区别（表 1-1）。

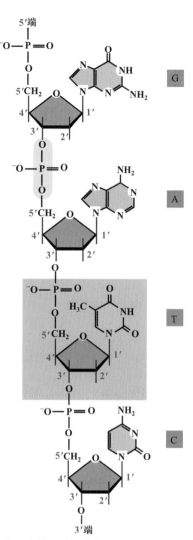

图 1-11　含 4 个核苷酸的多核苷酸链（示磷酸二酯键）

表 1-1　DNA 和 RNA 的比较

类别	核苷酸组成	核苷酸种类	结构	分布	功能
DNA	磷酸	一磷酸脱氧腺苷（dAMP）	双链	主要分于细胞核中，少量在线粒体和叶绿体	携带和储存遗传信息
	脱氧核糖	一磷酸脱氧鸟苷（dGMP）			
	碱基（A、G、C、T）	一磷酸脱氧胞苷（dCMP）			
		一磷酸脱氧胸苷（dTMP）			
RNA	磷酸	一磷酸腺苷（AMP）	单链或假双链	主要分布于细胞质中，少量在细胞核	传递和调控遗传信息
	核糖	一磷酸鸟苷（GMP）			
	碱基（A、G、C、U）	一磷酸胞苷（CMP）			
		一磷酸尿苷（UMP）			

三、DNA 的结构和功能

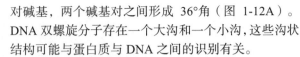

（一）DNA 的结构

1. B-DNA 结构

20 世纪 50 年代初，研究人员由对 DNA 的化学分析发现不同生物的 DNA 碱基组成不同，同种生物不同组织的 DNA 碱基组成相同。接着，从 X 射线衍射技术中获得了一些与 DNA 组成有关的原子结构资料，从遗传学研究中积累了有关遗传信息生物学属性的知识。在以上研究的基础上，Watson 和 Crick 于 1953 年提出了著名的 DNA 分子双螺旋结构模型，为分子生物学和分子遗传学的发展奠定了基础。Watson 和 Crick 所用的资料来自在相对湿度为 92%时从生理盐溶液中所获得的 DNA 纤维，这种 DNA 称为 B 型 DNA（B-DNA），生物体内天然状态的 DNA 绝大多数都以 B-DNA 形式存在。这是生理条件下最稳定的结构。

Watson 和 Crick 所提出的 DNA 双螺旋模型要点如下。

（1）双螺旋　　DNA 分子由两条反向平行的多核苷酸链组成，一条是 5′→3′方向，另一条是 3′→5′方向。两条链围绕同一中心轴，都以右手螺旋方式盘绕成双螺旋（double helix）。磷酸和脱氧核糖位于双螺旋的外侧，形成 DNA 的骨架，碱基位于双螺旋的内侧。螺旋直径为 2nm，螺距为 3.4nm，两个相邻碱基对之间的距离为 0.34nm，因此沿中心轴每旋转一周有 10

对碱基，两个碱基对之间形成 36°角（图 1-12A）。DNA 双螺旋分子存在一个大沟和一个小沟，这些沟状结构可能与蛋白质与 DNA 之间的识别有关。

（2）碱基互补原则　　DNA 的两条多核苷酸长链的盘绕，是依赖碱基之间形成的氢键维系的。根据双链间的空间容量和碱基的分子结构，在碱基之间 A 只能与 T 配对形成两个氢键，G 只能与 C 配对形成 3 个氢键（图 1-12B），即 A=T，G≡C。这一原则称为碱基互补（base complementary）。根据碱基互补原则，当一条多核苷酸链的碱基序列被确定以后，即可推知另一条互补链的碱基序列，如 DNA 的一条链的碱基序列为：5′-TTCGAA-3′，则其互补链的碱基序列为：3′-AAGCTT-5′。碱基互补原则具有极重要的生物学意义，DNA 复制、转录、反转录等的分子基础都是碱基互补。

（3）多样性　　不同的 DNA 分子中碱基随机排列。不同序列蕴藏着生物的遗传信息。虽然碱基对只有 4 种，但若以一个DNA分子有 100 对碱基对计算，这 100 对碱基对的排列组合方式就有 4^{100} 之多，这是一个天文数字！更何况每个 DNA 分子中的碱基对少则几千，最多的可达数十亿。因而 DNA 分子中碱基对的排列组合是无穷无尽的，也就是说，DNA 分子是复杂多样的，并且在复杂多样的 DNA 分子内蕴藏着无数的遗传信息，这也是生物多样性的物质基础。

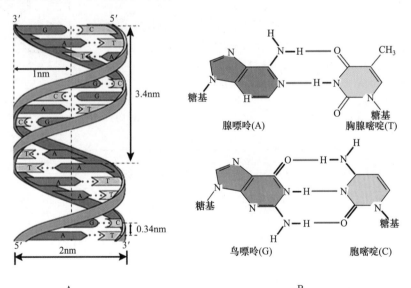

图 1-12　B-DNA 分子结构

A. B-DNA 双螺旋模型；B. 碱基互补配对

2. A-DNA 和 Z-DNA

在相对湿度 75%时所获得的 DNA 纤维的 X 射线衍射分析资料表明，这种 DNA 纤维的结构特点与 B-DNA 不同，称为 A 型 DNA（A-DNA）。A-DNA 也由两条反向平行的多核苷酸链组成，也为右手螺旋，

但螺体较宽短，两个相邻碱基对之间的距离为 0.256nm，两个碱基对之间形成 32.7°角，因此沿中心轴每旋转一周有 11 对碱基。B-DNA 和 A-DNA 是 DNA 双螺旋结构的两个基本构型（图 1-13）。

1979 年，Alexander Rich 等在研究人工合成的

(CG)$_n$ 晶体结构时意外发现了左手螺旋的 DNA，这种结构后来证明在天然 DNA 分子中同样存在。由于其分子的骨架呈锯齿形（zigzag），因此左手双螺旋 DNA 又称为 Z-DNA。与 B-DNA 相比，Z-DNA 细而长，碱基对偏离轴心靠近双螺旋的外侧，容易同外界因子相互作用。其生物学意义目前尚不清楚，可能在 DNA 的某些识别活动和基因调控中起作用。

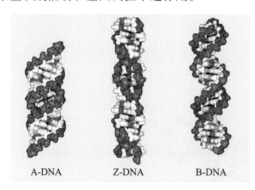

图 1-13　三种不同的 DNA 双螺旋结构（引自 Alberts，2008）

（二）DNA 的功能

DNA 是遗传物质，是遗传信息的载体。在遗传信息的传递过程中，DNA 分子要进行自我复制，然后经过细胞分裂，将遗传信息传给子代细胞，并且在子代细胞中，DNA 分子中的遗传信息经过转录、翻译，才表达出相应的遗传性状。

1. 半保留复制

DNA 的**复制**（replication）就是遗传物质的传代，以亲代 DNA 为模板合成子代 DNA 的过程。1958 年，Messelson 和 Stahl 用实验证实了 DNA 的**半保留复制**（semi-conservative replication）（详见第二章第五节）。

2. 转录

以 DNA 的一条链为模板，在 RNA 聚合酶的催化下按照碱基互补的原则合成 mRNA 的过程称为**转录**（transcription）（详见第二章第五节）。

四、RNA 的结构和功能

RNA 是一种单链的多核苷酸，一般为线性，但某些区域由于单链自身回折，按碱基互补配对形成局部双螺旋结构，形似发夹样，称为假双链，这种空间结构与 RNA 生理功能的执行密切相关。

细胞内的 RNA 分为编码 RNA 和**非编码 RNA**（non-coding RNA, ncRNA）。编码 RNA 即编码蛋白质的**信使 RNA**（messenger RNA, mRNA），非编码 RNA 指不能翻译出蛋白质的功能性 RNA 分子。

（一）编码 RNA

mRNA 占细胞内总 RNA 的 1%～5%，分子质量为 150～2000kDa，沉降系数为 6S～25S，含量虽然少，但种类很多且大小不一。例如，哺乳动物的每个细胞内均含有数千种大小不同的 mRNA，并且不同组织细胞中的 mRNA 种类也相差很大。真核细胞的 mRNA 在 5′端有一个 7-甲基三磷酸鸟苷（m^7-5′ ppp）的帽子，在 3′端有一个由 30～300 个腺苷酸组成的多聚腺苷酸的尾巴（polyadenylic acid，poly A），这是真核细胞所特有，而原核细胞所没有的结构。

mRNA 的功能是从细胞核内的 DNA 分子上转录出遗传信息，并带到细胞质内的核糖体上，作为合成蛋白质的模板，因而称为信使 RNA。

（二）非编码 RNA

非编码 RNA 不具备典型的起始密码子、启动子保守区、终止密码子、开放阅读框等特性。根据生物学功能可将非编码 RNA 分为管家性非编码 RNA 和调节性非编码 RNA（表 1-2）。

表 1-2　动物体内主要的非编码 RNA 种类、存在部位和功能

非编码 RNA 种类	存在部位	功能
管家性 ncRNA		
转运 RNA（tRNA）	细胞核与细胞质，线粒体（nt IRNA）	转运氨基酸，参与蛋白质合成
核糖体 RNA（rRNA）	细胞核与细胞质，线粒体（mt RRNA1）	组成核糖体的成分
核内小 RNA（snRNA）	细胞核	参与 mRNA 前体的剪接、加工
核仁小 RNA（snoRNA）	核仁	参与 rRNA 的加工与修饰
调节性 ncRNA		
微小 RNA（miRNA）	细胞核与细胞质	基因表达调节
小干扰 RNA（siRNA）	细胞核与细胞质	介导 RNA 干扰，沉默基因转录
PIWI 蛋白相互作用 RNA（piRNA）	哺乳动物的睾丸	参与基因表达，调节精子成熟发育
长链非编码 RNA（lncRNA）	细胞核与细胞质，存在于特定亚细胞区室	调节基因表达，调节蛋白质活性模式，改变蛋白质定位等
核酶（有酶活性的 RNA）	细胞核与细胞质	催化 RNA 剪接

1. 转运 RNA（transfer RNA，tRNA）

tRNA 含量占细胞总 RNA 的 5%～10%，分子较小，有 70～90 个核苷酸，含 10%～20% 的稀有碱基，分子质量约为 25kDa，沉降系数 4S。是单链结构，但有部分折叠成假双链，以至整个分子二级结构呈三叶草形，三级结构呈倒 L 形（图 1-14）。以苯丙氨酸-tRNA（Phe-tRNA）为例，三叶草结构由 5 个部分组成。①氨基酸臂（amino acid arm），在三叶草的柄部，由 7 对碱基组成，富含鸟嘌呤，其游离 3′端有 CCA 三个碱基，共价结合活化的氨基酸。②二氢尿嘧啶环（dihydrouridine loop），又称 D 环，由 8～12 个核苷酸组成，具有两个二氢尿嘧啶，故此而得名，可与不同的氨酰 tRNA 合成酶结合。③反密码环（anticodon loop），由 7 个核苷酸组成，其中间 3 个碱基构成反密码子（anticodon），可识别 mRNA 上的密码子。④额外环（extra loop），由 3～18 个核苷酸组成。不同的 tRNA 具有不同大小的额外环，因此额外环是 tRNA 分类的重要指标。⑤T 环（T loop），由 7 个核苷酸组成，其中有一些稀有碱基，如假尿嘧啶（ψ）等。该环可能与 tRNA 与核糖体的结合，以及维持 tRNA 的空间结构有关。

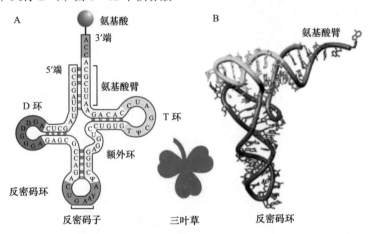

图 1-14　tRNA 分子的二级结构

tRNA 的功能是识别被活化的氨基酸，合成氨酰-tRNA 复合体，并借自身的反密码子与 mRNA 上的密码子"咬合"，将携带的氨基酸运输到核糖体，供合成蛋白质需要，因此称为转运 RNA。此外，当反转录病毒在宿主体内复制时，需要 tRNA 作为引物，才能反转录出与其互补的 DNA 链。

2. rRNA

rRNA 分子为单链、线形，局部可形成双螺旋形或发夹形结构。分子质量在 1000～1200kDa，是 RNA 中分子质量最大的，其代谢更新慢、寿命长，占细胞总 RNA 的 80%～90%。大肠杆菌有 3 类 rRNA：沉降系数分别为 5S、16S 和 23S，而在真核细胞有 4 类，沉降系数分别为 5S、5.8S、18S 和 28S。rRNA 是构成核糖体的重要成分。

rRNA 的功能是与蛋白质结合形成核糖体，而核糖体是细胞内合成蛋白质的场所。

3. 核内小 RNA

核内小 RNA(Small nuclear RNA, snRNA)是真核细胞转录后加工过程中 RNA 剪接体的主要成分，和许多蛋白质结合形成小核糖核蛋白(small nuclear ribonucleoproteins，snRNP)，参与 mRNA 前体(pre-mRNA)的加工。它们的分子相对较小，含 70～300 个核苷酸，故被称为核内小 RNA。snRNA 含量虽不及总 RNA 的 1%，但其拷贝数多得惊人，如 HeLa 细胞的 snRNA 分子可达 100 万～200 万个。

4. 核仁小 RNA

核仁小 RNA(small nucleolar RNA, snoRNA)广泛存在于各种真核生物核仁区，其大小在几十至几百个核苷酸。功能归结起来主要有：①参与了 rRNA 前体的剪切；②指导 rRNA 中核苷酸甲基化位点的形成；③指导哺乳动物 rRNA 早期生物合成中尿嘧啶向假尿嘧啶的转换；④ snoRNA 有与 rRNA 互补的片段，参与 rRNA 高级构象的形成。

5. 微小 RNA

微小 RNA(micro RNA, miRNA)是一种长 21～25nt 的单链小分子 RNA，5′端有一个磷酸基团，3′端为羟基，由 70～90 个碱基、具有发夹结构的单链初级转录本（pri-miRNA）经过一系列加工过程，包括核酸内切酶 DCL1 加工后生成，广泛存在于真核生物中。miRNA 主要通过与靶标基因不完全互补结合，进而抑制翻译或促进 mRNA 聚腺苷酸尾巴（polyA tail）的去除等方式调控靶基因表达。

6. 小干扰 RNA

小干扰 RNA(small interfering RNA, siRNA)是一类长 21～25nt 的 RNA 分子，是通过核酸内切酶 DCL2、DCL3 和 DCL4（RNaseⅢ 家族中对双链 RNA 具有特

异性的酶）对具有较好互补结构的长双链 RNA 前体进行加工形成的。siRNA 通过完全互补配对的方式与目标 mRNA 结合，引起其降解，从而导致靶基因沉默。

7. piRNA

piRNA 是 2006 年 7 月在 *Nature* 和 *Science* 杂志上同时报道的一类含 26～31nt 的非编码小 RNA，主要存在于生殖细胞或干细胞中，与 PIWI 亚家族蛋白结合形成 piRNA 复合物来调控基因沉默途径。piRNA 可以抵御遗传"入侵者"——转位（座）因子（transposable elements）的侵袭，保护基因组不受破坏，从而避免一些相关的疾病，在保护遗传物质的完整性方面扮演着特殊的角色。

小　　结

组成生命物质的化学元素有常量元素和微量元素，这些元素形成相对分子质量大小不同的各种化合物，其中蛋白质、酶和核酸等生物大分子是生命的重要分子基础。

蛋白质是细胞的结构、功能和调节的主要"工作分子"。蛋白质的一级结构是氨基酸的排列顺序，是蛋白质的基本结构，它决定蛋白质的空间结构。而蛋白质的空间结构是蛋白质执行功能的保证。

核酸由许多核苷酸通过 3′、5′-磷酸二酯键连接而成。它是生物遗传的物质基础，分为两大类，即 DNA 和 RNA。DNA 是遗传信息的载体，DNA 双螺旋结构是其功能的基础，无数的遗传信息蕴藏在 DNA 分子碱基对无穷无尽的排列组合之中。DNA 复制是半保留复制，遗传信息从 DNA 传递到 RNA 称为转录。RNA 主要有三种，即 mRNA、tRNA 和 rRNA，它们在蛋白质的生物合成中起重要的作用。

（贵州医科大学　寻　慧　张春林）

 复习思考题

1. 蛋白质有几级结构？一级结构有何重要性？哪级结构能表现生物活性？

2. 什么是酶？其有何重要功能和特性？

3. DNA和RNA在组成、结构、分布和功能上有何区别？

4. 简述DNA双螺旋模型有何要点。

5. RNA主要分为几类？简述它们的主要结构和功能。

众所周知，原生质所含的有机大分子物质如蛋白质、酶及核酸等虽然在生命活动中起着极其重要的作用，但它们不能在体外单独地完成完整的生命活动，而必须按一定形式组织起来形成特定的组织结构以后才能表现出复杂的生命现象。**细胞（cell）**就是这些有机大分子物质基本的组织结构，地球上所有的生物（除病毒）都由细胞构成。大量研究证明，细胞是生命活动最基本的结构单位和功能单位。简单的低等生物仅由单个细胞构成，复杂的高等生物则由各种执行特定功能的细胞群构成。

第一节 细胞概述

光学显微镜（light microscope）的发明使人类对生命的认识从宏观水平深入到微观层次。随着电子显微镜（electron microscope）、扫描隧道显微镜（scanning tunneling microscope）及原子力显微镜（atomic force microscope）的出现，人类对生命的认识发生了一个巨大的飞跃，即从微观层次进一步深入到了亚微、分子及原子层次。

一、细胞大小、形态及数目

（一）细胞大小和形态

不同种类的细胞大小差异很大，多数真核细胞的直径为 $10\sim100\mu m$，不同细胞的体积往往与它们所行使的功能相适应。卵细胞由于要储存胚胎发育所需要的营养物质，故一般都较大。鸟卵是体积最大的细胞，如鸵鸟卵细胞直径可达 $12\sim15cm$。哺乳动物由于胚胎在母体内发育，依靠母体获得营养，故卵细胞相对较小，如人的卵细胞直径约 $100\mu m$，肉眼勉强可见。神经细胞的胞体直径约 $100\mu m$，但从胞体发出的神经纤维却长达数厘米，最长可达 $1m$，这与神经细胞的传导功能相适应。

细胞大小与生物体的体积大小无关，鲸是自然界最大的动物，但鲸的细胞并不大。生物体体积的增大，并非因为细胞体积增大，而是由于细胞数目增多。

构成不同生物体的细胞及同一生物体内行使不同功能的细胞，其形态多种多样（图 2-1）。但细胞的形态往往与其所处的位置及行使的功能相适应，如上皮细胞呈扁平形，肌肉细胞为纺锤形，红细胞为双凹圆盘形，卵细胞为球形，神经细胞为星芒状。但也有无定形的细胞，如白细胞、变形虫等。

（二）细胞数目

单细胞生物如细菌、草履虫等仅由一个细胞构成

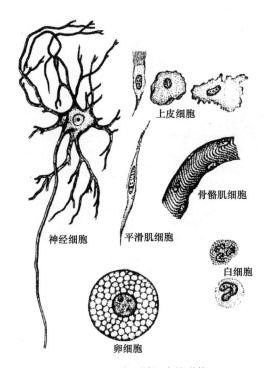

图 2-1 几种不同细胞的形状

完整的个体，而多细胞生物体则是由数百乃至数以万亿计的细胞构成。据估计，一个新生婴儿约有 2×10^{12} 个细胞，成年人则约有 3×10^{14} 个细胞。

细胞数目增加是依靠细胞增殖来完成的，构成人体不同组织器官的细胞其增殖能力不同。例如，神经细胞自婴儿出生后一般不再增殖，只随机体的生长而长大；肝细胞和肾细胞增殖缓慢，只有当细胞大量死亡时，才会迅速增殖；原始红细胞和表皮细胞增殖旺盛，但细胞寿命短。据估计，红细胞的寿命大约为120天，人体每秒约有200万个红细胞死亡，同时也不断有新的红细胞产生，使体内红细胞数目保持相对稳定。因此，生物体的细胞数目不是固定不变的，而是处于

动态平衡之中。

二、细胞的基本结构

构成不同生物体的细胞及同一生物体所具有的行使不同功能的细胞，其形态各异，大小各不相同，但它们的基本结构一致。

在光学显微镜下观察到的细胞结构称为细胞的微观结构，真核细胞包括**细胞膜（cell membrane）**、**细胞质（cytoplasm）**及**细胞核（nucleus）**三部分。

在电子显微镜（简称电镜）下所观察到的细胞结构称为细胞的亚微结构，根据观察到的细胞各部分结构的性质、彼此之间的联系，以及各种结构的来源等，将细胞的亚微结构分为膜相结构（**membranous structure**）和非膜相结构（**non-membranous structure**）两大部分（图 2-2）。

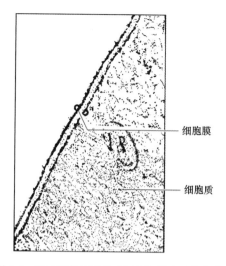

图 2-3　电子显微镜下的人红细胞膜（示单位膜）

（引自胡以平，2005）

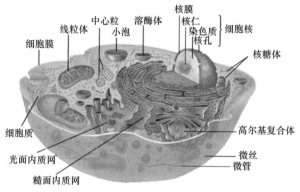

图 2-2　真核细胞结构模式图（引自 Alberts, 2010）

膜相结构包括细胞膜、内质网、高尔基复合体、溶酶体、线粒体、过氧化物酶体、核膜及各种小泡；非膜相结构包括染色质、染色体、核仁、核糖体、中心粒、微丝、微管及中间纤维等。

在电子显微镜下可以清晰地看到，所有的膜相结构均由内外两层致密的深色带（厚约 2nm）与中间一层疏松的浅色带（厚约 3.5nm）三层结构组成，通常将这三层结构形式称为**单位膜（unit membrane）**（图 2-3），总厚度约为 7.5nm。真核细胞的膜相结构不仅具有相似的单位膜结构，而且在生命活动中起着极其重要的作用，所以又被称为**生物膜（biomembrane）**，包括细胞膜和细胞内的所有膜系统。但不同的膜相结构，其膜的化学组成和膜厚度不完全相同。

细胞进行正常代谢活动需要许多酶参与，如果细胞内各种不同的酶分子彼此混杂在一起，则会影响正常功能的发挥，必将阻碍细胞的正常代谢，甚至可能导致细胞死亡。由于真核细胞膜相结构的出现，不仅将核物质与细胞质分隔开，而且将细胞内行使特定功能的酶集中于一定区域内，使之不与其他酶系统相混杂，保证各种不同的酶系统能有效地发挥其功能，这是真核细胞膜相结构特有的**区域化作用（compartmentalization）**。

三、原核细胞和真核细胞

20 世纪 60 年代，著名的细胞生物学家 Ris 最先提出原核细胞和真核细胞的概念。根据细胞的进化地位、细胞结构的复杂程度、遗传机制及生活方式等，将细胞分为原核细胞和真核细胞两大类型。

（一）原核细胞

原核细胞（prokaryotic cell）结构简单，细胞体积小，有完整的细胞膜，但核物质缺乏双层核膜包裹，即没有真正的细胞核，缺乏膜相结构的细胞器。常见的原核细胞有支原体、细菌（如放线菌）和蓝绿藻。在进化史上，仍保持原核细胞结构特征的生物称为**原核生物（prokaryote）**。

1. 支原体

支原体（mycoplasma）是目前发现的具有细胞结构的最小和最简单的生物（图 2-4），其直径为 0.1～0.3μm。支原体具有完整的细胞膜（又称质膜），但没有细胞壁，遗传物质为环状双链 DNA，编码合成的蛋白质有 750 多种。很多支原体能寄生在细胞内且以二分裂方式繁殖。支原体与临床关系非常密切，最早发现的支原体是**类胸膜肺炎病原体（pleuropneumonia-like organism, PPLO）**，之后又从动物和人的污染环境中

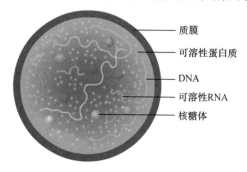

图 2-4　支原体结构模式图（引自罗深秋，2011）

分离出脑炎病原体和尿道炎病原体等。

2. 细菌

细菌（bacterium）是原核细胞的典型代表，在自然界中分布非常广泛，许多细菌都是致病菌。细菌体积较小，具有细胞膜，其结构和化学组成与真核细胞类似，但其细胞膜外有一层坚固的**细胞壁（cell wall）**（图 2-5），厚度为 10～25nm，主要由蛋白质和多糖

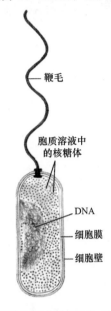

图 2-5　细菌结构模式图（引自 Alberts，2008）

组成，具有维持细胞形态和保护作用。

细菌细胞内含有 DNA 区域，但没有核膜包围，这个区域被称为**拟核（nucleoid）**。细菌的 DNA 为环状双链，不与组蛋白结合，许多细菌除了基因组 DNA 外，还有一些小的**质粒（plasmid）**DNA。质粒 DNA 长度为 1000～30 000 个**碱基对（base pair，bp）**，在细胞质中能进行自我复制，其编码的蛋白质具有对抗生素不敏感等作用。

原核细胞内没有线粒体、内质网、高尔基复合体及溶酶体等膜相结构的细胞器，也没有微管和中心粒等非膜相结构，但细胞质中含有大量的核糖体及一些细胞膜的特化结构，如**间体（mesosome）**。间体是质膜内陷折叠形成的与能量代谢有关的特化结构。

（二）真核细胞

原核细胞发展到出现了完整核结构即为**真核细胞（eukaryotic cell）**，具有真核细胞结构特征的生物称为**真核生物（eukaryotes）**。真核细胞核物质外出现了双层核膜，将细胞核与细胞质分隔开，在细胞质中形成了复杂的内膜系统，构建成各种相对稳定、具有独立生理功能的细胞器。虽然真核细胞是由原核细胞进化而来，两者有着基本的共同特征，但是真核细胞无论在结构和遗传机制上都比原核细胞更复杂精细，两者存在明显的差异（表 2-1）。

表 2-1　原核细胞与真核细胞的比较

特征	原核细胞	真核细胞
细胞大小	较小，1～10μm	较大，10～100μm
细胞核	拟核（无核膜和核仁）	真核（有核膜和核仁）
DNA	环状双链，不与组蛋白结合	线状双链，与组蛋白结合成染色质
细胞壁	不含纤维素，主要由肽聚糖组成	不含肽聚糖，主要由纤维素组成（植物细胞）
细胞器	简单	复杂
核糖体	70S	80S
内膜系统	无	复杂
细胞骨架	简单	有
转录与翻译	同时进行	转录在细胞核内，翻译在细胞质中
细胞分裂	二分裂	无丝分裂、有丝分裂，减数分裂

四、古细菌

古细菌（archaebacteria）又叫古核细胞，是 20 世纪 80 年代提出的名称，是一类生活在极端环境中的细菌。由于古细菌的生活环境特殊，被认为与人类生活和健康关系不大，所以长期不被人们重视。古细菌的结构和生活方式与原核细胞类似，过去把它归属于原核生物，但近年来的研究发现，古细菌的分子进化

特征更接近真核细胞。所以，人们提出将古细菌从原核生物中分出，成为与原核细胞、真核细胞并列的一类细胞。

古细菌包括生长在 100℃以上高温环境中的**极端嗜热菌（themophiles）**，生活在高盐环境中的**极端嗜盐菌（extreme halophiles）**，能生产甲烷的**产甲烷菌（metnanogens）**，能生活在 pH

低于 1 的环境中的**极端嗜酸菌（acidophiles）**，以及生活在 pH 高于 11.5 的碱湖或碱池中的**极端嗜碱菌（alkaliphiles）**等。

古细菌具有原核细胞的某些特征，如无核膜及内膜系统；也有真核细胞的特征，如以甲硫氨酸起始蛋白质的合成，核糖体对氯霉素不敏感，RNA 聚合酶和真核细胞的相似，DNA 具有内含子并与组蛋白结合。此外，古细菌还具有既不同于原核细胞也不同于真核细胞的特征，如细胞膜中的脂类是不可皂化的，细胞壁不含肽聚糖。

第二节　细胞膜及其表面

细胞膜又称**质膜（plasma membrane）**，是围绕在细胞最外层的一层界膜，厚 7～10nm。它将细胞质与环境分隔开，构成一道特殊的屏障，使细胞有一个相对独立而稳定的内环境。细胞膜是具有高度选择性的差异透性膜，它在细胞与内外环境间进行物质交换、能量交换及信息传递等过程中起着十分重要的作用。因此，如果没有细胞膜，细胞形式的生命就不能存在。如果膜的结构或功能异常，就可能引发疾病。因此，研究细胞膜的结构和功能，不仅有利于揭示生命的奥秘，而且有助于弄清疾病的发生发展机制。

一、细胞膜的化学组成

细胞膜主要由脂类、蛋白质和糖类组成，此外还含有水、无机盐和少量的金属离子。脂类和蛋白质构成膜的主体，糖类多以复合糖形式存在。

不同种类的细胞生物膜的化学组分不一致，脂类和蛋白质的比例可从 1：4 到 4：1。一般功能复杂的膜其蛋白质的比例较大，如线粒体内膜蛋白质成分高达 75%；相反，功能简单的膜所含蛋白质的种类和数量较少，如有髓神经纤维髓鞘膜仅有 3 种蛋白质，而脂类含量却高达 75%～80%；人体红细胞膜蛋白质和脂类的比例约为 1：1。

（一）膜脂

膜脂（membrane lipid）是组成生物膜的基本成分，包括磷脂、胆固醇及糖脂，其中磷脂含量最多，这三种脂都是极性分子。膜脂分子由于是极性分子，故在水中其游离端能自动封闭形成一种稳定的中间结构——**脂质体（liposome）**。这种脂质体与细胞膜的脂双层有许多共同点，因此，目前不少科学家利用它来进行大量生物膜功能的体外实验研究。

1. 磷脂

磷脂包括甘油磷脂和鞘磷脂两类，是膜脂的基本成分，占膜脂总量的 50% 以上。甘油磷脂包括磷脂酰胆碱（卵磷脂）、磷脂酰丝氨酸、磷脂酰乙醇胺和磷脂酰肌醇等。

磷脂分子的主要特征如图 2-6 所示：①具有一个极性头部和两个非极性尾部（不饱和脂肪酸链），但

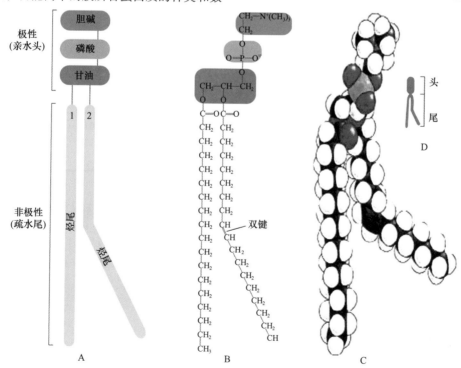

图 2-6　磷脂酰胆碱分子的结构（引自 Karp，2005）

A. 分子结构示意图；B. 结构式；C. 空间结构模型；D. 空间结构符号

存在于线粒体内膜和某些细菌细胞膜上的心磷脂具有 4 个非极性尾部；②脂肪酸碳链为偶数，多数碳链由 16 个、18 个或 20 个碳原子组成；③除饱和脂肪酸（如软脂酸）外，还常含有不饱和脂肪酸（如油酸）。

2. 胆固醇

胆固醇存在于真核细胞膜上，其含量一般不超过膜脂总量的 1/3。胆固醇在调节膜的流动性、增加膜的稳定性，以及降低水溶性物质的通透性等方面具有重要作用。细菌质膜不含胆固醇，但某些细菌的膜脂中含有甘油酯等中性脂类。

3. 糖脂

糖脂普遍存在于原核细胞和真核细胞的细胞膜上，其含量不到膜脂总量的 5%，但神经细胞膜的糖脂含量较高，占 5%～10%。目前已发现 40 余种糖脂，不同细胞膜所含糖脂的种类不同。

（二）膜蛋白

能直接或间接地与生物膜的脂双层结合的蛋白质统称为**膜蛋白（membrane protein）**，是生物膜主要的组成成分之一，其含量和种类与膜的功能密切相关。功能越复杂的膜，蛋白质的种类越多。根据蛋白质与膜脂的结合方式及在膜中分布位置差异，将膜蛋白分为膜整合蛋白（图 2-7A、B、C）、脂锚定蛋白（图 2-7D、E）及外周蛋白（图 2-7F、G）三大类型。

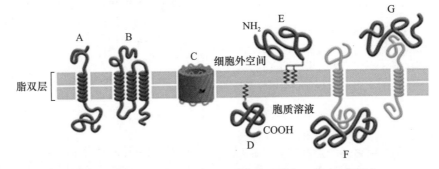

图 2-7　膜蛋白与脂双层结合的几种方式（引自 Alberts，2010）

1. 整合蛋白

整合蛋白（integral protein）又称**内在蛋白（intrinsic protein）**，占膜蛋白总量的 70%～80%。它们通过非极性氨基酸直接与膜脂双层的疏水区相互作用而嵌入膜内，许多整合蛋白是兼性分子。整合蛋白的多肽链可横穿膜一次或多次，故这种蛋白质又称为**跨膜蛋白（transmembrane protein）**或**镶嵌蛋白（mosaic protein）**。跨膜蛋白与脂双层结合牢固，只有用较剧烈的条件如去垢剂（十二烷基硫酸钠、Triton X-100）处理，破坏脂类与蛋白质疏水区的连接，才能使其从膜上溶解下来。一旦去除去垢剂，它们又能重新聚合成水不溶性蛋白或再与脂类结合形成膜结构。

2. 外周蛋白

外周蛋白（peripheral protein）又称附着蛋白或周边蛋白，一般占膜蛋白总量的 20%～30%。它们常常通过静电作用、离子键、氢键与膜脂的极性头部或通过与膜内在蛋白亲水部分相互作用间接与膜结合。周边蛋白主要分布在膜的内表面，为水溶性蛋白质。一般用比较温和的处理方法，如改变溶液的离子强度或 pH、加入金属螯合剂等，就能使其从膜上溶解下来，不能再与脂类聚合重新形成膜结构，如红细胞表面的红细胞膜素和线粒体膜上的细胞色素 c 等。

3. 脂锚定蛋白

脂锚定蛋白（lipid-anchored protein）又称脂连接蛋白（lipid-linked protein），它们通过共价键与脂分子结合，位于脂双层的内外两侧（图 2-8）。脂锚定蛋白与脂分子结合的方式有两种：一种是位于胞质面一侧的细胞内信号蛋白直接与脂双层中某些脂肪酸（如豆蔻酸、棕榈酸）或异戊二烯通过共价结合锚定在脂双层上；另一种是位于质膜外表面的蛋白质，通过寡糖链间接与脂双层外层上的磷脂酰肌醇分子结合而被锚定在细胞膜上（图 2-8C），所以这种锚定蛋白又被称为**糖基磷脂酰肌醇锚定蛋白（glycosyl-phosphatidyl inositol-anchored protein，GPI 锚定蛋白）**。

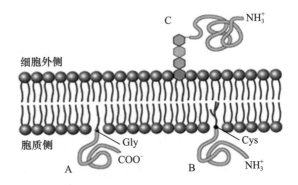

图 2-8　脂锚定蛋白（引自 Karp，2005）

A. 脂肪酸结合到膜蛋白 N 端的甘氨酸残基上；B. 烃链结合到膜蛋白 C 端的半胱氨酸残基上；C. 通过糖脂锚定在细胞膜上

（三）膜糖类

所有真核细胞膜表面都有糖类，占膜总量的1%～10%。在动物和人体细胞膜上的糖类主要有半乳糖、甘露糖、岩藻糖、半乳糖胺、葡萄糖、葡萄糖胺及唾液酸。它们以各种形式连接在膜蛋白或膜脂分子上，以糖蛋白或糖脂的形式存在，分布在质膜外表面形成**细胞外被（cell coat）**或**糖萼（glycocalyx）**。

二、细胞膜的分子结构模型

弄清生物膜的主要化学成分在膜中的排列方式以及它们之间的相互作用关系等问题，对阐明生物膜的功能活动及相应机制十分重要。关于膜的分子结构问题，长期以来不少学者进行了多方面的研究。早在1925年，荷兰科学家Gorter和Grendel用有机溶剂从人红细胞膜中提取脂质，并测定脂质单分子层在空气和水界面的铺展面积，发现其面积是已知红细胞膜面积的两倍。实验得出了质膜中脂质分子排列成连续双层结构的结论，为人们进一步认识膜的分子结构打下了基础。随后，科学家们先后提出了数十种不同的生物膜分子结构模型，下面介绍几种具有代表性的结构模型。

（一）片层结构模型

1935年，Danielli和Davson提出了第一个细胞膜分子结构模型——**片层结构模型（lamella structure model）**（图2-9）。模型认为，细胞膜中央由双层脂质分子组成，内外两侧面蛋白质以静电作用与脂质分子相吸附。脂质分子的亲水性头部朝向膜的内外两侧，而疏水的非极性尾部则尾尾相对埋在膜中央。

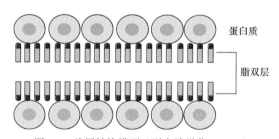

图2-9　片层结构模型（引自陈誉华，2008）

（二）单位膜结构模型

20世纪50年代，Robertson利用透射电子显微镜观察了细胞膜和细胞内膜，发现生物膜均呈现清晰的"两暗夹一明"的三层结构，内外为电子密度深的暗层，中间为电子密度浅的明层，于1959年提出了**单位膜结构模型（unit membrane structure model）**（图2-10）。暗层厚约2nm，明层厚约3.5nm，故单位膜厚约7.5nm。Robertson认为磷脂双分子层构成膜的主体，其极性头部向外，疏水尾部埋在膜中央。蛋白质以静电方式与磷脂极性端结合于膜的内外两侧，并指出其内外致密

层相当于磷脂分子的极性头部和蛋白质分子，浅染的明层是脂质分子的疏水端。单位膜结构模型指出了生物膜在形态上的共性，有一定的理论意义；其不足之处是把膜视为千篇一律的静态结构，难以对不同功能的生物膜做出合理的解释。

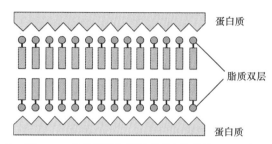

图2-10　单位膜结构模型（引自陈誉华，2008）

（三）液态镶嵌结构模型

Singer和Nicolson在总结了前人有关膜结构模型和各种新技术研究成果之后，于1972年提出了**液态镶嵌结构模型（fluid mosaic structure model）**（图2-11）。液态镶嵌结构模型保留了片层结构模型和单位膜结构模型中磷脂双分子层的概念，并在脂类和蛋白质的相互关系及脂质双分子层的物理特性等方面提出了新的观点。液态镶嵌结构模型把生物膜看成是球形蛋白质和脂类二维排列的液态体，膜中的各种成分不是静止不变的，而是具有流动性的；有的蛋白质分布在膜的表面，有的蛋白质则全部或部分地嵌在磷脂双分子层中。该模型强调了膜的流动性和膜结构的不对称性，反映了膜结构研究的新进展，能解释其他模型不能解释的生物学现象，所以被人们广泛支持和接受。但液态镶嵌结构模型不能合理解释具有流动性的质膜在变化过程中怎样保持膜结构的相对完整和稳定，蛋白质分子对脂质分子流动性的控制作用以及膜各部分流动的不均匀性等。

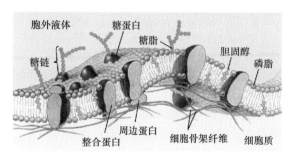

图2-11　液态镶嵌结构模型（引自Karp，2005）

（四）脂筏结构模型

1988年，Simon提出了**脂筏结构模型（lipid raft structure model）**，认为生物膜上鞘磷脂和胆固醇形成的有序脂相如同脂筏一样载着执行某些特定功能的膜蛋白（图2-12）。脂筏是质膜上富含胆固醇和鞘磷

脂的微结构域,其中聚集一些特定种类的膜蛋白,大小约 70nm,是一种动态结构,位于细胞膜的外侧。由于鞘磷脂具有较长的饱和脂肪酸链,分子间的作用力较强,所以这些区域结构致密,介于无序液体与液晶之间,称为有序液体。脂筏最初可能在内质网或高尔基复合体上形成,然后转运到细胞膜上。有些脂筏可不同程度地与膜下细胞骨架蛋白交联。推测一个 100nm 大小的脂筏可能载有 600 个蛋白质分子。目前认为,脂筏与细胞信号转导、蛋白质分选、物质跨膜运输及病原生物侵染等密切相关。

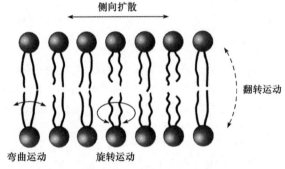

图 2-12 脂筏模型(引自翟中和等,2011)

由于生物膜的结构复杂、功能多样,所以还有许多问题尚未解决。随着新技术新方法的发展和应用,人们对生物膜分子结构的认识将不断深入,可能会提出更加合理完善的结构模型。

三、细胞膜的特性

根据细胞膜的分子结构可知,生物膜具有两个显著特性,**不对称性(asymmetry)**和**流动性(fluidity)**。

(一)膜的不对称性

1. 膜蛋白分布的不对称性

用冰冻蚀刻(freeze etching)技术研究膜蛋白得知,膜蛋白在膜脂双层中的分布存在明显差异。例如,红细胞膜的冰冻蚀刻标本显示,细胞膜内表面蛋白颗粒数明显多于外表面。用特殊的酶标方法显示,一些酶在质膜上的分布也不对称,如具有酶活性的膜蛋白 Mg^{2+}-ATP 酶、5′-核苷酸酶、磷酸二酯酶等均分布在膜的外表面,而腺苷酸环化酶则分布在膜的内表面。在膜的内外表面,周围蛋白分布也不对称。

2. 膜脂分布的不对称性

对生物膜脂质成分的分析发现,膜内外两侧脂质成分有明显差异。以红细胞膜为例,磷脂酰乙醇胺和磷脂酰丝氨酸多分布在膜的内层;而胆固醇和糖脂多分布在膜的外层。

生物膜结构的不对称保证了膜功能的方向性,使膜两侧具有不同的功能,有的功能只发生在膜的外侧,有的功能则发生在膜的内侧,这是生物膜发挥功能必

不可少的。例如,调节细胞内外 Na^+、K^+ 浓度的 Na^+-K^+ ATP 酶,其运输 Na^+、K^+ 时所需 ATP 是细胞内产生的,ATP 结合位点位于膜的内侧面;许多接受细胞外信号的受体则位于靶细胞膜的外侧。

(二)膜的流动性

细胞膜呈液晶态,因此,既具有液态的流动性,又具有固态特有的分子排列有序性。膜的分子结构是有序的但又是可以流动的,这是细胞膜极为重要的特性。在正常生理条件下,细胞膜大多呈液晶态,不断处于热运动之中。当温度降到某一点时,它们可以从流动的液晶态转变为晶态;当温度上升到某一点时,晶态也可以转变为液晶态,这种膜脂状态的改变称为相变,引起相变的温度称为相变温度。生物膜适宜的流动性是膜功能正常行使的一个极为重要的条件。膜的流动性包括膜脂运动和膜蛋白运动。

1. 膜脂运动

膜脂运动可归纳为 5 种方式:脂肪酸链旋转异构运动,脂肪酸链的摆动与振荡伸缩运动,膜脂分子的旋转运动,侧向扩散运动及翻转运动等(图 2-13)。

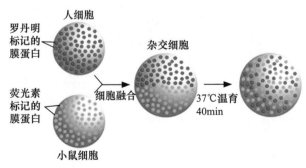

图 2-13 膜脂分子的运动方式(引自杨恬,2005)

2. 膜蛋白运动

膜蛋白的运动可分为被动扩散和细胞代谢驱使运动两类,被动扩散包括侧向扩散和旋转扩散,细胞代谢驱使运动是指膜蛋白与膜下微管、微丝相结合而形成的复合运动。1970 年,Frye 和 Edidin 首先用小鼠细胞与体外培养的人细胞做**细胞融合(cell fusion)**实验,证明了膜蛋白的侧向扩散运动(图 2-14)。

图 2-14 人鼠细胞融合过程中膜表面抗原的运动(引自 Alberts,2010)

四、细胞表面及其特化结构

（一）细胞表面

细胞表面（cell surface）是包围在细胞质外层的一个复合多功能结构体系，由质膜、**细胞外被（cell coat）**和胞质溶胶（cytosol）三部分组成（图2-15）。细胞外被伸展于质膜的外表面，电子显微镜下可见呈绒毛状或细丝状，主要由糖蛋白和糖脂组成，所以又称为糖萼。细胞外被除了具有保护作用外，还与细胞识别、细胞连接以及细胞增殖等有关，同时也是各种膜抗原和各种特异性受体的存在部位，在免疫过程中起重要作用。

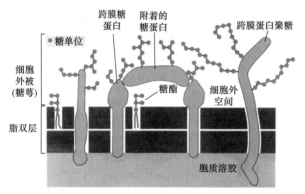

图2-15 细胞表面结构示意图（引自Alberts，2010）

位于质膜下的胞质溶胶是一层含有高浓度蛋白质的黏稠状液体物质，其中有较多的微丝和微管，具有相当强的抗张强度，对于维持细胞形态、极性及调节膜蛋白的分布和运动具有十分重要的作用。

（二）细胞表面的特化结构

组成生物体不同组织器官的细胞，由于适应其行使功能的需要，细胞膜常与膜下的细胞骨架系统相互联系，形成了细胞表面的一些特化结构。例如，变形足、皱褶、微绒毛、纤毛、鞭毛等，它们对细胞的特定功能有重要作用（图2-16）。

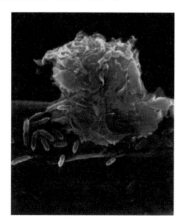

图2-16 巨噬细胞表面的皱褶（引自http://www.bioabc.com）

纤毛（cilia）和鞭毛（flagella）是细胞向外伸出

的条状运动装置，二者的化学组成和结构基本类同（参见第二章第三节）。纤毛短但数量较多，鞭毛长但数量较少。

（三）细胞连接

在人体和动物体内，细胞与细胞之间表面的某些区域特化形成了各种结构，以便细胞之间彼此接触，这些特化结构称为**细胞连接（cell junction）**（图2-17）。它的主要功能在于细胞间的机械连接，调控细胞间的物质交换等。根据结构和功能的差异，将动物细胞连接分成三种类型。

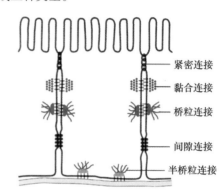

图2-17 细胞连接示意图（引自Alberts，2010）

1. 紧密连接

紧密连接（tight junction）是两个相邻细胞的质膜紧靠在一起，中间没有空隙，黏着牢固，细胞不易分开。这种连接方式主要起封闭作用，防止大分子物质在细胞间隙中自由穿行，迫使其通过细胞内部途径运行，有利于细胞对物质的选择吸收，从而保证体内环境的相对稳定。紧密连接多见于上皮细胞间的连接（图2-18）。

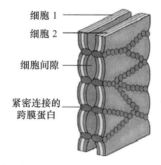

图2-18 紧密连接结构模式图（引自Karp，2005）

2. 锚定连接

锚定连接（anchoring junction）是在相邻细胞间形成纽扣状结构，将两个细胞铆接在一起，形似铆钉（图2-19），连接处有宽约25nm的间隙。锚定连接在机体组织内广泛存在，在那些需要承受机械压力的组织，如皮肤、口腔、食管、阴道等处的复层扁平上皮细胞间尤为丰富。

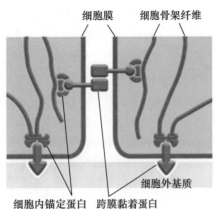

图 2-19　锚定连接的两类蛋白质（引自陈元晓和陈俊霞，2013）

根据参与连接的骨架纤维类型和锚定部位差异，可将锚定连接分为两大类：其中与肌动蛋白纤维相连的锚定连接称为**黏着连接（adhering junction）**（图 2-20），包括黏合带和黏着斑；与中间纤维相连的锚定连接称为桥粒连接（图 2-21）。存在于细胞与细胞之间的桥粒连接称为**桥粒（desmosome）**，存在于上皮细胞与基底膜之间的桥粒连接则称为**半桥粒（hemidesmosome）**。

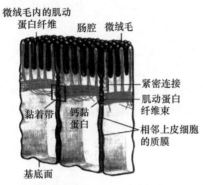

图 2-20　黏着连接模式图（引自杨恬，2005）

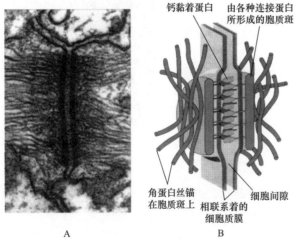

图 2-21　桥粒结构示意图（引自 Alberts，2010）

A. 蝾螈表皮细胞间桥粒连接的电子显微镜照片；B. 桥粒分子结构模式图

3. 通信连接

通信连接（communicating junction）包括**间隙连接（gap junction）**、**化学突触（chemical synapse）**及**胞间连丝（plasmodesmata）**三类。间隙连接（图 2-22）是普遍存在于人和动物细胞的最主要的通信连接形式，在两个相邻细胞质膜间有 2～4nm 的间隙。在横切面上显示出间隙中有许多颗粒，呈规则梯状排列，连接的区域比紧密连接大得多。该种连接方式多分布于上皮、神经元突触、平滑肌、心肌等处的细胞。

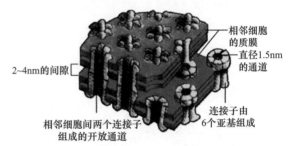

图 2-22　间隙连接示意图（引自杨恬，2005）

（四）细胞外基质

细胞外基质（extracellular matrix）是分布于细胞外空间，由细胞分泌的蛋白质和多糖所构成的网络结构（图 2-23）。

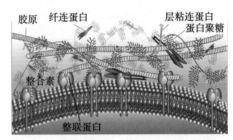

图 2-23　细胞外基质（引自 Karp，2005）

组织的构建是多细胞相互作用的结果，动物组织中的细胞不仅与相邻细胞接触和作用，也与由分泌蛋白和多糖组成的充满细胞外空间的复杂网络结构即细胞外基质相互接触和作用。细胞外基质将细胞粘连在一起构成组织，同时提供一个细胞外网架，在组织中或组织之间起支持作用。例如，胶原赋予组织抗张能力，弹性蛋白和蛋白多糖为组织的弹性和耐压性所必需。

胞外基质的三维结构及成分的变化，往往改变细胞的微环境，从而对细胞形态、生长、分裂、分化及凋亡起重要的调控作用。编码胞外基质的基因突变可导致多种疾病甚至肿瘤发生，因此，对胞外基质的功能及其与疾病关系的研究成为人们密切关注的焦点。

五、细胞膜的主要功能

细胞膜是细胞和外环境间的屏障，是一种特殊的选择性差异透性膜。它能有选择地允许或阻止一些物质进出细胞，从而调节膜内外离子浓度差和膜电位，保证膜内外渗透压平衡。膜上有多种多样的受体可识别各种信号，所以，细胞膜也是接收外界信息的门户。此外，细胞膜还与机体的免疫机能、基因表达、细胞分裂、细胞分化及癌变等密切相关。

（一）物质运输

根据进出细胞膜的物质分子大小，可将细胞膜的物质运输方式分为穿膜运输和膜泡运输两大类型。

1. 穿膜运输

穿膜运输是小分子和离子物质进出细胞膜的运输方式。根据被运输物质的流向浓度梯度不同以及是否需要能量，将穿膜运输分为被动运输和主动运输两类。

（1）**被动运输** **被动运输**（passive transport）是物质从高浓度向低浓度方向的跨膜转运。转运的动力来自物质的浓度梯度，不消耗细胞的代谢能量。

1）简单扩散：**简单扩散**（simple diffusion）是指物质从高浓度一侧直接穿过膜的脂质双分子层向低浓度一侧转运。简单扩散是一种最简单的物质运输方式，既不需要消耗细胞本身的代谢能，也不需要专一的膜蛋白分子，只要物质在膜两侧保持一定的浓度差，即可发生这种运输。脂溶性物质，如苯、醇、甾类激素及 O_2 和 N_2 等均能借助于膜两侧的浓度梯度从高浓度一侧向低浓度一侧扩散。物质在扩散过程中所需要的能量来自物质本身所包含的势能。

有些不带电荷的极性小分子，如尿素、甘油及少量 H_2O 也能穿过脂质双分子层。简单扩散的溶质扩散速率与溶质浓度成正比。但带电荷的分子和离子，大的不带电荷的分子，如葡萄糖、蔗糖、氨基酸及核苷酸等，均不能以简单扩散的方式出入细胞。

2）离子通道扩散：1998 年，MacKinnon 首次确定了一个称为 KcsA 的链霉菌离子通道的高分辨率结构，在分子水平上揭示了**离子通道**（ion channels）转运特定离子的机制，为生物学研究开拓了一个崭新领域。**离子通道扩散**（ion channel diffusion）是极性很强的水化离子（如 Na^+、K^+、Ca^{2+} 等）通过细胞膜上的特异**离子通道蛋白**（ion channel protein）从高浓度向低浓度方向转运。

研究证明，通道蛋白是镶嵌在细胞膜上的跨膜蛋白质，它主要由 α-螺旋蛋白构成，中心具有亲水性通道，对离子具有高度的亲和力，允许适当大小的离子顺浓度梯度瞬间大量通过。离子通道的开启或关闭由通道闸门控制，而闸门由通道蛋白的带电分子或基团（如羟基或羧基）构成。有的闸门持续开放，有的闸门间断开放，间断开放闸门的开闭受膜电压或化学物质调节。

3）水通道介导 H_2O 快速转运：H_2O 虽然能以简单扩散方式通过细胞膜，但速度很慢。而许多细胞如肾小管上皮细胞、小肠上皮细胞、血细胞等对 H_2O 的吸收速度非常快，很难用简单扩散来解释。长期以来，人们猜想细胞膜上可能存在专一运输 H_2O 的通道，但未被证实。直到 1988 年，美国科学家 Agre 在分离纯化红细胞膜的 Rh 血型抗原核心多肽时，率先发现红细胞膜上确有特异性转运 H_2O 的**水通道**（water channels）蛋白，并将其命名为 1 号水通道蛋白（aquaporin 1，AQP1）。

迄今为止，已在哺乳动物体内发现了 13 种水通道蛋白（AQP0～AQP12），前 11 种水通道蛋白有高度保守的天冬酰胺-脯氨酸-丙氨酸（Asn-Pro-Ala，NPA）特征性序列，但后来发现的 AQP11 的天冬酰胺-脯氨酸-丙氨酸序列保守性较差。水通道的分子结构以 AQP1 研究得最清楚，AQP1 在细胞膜中以四聚体形式存在，每个单体由 6 个贯穿膜两侧的长链 α-螺旋构成基本骨架，其间还有两个嵌入但不贯穿膜的短链 α-螺旋。每个单体蛋白的中空部分都形成具有高度选择性的通道，只允许 H_2O 跨膜运输而不允许带电质子或其他离子通过。Agre 还发现，人类许多疾病是由于水通道功能紊乱造成的。近十多年来，水通道已成为研究的热点领域之一。Agre 由于对水通道结构和功能研究方面的突出贡献，获得了 2003 年的诺贝尔化学奖。

4）易化扩散：**易化扩散**（facilitated diffusion）是非脂溶性物质或亲水性物质（如葡萄糖、氨基酸、核苷酸、金属离子及细胞代谢物）借助细胞膜上的**载体蛋白**（carrier protein），顺浓度梯度方向的跨膜转运。在扩散过程中，被转运的分子或离子只能与膜上某一特异性的分子或离子载体蛋白专一地结合，使载体蛋白的构象发生改变，被转运的物质从高浓度区转向低浓度区。载体蛋白与被转运物质的亲和力下降而被解离释放，载体蛋白又恢复原来的构象，重新与被转运物结合而反复循环使用。

易化扩散速率在一定限度内同物质的浓度差成正比，当扩散率达到一定水平，就不再受溶质浓度的影响。因为细胞膜上的载体数量相对恒定，当所有载体蛋白的结合部位都被占据而处于饱和状态时，运输速率达到最大值。在这种情况下，即使膜两侧的浓度差很大，扩散速率也不会再加快。

（2）**主动运输** **主动运输**（active transport）是物质从低浓度一侧向高浓度一侧的跨膜转运，即逆浓度梯度运输，这种运输既需要细胞膜上的载体蛋白参与，也需要消耗细胞的代谢能。

在正常生理条件下，肌肉细胞内 K^+ 浓度为胞外的 35 倍，而细胞外 Na^+ 浓度为胞内的 12 倍；神经细胞内 K^+ 浓度为胞外的 30 倍，而细胞外 Na^+ 浓度为胞内的 12 倍；红细胞内 K^+ 浓度为血浆的 30 倍，而血浆中 Na^+ 比细胞内高 6 倍。正常情况下细胞内外离子浓度差的维持，是在 ATP 提供能量的情况下通过细胞膜上的离子泵来完成的。离子泵有 Na^+-K^+ 泵、Ca^{2+} 泵及 H^+ 泵。

1）Na^+-K^+ 泵：**Na^+-K^+ 泵（Na^+-K^+ pump）**是镶嵌在细胞膜上的蛋白质，也是一种 Na^+-K^+ ATP 酶（Na^+-K^+ ATPase），既有载体的功能又具有酶的活性。Na^+-K^+ 泵由 α 和 β 两个亚基组成，α 亚基的分子质量约为 120kDa，是一种跨膜多次的膜整合蛋白，具有 ATP 酶活性；β 亚基的分子质量为 50～55kDa，是具有组织特异性的糖蛋白。

Na^+-K^+ 泵的作用过程：在细胞膜内侧 α 亚基与 Na^+ 结合促使 ATP 水解释放能量，α 亚基上的一个天冬氨酸残基磷酸化导致 α 亚基构象发生变化，将 Na^+ 泵出细胞；同时细胞外的 K^+ 与 α 亚基的另一位点结合使其去磷酸化，α 亚基的构象再度发生变化将 K^+ 泵入细胞内。Na^+ 依赖的磷酸化与 K^+ 依赖的去磷酸化引起 Na^+-K^+ 泵构象有序交替变化，每秒可发生 1000 次左右的构象变化。每个循环过程消耗 1 分子 ATP，泵出 3 个 Na^+ 而泵入 2 个 K^+（图 2-24）。极少量的乌本苷（ouabain）便可抑制 Na^+-K^+ 泵的活性，而 Mg^{2+} 能使 Na^+-K^+ 泵的活性增强。凡能抑制细胞氧化的因素（如低温、有毒物质等）均会使 ATP 供应中断，使 Na^+-K^+ 泵停止工作。

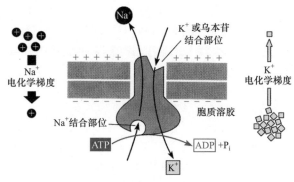

图 2-24 Na^+-K^+ 泵示意图（引自 Alberts, 2010）

2）Ca^{2+} 泵：**钙泵（Ca^{2+} pump）**又称 Ca^{2+}ATP 酶，是存在于细胞膜和内质网膜上的一种跨膜蛋白，分子质量约为 100kDa。它能将细胞质内的 Ca^{2+} 泵出细胞外或泵入内质网腔中，每消耗 1 分子 ATP 转运 2 个 Ca^{2+}。

3）H^+ 泵：在细菌、真菌及植物细胞膜上没有 Na^+-K^+ 泵，但具有 H^+ 泵（H^+ ATPase）。H^+ 泵能将 H^+ 泵出细胞，建立和维持跨膜的 H^+ 电化学梯度来驱动转运溶质进入细胞。例如，细菌依靠 H^+ 泵驱动的同向运输完成对糖和氨基酸的摄入；又如，哺乳动物胃的泌酸细胞通过 H^+ 泵将细胞内的 H^+ 转运到胃液中。

4）Na^+-K^+ 泵驱动的协同运输：小肠上皮细胞对肠腔内葡萄糖或氨基酸的主动运输并不直接利用 ATP，而是依靠 Na^+-K^+ 泵维持 Na^+ 的跨膜浓度梯度驱动而进

行的伴随运输，是一种间接利用 ATP 的主动运输方式（图 2-25）。

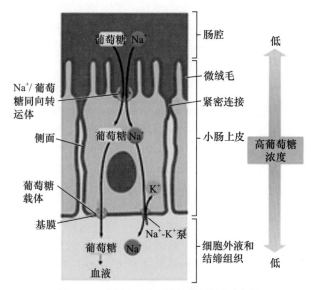

图 2-25 小肠上皮细胞转运葡萄糖示意图
（引自 Alberts，2010）

2. 膜泡运输

蛋白质、细菌等大分子颗粒物质不能直接通过细胞膜，而是被包裹在由膜形成的小泡中进行运输，因此称为膜泡运输，根据物质运输方向不同分为胞吞作用和胞吐作用。

（1）胞吞作用　**胞吞作用（endocytosis）**是质膜内陷将外来的大分子和颗粒物质包围，形成小泡转运到细胞内的过程。又可分为**吞噬作用（phagocytosis）**、**胞饮作用（pinocytosis）**和受体介导的**胞吞作用（receptor mediated endocytosis）**三种方式。

1）吞噬作用：吞噬作用是细胞摄取较大的固体颗粒或大分子复合体（如细菌或细胞碎片）的过程。当细胞摄取大分子或颗粒时，被摄入物质首先附着于细胞表面，被一小部分质膜包围并逐渐向内凹陷，然后脱离细胞膜形成**吞噬体（phagosome）**或**吞噬泡（phagocytic vesicle）**（图 2-26）。目前认为，吞噬作用是一个触发过程，即在吞噬细胞表面有多种与吞噬机制相关的特异性表面受体，受体被吞噬物质激活后，将信号传递到细胞内部引起反应。

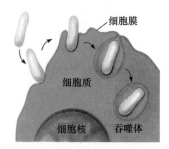

图 2-26 吞噬作用示意图（引自 http://www.bioabc.com）

人和哺乳动物的大多数细胞没有吞噬作用，只有少数特化细胞具有这一功能，如网织内皮系统的吞噬细胞，它们广泛地分布在组织和血液中，共同防御微生物的侵入，清除衰老或死亡的细胞等。

2）胞饮作用：胞饮作用是细胞摄取液体和溶质的过程，类似于吞噬作用，形成的囊泡称**胞饮体**（**pinosome**）或**胞饮小泡**（**pinocytic vesicle**）（图 2-27）。细胞在摄取和转运蛋白质过程中，往往形成很小的胞饮小泡（直径为 65nm），此过程称为微胞饮作用。胞饮作用普遍存在于大多数细胞中，是细胞摄入多种大分子物质的主要途径。

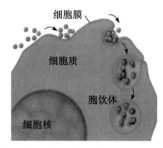

图 2-27　胞饮作用示意图（引自 http://www.bioabc.com）

3）受体介导的胞吞作用：通过细胞膜上的受体与胞外的配体结合而引发的胞吞作用叫受体介导的胞吞作用，是一种特异、高效地摄取细胞外大分子的方式。在转运过程中，一些特定的大分子首先与细胞膜上的受体结合形成**有被小窝**（**coated pit**），有被小窝凹陷并从膜上脱落下来，形成有被小泡。小泡形成后在几秒内失去衣被蛋白，并与细胞内其他囊泡融合成更大的囊泡，最后将内容物转运到溶酶体内。受体介导的胞吞作用速度很快，能使细胞摄入并消化大量的特定大分子，同时又避免吸入大量细胞外的液体。**低密度脂蛋白**（**low density lipoprotein，LDL**）、转铁蛋白、胰岛素、生长因子、去唾液酸血浆蛋白及病毒等大分子物质均以这种方式被摄入细胞内（图 2-28）。

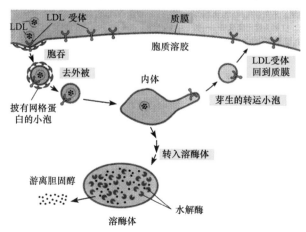

图 2-28　LDL 受体介导的胞吞过程（引自 Alberts, 2010）

（2）胞吐作用　　**胞吐作用**（**exocytosis**）是细胞将其合成的激素、酶类及未消化的残渣等物质运出细胞的运输方式，是一种与胞吞作用相反的过程。真核细胞的分泌活动几乎都是以胞吐形式进行的。细胞内某些物质由膜包围成小泡，从细胞内部逐步移到质膜下方，小泡膜与质膜融合，把物质排出细胞外。

（二）细胞膜受体与信号转导

1. 细胞膜受体

受体（**receptor**）是能与细胞外专一信号分子（配体）结合引起细胞反应的蛋白质。通常把能与受体结合的物质称为信号分子或**配体**（**ligand**），包括激素、神经递质、药物、抗原及生长因子等。位于细胞膜上的受体叫**膜受体**（**membrane receptor**），位于细胞质或细胞核内的受体叫细胞内受体。

2. 膜受体与信号转导

膜受体是细胞膜上的特殊膜内在蛋白，大多数为跨膜糖蛋白，也有脂蛋白、糖脂蛋白和糖脂。早在 19 世纪末，科学家就提出了细胞表面存在受体的设想，用以解释某些药物或毒物对细胞的作用途径。研究证明，所有多细胞生物体内都存在细胞间的通讯，以协调身体各部分细胞间的活动。在高等动物和人体中，神经系统、内分泌系统和免疫系统的运行，都离不开细胞与细胞间的联系。

细胞外信号与细胞膜受体相互作用，使其转变为细胞内信号，并发生胞内信号传递级联反应的过程叫**细胞信号转导**（**signal transduction**）。在细胞信号转导过程中，信号分子或者通过一定的机制进入细胞，或者其本身并不进入细胞，而是通过一定的机制把信号传入细胞内。

3. 膜受体的类型

根据膜受体的结构和功能差异，将其分为三类（图 2-29）。

（1）离子通道偶联受体　　离子通道偶联受体（**ion-channel linked receptor**）又称**配体门控受体**（**ligand-gated receptor**）或**配体门控离子通道**（**ligand-gated ion channel**），是贯穿细胞膜或内质网膜的具有离子通道功能的亲水性蛋白质。其为由几个亚基组成的多聚体，亚基上有配体结合部位，中间围成离子通道。与相应的配体结合后可介导快速的信号转导过程，使离子通过。这类受体主要存在于神经、肌肉等可兴奋细胞膜上。

（2）G 蛋白偶联受体　　G 蛋白是信号转导途径中与受体偶联的鸟苷酸结合蛋白，**G 蛋白偶联受体**（**G-protein coupled receptor**）是一种 7 次跨膜的糖蛋白受体，也是迄今发现的最大的受体家族，其成员有 1000 多个。它们与配体结合后，通过激活所偶联的G蛋白，启动不同的信号转导通路，在细胞内产生**第二信使**（**second messenger**），并引发各种生物学效应。

（3）酶联受体　　酶联受体（enzyme-linked receptor）又称催化受体（catalytic receptor），是细胞表面的主要受体类型。酶联受体一般是单次跨膜蛋白，受体的非胞质面具有配体结合部位，而其胞质区结构具有酶活性，配体与受体结合后激活酶活性，使靶细胞中专一的组蛋白磷酸化。

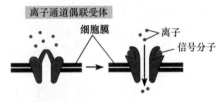

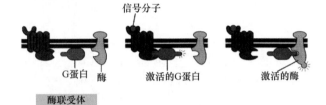

图2-29　膜受体类型及细胞膜信号转导（引自Alberts，2010）

（三）细胞识别

细胞识别（cell recognition）是指细胞间通过表面黏附分子专一性地相互辨认和鉴别。细胞通过识别，辨认"自己"和"非己"。细胞识别是一种重要的生命现象，在生物界普遍存在，具有种属特异性和组织特异性。

受精是同种生物的精子和卵子相互识别和结合过程。已知海胆精子受精时释放一种凝集素，在卵子的卵黄膜上存在一种特异的糖基转移酶受体，两者之间存在互补的结构，受精时通过识别互补结合。不同动物卵细胞表面受体的糖链不同，它们是同种精子识别和结合的标记，具有严格的种属特异性。

巨噬细胞能识别并吞噬衰老的红细胞，但不吞噬正常红细胞。这是因为衰老红细胞表面糖链末端丧失唾液酸，暴露出半乳糖，被巨噬细胞识别并吞噬。

人体的免疫系统能识别入侵的病原体，并将其杀灭。但流感病毒易发生突变，使其抗原性发生改变，当机体的免疫系统丧失对其识别的能力时，就将导致流感发生。

实验证明，将胚胎不同胚层的细胞分散后再混合在一起，同一胚层的细胞通过识别再聚合，说明胚胎细胞表面存在识别和黏着的机制。

（四）免疫作用

细胞表面抗原多为镶嵌在质膜中的糖蛋白或糖脂，具有特定的抗原性，亦称**膜抗原（membrane antigen）**。常见的细胞表面抗原有红细胞表面血型抗原、白细胞表面组织相容性抗原。淋巴细胞表面的免疫球蛋白是抗原的受体，细胞免疫是细胞表面抗原与抗体相互识别并产生免疫应答的过程。

1. ABO 血型抗原

ABO 血型抗原是人红细胞膜表面的主要抗原，人体 ABO 血型表型由抗原糖链的组成及连接顺序决定，H 物质是 ABO 血型抗原系统的基础，糖基的排列顺序是半乳糖-乙酰半乳糖胺-半乳糖-乙酰半乳糖胺，其糖链末端为岩藻糖。O 型者有 H 抗原，在 H 物质糖链末端加上一分子 N-乙酰氨基半乳糖形成 A 抗原，在 H 物质糖链末端加上一分子半乳糖形成 B 抗原。A 型血者红细胞膜表面有 A 抗原，B 型血者有 B 抗原，AB 型者有 AB 复合抗原，O 型者具 H 抗原。由于同种抗原和抗体会引起红细胞凝集反应，故检测 ABO 血型抗原对避免临床发生输血反应十分重要。

2. 组织相容性抗原

组织相容性抗原主要存在于人的白细胞表面，故称为**人类白细胞抗原（human leucocytic antigen，HLA）**。由于 HLA 与器官移植有关，所以又被称为器官移植抗原。HLA 是白细胞表面的跨膜糖蛋白，由一条重链和一条轻链构成，重链在不同个体中其氨基酸序列有差异（除同卵双生子外）。T 细胞表面有识别 HLA 的受体，能识别异体细胞的 HLA，并与之特异结合，然后分泌毒素等活性物质直接杀伤外来细胞。异体器官移植若 HLA 不合，则会产生严重的排斥反应。

六、细胞膜异常与疾病

（一）细胞膜表面异常与细胞癌变

近年来随着对细胞膜研究的深入，发现肿瘤细胞的许多表型变化及其恶性行为均与细胞表面的结构、化学组分和功能变化密切相关。因此，有人将肿瘤称为细胞膜的分子病。

正常细胞癌变后，细胞表面不仅表现出形态异常，如出现微绒毛、褶皱、变形足或突起等，而且细胞表面的糖脂和糖蛋白也发生异常（如鞘糖脂和纤连蛋白减少）。使细胞丧失接触抑制和黏着能力，造成肿瘤细胞恶性增殖，细胞间的黏着性和亲和力降低，使肿瘤细胞容易游离、分散而浸润病灶附近的组织，然后通过血管和淋巴管转移到其他部位。

（二）膜受体异常与疾病

细胞膜上的 LDL 受体与调节血液中胆固醇的含量有很大关系。LDL 颗粒由肝脏合成并排放到血液中，当达到一定浓度时，能与细胞膜上的 LDL 受体结合，经受体介导的胞吞作用摄入细胞内，被溶酶体降解释放出胆固醇。

若 LDL 受体基因缺陷，使细胞膜上 LDL 受体先天性缺损或 LDL 受体数目减少，则严重影响血液中胆固醇的代谢，使血浆中胆固醇含量升高而罹患遗传性高胆固醇血症。

（三）载体蛋白异常与疾病

细胞膜上存在许多与物质运输有关的载体蛋白，这些蛋白质结构的缺损或功能异常，会导致相关物质转运障碍，引起相应的遗传性膜转运异常疾病。

例如，胱氨酸尿症是一种肾小管上皮细胞的载体蛋白遗传性缺陷所致的疾病。患者由于肾小管上皮细胞膜上转运胱氨酸的载体蛋白缺陷，导致肾小管对胱氨酸的重吸收障碍，从而使尿中胱氨酸浓度增加。胱氨酸不溶于水，当患者尿的 pH 下降时，胱氨酸沉淀形成结晶或尿路结石。

若患者肾小管上皮细胞膜上转运葡萄糖的载体蛋白功能异常，会致使肾小管上皮细胞对葡萄糖的重吸收障碍，形成肾性糖尿病。

（四）离子通道异常与疾病

囊性纤维化（cystic fibrosis, CF）是一种常见并且研究最清楚的遗传性离子通道异常所致的致死性疾病。CF 患者主要表现为外分泌腺功能紊乱，黏液腺增生，分泌液黏稠，汗液氯化钠含量增高。临床上有呼吸道、胰腺、肠道、胆道、输精管、子宫颈等的腺管被黏稠分泌物堵塞所引起的一系列症状，其中以呼吸道损害最为突出。

CF 是由于 7 号染色体上的囊性纤维化跨膜调节子（CFTR）基因突变，导致 CFTR 蛋白 508 位的苯丙氨酸残基缺失，使转录出的 CFTR 不能在内质网中正常加工，不能到达细胞膜上。目前已知 CFTR 是细胞膜上的一种受 cAMP 调节的氯离子通道，若 CFTR 缺乏，患者细胞膜向外转运 Cl^-减少，Cl^-和水不能进入呼吸道分泌的黏液中，致使黏液的黏度增大，纤毛摆动困难，不能向外排除分泌物而引发细菌感染。

第三节 细 胞 质

细胞质是细胞膜以内和细胞核以外的所有部分。真核细胞的细胞质结构十分复杂，在细胞质中进一步分化出许多具有一定形态结构和能行使特定生理功能的**细胞器（organelle）**，包括由膜相结构组成的复杂的内膜系统，以及由微丝、微管和中间纤维组成的骨架网络系统。细胞质中除去可以分辨的细胞器以外的胶状物质称为**细胞质基质（cytoplasmic matrix or cytomatrix）**，它是细胞的重要结构成分，约占细胞质的一半体积，其中含有许多与细胞生长和生存密切相关的无机和有机化学成分。细胞与环境、细胞质与细胞核及细胞器之间的物质运输、能量交换和信息传递等重要生理活动都离不开细胞质基质。

一、内膜系统

内膜系统（endomembrane system）是真核细胞特有的结构，是位于细胞膜以内在结构、功能和发生上有一定联系的膜相结构的总称，包括内质网、高尔基复合体、溶酶体、核膜及细胞质内的膜性转运小泡。内膜系统在结构和功能上是一个统一的整体，它是细胞合成蛋白质、脂类和糖类的场所，同时对细胞内的合成产物具有加工、包装、分选及运输等功能。

（一）内质网

1945 年，Porter 等在电镜下观察体外培养的小鼠成纤维细胞时，发现在细胞质的内质区域有膜性网状结构，故称为**内质网（endoplasmic reticulum，ER）**。进一步研究证明，ER 是由膜围成的囊泡组成，它不仅仅分布在细胞质的内质区，还可延伸到靠近细胞膜的外质区。除原核细胞和成熟红细胞外，所有真核细胞都有 ER。

1. 内质网的化学组成

ER 分离纯化较为困难，应用蔗糖密度梯度离心法可从细胞匀浆中分离出 ER 碎片封闭的球囊状小泡——**微粒体（microsome）**，对微粒体的生化分析表明，ER 膜由脂类和蛋白质组成。脂类包括磷脂、中性脂、缩醛磷脂及神经节苷脂等，其中磷脂含量最多。ER 含有较多的蛋白酶，具有大量与糖代谢（葡萄糖-6-磷酸）、脂代谢（胆固醇羟基化酶）、蛋白质加工（蛋白质二硫键异构酶）及解毒相关（细胞色素 P450）的酶系，目前已知 30 多种，其中葡萄糖-6-磷酸酶是内质网的标志酶。

2. 内质网的形态结构

ER 是由一层单位膜围成的管状、泡状和囊状的结构，相互连接形成一个连续的内腔相通的膜性管道系统，膜厚 5~6nm（图 2-30）。ER 既可与外层核膜相连，也可向外延伸与质膜的内褶部分相连。

ER 的形态结构、分布及数量多少与细胞类型、生理状态及分化程度有关。一般情况下，已分化细胞的 ER 较发达，而增殖能力旺盛的未分化细胞的 ER 不发达。因此，ER 发达与否可作为判断细胞分化程度和功能状态的形态学指标。

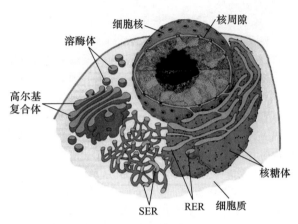

图 2-30　内质网的形态结构（引自 Alberts，2008）

3. 内质网的类型

根据 ER 膜表面有无核糖体附着，将 ER 分为糙面内质网和光面内质网两类。

（1）糙面内质网　　在膜表面有核糖体附着的 ER 叫**糙面内质网**（**rough endoplasmic reticulum，RER**），又叫**颗粒内质网**（**granular endoplasmic reticulum，GER**）。RER 多为排列较整齐的扁囊状结构，少数为管状和泡状。除哺乳动物的成熟红细胞外，几乎所有的真核细胞都有 RER。RER 往往随细胞功能的变化而变化，一般在肽类激素或蛋白质分泌功能旺盛的细胞中 RER 发达，而在未分化细胞和肿瘤细胞中 RER 少见。RER 腔中的内容物一般为均质的蛋白质，电子密度较低。

（2）光面内质网　　在膜表面无核糖体附着的 ER 叫**光面内质网**（**smooth endoplasmic reticulum，SER**）或**无粒内质网**（**agranular endoplasmic reticulum，AER**）。SER 多为彼此连通的小管或小泡，在一些特化的细胞如肝细胞、肌细胞及肾上腺皮质细胞中很丰富。

ER 还有一些衍生类型：如视网膜色素上皮细胞中的髓样体、生殖细胞、快速增殖细胞、某些哺乳类动物神经元和松果体细胞，以及一些癌细胞中的环孔片层，在横纹肌如心肌和骨髓肌细胞中，还有特化的肌质网。

4. 内质网的功能
（1）糙面内质网的功能

1）核糖体附着的支架：核糖体是细胞内蛋白质合成的场所，在 RER 膜上附着有大量的核糖体，所以 RER 具有参与蛋白质合成的功能。RER 上合成的蛋白质有三类：一是外输性蛋白或分泌蛋白，包括分泌到细胞外的基质蛋白、消化酶、抗体、肽类激素及细胞因子等。这类蛋白质合成之后，进入 ER 腔中和转移到高尔基复合体腔中进行加工修饰，然后转移到细胞外；二是膜整合蛋白（包括膜受体和膜抗原等）；三是定位于高尔基复合体、SER 和溶酶体的蛋白质，驻留在 RER 的蛋白质。

2）蛋白质的糖基化修饰：在 RER 上合成进入 ER 腔的蛋白质发生的修饰包括糖基化、羟基化、酰基化及形成二硫键，其中糖基化是 ER 中最常见的修饰。**糖基化**（**glycosylation**）是寡糖与蛋白质共价结合形成糖蛋白的过程。糖基化有两种类型：一种是 N 连接的糖基化，另一种是 O 连接的糖基化。在 RER 腔面存在糖基转移酶，该酶能催化寡糖与蛋白质的天冬酰胺残基侧链上的氨基基团结合成糖蛋白，这种糖基化称为 N 连接的糖基化；O 连接的糖基化在高尔基复合体内进行，寡糖与蛋白质的酪氨酸、丝氨酸、苏氨酸残基侧链上的羟基基团结合。在附着核糖体上合成的蛋白质进入 ER 腔后大部分都要进行糖基化修饰（图 2-31），而在游离核糖体上合成的蛋白质由于不能接触到糖基转移酶，则不进行糖基化修饰。

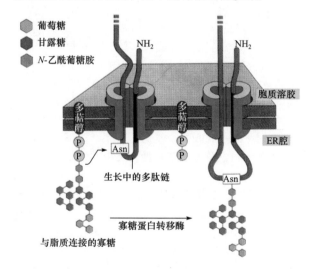

图 2-31　蛋白质在内质网中的糖基化修饰（引自 Alberts，2008）

3）新生肽链的折叠与组装：大量研究证明，在 RER 上合成的多肽链需进行正确的折叠与装配，否则不能进入高尔基复合体。能够帮助多肽正确折叠与装配的蛋白质叫"分子伴侣"，如 RER 腔中的重链结合蛋白（heavy-chain binding protein，Bip），既能识别折叠错误的多肽和尚未完成装配的蛋白质亚基并与之结合，还能促使它们重新折叠与装配。一旦折叠错误的多肽链形成正确的构象后，Bip 便与之分离。如果 Bip 突变，就会抑制多肽的折叠与装配，使新生多肽在 RER 腔中凝聚。ER 中富含氧化型谷胱甘肽（GSSG），GSSG 是多肽链上的半胱氨酸残基之间形成二硫键的必要条件。在 RER 腔面有蛋白二硫键异构酶（protein disulfide isomerase，PDI），能促进新生肽链的半胱氨酸残基之间形成二硫键加快折叠速度。PDI 和 Bip 在其羧基端都具有一个特殊的 4 肽序列：赖氨酸-天冬氨酸-谷氨酸-亮氨酸（KDEL 序列），它们能与 ER 膜上相应的受体结合，保证它们滞留在 ER 中。

尽管有分子伴侣的帮助，但仍有些蛋白质不能正确折叠与装配，这些蛋白质可经过"泛素"标记后被降解。2004 年，以色列科学家切哈诺沃、赫什科及美国科学家罗斯因在研究泛素调节蛋白质加工方面的杰出贡献获诺贝尔化学奖。

4）蛋白质的运输：在 RER 上合成的蛋白质进入 ER 腔经加工修饰后，ER 膜以出芽的方式将蛋白质包裹形成膜性转运小泡，运输到高尔基复合体。

在核糖体上合成的蛋白质如何进入 ER 腔中？1975 年，美国科学家 Blobel 等通过体外微粒体实验，提出了**信号肽假说(signal hypothesis)**解释这个问题。假说认为：①在成熟 mRNA 5′端起始密码之后有一段信号密码，编码一段由 18～30 个疏水氨基酸组成的**信号肽（ signal peptide ）**。②在细胞质中有**信号识别颗粒（ signal recognition particle，SRP ）**，SRP 能与信号肽结合形成 SRP-核糖体复合体。③在 SRP 介导下，SRP-核糖体复合体与 ER 膜上的 SRP 受体结合，引导新合成的多肽链通过 ER 上的转运通道进入 ER 腔。SRP-核糖体复合体与 SRP 受体结合是临时的，当核糖体附着于 ER 膜后，SRP 便与 SRP 受体分离，参加 SRP 的再循环。在 ER 膜上的通道蛋白协助下，多肽链进入 ER 腔。之后，信号肽被信号肽酶水解切除，多肽链继续合成（图 2-32）。

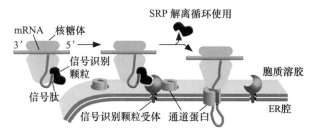

图 2-32　信号肽假说（引自 Alberts，2010）

（2）光面内质网的功能　　不同细胞中的 SER 形态类似，但其化学组成、酶的种类及数量等均不一致，功能也复杂多样。

1）合成脂类：SER 最重要的功能之一是合成脂类，细胞所需要的全部脂类物质几乎都是由 SER 合成，包括脂肪、磷脂、胆固醇、皮质激素和糖脂等。

2）解毒作用：肝细胞内的 SER 含有参与解毒的各种酶系，如细胞色素 P450、NADPH-细胞色素 P450 还原酶、NADPH-细胞色素 c 还原酶，NADPH-细胞色素 b_5 还原酶等。经电子传递及氧化还原反应能将进入肝细胞内的有毒、有害甚至致癌物质分解转化成可溶于水的物质而被排出体外。

3）糖原代谢：当机体在饥饿时，糖酵解途径和磷酸戊糖代谢途径被抑制时，在激素的调控下，糖原分解为葡萄糖-6-磷酸，在 SER 膜上葡萄糖-6-磷酸酶的作用下，葡萄糖-6-磷酸去磷酸化。去磷酸化的葡萄糖更容易透过脂质双层膜，然后经 ER 释放到血液中。

4）储存和调节 Ca^{2+} 浓度：在肌细胞中的 SER 特化为**肌质网（ sarcoplasmic reticulum ）**，通过肌质网膜上的 Ca^{2+} 通道和 Ca^{2+} 泵调节肌细胞的 Ca^{2+} 浓度，从而调控肌肉的收缩和舒张。

此外，胃底腺壁细胞中的 SER 与胃酸生成和渗透压调节有关；肝细胞中的 SER 与胆汁生成有关。

5. 内质网的病理性变化

ER 是一种比较敏感的细胞器，在缺氧、辐射、毒物及感染等因素下会产生病理性变化。常见病理变化有：①ER 肿胀，由于水和钠的流入使 ER 变成囊泡，进一步发展可致 ER 破裂。②ER 脱粒，指 RER 上的核糖体解聚进而脱落的现象，病毒性肝炎患者如出现脱水时，RER 上的核糖体便会脱落。③ER 内包涵物，在基因突变造成的某些遗传病中，可见 ER 腔中有糖原、脂类及蛋白质累积。例如，脂肪肝患者肝细胞的 ER 腔中有大量脂滴累积，肝硬化患者肝细胞的 ER 腔中有大量α₁-抗胰蛋白酶聚集。又如，在低分化癌细胞中内质网稀少，在高分化癌细胞中 ER 丰富；在低侵袭的癌细胞中 ER 较少，葡萄糖-6-磷酸酶活性下降，但分泌蛋白和尿激酶合成明显增多；在高侵袭的癌细胞中 ER 丰富，分泌蛋白、驻留蛋白及 β-葡萄糖醛酸酶等合成明显高于低侵袭癌细胞。

（二）高尔基复合体

1898 年，意大利解剖学家和病理学家 Camillo Golgi 在光镜下研究银染的猫头鹰的神经细胞时，在细胞质内发现了一种网状结构，称为**内网器（ internal reticular apparatus ）**。后来在脊椎动物的各种细胞中都证实有此结构存在，并且将其命名为**高尔基体（ Golgi body ）**，现在称为**高尔基复合体（ Golgi complex ）**。

1. 高尔基复合体的化学组成

高尔基复合体主要由蛋白质和脂类组成，但蛋白质的含量低于内质网膜。大鼠肝细胞的高尔基复合体约含 60%蛋白质和 40%脂类。高尔基复合体含有多种酶，如催化糖蛋白合成的糖基转移酶，催化糖脂合成的磺化-糖基转移酶，以及磷脂酶、糖苷酶等，其中糖基转移酶被认为是高尔基复合体的标志酶。

2. 高尔基复合体的形态结构

电镜观察证明，高尔基复合体是由一些排列较为整齐的扁平膜囊组成的膜性网状系统，在结构和功能上表现出明显的极性。高尔基复合体主要由三部分组成（图 2-33）。

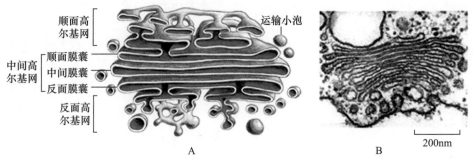

图 2-33　高尔基复合体结构（引自 Alberts，2010）
A. 高尔基复合体结构模式图；B. 高尔基复合体的透射电镜照片

（1）顺面高尔基网　　顺面高尔基网（*cis* Golgi network，CGN）又叫形成面（forming face）或未成熟面（immature face），膜厚约 6nm，靠近 ER，是由 ER 来源的膜性运输小泡融合的部位。

（2）中间高尔基网　　中间高尔基网（medial Golgi network，MGN）是高尔基复合体中最富特征性的结构，位于顺面高尔基网与反面高尔基网之间，通常由 3 ～ 8 层扁平囊泡组成，这些扁平囊泡的囊腔互相连通。中间高尔基网可分为顺面膜囊、中间膜囊及反面膜囊三个亚区。

（3）反面高尔基网　　反面高尔基网（*trans* Golgi network，TGN）又称成熟面（mature face）或分泌面（secreting face），常与一些未成熟的分泌泡相连，膜厚约 8nm，朝向细胞膜。反面高尔基网周围有一些成熟的分泌囊泡分布。

3. 高尔基复合体的功能

高尔基复合体的主要功能是将内质网合成的多种蛋白质进行加工、包装，然后分门别类地运送到细胞的特定部位或分泌到细胞外。此外，它还是细胞内糖类合成的工厂，大分子物质运输的枢纽。

（1）参与细胞的分泌活动　　20 世纪 60 年代中期，Jamieson 和 Palade 等用 ^{3}H-亮氨酸标记胰腺的腺泡细胞，然后观察蛋白质合成分泌过程。发现标记约 3min 后，放射自显影显示的银粒主要位于糙面内质网，表明 ^{3}H-亮氨酸已掺入在糙面内质网上合成的蛋白质中；约 20min 后，银粒从内质网进入高尔基复合体；120min 后，银粒有的位于分泌泡中，有的则位于胰腺泡细胞的顶端。实验表明，分泌蛋白在糙面内质网上合成后被运送到高尔基复合体，在高尔基复合体内加工修饰，然后再转入分泌泡，最后分泌到细胞外。

（2）蛋白质的糖基化修饰　　大多数细胞分泌的蛋白质为糖蛋白，在内质网上合成的蛋白质常需要进行糖基化修饰。在高尔基复合体内进行的糖基化是 O 连接的糖基化，即多肽链中的酪氨酸、丝氨酸、苏氨酸残基侧链上的—OH 与寡糖共价结合，形成 O 连接的寡糖蛋白。在内质网腔内合成的 N 连接的寡糖蛋白还必须在高尔基复合体内进一步加工修饰。

（3）蛋白质的分选　　中间高尔基网的 3 个膜囊含有不同的酶，不同膜囊对其内的糖蛋白进行顺序加工修饰，然后被分送到特殊靶部位的过程叫蛋白质分选。由糙面内质网来的甘露糖蛋白经高尔基复合体磷酸化加工后，被分选、包装到溶酶体中；由糙面内质网来的分泌蛋白经高尔基复合体加工浓缩后，被分选、包装到分泌泡中。目前认为，经高尔基复合体加工修饰后的蛋白质，由运输小泡将其运输到特殊的靶部位。

（4）参与细胞膜相结构的转化　　用同位素标记研究内膜系统与蛋白质合成及分选运输过程，结果表明，从内质网芽生的小泡与顺面高尔基网融合，成为中间高尔基网的膜，而反面高尔基网不断地以出芽方式形成溶酶体或分泌泡，后者移向细胞膜并与细胞膜融合成为细胞膜的一部分。同时，细胞又通过膜**挽救受体**（salvage receptor）从细胞膜回收膜到高尔基复合体，或从高尔基复合体回收膜到内质网。由此可见，高尔基复合体膜是处于不断增减的动态平衡状态。这种由高尔基复合体参与的膜流（membrane flow）活动不仅在物质的运输上起重要作用，而且还使膜相结构的成分不断地得到补充和更新。

大量研究证明，细胞内的囊泡运输系统是细胞生命活动的基础，囊泡运输障碍可导致发育缺陷、免疫缺陷、神经退行性疾病、糖尿病及高脂血症等多种疾病。美国科学家 James E.Rothman 和 Randy W.Schekman 及德国科学家 Thomas C.Südhof，由于共同揭示了控制细胞货物进行精确转运的分子机制，而获 2013 年度诺贝尔生理学或医学奖。其中，Randy W.Schekman 发现了一系列囊泡运输所需的基因；James E.Rothman 阐明了允许囊泡与目标进行融合，使分子得以转运的蛋白质机制；Thomas C.Südhof 则揭示了指导囊泡精确释放货物的信号机制。

4. 高尔基复合体的病理性变化

高尔基复合体在不同病理条件下会发生不同程度的形态学变化。在肝中毒时，高尔基复合体萎缩甚至解体。在分化程度低、生长迅速的癌细胞内，高尔基复合体不发达；而在分化程度较高的癌细胞内，高尔基复合体则较发达。

（三）溶酶体

1955年，Christian Duve在鼠肝细胞中发现了一种膜性细胞器——**溶酶体（lysosome）**，内含多种水解酶，能消化各种内源性和外源性的有机大分子物质，故溶酶体又被称为细胞内的消化器官。

1. 溶酶体的化学组成

溶酶体的化学成分主要是脂蛋白，内含60多种酸性水解酶，包括蛋白酶、核酸酶、脂肪酶、磷酸酶、糖苷酶及溶菌酶类，其中酸性磷酸酶是溶酶体的标志酶。

2. 溶酶体的形态结构及特征

溶酶体是由一层单位膜围成的圆形或卵圆形的囊状小体。除哺乳动物的成熟红细胞外，几乎所有动物细胞都含有溶酶体。构成溶酶体膜的蛋白质表现为高度糖基化，可防止溶酶体膜被自身的酸性水解酶消化。溶酶体内的 pH 约 5.0，这是溶酶体保持活性的最适 pH 环境。溶酶体膜上具有 H^+ 泵，能将细胞质中的 H^+ 泵入溶酶体中，以维持其酸性环境。

3. 溶酶体的形成

溶酶体的形成过程非常复杂，既有内质网和高尔基复合体参与，也与细胞的内吞作用密切相关。溶酶体所含的酶首先在糙面内质网膜上合成，进入内质网腔进行 N 连接的糖基化形成甘露糖蛋白，然后内质网以出芽方式将溶酶体酶前体包裹形成膜性小泡，进一步运输到高尔基复合体。目前比较清楚的是甘露糖-6-磷酸途径。

在顺面高尔基网腔内，通过磷酸转移酶和 *N*-乙酰葡萄糖胺磷酸糖苷酶的催化作用，将甘露糖残基磷酸化形成甘露糖-6-磷酸（M6P）。M6P 是一种分选信号，当带有 M6P 标记的溶酶体酶前体到达反面高尔基网时，便与反面高尔基网膜腔面的 M6P 受体结合，最后通过受体介导的运输方式把溶酶体酶前体分选进入特殊的运输小泡。运输小泡与细胞胞吞作用形成的胞内体融合，演变为前溶酶体或**内体性溶酶体（endolysosome）**（图2-34）。

当内体性溶酶体内 pH 下降到 6 左右，形成一种**酸性房室（acidic compartment）**。在酸性环境中，溶酶体酶前体与 M6P 受体分离，并通过去磷酸化而成熟；与此同时，卸载的 M6P 受体通过溶酶体膜出芽、包裹、脱落，以运输小泡的形式回到反面高尔基网再循环。

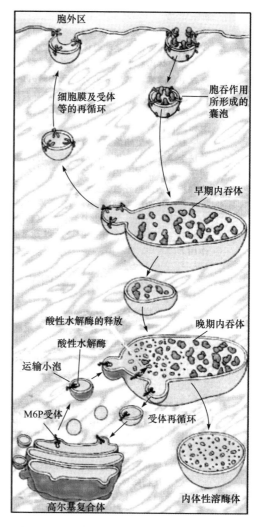

图 2-34 溶酶体的形成过程（引自杨恬，2005）

4. 溶酶体的类型

随着对溶酶体研究的不断深入，人们从不同角度提出了不同的分类方式：根据溶酶体的功能将其分为初级溶酶体、次级溶酶体和终末溶酶体；根据溶酶体的形成过程和执行功能将其分为内体性溶酶体和吞噬性溶酶体。这里主要讨论前一种分类方式。

（1）初级溶酶体 初级溶酶体（**primary lysosome**）是刚由反面高尔基网出芽形成小泡在胞内体作用下成熟的含有酸性水解酶但无作用底物的溶酶体。

（2）次级溶酶体 次级溶酶体（**secondary lysosome**）是初级溶酶体与作用底物结合后形成的溶酶体，依据溶酶体内所含底物不同又将次级溶酶体分为两类。

1）异噬溶酶体：**异噬溶酶体（heterophagic lysosome）**是由初级溶酶体与吞噬体或胞饮体融合形成的溶酶体。其内的底物是来自细胞外的细菌、异物或坏死组织碎片等。

2）自噬溶酶体：**自噬溶酶体（autophagic lysosome）**内的底物是细胞内衰老、破损的细胞器及细胞的内含物。先由内质网膜将衰老、破损的细胞器包裹起来形成**自噬体（autophagosome）**，后者再与初级溶酶体融合形成自噬溶酶体。

（3）**终末溶酶体** 自噬溶酶体和异噬溶酶体到达末期阶段，由于酸性水解酶的活力下降，致使一些底物不能被彻底消化分解而残留在溶酶体内，这种含有残余底物的溶酶体叫**终末溶酶体（telolysosome）**或**残余体（residual body）**。部分残余体可通过胞吐作用排到细胞外，但有的残余体仍残留在细胞内。例如，常见于人类神经细胞、肝细胞及心肌细胞内的脂褐素；常见于肿瘤细胞、大肺泡细胞、单核吞噬细胞中的髓样结构及含铁小体。

5. 溶酶体的功能

（1）**消化营养作用** 溶酶体的主要功能是消化分解有机大分子物质，供给细胞营养。溶酶体能将细胞内的外源性和内源性的大分子物质分解为可溶性的小分子物质，释放到细胞质内被重新利用，以补充细胞所需的营养。

1）**异噬作用（heterophagy）**：异噬溶酶体内的水解酶将吞噬体或胞饮体所含的外源性有机大分子物质消化分解成可溶性小分子，被溶酶体膜上的转运蛋白泵入细胞质基质中，作为营养成分重新参与细胞的物质代谢；而一些不能被分解的残渣物质残留其中，形成残余小体或残质体。

2）**自噬作用（autophagy）**：溶酶体对细胞内衰老、病变的细胞器以及破损的细胞器碎片进行消化分解的作用。水解生成的氨基酸、核苷酸、葡萄糖及脂肪酸等小分子物质，进入细胞质中重新用于合成生物大分子或形成新的细胞器。所以，溶酶体对更新细胞成分，维持细胞正常生理功能起着十分重要的作用。

此外，在细胞处于饥饿状态时，溶酶体可分解细胞内自身储存的大分子物质，为生命活动提供营养和能量，维持细胞的基本生存，这是一种自身保护性措施。

异常的自噬作用已被发现和帕金森病、Ⅱ型糖尿病甚至癌症等疾病有关。日本科学家大隅良典因在细胞自噬机制研究中取得的成就而获得 2016 年诺贝尔生理学或医学奖。

（2）**免疫防御保护作用** 入侵机体的细菌或病毒被中性粒细胞、巨噬细胞吞噬，进而与溶酶体融合，溶酶体所含有的溶菌酶将病原微生物消化分解，保护机体免受侵害。

（3）**参与受精过程** 人类和哺乳动物精子的顶体（acrosome）是一个大而特化的溶酶体，含有多种水解酶，如透明质酸酶、酸性磷酸酶及蛋白水解酶等。顶体能溶解卵细胞的外被及滤泡细胞，形成孔道，使精子进入卵细胞完成受精过程。

（4）**促进组织器官的变态发育** 人类男性个体胚胎发育过程中米勒氏管的退化，两栖动物幼体蝌蚪变态为蛙时尾部的消失等，均与溶酶体密切相关。

（5）**参与激素的合成与分泌调控** 溶酶体常在某些类固醇激素和肽类激素的合成及分泌中起重要作用。在分泌肽类激素的细胞中，溶酶体的主要作用是将尚未加工完成的激素转化为成熟的激素。例如，储存在甲状腺体腔中的甲状腺球蛋白被胞吞进入细胞后，被溶酶体水解为成熟的甲状腺素，然后被分泌到细胞外。又如在分泌类固醇激素的细胞中，溶酶体将细胞摄入的血浆脂蛋白水解为胆固醇，或将脂滴中储存的胆固醇酯水解为游离胆固醇。

6. 溶酶体与医学

（1）**硅肺** 硅肺（silicosis）又叫矽肺，是一种常见的职业病。当含 SiO_2 的矽尘颗粒吸入肺内后，被肺泡巨噬细胞吞噬形成吞噬体，后者与初级溶酶体融合成异噬溶酶体。SiO_2 在异噬溶酶体内与水结合形成硅酸，硅酸以非共价键与溶酶体膜上的受体分子结合，使膜的稳定性降低，通透性增加，致使大量的水解酶和硅酸分子流入细胞质内，引起肺泡巨噬细胞自杀死亡。细胞溶解所释放出的 SiO_2 又被正常的肺泡巨噬细胞吞噬，重复上述过程，周而复始，导致大量肺泡巨噬细胞自溶。巨噬细胞的不断死亡，并刺激成纤维细胞分泌大量的胶原，导致肺部形成大量的胶原纤维化结节，致使肺弹性降低，肺功能受损。

临床上常采用克矽平类药物治疗硅肺，因为该药可与硅酸分子结合，从而防止硅酸对溶酶体膜的破坏作用。

（2）**先天性溶酶体病** 先天性溶酶体病（inborn lysosomal diseases）是由于基因缺失或突变，使溶酶体中先天性缺乏某种酶而导致代谢障碍的一类疾病。现已发现 40 多种先天性溶酶体病，主要有糖原累积病、脂质沉积病及黏多糖病等。如Ⅱ型糖原累积病，是由于溶酶体内先天性缺乏 α-1，4-葡萄糖苷酶，导致患者溶酶体内积蓄大量糖原碎片，在心、肝、肾、肌细胞中溶酶体大量堆积，严重损伤这些器官的正常功能，致使患儿在两岁前死亡。如果溶酶体中先天性缺乏氨基己糖酶 A，将阻断 GM2 神经节苷脂代谢，使其在脑、神经系统、心脏及肝脏等组织中大量累积而导致黑蒙性痴呆。

（3）**溶酶体与肿瘤** 一些研究表明，溶酶体与肿瘤的形成密切相关。致癌物质进入体内可损伤溶酶体膜，使水解酶外溢，引起 DNA 损伤，导致细胞癌变。

（4）**溶酶体与类风湿关节炎** 目前认为，类风湿关节炎患者关节软骨细胞的破坏是细胞内溶酶酶外溢的结果，但详细的发病机制目前尚不清楚。临

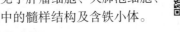

床上常采用消炎痛和肾上腺皮质激素来治疗该病,因为这两种药物能增加溶酶体膜的稳定性,防止水解酶外溢。

此外,溶酶体还与休克和痛风密切相关。

(四)过氧化物酶体

过氧化物酶体(peroxisome)又叫微体(microbody),1954 年由 Rhodin 首次在小鼠的肾小管上皮细胞中发现。

1. 过氧化物酶体的形态结构及特征

电镜下观察可见过氧化物酶体由一层单位膜包裹形成,一般呈圆形或卵圆形。其内常含有由尿酸氧化酶形成的晶格结构(图 2-35),称为类核体或类晶体。人和鸟类细胞的过氧化物酶体较小,直径为 0.1～0.2μm,称为微过氧化物酶体。过氧化物酶体的特征包括:①过氧化物酶体中常常含有电子密度高、排列规则的晶格结构,此为尿酸氧化酶形成的,称为类核体或类晶体;②在过氧化物酶体界膜内表面可见一条高电子密度条带状结构,称为边缘板;③过氧化物酶体膜的组成中,膜脂主要是磷脂酰胆碱和磷脂酰乙醇胺,膜蛋白包括多种结构蛋白和酶蛋白;④过氧化物酶体的膜具有较高的物质通透性,可允许氨基酸、蔗糖、乳酸等小分子物质自由穿越,在一定条件下可允许一些大分子物质进行非吞噬性穿膜转运。

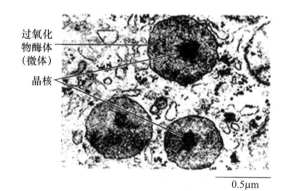

过氧化物酶体(微体)
晶核
0.5μm

图 2-35 电镜观察显示鼠肝细胞中的过氧化物酶体
(引自 Karp, 2005)

2. 过氧化物酶体所含的酶

过氧化物酶体是异质性细胞器。在形态、大小,以及所含酶的种类和数量上均表现出多样性,即不同细胞内的过氧化物酶体形态、大小及所含酶类和数量均不同。迄今为止,已在过氧化物酶体中鉴定出40多种酶,分为三大类型。

(1)过氧化氢酶 过氧化氢酶约占过氧化物酶体酶总量的40%,几乎所有细胞的过氧化物酶体中都含有这种酶,故将过氧化氢酶称为过氧化物酶体的标志酶。该酶的主要作用是将细胞代谢过程中产生的有毒物质过氧化氢还原成水和氧气。

(2)氧化酶 氧化酶占过氧化物酶体酶总量的50%～60%,包括尿酸氧化酶、D-氨基酸氧化酶、L-氨基酸氧化酶、L-α氨基酸氧化酶等。不同氧化酶的作用底物不同,氧化酶的作用是在对底物的氧化过程中把氧还原成过氧化氢。

(3)过氧化物酶 目前认为,过氧化物酶仅存在于少数几种细胞如血细胞中,作用与过氧化氢酶相同。

除上述三类酶外,过氧化物酶体中还含有柠檬酸脱氢酶、苹果酸脱氢酶等。

3.过氧化物酶体的功能

(1)解毒作用 过氧化物酶体含有丰富的氧化酶和过氧化氢酶,氧化酶可利用分子氧,通过氧化反应去除特异有机底物上的氢原子,产生过氧化氢。过氧化氢酶又能将有毒的过氧化氢还原成水和氧气,反应通式为 $RH_2 + H_2O_2 \longrightarrow R + 2H_2O$。

(2)调节细胞内的氧浓度 过氧化物酶体中的氧化酶可利用分子氧作为氧化剂,催化反应通式为 $RH_2 + O_2 \longrightarrow R + H_2O_2$,这一反应对细胞内氧浓度具有很重要的调节作用。研究表明,肝细胞内20%的氧是由过氧化物酶体消耗的,80%的氧供给线粒体进行氧化磷酸化。但两者利用氧的结果不同,过氧化物酶体氧化产生的能量以热的方式消耗掉,线粒体氧化产生的能量约50%以 ATP 的形式储存起来。在细胞处于高浓度氧的情况下,过氧化物酶体的氧化反应占主导地位,发挥强氧化作用,从而有效调节细胞内的氧浓度,使细胞免受高浓度氧的毒性作用。

(3)进行脂肪酸的氧化 动物细胞的过氧化物酶体含有氧化脂肪酸的酶类,动物组织中25%～50%的脂肪酸在过氧化物酶体中氧化,其他则在线粒体中氧化。氧化酶对脂肪进行 β 氧化,将脂肪酸分解为 2 碳分子,这些 2 碳分子被进一步转化为乙酰辅酶 A,并被转运到细胞质基质中,以备生物再利用。

(4)参与含氮物质的代谢 在大多数动物细胞中,尿酸氧化酶对于尿酸氧化是必需的。尿酸是核苷酸和某些蛋白质降解代谢的产物,尿酸氧化酶将尿酸进一步氧化去除。另外,过氧化物酶体还参与其他的氮代谢,如转氨酶催化氨基的转移。

4.过氧化物酶体异常与疾病

人类的某些遗传性疾病是由于过氧化物酶体结构异常或功能障碍所致,这些疾病大多与原发性过氧化物酶体缺陷有关。例如,遗传性无过氧化氢酶症,患者缺乏过氧化氢酶,抗感染能力下降,易发口腔炎等疾病。病毒性肝炎、甲状腺功能亢进、慢性乙醇中毒或慢性低氧症等疾病患者,可见肝细胞中过氧化物酶体数量增多。甲状腺功能低下、脂肪变性及高脂血症等,过氧化物酶体数量减少、老化或发育不全。对肝肿瘤细胞的观察发现，过氧化物酶体的数目与肿瘤细胞的生长成反比，生长速率越快的肿瘤细胞，含过氧化物酶体越少。脑肝肾综合征患者由于过氧化物酶体丧失了大量的关键酶，致使患者常常在年轻时死亡。

（五）核膜

核膜（nuclear membrane） 又称核被膜，既是真核细胞内包裹核物质的特化结构，也是内膜系统的重要组成成分。核膜由两层单位膜构成，外层核膜与内质网相连（详见第二章第四节）。

二、线粒体

1894 年，德国生物学家 Altmann 首次在光镜下观察到动物细胞内有一种颗粒状结构，称为生命小体（bioblast）。1897 年，Benda 根据它的形态特征将其命名为**线粒体（mitochondrion）**。线粒体是真核细胞内一种极其重要的细胞器，除原核细胞和哺乳动物的成熟红细胞外，几乎所有动植物细胞都具有线粒体。线粒体是细胞进行生物氧化和能量转换的重要场所，细胞生命活动所需的能量绝大多数由线粒体提供。

线粒体的形态、大小、数量及其在细胞中的分布，常因细胞类型、细胞所处的生理状况及功能不同而异。通常在光镜下看到的线粒体为短线状或颗粒状，但在低渗条件下，线粒体肿胀成泡状。线粒体直径为 0.5～1μm，长为 1.5～3μm，但人骨骼肌细胞中的线粒体长达 10μm，人成纤维细胞中的线粒体长达 40μm。线粒体的数量在不同细胞中差异很大，少则几十个，多则几千甚至几十万个，如巨大变形虫含有 50 万个线粒体。一般在细胞代谢旺盛的需能部位，线粒体分布较多。

（一）线粒体的化学组成

线粒体的化学组分主要是蛋白质和脂类，蛋白质占线粒体干重的 65%～70%。线粒体蛋白质分为两大类：一类是可溶性蛋白质，大多是分布在基质中的酶和膜的外周蛋白；另一类是不溶性蛋白质，为膜内在蛋白。脂类占线粒体干重的 25%～30%，大部分是磷脂，胆固醇含量极低。

线粒体含有很多酶系，目前已确认线粒体有 140 多种酶，是含酶最多的细胞器。此外，线粒体还含有 DNA、RNA、核糖体、多种辅酶、维生素及各类无机离子。

（二）线粒体的亚微结构

电镜下观察到的线粒体是由两层单位膜套叠而成的封闭囊状结构，主要由外膜、内膜、膜间腔及嵴间腔 4 部分组成（图 2-36）。

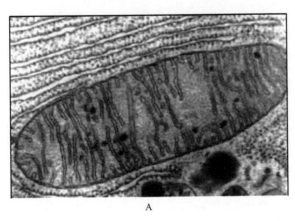
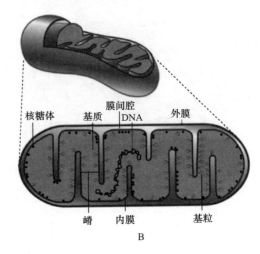

图 2-36　线粒体结构（引自 Karp, 2005）
A. 线粒体的透射电镜照片；B. 线粒体结构模式图

1. 外膜

外膜（outer membrane）是包围在线粒体最外面的一层单位膜，平整光滑，厚约 6nm。外膜的蛋白质与脂类比例约为 1:1。用磷钨酸负染时，可见膜上有排列整齐的筒状圆柱体，其成分为孔蛋白（porin），圆柱体中央有直径为 2～3nm 的小孔，分子质量在 5kDa 以下的水溶性物质分子均可通过小孔进入膜间腔内。外膜的通透性较大，如 ATP、NAD、辅酶 A 等分子质量在 1kDa 以下的物质均可以自由通过外膜。

2. 内膜

内膜（inner membrane）厚约 4.5nm。蛋白质与脂类比例约为 4:1，含有较多的心磷脂形成通透屏障，使内膜的通透性大大降低，H^+、ATP 及丙酮酸等均不能自由通过内膜。内膜向内折叠形成许多**嵴（cristae）**，嵴内的间隙叫**嵴间腔（intracristal space）**，嵴的形成使内膜的表面积大大增加。嵴的形态和数目依细胞种类和生理状况不同而异。

在内膜和嵴的内表面上，附着有许多排列规则的**ATP 酶复合体(ATPase complex)——基粒(elementary particle)**。据估计，每个线粒体有 $10^4 \sim 10^5$ 个基粒。基粒由**头（head）、柄（stalk）和基片（base piece）**三部分组成（图 2-37）。①头部是可溶性 ATP 酶，又称 F_1 因子，具有促进 ATP 合成的功能，头部上方有一个 ATP 酶的天然抑制剂，它能在正常生理条件下起调节作用。②柄部是一种可使 F_1 因子对寡霉素敏感的蛋白质，故称为**寡霉素敏感授予蛋白（oligomycin sensitivity conferring protein，OSCP）**。③基片是嵌入线粒体内膜的疏水蛋白质，简称 HP 或 F_0 因子。

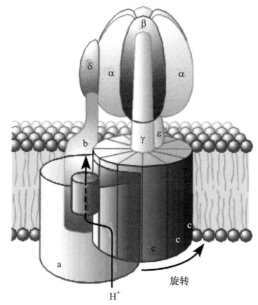

图 2-37 ATP 酶复合体结构模式图

3. 膜间腔

膜间腔（intermembrane space）是线粒体内外膜之间的腔隙，又叫外室或外腔，与嵴间腔相通，宽 6～8nm。其内含有许多可溶性酶类、底物及辅助因子。

4. 嵴间腔

嵴间腔（intercristal space）是由线粒体内膜包围形成的空间，又称内室或内腔。其内充满了与线粒体功能密切相关的物质，如各种蛋白质、脂类和多种酶，以及线粒体 DNA、RNA、核糖体等。

（三）线粒体的功能

线粒体的主要功能是进行细胞氧化合成 ATP，为细胞生命活动提供能量。**细胞氧化(cellular oxidation)**是指细胞内的供能物质（葡萄糖、氨基酸、脂肪酸等）在酶催化下被彻底氧化分解成 CO_2 和 H_2O，同时释放能量的过程。由于此过程中细胞要吸入 O_2 呼出 CO_2，所以细胞氧化又称为**细胞呼吸(cellular respiration)**。以葡萄糖为例,细胞氧化包括 4 个主要步骤:糖酵解、

乙酰 CoA 生成、三羧酸循环（TCA）及电子传递偶联氧化磷酸化（图 2-38）。

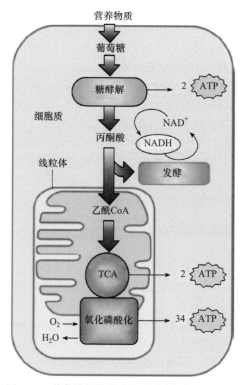

图 2-38 葡萄糖氧化的步骤（引自杨恬，2010）

1. 糖酵解

糖酵解（glycolysis）是葡萄糖分解生成乳酸（lactate）的过程，在细胞质中进行，是一种不需 O_2 的无氧氧化过程，通过酵解途径可生成少量 ATP。糖酵解分两个阶段：第一阶段是由葡萄糖分解成丙酮酸（pyruvate）；第二个阶段为丙酮酸还原成乳酸。

2. 乙酰辅酶 A 生成

糖酵解生成的丙酮酸通过特殊的穿梭机制进入线粒体基质,然后在丙酮酸脱氢酶系的作用下氧化脱羧,并与辅酶 A 结合生成**乙酰辅酶 A（acetyl CoA）**。总反应式为

丙酮酸+NAD^++$HSCoA$ $\longrightarrow$ 乙酰 CoA+$NADH$+H^++CO_2

3. 三羧酸循环

三羧酸循环（tricarboxylic acid cycle，TCA）又称柠檬酸循环，在线粒体基质中进行。乙酰 CoA 与草酰乙酸缩合生成含 3 个羧基的柠檬酸（citrate），柠檬酸在三羧酸循环酶系催化下，脱 H、脱 CO_2 后降解为草酰乙酸，草酰乙酸再与另一分子乙酰 CoA 结合成柠檬酸，重复上述循环过程，故称为三羧酸循环。在三羧酸循环中脱下的 CO_2 从线粒体扩散到细胞质中，然后排出细胞外。

4. 电子传递偶联氧化磷酸化

在糖酵解、乙酰 CoA 生成及三羧酸循环中脱下的 H，通过 NADH 和 $FADH_2$ 进入线粒体内膜上由酶和

辅酶组成的**呼吸链（respiratory chain）**逐级传递，使 H 氧化为 H^+，O_2 得到电子还原成 O^{2-}，O^{2-} 与 $2H^+$ 结合生成 H_2O。在呼吸链中，酶和辅酶按一定顺序排列在线粒体内膜上，其中传递 H 的酶和辅酶叫递氢体；传递电子的酶和辅酶叫递电子体，所以呼吸链又称为**电子传递链（electron transfer chain）**。电子传递过程中释放的能量被 ATP 酶复合体用来使 ADP 磷酸化生成 ATP，从而将能量储存在 ATP 中。由此可见，ADP 磷酸化生成 ATP 是伴随 H 氧化而发生的，故称为氧化磷酸化作用。

葡萄糖分解产生的能量约 50% 用于合成 ATP，另一部分则以热能的形式散失掉。细胞进行各种生命活动所需要的能量有 95% 来自于 ATP。

（四）线粒体的半自主性

线粒体是人和动物细胞内唯一含有遗传物质、有自己的遗传密码及蛋白质翻译系统的细胞器。一个线粒体中可有一至几个**线粒体 DNA（mitochondrion DNA，mtDNA）**，不同生物的 mtDNA 大小不同。人类的线粒体基因组含 16 569 个**碱基对（base pair，bp）**，为一条环状双链的 DNA 分子。mtDNA 能独立复制、转录和翻译，但维持线粒体结构和功能所需的大量蛋白质以及氧化磷酸化酶的蛋白质亚基均由核基因编码，因而将线粒体称为**半自主性细胞器（semiautonomous organelle）**（参见第四章第六节）。

（五）线粒体与疾病

线粒体是细胞内最容易受伤害的一种敏感细胞器，线粒体异常会导致整个细胞功能异常，并由此而引发一系列与之相关的疾病。

1. mtDNA 突变与疾病

由 mtDNA 突变所引起的疾病称为**线粒体遗传病（mitochondrial genetic disease）**（详见第四章第六节）。

2. 线粒体与肿瘤

肿瘤发生并非缘于线粒体异常，但几乎所有肿瘤细胞均表现出线粒体嵴的数目减少并呈泡状，细胞呼吸能力减弱。

3. 药物和毒物对线粒体的影响

实验表明，甲状腺素、磷化物等可使线粒体发生肿胀而破裂。氰化物、叠氮钠及 CO 等毒物可阻断呼吸链中递氢体和递电子体的作用部位，使氧化磷酸化过程中断，ATP 合成受阻，导致机体死亡。

4. 线粒体与疾病治疗

用线粒体中的一些特殊组分来治疗疾病，已越来越多地受到人们的关注。如细胞色素 c 被用于治疗 CO 中毒、新生儿窒息、肺功能不全、高山缺氧、心肌炎及心绞痛等疾病；NAD^+ 可用于治疗进行性肌肉萎缩症和肝炎等疾病；CoQ 可用于治疗牙周病、高血压、肌肉萎缩及急性黄疸性肝炎等疾病。

三、核糖体

核糖体（ribosome）是一种非膜相结构的细胞器，是细胞内蛋白质合成的场所，普遍存在于原核细胞和真核细胞内。

（一）核糖体的化学组成

核糖体由 rRNA 和蛋白质组成，故又称为核糖核蛋白颗粒。原核细胞和真核细胞的核糖体在大小和化学组成上有差异。原核细胞核糖体为 70S，由 3 种 rRNA（5S rRNA、16S rRNA、23S rRNA）和约 52 种蛋白质组成。真核细胞核糖体为 80S，由 4 种 rRNA（5S rRNA、5.8S rRNA、18S rRNA、28S rRNA）和约 82 种蛋白质组成（但线粒体内的核糖体为 55S）。

（二）核糖体的形态结构

电镜观察显示，核糖体是一种直径 15～25nm 的小颗粒，由大、小两个亚基构成。真核细胞核糖体大亚基为 60S，含有 3 条 rRNA（5S rRNA、5.8S rRNA、28S rRNA）和 49 种蛋白质，略呈圆锥形，中央有一中央管，为新生多肽链释放的通道。小亚基为 40S，由一条 18S rRNA 和 33 种蛋白质构成。小亚基与大亚基结合形成完整的核糖体，在大、小亚基的结合面上有一条供 mRNA 穿行的通道。

核糖体上有多个与蛋白质合成密切相关的功能部位（图 2-39）：①mRNA 结合位点，是蛋白质起始合成首先需要与 mRNA 和小亚基结合之处；②A 位点，是新进入的氨酰-tRNA 结合位点，故又叫氨酰-tRNA 结合位点或受体部位；③P 位点，又叫肽酰-tRNA 位点或供体部位，是肽酰-tRNA 移交肽链后 tRNA 被释放的位点；④E 位点，又叫 tRNA 结合位点，是肽酰-tRNA 移交肽链后的一个暂时停靠和即将释放的位点。此外，还有与起始因子、延长因子、终止因子及释放因子等结合的位点。

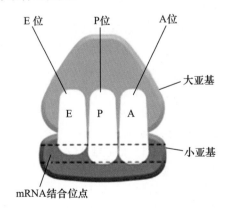

图 2-39　核糖体上的主要功能部位（引自 Alberts，2010）

体外实验证明，核糖体大、小亚基的结合和解离

与细胞内 Mg^{2+} 浓度密切相关。当 Mg^{2+} 浓度大于 0.001mol/L 时，大、小亚基结合成完整的核糖体；而当 Mg^{2+} 浓度小于 0.001mol/L 时，大、小亚基解离。当 Mg^{2+} 浓度大于 0.01mol/L 时，两个单核糖体结合成二聚体（120S）。核糖体通常以大、小亚基形式存在于细胞质中，只有当细胞在合成蛋白质时，大、小亚基才结合在一起，蛋白质合成结束后大、小亚基又解离。

（三）核糖体的类型

真核细胞内的核糖体有两种类型：一种是附着在内质网膜和外层核膜表面的核糖体，称为**附着核糖体（attached ribosome）**；另一种是游离在细胞质基质中的核糖体，称为**游离核糖体（free ribosome）**。无论是附着核糖体还是游离核糖体，都不是以单核糖体的形式来执行功能，而是几个甚至几十个核糖体由mRNA串联在一起，形成具有合成蛋白质特殊功能的聚合体——**多核糖体（polyribosome）**（图2-40）。多核糖体中核糖体数目的多少与 mRNA 分子长度和合成的多肽链分子大小成正比。

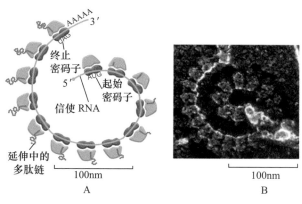

图2-40　多核糖体与蛋白质合成（引自 Alberts，2010）
A. 多核糖体模式图；B. 透射电镜照片

（四）核糖体的功能

核糖体是细胞内蛋白质合成的重要场所，在蛋白质生物合成中执行两项任务：一是促进氨酰-tRNA进入，并使 mRNA 不断与 tRNA 分子互补地结合；二是控制正在生长中的肽链。目前认为，在蛋白质生物合成中，大、小亚基各行使其特定的功能。①小亚基将mRNA 结合到核糖体上，并稳定 mRNA 与核糖体的结合；提供部分 tRNA 的结合部位（A 位）和 tRNA 被释放的部位（P 位）。②大亚基提供部分 tRNA 的结合部位（A 位）；提供肽酰基转移酶位点，催化肽链延伸；提供肽酰 tRNA 由 A 位移到 P 位所需的能量；提供生长肽链的容纳和释放通道。

在两类不同的核糖体上合成的蛋白质有所不同。游离核糖体上合成的蛋白质主要是构成细胞自身结构所必需的**结构蛋白（structural protein）**和催化各种生化反应的酶蛋白，以及血红蛋白、肌动蛋白和肌球蛋白等。附着核糖体上合成的蛋白质主要是**外输性蛋白（export protein）**或**分泌蛋白（secretory protein）**，如抗体、肽类激素及酶类等，此外还有溶酶体酶。

（五）核糖体异常与疾病

多核糖体是合成蛋白质的功能单位，当细胞中多核糖体解聚分散成单体或糙面内质网膜上的核糖体脱粒，均可视为蛋白质合成降低或休止的形态学指标。

在一些幼稚未分化的细胞、胚胎细胞、培养细胞以及一些低分化的肿瘤细胞中，可见细胞质中充满游离核糖体。细胞在有丝分裂阶段，蛋白质合成明显降低，多核糖体解聚。实验发现，当豚鼠缺乏维生素 C 引起坏血病时，成纤维细胞中糙面内质网上的多核糖体解聚为单体但不脱落，蛋白质合成明显减少。而动物在 CCl_4 中毒后肝细胞受损，糙面内质网膜上的多核糖体解聚且脱落。当正常细胞癌变后，细胞内附着核糖体的数目随糙面内质网的减少而减少。目前，临床上已将细胞内附着核糖体和游离核糖体的比例变化情况，作为辨认肿瘤细胞的指标之一。

四、细胞的支持和运动细胞器

真核细胞不仅具有极其复杂的内膜系统和高度完善的生理活动机制，而且在细胞质中还有由蛋白质纤维构成的**细胞骨架（cytoskeleton）**。细胞骨架除对细胞起支持作用和维持细胞形态外，还在细胞运动、细胞内外物质运输、细胞信号转导、细胞分裂及细胞分化等方面起极其重要的作用，也与细胞的某些病理改变密切相关。因此，对细胞骨架的研究，已成为当今细胞生物学中最为活跃的领域之一。

（一）细胞骨架

细胞骨架是一个复杂的立体网络系统，有广义和狭义之分。广义的细胞骨架包括细胞核骨架、细胞质骨架、细胞膜骨架及细胞外基质；狭义的细胞骨架是指由**微丝（microfilament，MF）**、**微管（microtubule，MT）**及**中间纤维（intermediate filament，IF）**组成的网络体系。细胞骨架在进化上高度保守。

1. 微管

（1）微管的化学组成　微管的主要成分是微管蛋白（tubulin），包括α-微管蛋白和β-微管蛋白，它们都是球形的酸性蛋白，相对分子质量均为 55000。α-微管蛋白和β-微管蛋白一般结合成异二聚体形式存在于细胞质中，二聚体上有 GDP 和/或 GTP 及秋水仙素和长春碱结合位点。此外，微管还含有微管结合蛋白，它们参与微管组装，维持微管的稳定和微管与其他骨架纤维间的连接。该类蛋白质被称为**微管相关蛋白（microtubule associated protein，MAP）**。

（2）微管的形态结构　　微管是一种中空的圆柱状结构，内径约 15nm，外径约 25nm。微管长度变化很大，在绝大多数细胞中微管仅几微米长，但在特化的中枢神经系统的神经元中微管可长达几厘米。微管壁由 13 根原纤维围绕形成（图 2-41A）。

微管在细胞中有三种不同的存在形式（图 2-41B）：①单管主要分布在细胞质中；②二联管主要分布于鞭毛和纤毛内；③三联管主要分布于中心粒和纤毛的基体。

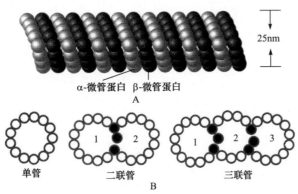

图 2-41　微管结构模式图及类型（引自杨恬，2010）
A.微管结构模式图；B.三种微管的横断面示意图

（3）微管的组装　　体外实验证明，微管组装的条件是微管蛋白浓度高于临界浓度（约 1mg/ml），较高 Mg^{2+} 浓度，适当 pH（约 6.9），适宜温度（＞20℃）及 GTP 供能。

在适宜条件下，首先是α-微管蛋白和β-微管蛋白形成长 8nm 的αβ 异二聚体，然后由二聚体排列成直径约 5nm 的原纤维（protofilament），最后由 13 根原纤维围绕形成一段微管。新的二聚体再不断地加到微管的端点使其延长（图 2-42）。

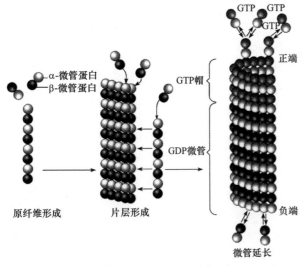

图 2-42　微管的体外组装示意图（引自杨恬，2010）

体内微管组装受细胞周期的调控，在间期细胞中，

胞质微管与微管蛋白处于一个相对平衡的状态；在有丝分裂前期，一方面是胞质微管网络中的微管解体，另一方面细胞质中游离的微管蛋白聚合组装成纺锤丝微管，并排列成纺锤体；到了末期，则发生逆向变化。低温（＜4℃）、较高 Ca^{2+} 浓度、秋水仙素和长春碱类药物可抑制微管组装。而紫杉醇（taxol）和氧化氘（D_2O）能促进微管组装，并使已形成的微管稳定。但由紫杉醇和 D_2O 所致的微管稳定性增加对细胞是有害的，可使细胞周期停止在有丝分裂期。

（4）微管的功能　　在不同细胞中微管担负的功能不完全相同，归结起来有以下几方面：①构成细胞的网状支架，维持细胞的形态，固定细胞器的位置；②参与细胞的收缩与变形运动，参与中心粒、纤毛及鞭毛的形成；③参与细胞器的位移和细胞分裂过程中染色体的定向移动；④参与细胞内大分子颗粒物质的运输；⑤参与细胞内的信号传递。

2. 微丝

（1）微丝的化学组成　　微丝的主要化学成分是肌动蛋白（globular actin），相对分子质量为 43 000。肌动蛋白单体的外观呈哑铃状，具有 Mg^{2+}、K^+、Na^+ 等阳离子和 ATP 或 ADP 结合位点。

肌动蛋白分三类：α-肌动蛋白为横纹肌、心肌、血管平滑肌及肠道平滑肌细胞所特有；β-肌动蛋白和γ-肌动蛋白分布于所有肌细胞和非肌细胞中。

（2）微丝的形态结构　　微丝又叫肌动蛋白纤维，电镜下观察到的微丝是一种实心的细丝状结构，普遍存在于真核细胞内，直径约 7nm，微丝的长短不定。常成群或成束分布于细胞质中，在具有运动功能和不对称形态的细胞中尤为丰富。

（3）微丝的组装　　微丝组装需要有一定浓度（≥临界浓度）的肌动蛋白单体、无机离子（Mg^{2+}、Na^+、K^+）及 ATP 供能。先由几个肌动蛋白形成一个小单位作为核心结构，之后肌动蛋白单位可加在核心结构的两端，使肌动蛋白纤维延长。但两端的延伸速度不等，延伸快的一端称为正（＋）端，延伸慢的一端称为负（－）端。

研究证明，某些微丝特异性药物对微丝的组装起重要作用。如细胞松弛素 B 可阻断微丝组装，破坏微丝的网络以及抑制各种依赖于微丝的运动。而鬼笔环肽则能促进微丝聚合，抑制微丝解聚，使微丝保持稳定状态。

（4）微丝的功能　　微丝参与形成细胞骨架，维持细胞形态，参与肌肉收缩、细胞变形运动、细胞质流动、吞噬作用及细胞分裂，参与受精及细胞内的信息传递。

3. 中间纤维

20 世纪 60 年代中期，在哺乳动物的平滑肌细胞中发现一种直径约 10nm 的纤维，其粗细介于平滑肌细胞的粗肌丝和细肌丝之间，故被称为中间纤维。

（1）中间纤维的化学组成 中间纤维的成分极为复杂，按其组织来源和免疫原性差异分为 5 类：①角蛋白纤维，存在于上皮细胞和外胚层起源的细胞中；②结蛋白纤维，存在于肌肉细胞中；③波形蛋白纤维，存在于间质细胞和中胚层起源的细胞中，如结缔组织细胞、红细胞及淋巴管上皮细胞等；④神经元纤维，存在于神经元中；⑤神经胶质纤维，存在于中枢神经系统的胶质细胞中。

（2）中间纤维的组装 不同中间纤维的组装过程都较相似：①两个中间纤维蛋白单体以平行且相互对齐的方式形成双股超螺旋二聚体；②两个二聚体以反向平行方式组装成四聚体，四聚体又进一步组装成原丝；③两根原丝相互缠绕形成原纤维，即八聚体；④4 根原纤维或 8 个四聚体互相缠绕形成直径约 10nm 的中间纤维。

（3）中间纤维的功能 由于中间纤维类型复杂多样，故以往对其功能的了解不多。近年来，随着分子生物学和分子遗传学研究领域中新技术方法的建立，人们对中间纤维功能的认识取得了重大突破。目前认为，中间纤维的主要功能有：①构成细胞的完整网架支撑系统，为细胞提供机械强度支持，参与细胞核的定位和固定；②参与肌肉细胞分化和形态发生；③参与物质的定向运输及细胞内的信息传递；④参与 mRNA 的运输，影响 DNA 的复制和转录。

4. 细胞骨架与疾病

细胞在病理情况下往往伴有细胞骨架系统异常。如阿尔茨海默病患者，在脑神经元中发现有大量扭曲变形的微管和大量受损的中间纤维。在恶性转化的细胞中，常表现为微管减少和解聚，细胞骨架异常可增强癌细胞的运动能力。研究表明，微丝束及其末端黏着斑的破坏以及肌动蛋白小体的出现，与肿瘤细胞的浸润和转移特性有关。

此外，中间纤维的分布具有严格的组织特异性，绝大多数肿瘤细胞在发生转移后仍表达其原发肿瘤的中间纤维类型，故可用于临床肿瘤的鉴别诊断和判断肿瘤转移与否。中间纤维显微技术与羊膜穿刺结合，可用于先天畸形胎儿的产前诊断，若羊水中含有神经元纤维和神经胶质纤维细胞，则提示胎儿可能有中枢神经系统畸形。

（二）中心粒

1876 年，Van Beneden 在光镜下观察细胞的有丝分裂过程时，首次发现了**中心体（centrosome）**。中心体普遍存在于动物细胞和低等植物细胞中。

1. 中心粒的结构

在光镜下见到的中心体由中央的**中心粒（centriole）**

和周围的中心球（centrosphere）两部分组成（图 2-43）。

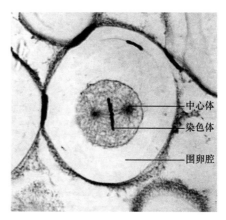

图 2-43 马蛔虫受精卵细胞（示中心体）（引自梁素华，2011）

电镜下观察到的中心粒由一对相互垂直排列的短筒状小体组成。中心粒直径为 0.16～0.26μm，长为 0.6～2.0μm。由于中心粒总是成对地出现，且彼此相互垂直，故又被称为双心体（diplosome）。由 9 束三联微管斜向排列构成筒状小体壁的主体结构，在微管束之间和筒壁周围有电子密度较高的圆形小体——**中心粒卫星（centriolar satellite）**分布，但无中央微管，横切面观呈 9×3+0 图形（图 2-44）。中心粒筒状小体

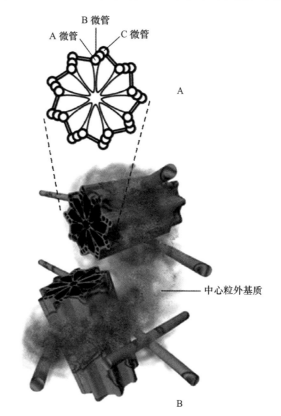

图 2-44 中心粒亚微结构示意图（引自 Karp，2005）

A. 中心粒横切面；B. 中心粒立体结构

中央电子密度较低，偶尔可见到一个约 60nm 的小泡

存在；有时在 9 束三联微管的内缘可见有螺旋状的纤维结构存在。

2. 中心粒的功能

中心粒的功能包括：①是动物细胞和低等植物细胞的**微管组织中心（microtubule organizing center，MTOC）**，在有丝分裂期由 MTOC 发出许多的纺锤丝构成纺锤体；②参与细胞的能量代谢，为细胞运动和染色体移动提供能量；③参与细胞分裂过程。

（三）纤毛和鞭毛

1. 纤毛和鞭毛的化学组成

纤毛和鞭毛含多种蛋白质，其中主要有微管蛋白和动力蛋白。微管蛋白是构成二联管和三联管的蛋白质，动力蛋白（dynein）是构成周围微管上短臂的蛋白质，具有 ATP 酶活性，其作用是将 ATP 储存的化学能转变为机械能，促使纤毛、鞭毛运动。此外，还有存在于二联体亚微管间连接处的微管连接蛋白。

2. 纤毛和鞭毛的形态结构

纤毛数量较多，长 5～10μm；鞭毛数量较少，长约 150μm。纤毛和鞭毛的直径均为 0.3～0.5μm。纤毛和鞭毛由三部分组成：①毛部（shaft），伸出细胞外的部分，外被细胞膜；②基体（basal body），与毛部连接且埋藏在细胞膜之下；③根丝（rootlet），是基体伸出的一条细丝，伸入细胞质内部。

毛部由 9 组外周二联微管和 1 对中央微管构成，横切面观呈 9×2+2 图形（图 2-45），每组二联管包含 A、B 两管，A 管电子密度较高，具有 2 条动力蛋白臂，两臂均伸向相邻二联管的 B 管。中央微管的外围有**中央鞘（central sheath）**，中央鞘与外围 9 组二联管间有**放射辐（radial spoke）**连接。

基体与中心粒的微管组成相同，即由 9 组三联微管构成，无中央管，横切面观为 9×3+0 图形。

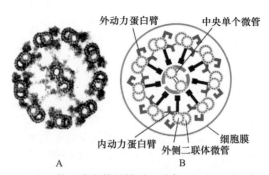

图 2-45 鞭毛中微管的排列（引自 Alberts，2010）
A. 衣藻鞭毛横切面的透射电镜照片；B. 鞭毛横切面模式图

3. 纤毛和鞭毛的功能

纤毛和鞭毛的主要功能是运动，但两者在运动形式上有差异。鞭毛的运动表现为均匀的波动；而纤毛则为双相搏动（biphasic beating），即由快速有效拍击和慢速回复拍击组成。

Satir 的滑动模型认为，纤毛的运动是在有 ATP 供能的情况下，相邻二联微管的相互滑动所致。基本过程为：①A 管的动力蛋白臂头部与相邻二联管的 B 管接触，促使与动力蛋白结合的 ATP 水解产物释放，引起动力蛋白臂头部角度改变；②新的 ATP 与动力蛋白结合使其头部与 B 管脱离；③ATP 水解释放的能量使头部的角度复原；④带有水解产物的动力蛋白头部又与 B 管上的另一位点结合，开始下一轮循环。

如果缺乏动力蛋白或动力蛋白功能异常，将导致疾病发生。例如，先天性精子不动症患者，精子中的微管缺乏动力蛋白，致使精子不能游动导致男性不育；呼吸道感染（气管炎、鼻窦炎、肺炎及感冒等）患者的呼吸道上皮细胞纤毛的微管缺乏动力蛋白，使上皮细胞纤毛不能运动，影响呼吸道的清除能力而致病。

第四节 细 胞 核

细胞核（nucleus）是真核细胞内遗传物质储存、复制和转录的场所，是细胞整个生命活动的调控中心，是真核细胞区别于原核细胞最显著的标志之一。一般而言，有核细胞一旦失去核便趋于死亡，如哺乳动物的成熟红细胞没有细胞核，寿命只有 120 天。

细胞核的形态、大小、位置和数量因细胞类型不同而异。细胞核的形态一般与细胞的形态相适应，如球形和柱形细胞的核多呈球形或卵圆形，细长肌肉细胞的核呈杆状，中性粒细胞的核则呈分叶状。一般来说，细胞核占细胞总体积的 5%～10%，但在不同生物和不同生理状态下有所差异，如淋巴细胞、胚胎细胞和肿瘤细胞的核质比很大，而表皮细胞、衰老细胞的核质比则较小。细胞核的位置常位于细胞中央，但有的细胞如脂肪细胞常因细胞内含物较多，核被挤于一侧。多数高等有机体的细胞为单核，但肝细胞、肾小管细胞和软骨细胞常有双核，而骨骼肌细胞的核可达数百个。

一、细胞核的结构

典型的间期细胞核的基本结构主要由四部分组成：核膜、染色质、核仁和核基质（图 2-46）。

（一）核膜

核膜（nuclear membrane）又称核被膜，是包围

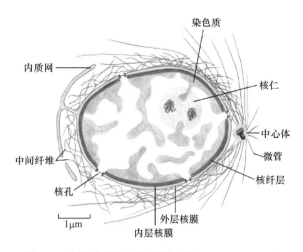

图 2-46　细胞核横切面示意图（引自 Alberts，2008）

在细胞核外的界膜，属于内膜系统的一部分。核膜的产生是细胞区域化的结果，它将核内物质包围在一个相对稳定的环境中，成为相对独立的系统，从而使遗传物质复制、转录及蛋白质合成在时间和空间上分隔开来，保证各种生命活动有条不紊地进行。

电镜下观察可见核膜由两层单位膜构成，每层膜厚 7～8nm，两层膜之间有一宽为 20～40nm 的腔隙，称为**核周隙**（perinuclear space）或**核周池**（perinuclear cistern）。外层核膜面向细胞质，其表面附有大量的核糖体，并常与糙面内质网相连，核周隙也因此与内质网腔相通。内层核膜朝向核质，表面无核糖体（图 2-47）。

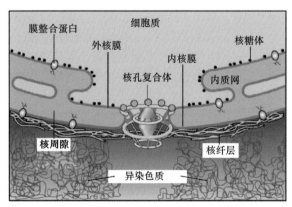

图 2-47　核被膜示意图（引自 Karp，2002）

双层核膜互相平行但并非完全连续，在一定的位置由内、外两层膜相互融合形成一些环形开口，称为**核孔**（nuclear pores），它们是核质之间物质交流的通道，直径 40～100nm。核孔在核膜上的密度一般为 35～65 个/μm²，一个典型的哺乳动物细胞核膜上有 3000～4000 个核孔。核孔数目随细胞类型和生理状态而异，代谢旺盛、增殖活跃的细胞，核孔相对较多。

核孔并非单纯的孔洞，电镜下显示为复杂而有规律的结构，形成一个由多个蛋白质分子以特定方式排列

形成的复合体，即**核孔复合体**（nuclear pore complex）。

关于核孔复合体的结构，目前比较普遍接受的是**捕鱼笼式**（fish-trap）的核孔复合体模型（图 2-48）。该模型认为，核孔复合体主要由 4 部分组成。①**胞质环**（cytoplasmic ring），位于核孔边缘的胞质面，与核外膜相连，故称外环，其上连有 8 个胞质颗粒和 8 条短的胞质纤维，对称分布，伸向细胞质。②**核质环**（nuclear ring），位于核孔边缘的核质面，与核内膜相连，又称内环，其上也对称地连有 8 条长约 100nm 的细长纤维，这些纤维在其末端与端环（terminal ring）相连，形成一种捕鱼笼式的结构，称为**核篮**（nuclear basket）。③**辐**（spoke），由核孔边缘伸向中心，呈辐射状八重对称，是将胞质环、核质环和中央栓连接在一起的结构。④**中央栓**（central plug），又称**中央颗粒**（central granule），位于核孔中心，呈颗粒状或棒状，其在核质交换中可能具有重要的作用。从上述结构模型可见，核孔复合体与核膜垂直，呈辐射八重对称，而相对平行于核膜的平面则是不对称的，胞质面与核质面两侧结构的不对称与其在功能上的不对称性是一致的。

在核膜内表面紧贴内层核膜下，还有一层电子密度较大的纤维蛋白网络结构，称为**核纤层**（nuclear lamina）（图 2-47），一般厚 10～20nm，最厚者可达 30～100nm，主要由 3 种核纤层蛋白组成，嵌入核膜内层类脂双分子层中，在细胞核内与核基质相连，在核外与中间纤维连接，构成贯穿细胞核与细胞质的网架结构体系，支撑着核膜，维持了核孔的位置及核膜的形态。通过与染色质上的特异部位结合，核纤层可以为染色质提供附着的位点，并对有丝分裂过程中核膜及细胞核的消失和重建起着重要的作用。

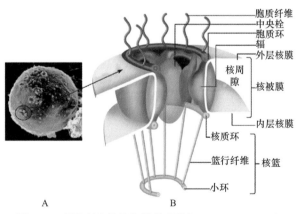

图 2-48　核孔复合体结构模型（引自 Lizabeth，2008）
A. 电镜图；B. 模式图

（二）染色质和染色体

染色质（chromatin）是间期细胞核内能被碱性染料着色的物质，是呈伸展、分散的细丝网状的 DNA

蛋白质纤维，是间期细胞中遗传物质的存在形式。**染色体（chromosome）**是细胞进入有丝分裂时，间期染色质高度螺旋化折叠盘曲形成的短棒状或杆状结构。因此，染色质和染色体实际上是同一物质在细胞周期的不同阶段可以相互转变的不同形态结构，二者的区别并不在于化学组成上的差异，而在于构象的不同。

1. 染色质的化学成分

染色质的主要化学成分为 DNA 和组蛋白，二者含量之比近于 1：1，此外还含有非组蛋白和少量 RNA。其中 DNA 与组蛋白含量极为稳定，非组蛋白与 RNA 含量则随细胞生理状态不同而变化。

（1）DNA 是染色质的重要成分，携带大量的遗传信息，结构性质稳定，数量恒定。

（2）组蛋白 为富含带正电荷的赖氨酸和精氨酸的碱性蛋白质，可与带负电荷的 DNA 分子紧密结合，而且一般不要求特殊的核苷酸序列。一般将组蛋白分为 H_1、H_2A、H_2B、H_3 和 H_4 5 个类型，其中 H_1 组蛋白在构成核小体时起连接作用，与染色体高级结构的构建相关。除 H_1 外其他 4 种组蛋白没有种属和组织特异性，在进化上高度保守，尤以 H_3 和 H_4 最为保守，在细胞的不同代谢时期，组蛋白的含量都很稳定。组蛋白和 DNA 结合可抑制 DNA 的复制和转录。

（3）非组蛋白 为富含带负电荷的天冬氨酸和谷氨酸的酸性蛋白质，有种属和组织特异性，且只与特异性 DNA 序列识别和结合，故又称序列**特异性 DNA 结合蛋白（sequence specific DNA binding protein）**。非组蛋白含量比组蛋白少得多，但种类却多达 500 多种，功能各异，能特异性解除组蛋白对 DNA 的抑制作用，促进复制和转录，调控基因的表达。

（4）RNA 在染色质中含量很少，RNA 与 DNA 之比约为 0.1：1。大部分为新合成的 tRNA、rRNA 及 mRNA 前体，即**不均一核 RNA（heterogenous nuclear RNA，hnRNA）**，还有少量相对分子质量低的**核内小分子 RNA（small nuclear RNA，snRNA）**。

2. 染色质的超微结构与染色体的组装

DNA 与组蛋白等如何结合形成染色质纤维呢？20 世纪 70 年代以前，人们一直认为染色质是由组蛋白包裹在 DNA 外面形成的纤维状结构。1974 年，Kornberg 等根据染色质的酶切降解和电镜照片观察，提出染色质由一些重复的亚单位构成，而每一个亚单位即组成染色质的最基本结构单位——**核小体（nucleosome）**，从而提出了染色质结构的核小体模型，改变了人们关于染色质结构的传统概念。

每个核小体包括一个由组蛋白 H_2A、H_2B、H_3 和 H_4 各两分子组成的八聚体核心（core）和 200bp 左右的 DNA 分子，形成直径约为 10nm 的圆盘状颗粒。大约 140bp 的 DNA 分子缠绕组蛋白八聚体 1.75 圈，两

个相邻核小体之间以 50～60bp 的连接 DNA（linker DNA）相连。H_1 组蛋白与连接 DNA 结合，锁住核小体 DNA 的进出端，可稳定核小体的结构，并与染色质的凝集有关（图 2-49）。

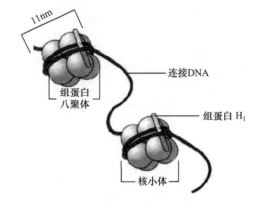

图 2-49 核小体结构模型（引自陈誉华，2008）

人的体细胞核内 DNA 分子总长达 1.74m，这样长的 DNA 分子要在一个直径仅约 5μm 的细胞核内保存并行使功能，这就意味着从染色质 DNA 包装成染色体要压缩近万倍。那么染色质纤维怎样组装成染色体呢？核小体模型成功解释了 10nm 的染色质纤维的结构基础，核小体在组蛋白 H_1 的介导下彼此连接成直径约为 10nm 的核小体串珠状结构，即染色体的一级结构。核小体串珠的形成使 DNA 分子压缩了近 7 倍。

而对于 10nm 的染色质纤维如何进一步压缩和组装的过程，体外和体内研究的结果存在差异。传统经典的多级螺旋模型（multiple coiling model）以及染色体支架放射环结构模型（scaffold-radial loop struture model）（图 2-50）主要是建立在染色质体外研究的基础上。两种模型中，直径 10nm 串珠状核小体结构经过再螺旋缠绕，每 6 个核小体紧密结合围成一圈，形成外径 30nm、内径 10nm、螺距 11nm 的**螺线管（solenoid）**。H_1 组蛋白位于中空螺线管内壁，是螺线管形成和稳定的关键因素。这种螺线管结构可视为染色体的二级结构。多级螺旋模型认为，在染色质高级结构形成过程中，30nm 螺线管再螺旋化，形成 0.2～0.4nm 的圆筒状**超螺线管（super solenoid）**，即染色体的三级结构，从螺线管到超螺线管 DNA 分子被压缩了 40 倍。超螺线管再进一步螺旋、折叠，形成直径 1～2μm、长 2～10μm 的**染色单体（chromatid）**，即染色体的四级结构，而从超螺线管到染色单体，DNA 分子的长度又被压缩了 5 倍。由此可见，从 DNA 分子到染色单体过程中压缩了近万倍。而染色体支架放射环结构模型则认为，当去除染色体的组蛋白和大部分非组蛋白后，电镜下染色体的核心中会显示出非组蛋白构成的支架，30nm 螺线管的一端与支架的一端点结合，另一端沿支架纵轴向周围呈环状迂回，形成

放射环（或称襻环），最后回到支架的另一端点，并与支架结合。这样，每 18 个襻环以染色体支架为轴心呈放射状平面排列形成**微带（miniband）**，微带是染色体的高级结构单位，大约 10^6 微带沿轴心支架纵向排列构建成染色单体。

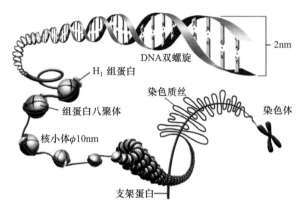

DNA双螺旋
H_1组蛋白
组蛋白八聚体
核小体φ10nm
染色质丝
染色体
支架蛋白
2nm

图 2-50　真核细胞染色体组装模型示意图（引用吴庆余，2006）

最近的研究报道，运用改良电镜技术直接观察到了细胞核中染色质的结构。但是，研究者并没有观察到经典模型中的直径为 30nm 的染色质纤维或是更高级的染色质结构，相反，他们发现 10nm 的染色质纤维在整个细胞核中并非均一分布，而是形成不同染色质浓度的区域，即位于细胞核周围、染色质浓度相对较高的异染色质区，和在细胞核中心、染色质浓度相对较低的常染色质同时存在。这一发现为染色质组装建立了一种新的理论，为人们进一步开展染色质结构和功能研究铺平道路，但仍需在细胞中进一步验证。

3. 染色质的类型

真核细胞间期核的染色质按其形态特征、螺旋折叠程度及染色性能不同，分为**常染色质（euchromatin）**和**异染色质（heterochromatin）**。常染色质是间期细胞核内处于相对伸展状态，折叠压缩程度低，碱性染料染色时着色浅，多位于细胞核中央的染色质纤维。部分常染色质以襻环形式伸入核仁内称为核仁染色质。并非所有的常染色质都有转录活性，处于常染色质状态只是其基因转录的必要条件，而不是充分条件。在分裂中期染色体上，常染色质位于除次缢痕、随体和端粒外的染色体臂上。

异染色质是间期核中呈高度螺旋化、盘曲折叠程度高的染色质纤维，碱性染料染色时着色较深，多分布于核的边缘，也有一些异染色质与核仁结合，构成核仁相随染色质的一部分。由于异染色质高度螺旋缠绕、折叠，功能上处于不转录或转录活性很低的静止状态。一般来说，转录功能越活跃的细胞常染色质所占比例越大；专一性程度越高的细胞异染色质所占的比例越大。异染色质又分为**结构异染色质（constitutive heterochromatin）**（或组成性异染色质）和**兼性异染色质（facultative heterochromatin）**。结构异染色质是指在所有细胞类型的全部发育阶段都处于凝集状态的染色质，是异染色质的主要类型，在细胞分裂中期的染色体上多位于着丝粒、端粒或次级缢痕等部位。兼性异染色质是指在特定细胞或一定的发育阶段，原来的常染色质由于丧失基因转录活性凝缩形成的异染色质。这类兼性异染色质的总量随不同细胞类型而变化，通常胚胎细胞含量很少，而高度特化的细胞含量较多，这说明随着细胞的分化，较多的基因逐渐以染色质凝缩的方式关闭。因此，染色质通过紧密的凝集折叠压缩可能是基因失活的一种途径。在一定条件下，兼性异染色质又可转变为常染色质而恢复转录活性，如 X 小体或巴氏小体（Barr body）。

根据染色质上基因的转录活性，还可以将染色质分为**活性染色质（active chromatin）**和**非活性染色质（inactive chromatin）**。对绝大多数细胞而言，在特定阶段具有转录活性的基因只占基因总数的 10% 以下，这部分具有转录活性的基因所在的常染色质被称为活性染色质。而 90% 以上没有转录活性的基因所在的染色质称为非活性染色质，既包括异染色质，也包括部分常染色质。

4. 染色体

间期染色质经过螺旋折叠包装形成中期的染色体具有比较稳定的形态，它由两条姐妹染色单体（sister chromatid）构成，彼此之间以**着丝粒（centromere）**相连。着丝粒主要由结构异染色质组成，并呈凹陷的狭窄区域，称为**主缢痕（primary constriction）**或初级缢痕。确切地说着丝粒应该是指位于主缢痕的中心部位，而位于主缢痕表层两侧的结构是**动粒（kinetochore）**或着丝点，是纺锤体微管的附着部位。由着丝粒向两端伸展的染色体臂按其相对长度分为长臂（q）和短臂（p）。除主缢痕外，染色体上其他的缢缩狭窄区域称为**次缢痕（secondary constriction）**。某些染色体末端有球形或棒形节段通过次缢痕的染色质细丝与染色体短臂相连，称为**随体（satellite）**。在人类染色体中，随体位于 13、14、15、21、22 号等 5 对近端着丝粒染色体的短臂末端。在染色体臂的末端存在着一种特化的结构称为**端粒（telomere）**（图 2-51），其主要功能是维持染色体末端的稳定性和独立性，保持染色体结构的完整性。端粒由端粒 DNA 和端粒结构蛋白构成，人类端粒 DNA 含有（TTAGGG）$_n$ 重复序列，可重复 500～3000 次。端粒起到了细胞分裂计数器的作用，在正常细胞中，染色体每复制一次，端粒的 DNA 序列就丢失 50～100bp，当端粒缩短到一定程度，细胞即退出细胞周期走向衰老或死亡。

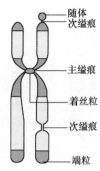

图 2-51　中期染色体的形态结构

标注：随体、次缢痕、主缢痕、着丝粒、次缢痕、端粒

根据着丝粒的位置，通常把中期染色体分为四种类型：①中着丝粒染色体（metacentric chromosome），其着丝粒位于染色体的 1/2～5/8 区段，长短臂基本相等；②近中着丝粒染色体（submetacentric chromosome），着丝粒位于染色体的 5/8～7/8 区段的染色体，将染色体分为长短明显不同的两个臂；③近端着丝粒染色体（acrocentric chromosome），着丝粒位于染色体的 7/8 以远区段的染色体，染色体短臂极短；④端着丝粒染色体（telocentric chromosome），着丝粒位于染色体的末端，没有短臂（图 2-52）。人类没有端着丝粒染色体。染色体的形态和类型在同种生物中保持相对恒定，而在不同种类的生物各不相同，这对于维持物种的稳定，研究生物分类与进化都具有重要意义。在正常健康人群中，存在着各种染色体的恒定的微小变异，这种不同个体之间染色体结构和染色体的着色强度存在的恒定但属非病理性的细小差别称为染色体多态性（chromosome polymorphism），通常指 D/G 组染色体

随体区变异（主要包括随体区增大，双随体），以及 1、9、16 号染色体副缢痕增加或缺失等，一般情况下上述变异不会引起表型效应，但越来越多的研究表明这种多态性有临床效应，可能与一些疾病有关。

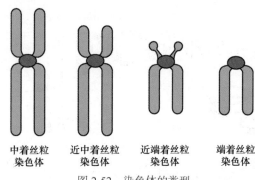

图 2-52　染色体的类型

中着丝粒染色体　　近中着丝粒染色体　　近端着丝粒染色体　　端着丝粒染色体

（三）核仁

在光镜下，真核细胞间期核中可见明显的单一或多个均质的球形小体，即**核仁**（nucleolus）。核仁的大小、形状和数目随细胞种类不同或同一细胞的生理状态不同而变化，蛋白质合成旺盛的细胞（如腺细胞、卵细胞）中核仁较大，而不具蛋白质合成能力的细胞（如精子和肌细胞）其核仁不明显或不存在。

1. 核仁的结构

电镜下，核仁是无界膜包裹、由多种纤维丝构成的网状海绵球体结构，由三个不完全分隔的区域组成（图 2-53）。

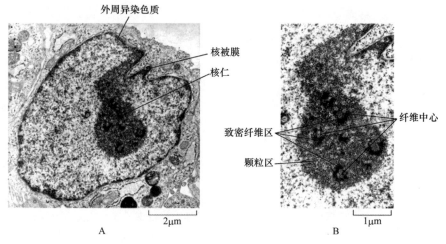

图 2-53　人成纤维细胞的核仁电镜照片（引自 Alberts，2008）
A. 完整的核仁；B. 局部观察的照片

标注：外周异染色质、核被膜、核仁、致密纤维区、颗粒区、纤维中心、2μm、1μm、A、B

（1）**纤维中心**（fibrillar center，FC）　　电镜下，纤维中心呈浅染的低电子密度的圆形结构小岛，是核仁中 rDNA（即 rRNA 基因）所在的部位。rDNA 是染色质上伸展出的 DNA 襻环，襻环上的 rRNA 基因成

簇串联重复排列，可通过高速转录而形成 rRNA，在核仁的形成中发挥作用，因此含有 rDNA 的染色质区域称为**核仁组织区（nuclear organizer region，NOR）**。人类的 rRNA 基因位于 13、14、15、21、22 号这 5

对近端着丝粒染色体短臂末端与随体之间的次缢痕处，在有丝分裂间期，这 10 条染色体的核仁组织区以 DNA 襻环的形式伸入核仁内，形成核仁的纤维中心（图 2-54）。

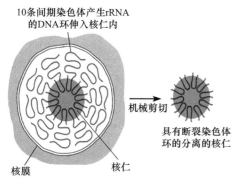

图 2-54 核仁中含 rRNA 基因的 DNA 襻环
（引自 Alberts，2008）

（2）**致密纤维组分**（dense fibrillar component，DFC） 在电镜下观察，致密纤维组分是核仁亚微结构中电子密度最高的部分，呈环形或半月形包围纤维中心，主要含有正在转录的 rRNA 和一些特异性的 RNA 结合蛋白。

（3）**颗粒组分** 颗粒组分（granular component，GC）由直径 15～20nm 的核糖核蛋白前体颗粒构成，是正在进行加工的转录产物和处于不同成熟阶段的核糖体亚单位的前体颗粒。核仁的大小主要是由颗粒组分数量决定的。

核仁是一个高度动态的结构，在有丝分裂过程中表现出周期性的解体与重建，这种周期性的变化称为**核仁周期**（nucleolar cycle）。当细胞从间期进入分裂期时，随着染色质的凝集，含 rRNA 基因的 DNA 襻环逐渐缩回至相应的染色体，纤维区和颗粒区均匀分散于核质中，核仁逐渐缩小直至消失。细胞分裂完毕后，在刚诞生的子代细胞中，染色体上含 rRNA 基因的区段重新松解和伸展，在这些 DNA 襻环周围又组建新的核仁。

2. 核仁的功能

核仁是 rRNA 基因存储、rRNA 合成加工及核糖体亚单位的装配场所。除 5S rRNA 在核仁外核质中合成外，真核细胞中其余 3 种 rRNA 都在核仁内合成。这些 rRNA 在核仁内与来自细胞质的核糖体蛋白组装成核糖体亚单位，再转运到细胞质中行使其功能。

真核生物位于核仁组织区的 rRNA 基因是一种串联重复基因，人单倍体基因组含有约 200 个 rRNA 基因拷贝（每个约 13 000bp），成簇串联重复排列在 5 条不同染色体上（13～15 号、21 号和 22 号），转录产物为 45S rRNA。45S 前体 rRNA 转录出来后，很快与进入核仁的核糖体蛋白结合形成 80S 核糖核蛋白颗

粒，再经过加工、剪切形成两种大小不同的核糖体亚基前体颗粒（图 2-55）。实际上，核仁中 rRNA 的合成、加工与核糖体的装配是同步进行的。核糖体亚基的装配是一个十分复杂的过程，放射性脉冲标记和示踪实验表明，一般在 30min 内含有 18S rRNA 和 33 种蛋白质的 40S 小亚基前体完成组装并运送至细胞质；而 60S 大亚基前体含有 28S rRNA、5.8S rRNA 和 49 种蛋白质，与核仁外染色质转录的 5S rRNA 结合，需要约 1h 完成组装并进入细胞质。经过核孔运送至细胞质的这两大大小亚基，在蛋白质合成需要时装配成成熟的核糖体。所以在真核细胞中，核仁是核糖体亚基组装的工厂。

核糖体大、小亚基在核仁中装配，在细胞质中成熟，避免了有功能的核糖体在细胞核内提前与 mRNA 结合，从而使蛋白质的合成只能在细胞质中进行，细胞的转录和翻译在时间和空间上的分开，确保了真核细胞基因表达的准确和高效。

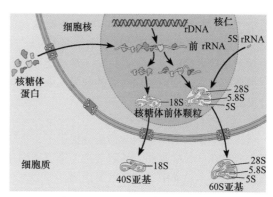

图 2-55 核仁在 rRNA 转录与核糖体装配中的作用
（引自 Cooper，2000）

（四）核基质与核骨架

核基质（nuclear matrix）是指细胞核内除了核膜、核纤层、染色质与核仁外，将 DNA、组蛋白和 RNA 抽提后，核内存在的一个以纤维蛋白成分为主的网架结构。由于它与细胞骨架体系有一定的联系，而且在基本形态上与细胞质骨架很相似，故又称之为**核骨架**（nuclear skeleton）。近年来，核骨架的研究取得了很大进展，已成为细胞生物学研究的一个前沿领域。

1. 核骨架的形态结构与成分

核骨架呈精细的三维网络结构，其分布与核纤层有明显的区别。核纤层是仅分布在核膜下的单层纤维蛋白，而核骨架则是分布在核内的纤维蛋白网络，充满核内整个空间，且与核纤层、核孔复合体均有连接，核仁与染色质被包绕于核骨架纤维网络之中。核骨架纤维粗细不均，直径为 3～30nm，常以 3～4nm 的单丝及其复合体形式存在。通过改进核骨架分级抽提技术，大大提高了网架纤维的可见度，十分成功地显示

了贯穿于细胞核质之间的核骨架核纤层中间纤维系统的精细结构图像（图 2-56），并认为它可能是真核细胞内另一独立的骨架结构体系。

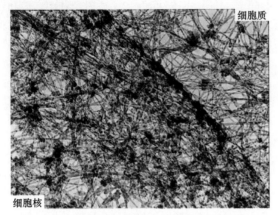

细胞质

细胞核

图 2-56 核骨架的电镜照片（引自 Karp，2002）

核骨架的成分比较复杂，主要成分是纤维蛋白，含量可达 90% 以上，并含有少量 RNA。RNA 的含量虽然很少，但它对于维持核骨架三维网络结构的完整性是必要的。分离的核骨架中常含有少量 DNA，一般认为这不是核骨架的成分，而只是一种功能性结合。不同类型的细胞或不同生理状态的细胞其细胞核骨架成分可能有极大差别。

2. 核骨架的功能

核骨架不仅为细胞核内各种组分提供了一个结构支架，而且在 DNA 复制、基因表达、染色体构建及病毒复制等生命活动中发挥着重要作用。

（1）核骨架与 DNA 复制和转录 复制中的 DNA 均结合在核骨架上，并且 DNA 复制所必需的 DNA 聚合酶和 DNA 拓扑异构酶都在核骨架上有着特定的结合序列。只有基因在核骨架上锚定后才可以为

DNA 解旋提供更好的支持。因此，可以认为，真核细胞中的核骨架是 DNA 复制的空间支架。

基因的表达转录也与核骨架有一定的关系。有证据表明，具有转录活性的基因一般都结合在核骨架上，RNA 聚合酶在核骨架上有结合位点，3 种 RNA 也都在核骨架上转录。因此，真核细胞中 RNA 的转录和加工均与核骨架有关。

（2）核骨架与染色体构建 现已证实核骨架是染色体组装的支架。染色体组装的放射环结构模型指出，真核细胞中的 DNA 形成 30nm 的染色质纤丝以襻环形式锚定在核骨架上，但核骨架如何参与染色体构建，目前尚不十分清楚。有实验表明，由于染色体骨架与核骨架中存在相同的蛋白质组分，可能核骨架上某些结构组分在分裂期中转变为染色体骨架。

（3）核骨架与病毒复制 病毒的生命活动都必须依赖宿主细胞。作为外源基因的病毒 DNA，其复制、转录及加工等基因表达过程与高等真核细胞自身基因表达相似，与宿主细胞的核骨架密切相关。人们最初发现单纯疱疹病毒的核衣壳在核骨架上装配，后来又有人进一步证实了腺病毒的复制与装配过程也与核骨架密切相关。

二、细胞核的功能

细胞内遗传信息流的流动方向是 DNA→RNA→蛋白质，而细胞核是真核细胞内遗传物质 DNA 存在的主要部位，是 DNA 复制和 RNA 转录的中心，因此细胞核的主要功能是储存并传递遗传信息，并通过基因的差异性表达指导蛋白质的合成、控制细胞的形态与功能特征，从而影响细胞的代谢、生长、分化和繁殖，在细胞生命活动中具有重要作用。

第五节　细胞内遗传信息的传递与蛋白质的生物合成

生物体在其一生的生命活动中要不断进行蛋白质的生物合成，这是细胞的重要功能之一，这个过程受 DNA 控制。DNA 分子中储存有蛋白质合成的指令，即遗传信息，通过 DNA 复制将遗传信息传递给子代细胞及子代个体，通过转录将特定的遗传信息从 DNA 传递给 RNA，再经 RNA 转译合成各种特异的蛋白质产物，由此控制细胞的各种代谢反应，从而使有机体表现出千差万别的形态、生理特征和极为复杂的生命现象。实际上，遗传信息的传递路径就是生物大分子运动的核心规律，即**中心法则**（**central dogma**）。中心法则是现代生命科学最重要的基本理论之一。

一、DNA 复制

遗传信息从 DNA 传递到 DNA 的过程，称为 **DNA**

复制（**DNA replication**）。

（一）半保留复制

DNA 分子的自我复制，实现了亲子代之间遗传信息的传递，保证了世代之间物种的相对稳定性。复制时，亲代 DNA 两条链之间的氢键打开，两条链分离并分别作为模板链，在 DNA 聚合酶等的作用下，按碱基互补配对原则，合成与模板链互补的子链。因此，在构成子代的 DNA 双链中，一条来自亲本 DNA，另一条为与其互补的新链，这种复制方式称为半保留复制。

（二）复制的基本过程

DNA 的复制过程需要 DNA 解旋酶、DNA 聚合酶等十多种酶的参与才能完成。复制开始于 DNA 链

上某个特定的**复制起始点（origin）**，一个 DNA 分子上可以有多个起始点，复制可同时向相反方向进行（图 2-57）。

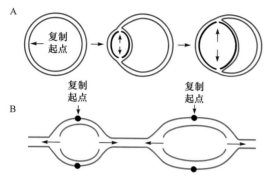

图 2-57 DNA 复制起点示意图

A. 大肠杆菌的环状 DNA 复制；B. 真核生物线性 DNA 复制

首先，复制起始点结合 DNA 解旋酶，使 DNA 的双链局部解旋。随后 DNA 聚合酶附着在已解旋部位，以松开的两条链为模板催化子链合成。此时松解开的两股链和未松开的双螺旋相连，形似丫叉（图 2-58），故称作**复制叉（replication fork）**。在大肠杆菌等原核生物中往往只有一个复制点，复制从这一起始点沿着环状 DNA 分子双向进行，完成一次复制大约需 40min。而果蝇染色体有 6000 个复制起始点，因而完成一次复制仅需 2min。

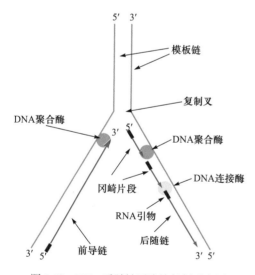

图 2-58 DNA 后随链不连续复制示意图

DNA 双螺旋由相互平行但方向相反的两条链组成，即一条链方向为 5′→3′，另一条链方向为 3′→5′。所有的 DNA 聚合酶都只能沿 5′→3′方向催化新链合成，即单核苷酸只能添加到新生链的 3′端。因此，在每个复制叉推进过程中，两条新链的合成机制是不同的。日本科学家冈崎（Okazaki，1968）发现，以 3′→5′方向阅读 DNA 模板，在 DNA 聚合酶作用下恰好是沿 5′→3′方向边解旋边复制，复制是连续发生的，并且先

行完成复制，该链称为**前导链（leading strand）**。而另一条模板链则只能先解旋一定长度之后，再以 5′→3′方向合成子链，如此往复，形成若干 100～200 bp 的 DNA 小片段，称为**冈崎片段（Okazaki fragment）**。最后，再由 DNA 连接酶将各个片段连接成一条完整的单链，因此这条链是不连续复制的，时间上也要延迟一些，称为**后随链（lagging strand）**（图 2-58）。

1970 年，Kornberg 等发现在 DNA 复制开始时，还需要先合成一段长约 10bp 的 RNA 引物（RNA primer），以提供 DNA 聚合酶所需的 3′端。前导链只需要 5′端一个 RNA 引物，而后随链的每一个片段都需要有一个 RNA 引物。当合成结束时，这些 RNA 引物被切割下来，余下的缺口可在 DNA 聚合酶催化下填补起来，最后由 DNA 连接酶催化相邻片段以 3, 5-磷酸二酯键连接成一条连续的新链。

Kornberg 把一切生命形式的 DNA 复制总结为 6 个基本特点：①半保留复制；②复制从起始点开始，在一条 DNA 分子中可以有一个或多个起始点；③复制一般是双向进行的；④复制开始时，要有一小段 RNA 引物启动 DNA 聚合酶的作用，使多核苷酸链逐渐延长；⑤复制的两条新链都是沿 5′→3′方向添加核苷酸；⑥复制对于 DNA 的一条链来说是相对连续的，而对另一条链来说是不连续的，需先合成片段再连成整体，即两条链的复制是不同步的。

但真核细胞染色体端粒中的重复序列的复制与一般染色体 DNA 复制方式不同，而是由端粒酶（telomerase）（图 2-59）合成端粒重复序列后再添加到染色体末端。端粒酶是一种蛋白质和 RNA 的复合物，具有反转录酶的性质，用其自身含有的 RNA 作模板反转录成 DNA，即把合成好的端粒重复序列加到染色体的 3′末端。因此在端粒末尾处形成一条没有配对的 3′单链，称为 3′悬突。随着细胞的多次分裂和 DNA 的复制，端粒结构会不断缩短，短于一定长度后，该细胞停止分裂，进入衰老阶段。端粒与端粒酶的存在在细胞的永生化中扮演着重要的角色，是细胞衰老与癌变的重要决定因素。在大多数肿瘤细胞中，端粒酶具有高活性，因此这些肿瘤细胞的端粒不缩短，可以无限增殖。此外，在正常细胞中，人们只发现生殖细胞和部分干细胞中有端粒酶活性，尚未在其他体细胞中检测到端粒酶活性。

二、遗传信息的转录

遗传信息从 DNA 传递到 RNA 称为**转录（transcription）**。转录是以 DNA 分子中一条单链为模板，在 RNA 聚合酶作用下按照碱基互补原则合成一条单链 RNA 分子的过程。

RNA 链沿 5′→3′方向合成，被转录的那条 DNA 链称为**模板链（template strand）**，相对的另一条链

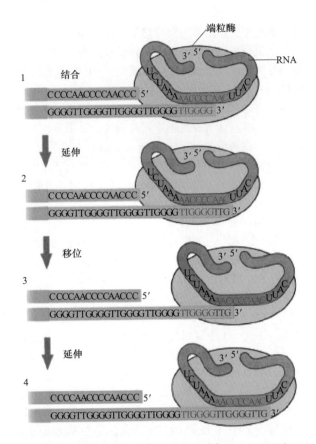

图 2-59 端粒酶作用机制示意图（引自 Karp，2002）

则称为**编码链（有意义链）（coding strand，sense strand）**。当然两条链的划分并不是绝对的，对于某一基因是编码链，对于相邻基因或许就是非编码链。

在原核细胞中，随着 mRNA 的转录，核糖体即刻与之结合并开始合成蛋白质。而真核细胞中，转录出的前体 RNA 要在核内经过复杂的加工修饰后才能成为成熟的 RNA 分子，然后从核孔输出到细胞质中参与蛋白质的合成。

1. mRNA 的加工

在真核细胞中，DNA 首先在细胞核内转录形成一条初级转录物前体 mRNA，称不均一核 RNA（heterogeneous nuclear RNA，hnRNA），其相对分子质量比细胞质中成熟的 mRNA 大 7～10 倍，在进入细胞质前大部分要被切除掉。hnRNA 变为成熟 mRNA 一般要经过以下三个步骤的加工。

（1）**戴帽（capping）** 即在 hnRNA 5′端加一个 7-甲基鸟苷酸"帽子"，使之变为 5′-m⁷G，戴帽的作用是使 mRNA 进入细胞质后，能与核糖体的小亚基识别与结合；还可以封闭 RNA 的 5′端，使之不易被外切酶降解。

（2）**加尾（tailing）** 通过酶的作用在 hnRNA 3′端加上 100～200 个腺苷酸，形成多聚腺苷酸（polyA）

"尾巴"。它的功能主要是保持 mRNA 3′端稳定，不被酶破坏，并可促使 mRNA 向细胞质转运。

（3）**剪接（splicing）** 在 hnRNA 中有大量的非编码序列（内含子）需要修剪切除，然后再将编码序列（外显子）拼接起来，才能形成可以连续编码的成熟 mRNA（图 2-60）。

经戴帽、加尾和剪接加工修饰后形成的成熟 mRNA 经过核孔进入细胞质，再与核糖体大小亚基结合作为蛋白质合成的模板进行翻译。

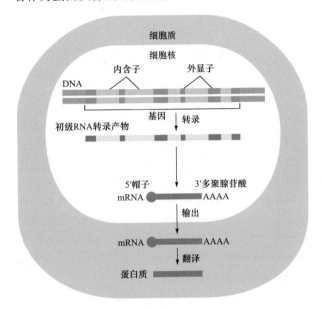

图 2-60 mRNA 加工过程（引自 Alberts，2008）

2. tRNA 的加工

无论原核细胞还是真核细胞，tRNA 基因都是先转录成 tRNA 前体分子，再经过剪接、修饰、加工才能成为有功能的 tRNA。

tRNA 3′端在酶的作用下加上 CCA 末端，作为氨基酸的结合部位。5′端的 16 个核苷酸先导序列要被去除（图 2-61）。tRNA 三叶草构型中的反密码子环、D 环、TΨC 环的功能分别是识别 mRNA 上的密码子、识别氨基酸活化酶和形成核糖体识别区。

3. rRNA 的加工

rRNA 是构成核糖体的主要成分。在真核生物中，rRNA 前体分子的加工是在核仁中进行的，细胞中的 rRNA 基因在 RNA 聚合酶作用下首先合成 45S rRNA 前体分子，然后被酶切断为 18S、5.8S 和 28S 三种成熟的 rRNA 分子，剩余约 20% 的转录间隔区转录来的 RNA 切去弃之。5S rRNA 分子在 RNA 聚合酶催化下由核仁区外的 rRNA 基因转录合成。28S rRNA、5.8S rRNA 和 5S rRNA 参与核糖体大亚基的组装，而 18S rRNA 则参加小亚基的形成（图 2-62）。

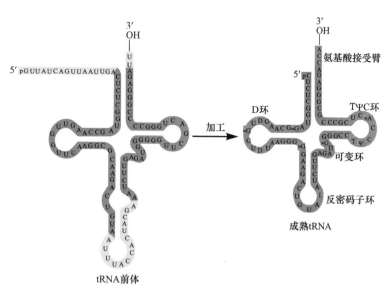

图 2-61 tRNA 加工过程

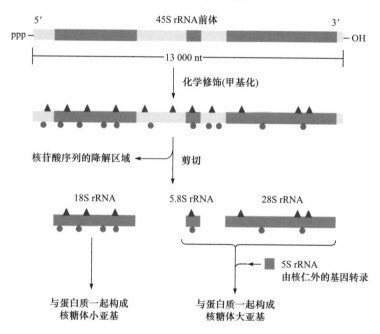

图 2-62 45S rRNA 加工过程（引自 Alberts，2008）

三、遗传信息的翻译

遗传信息的**翻译（translation）**过程是以 mRNA 为模板合成多肽链的过程，在生物化学领域又称为蛋白质的生物合成过程。

（一）遗传密码（genetic code）

mRNA 的核苷酸序列怎样决定蛋白质中氨基酸的排列顺序呢？碱基只有 4 种，氨基酸却有 20 种，如果 mRNA 上一种碱基决定一种氨基酸，那么 4 种碱基只能决定 4 种氨基酸，如果相邻两个碱基决定一种氨基酸，则 4 种碱基可编码 $4^2=16$ 种氨基酸，因此，至少要 3 个碱基编码一种氨基酸 $4^3=64$ 才能满足编码全部氨基酸的需要。

遗传密码共 64 种，其中 61 种可编码氨基酸，3 种（UAA、UAG、UGA）为终止密码，是多肽链合成的终止信号。密码子 AUG 既可作为多肽合成的起始信号，又是编码甲硫氨酸的密码子。

从表 2-2 中可看出，很多氨基酸有一种以上的密码子，如 UUU 和 UUC 都是苯丙氨酸的密码子，像这样为同一种氨基酸编码的不同密码子称为**同义密码（synonymous codon）**。

除了极少数例外，所有生命体的遗传密码都是相同的，这就是遗传密码的通用性。此外，从 30 亿年前细胞出现演化至今，遗传密码也始终保持不变，由此表明地球上各种生物在进化上存在亲缘关系。

表 2-2　遗传密码表

第一个碱基 （5′端）	第二个碱基				第三个碱基 （3′端）
	U	C	A	G	
U	苯丙氨酸 Phe	丝氨酸 Ser	酪氨酸 Tyr	半胱氨酸 Cys	U
	苯丙氨酸 Phe	丝氨酸 Ser	酪氨酸 Tyr	半胱氨酸 Cys	C
	亮氨酸 Leu	丝氨酸 Ser	终止密码 Stop	终止密码 Stop	A
	亮氨酸 Leu	丝氨酸 Ser	终止密码 Stop	色氨酸 Trp	G
C	亮氨酸 Leu	脯氨酸 Pro	组氨酸 His	精氨酸 Arg	U
	亮氨酸 Leu	脯氨酸 Pro	组氨酸 His	精氨酸 Arg	C
	亮氨酸 Leu	脯氨酸 Pro	谷氨酰胺 Gln	精氨酸 Arg	A
	亮氨酸 Leu	脯氨酸 Pro	谷氨酰胺 Gln	精氨酸 Arg	G
A	异亮氨酸 Ile	苏氨酸 Thr	天冬酰胺 Asn	丝氨酸 Ser	U
	异亮氨酸 Ile	苏氨酸 Thr	天冬酰胺 Asn	丝氨酸 Ser	C
	异亮氨酸 Ile	苏氨酸 Thr	赖氨酸 Lys	精氨酸 Arg	A
	甲硫氨酸 Met （起始）	苏氨酸 Thr	赖氨酸 Lys	精氨酸 Arg	G
G	缬氨酸 Val	丙氨酸 Ala	天冬氨酸 Asp	甘氨酸 Gly	U
	缬氨酸 Val	丙氨酸 Ala	天冬氨酸 Asp	甘氨酸 Gly	C
	缬氨酸 Val	丙氨酸 Ala	谷氨酸 Glu	甘氨酸 Gly	A
	缬氨酸 Val	丙氨酸 Ala	谷氨酸 Glu	甘氨酸 Gly	G

（二）氨基酸激活

合成蛋白质所需要的氨基酸不是细胞质中游离的氨基酸，而是一种被激活的氨基酸与特异的 tRNA 形成一种氨酰基-tRNA 复合体。这种结合是在特定的氨酰基-tRNA 活化酶的催化下进行的，每种氨基酸都有它专一的活化酶。这种酶有两个主要作用：①把氨基酸附着到 ATP 上使氨基酸活化；②把激活了的氨基酸转移到对应的 tRNA 上与其 3′端的腺苷酸残基形成共价键，生成特定的氨酰基-tRNA 复合体。氨酰基-tRNA复合体可以转运到核糖体上参与蛋白质的合成。

（三）多肽链的合成

多肽链的合成是由 mRNA、tRNA 和核糖体三者密切配合完成的。mRNA 是合成多肽链的模板或信息载体，tRNA 能转运活化的氨基酸，核糖体提供多肽链合成的场所。原核生物多肽链的合成过程最为清楚，主要包括三个阶段：肽链的起始（initiation）、肽链的延伸（elongation）、肽链的终止（termination）。

1. 肽链的起始

翻译的第一步是在起始因子帮助下，mRNA 与细胞质中游离的核糖体 30S 小亚基结合，结合部位为起始密码 AUG 处。然后，甲酰甲硫氨酰-tRNA 进入核糖体，通过反密码子与 mRNA 上的起始密码 AUG 识别，形成起始复合体（initiation complex）。然后大亚基与小亚基结合，形成完整的 70S 核糖体-mRNA 起始复合物，起始因子从核糖体上释放。

2. 肽链的延伸

核糖体上最重要的三个活性部位（confluent area）分别是 P 位、A 位和 E 位（图 2-63）。多肽合成起始时，甲酰甲硫氨酰-tRNA 结合到 P 位，而 A 位尚空着，故核糖体可接纳另一个氨酰-tRNA。接纳哪一种氨酰-tRNA 则由 A 位上 mRNA 的密码子决定。核糖体上只能同时并列两个氨酰-tRNA，当 A 位被占据后，在转肽酶和一些增长因子的作用下，两个 tRNA 所携带的氨基酸之间建立肽键，形成二肽。这时，在移位酶和 GTP 参与下，核糖体沿 mRNA 5′→3′方向移动一个密码子，P 位上空载的 tRNA 移至 E 位并离开核糖体，A 位上的氨酰-tRNA 移位到 P 位，A 位空出，又可接受一个新的氨酰-tRNA，新的氨基酸在转肽酶和增长因子的作用下以肽键连接到先前的肽链上。不断重复此过程，肽链不断增长。每一个新 tRNA 结合到核糖体上和每一次移位都需要水解 GTP 的一个高能磷酸键提供能量，而所形成的多肽链中，氨基酸的种类和排列顺序则完全由 mRNA 上密码子决定。

3. 肽链的终止

当核糖体移到 mRNA 上的终止密码子（UAA、UAG、UGA）时，没有一个氨酰-tRNA 可以与之结合，于是肽链增长停止。在释放因子的协助下，多肽链从核糖体上释放出来，经过特定的加工、折叠形成具有一定空间结构的蛋白质。同时核糖体大小亚基分离，

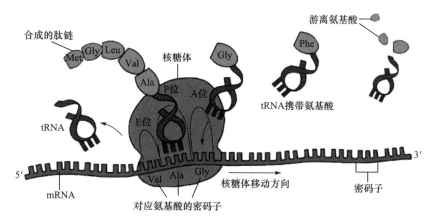

图 2-63 多肽链的合成（引自陈誉华，2008）

mRNA 也从核糖体上脱离下来。

蛋白质合成速度很快，大肠杆菌合成一个含有 300～400 个氨基酸残基的蛋白质仅需要 10～20s。通常一个 mRNA 分子可以同时结合多个核糖体，称多核糖体（polyribosome 或 polysome），按不同进度翻译出多条相同的多肽链（图 2-64）。

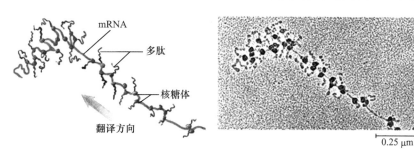

图 2-64 多核糖体（引自 http://www.bbioo.com/lifesciences/34-18911-4.html）

四、遗传信息的传递

DNA 中的遗传信息通过复制传递给子代 DNA，通过转录传递给 RNA，RNA 再通过翻译控制蛋白质合成，这就是通常所说遗传信息传递的中心法则。长期以来，人们普遍接受了这种单向的信息传递的概念。随着生命科学的飞速发展，逐渐发现了**反转录酶**（**reverse transcriptase**），由此，对中心法则进行了重要的补充和发展，即遗传信息传递可以由 RNA→RNA，也可由 RNA→DNA（图 2-65）。

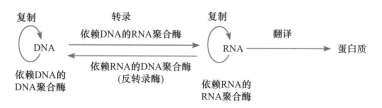

图 2-65 修改后的中心法则

遗传信息由 RNA→RNA 的传递方式，仅在 RNA 病毒感染宿主细胞中出现。这些病毒的遗传物质是 RNA，如脊髓灰质炎病毒（poliomyelitis virus）、RNA 噬菌体等。它们可以是单链也可以是双链，并携带有特异的 RNA 复制酶，该酶能以自身 RNA 为模板合成互补的子代病毒 RNA。

遗传信息从 RNA→DNA 的传递可以在某些 RNA 肿瘤病毒感染的动物的细胞中发生，如劳斯肉瘤病毒（Rous sarcoma virus，RSV）是一种单链 RNA 病毒，它可使鸡产生恶性程度很高的肉瘤；而引起人类艾滋病的人类免疫缺陷病毒（human immunodeficiency virus，HIV）和引起非典型肺炎的严重急性呼吸综合征（severe acute respiratory syndrone，SARS）病毒也都是 RNA 病毒。这种单链 RNA 病毒怎样使受感染细胞获得稳定的遗传性状呢？经过研究发现，这种病毒颗粒中有一种由 RNA 病毒编码的反转录酶。当这种病毒感染宿主细胞时，单链 RNA 基因组进入细胞，其反转录酶能以单链 RNA 为模板合成互补的 DNA 分子，这种互补的 DNA 分子再以自身为模板合成另一条 DNA 分子，这样就产生了一条含有病毒 RNA 遗传信息的双链 DNA 分子，然后这条双链 DNA 再整合到宿主染色体 DNA 内，形成一个**前病毒（provirus）**，前病毒会随着宿主 DNA 复制、细胞分裂传递到后代中。

前病毒 DNA 通过转录合成两种 RNA：一种编码病毒特异蛋白，包括反转录酶等；另一种即病毒本身的遗传物质 RNA，当它与病毒蛋白结合形成新的 RNA 肿瘤病毒时，便会从宿主细胞释放出来，再去感染其他正常细胞（图 2-66）。

反转录酶的发现打破了传统的遗传信息传递观念，不仅在生命科学的基础理论研究方面具有重大意义，而且在遗传工程的应用方面也具有极其重要的价值。人们可以从 RNA 肿瘤病毒中提取反转录酶，利用这种反转录酶便可将需要的 mRNA 片段反转录成 cDNA。当把这种 cDNA 片段整合入大肠杆菌细胞后，人们所特需的外源目的基因就可能得到表达，从而产生出所需要的蛋白质分子。

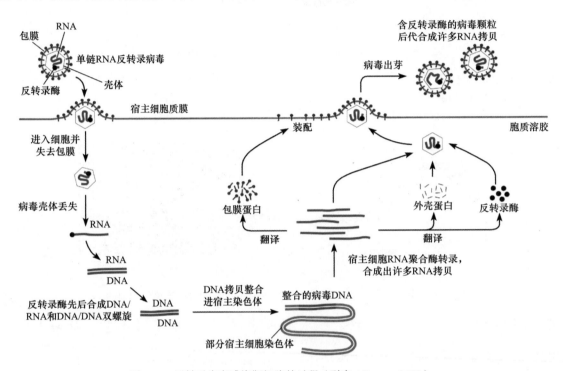

图 2-66　反转录病毒感染靶细胞的过程（引自 Alberts，2008）

近年来利用反义 RNA 可与基因（DNA）互补配对的特性，人们找到了一种抑制和封闭基因表达的新方法，该思想最终被发展成为对当代基因工程技术具有重大影响的反义技术。反义技术已受到人们的广泛重视，通过反义技术抑制肿瘤细胞中原癌基因的表达，有可能结束肿瘤细胞不受机体约束的无限增殖现象，从而逆转细胞的恶变过程。

第六节　细胞的繁殖

当细胞生长到一定阶段，或增殖或死亡，而细胞繁殖是生命得以延续的保证。细胞分裂和细胞死亡均为细胞生命活动的基本特征。细胞增殖的基本形式是细胞分裂（cell division），即一个母细胞分裂为两个子细胞。

一、细胞增殖的方式

（一）原核细胞的分裂

原核细胞的分裂方式简单，拟核中的 DNA 分子紧贴在质膜或者间体上，随着 DNA 复制，间体也复制成两个，以后两个间体由于其间的细胞膜的生长而逐渐离开，与它们相连接的两个 DNA 分子环也被拉开，每一个 DNA 环与一个间体相连，在被拉开的两个 DNA 环之间细胞膜向中央凹陷，形成隔膜，使一个细胞分裂为两个细胞（图 2-67）。

（二）真核细胞的分裂

真核细胞的分裂较原核细胞分裂复杂得多，一般分为三种：**无丝分裂（amitosis）、有丝分裂（mitosis）和减数分裂（meiosis）**。无丝分裂是指处于间期的细胞核拉长，呈哑铃形或肾形，中央部分逐渐变细、断

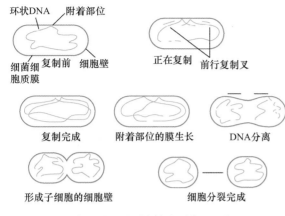

图 2-67　原核细胞的分裂方式（引自王金发，2003）

开，一分为二，与此同时，细胞质也在中部缢缩成两个子细胞。由于在分裂过程中不形成纺锤体（spindle），不发生染色质凝集成染色体的变化，故称为无丝分裂。对于无丝分裂的生物学意义，目前存在不同看法，有学者认为它是衰老或病变细胞中有时出现的一种特殊分裂方式。更多的学者则认为，它是存在于正常组织的一种细胞分裂方式。有丝分裂是真核细胞分裂的主要方式。减数分裂是有丝分裂的一种特殊形式，由两次连续的分裂组成，是行有性生殖的生物形成生殖细胞时染色体数目减半的细胞分裂过程。

二、细胞周期的基本概念及各时相的动态

（一）细胞周期的基本概念

细胞周期（cell cycle）是指细胞从一次分裂结束开始生长，经过物质积累直到下一次细胞分裂结束为止所经历的过程。

对于细胞周期的研究一直是人们感兴趣的问题，随着研究的深入，对细胞周期的认识也逐渐深入。20世纪 50 年代以前，由于光学显微镜的使用，仅能观察到分裂期的形态变化，对分裂期以外的细胞生化变化了解甚少，误认为细胞增殖活动主要发生于形态变化明显的分裂期，故当时人们把细胞分裂间期（interphase）称为静止期（resting phase）。直到 1951年，Howard 等用 ^{32}P 标记蚕豆根尖细胞并做放射自显影实验，研究了细胞间期各阶段的 DNA 合成，发现只是处于静止期中某个特定阶段的细胞才有 ^{32}P 掺入，表明只有此阶段能进行 DNA 合成，而这一时段与有丝分裂前后存在两个间隙（gap），因而首次提出将整个细胞增殖周期划分为 DNA 合成前期（gap1 phase，G_1）、DNA 合成期（synthetic phase，S）、DNA 合成后期（gap2 phase，G_2）和有丝分裂期（M）4 个时期（图 2-68）。由于细胞化学、放射自显影和细胞分光光度计等技术的应用，使人们认识到过去所谓的"静止期"，其实是细胞代谢活动最活跃时期。在这一时期完成 DNA 复制、RNA 和蛋白质的合成，即细胞增

殖的物质准备和积累阶段，分裂期则只是细胞增殖的实施过程。细胞经过间期和分裂期，完成了一个细胞周期，细胞数量也相应地增加 1 倍。整个细胞周期过程所需要的时间称为细胞周期时间。不同细胞的细胞周期时间长短差别很大，有的细胞每增殖一次仅需几十分钟，如细菌，有的则需要十几或几十小时，有的长达几十年，如高等动物体内的某些细胞。一般而言，细胞周期时间的长短主要差别在 G_1 期的长短，而 S期、G_2 期和 M 期的时间相对恒定。

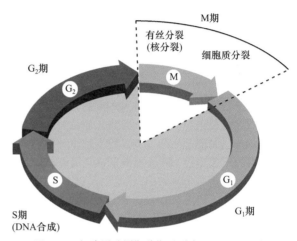

图 2-68　细胞增殖周期分期（引自 Karp，2005）

多细胞生物，尤其是高等生物，可以看做由一个受精卵经过多次分裂、分化所形成的细胞社会。在这个细胞社会中，一般根据细胞增殖状况分为三类：①连续分裂细胞，即细胞周期持续运转，又叫周期中细胞（cycling cell），如上皮组织的基底细胞和骨髓细胞；②暂时不分裂细胞，即暂时从 G_1 期离开细胞周期，停止细胞分裂，但在给予适当的刺激后可以重新进入周期进行分裂，这种细胞又叫 G_0 期细胞或休眠细胞，如结缔组织中的成纤维细胞、某些淋巴细胞和肝细胞等；③终末分化细胞，这类细胞一旦生成后，就不可逆地离开细胞周期，终生不再分裂，如横纹肌细胞、多形核白细胞和神经细胞等。不过 G_0 期细胞和终末分化细胞的界限有时很难划分，随着研究的深入，有的细胞过去认为属于终末分化细胞，目前可能被认为是 G_0 期细胞。

（二）细胞周期各时相的动态

细胞完成分裂后即进入间期，在此期间要合成一系列物质为进入下一个分裂期做物质准备。许多学者用放射性标记物示踪，对细胞周期各时相在分子层次上的动态有了更深入的了解，细胞周期各时相都有各自的特点。

1. G_1 期

G_1 期开始合成细胞生长所需的各种 RNA、糖、脂等，RNA 的合成导致结构蛋白和酶蛋白等形成，为

进入 DNA 合成期做物质准备。根据实验可以测得，在 G_1 期晚期到 S 期这一阶段，与 DNA 合成有关的酶和底物含量增高，特别是 DNA 聚合酶的活性急剧增高，这为 S 期 DNA 合成准备了必要的物质基础。在 G_1 期晚期过渡到 S 期阶段有一个限制点（restriction point，R）或检验点（checkpoint），它控制细胞在周期运行过程中是继续沿周期运行走向分裂即进入 S 期，还是停止于某一阶段，即进入 G_0 期。因此，G_1 期的开启或关闭与该点有关，它是推进细胞周期的一个关键时刻，也是药物等因素作用于细胞周期的一个敏感点。检验点不仅存在于 G_1 期，也存在于其他时期，如 S 期检验点、G_2 期检验点、纺锤体组装检验点。

2. S 期

细胞进入 S 期以后，开始进行 DNA 复制、组蛋白和非组蛋白等合成。在 S 期，DNA 的复制具有严格的时间顺序，就染色质而言，常染色质较异染色质复制早。DNA 复制的起始和复制过程受到多种细胞周期调节因素的严密调控，DNA 复制的启动需要相应的周期蛋白和周期蛋白依赖激酶，这些因子由 G_1 期过渡到 S 期开始合成，到 S 期中期时含量最高，S 期结束时瞬间消失，用 ^{3}H-嘧啶核苷酸标记证明，线粒体 DNA（mtDNA）复制的时间主要在 S 期和 G_2 期，叶绿体 DNA（ctDNA）的复制在 G_1 期。动物细胞中心粒复制也在 S 期完成，原来相互垂直的一对中心粒发生分离，各自在其垂直方向形成一个子中心粒。细胞进入 S 期后，非组蛋白也在 S 期合成，这一时期 RNA 聚合酶合成活跃。

3. G_2 期

G_2 期主要为细胞分裂准备物质条件，这一时期细胞继续进行 RNA 和蛋白质的合成，同时 G_2 期微管蛋白合成达到高峰，为 M 期纺锤体微管的形成提供了丰富的来源。在 G_2 期，细胞合成**成熟促进因子（maturation promoting factor，MPF）**，MPF 能促使组蛋白 H_1、组蛋白 H_3、核纤层蛋白、核仁蛋白磷酸化，促进染色质凝集和核膜破裂。细胞通过 G_2 期后能否顺利进入 M 期，要受 G_2 期检测点的控制，此期的检测点要检查 DNA 是否复制完成，DNA 损伤是否得以修复，细胞是否已生长到合适大小，环境因素是否利于细胞分裂等。只有当所有有利于细胞分裂的因素得到满足以后，细胞才能顺利实现由 G_2 期过渡到 M 期。

4. M 期

这一时期是确保亲本细胞核染色体能精确均等地分配给 2 个子细胞，使分裂后的 2 个子细胞与亲本细胞在遗传上保持一致性。尽管 M 期在细胞周期时间中所占时间最短，但其形态结构变化最大。

三、有丝分裂各期的主要特征

有丝分裂是真核细胞数目增加的一种最主要的增

殖方式，通常包括核分裂和细胞质分裂。根据细胞连续的形态结构变化，传统上人们将有丝分裂过程的核分裂分为前期（prophase）、早中期（prometaphase）、中期（metaphase）、后期（anaphase）和末期（telophase）5 个时期（图 2-69）。

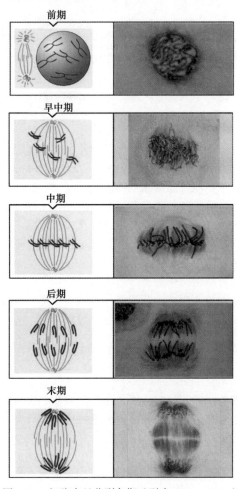

图 2-69　细胞有丝分裂各期（引自 Karp，2005）

（一）核分裂

1. 前期

前期的主要特征是染色质开始凝集，核仁逐渐消失及核膜崩解。前期开始时核内染色质逐渐浓缩，由细长的染色质丝经螺旋折叠包装，形成具有一定形态的、在光镜下可见的早期染色体。此时的染色体分布在核内，随着分裂进行，它们便趋向于核膜，细胞核膨大，到前期末，核膜、核仁解体，即宣告前期结束。

在前期核内发生上述变化的同时，在中心体的周围，微管开始大量装配形成纺锤体，同时已复制的中心粒沿核膜外彼此远离，达到相对位置时决定了细胞分裂极。

2. 前中期

核膜解体并导致纺锤体微管触及染色体并与它们结合，所有染色体逐渐排列到赤道面上，即为前中期。

3. 中期

中期染色体达到最大程度的凝集状态，并排列在赤道面上。随着核膜的解体，微管伸入到中央区，一部分微管与染色体着丝点相连，一部分微管在赤道区互相接触组成了纺锤体。如果用秋水仙素等抑制微管的聚合装配，破坏纺锤体的形成，细胞将被阻断在有丝分裂中期。

4. 后期

染色体的着丝粒纵裂，染色单体相互分离，分别向两极移动，标志着后期的开始。在此时期，作为中期特点的力量平衡随着着丝粒的分开而被打破，使两条染色体分别以同样的速度慢慢地被纺锤丝拉向纺锤体的两极。

5. 末期

末期开始的标志是染色体到达两极。到达两极的高度凝集的染色体开始解聚，伸长为细丝，不连续的核膜片段围绕染色单体周围重新装配，逐渐相互融合形成子代细胞核的完整核膜，随着染色体去浓缩，前期已消失的核仁又重新出现。

（二）胞质分裂

胞质分裂通常开始于细胞分裂后期，于细胞分裂末期结束。胞质分裂开始时，在细胞中央赤道板的质膜下，肌动蛋白和肌球蛋白在此处聚集装配成微丝，环绕细胞形成收缩环（contractile ring）（图 2-70）。通过微丝的滑动，收缩环直径变小，使细胞膜凹陷，

环绕着细胞中部，产生与纺锤体相垂直的环形缢缩卵裂沟（cleavage furrow）。在分裂沟下方，除肌动蛋白以外还有微管、小膜泡等物质聚集。分裂沟逐渐深陷，直到与由残存的纺锤体微管组成的中间体（midbody）相接触，构成了两个子细胞间暂时连接的桥，逐渐在此处断裂，最终形成两个相互完全分离的子细胞。

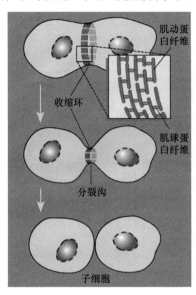

图 2-70 动物细胞的缢缩型胞质分裂（引自 Karp，2002）

四、减数分裂

减数分裂是行有性生殖的生物配子发生过程中特有的分裂方式，可以分为以下几个时期（图 2-71）。

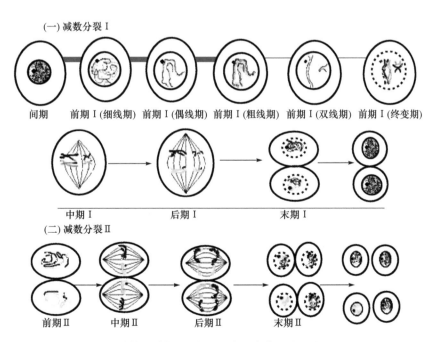

图 2-71 减数分裂各期图解（引自梁素华和邓初夏，2015）

（一）减数第一次分裂

1. 间期 I

间期 I（interkinesis I）细胞分裂之前，每个 DNA 分子进行半保留复制，数目加倍。

2. 前期 I

前期 I（prophase I）是减数分裂过程中延续时间长、变化最复杂的一个时期。根据核内染色质的变化分为以下 5 个时期（图 2-72）。

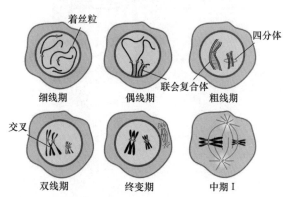

图 2-72　减数分裂前期 I 各期（引自 Karp，2002）

（1）细线期（leptotene）　　细胞核内出现染色细线，是染色质逐渐凝集的结果。

（2）偶线期（zygotene）　　在此时期**同源染色体（homologous chromosome）**开始联会。细胞中形态、大小、结构相同的两条染色体，其中一条来自父方，一条来自母方，这样一对染色体称同源染色体。同源染色体彼此靠拢配对的过程称联会（synapsis）。联会从靠近核膜处开始，最后扩展到染色体全长。联会时，同源染色体之间沿纵轴方向形成**联会复合体（synaptinemal complex，SC）**，电镜下呈 3 条纵带，总宽 150～200nm。两侧电子密度高的纵带为侧体（lateral element），是同源染色体的染色单体部分。中间部分为电子密度低的梯状横带，正中有一电子密度高的纵线，称中央成分（central element），由蛋白纤维构成（图 2-73）。同源染色体通过联会复合体完成联会过程。

（3）粗线期（pachytene）　　配对后的同源染色体紧靠在一起，称为二价体（bivalent）。染色体继续凝集变粗，每个二价体由 4 条染色单体组成，故又称

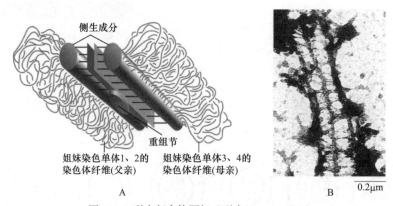

图 2-73　联会复合体图解（引自 Karp，2002）

A. 模式图；B. 电镜下的联会复合体

四分体（tetrad）。二价体某些区段上非姐妹染色单体之间发生交叉（chiasma），即它们之间可能发生染色体片段的交换。

（4）双线期（diplotene）　　二价体进一步缩短变粗，联会复合体解体，配对的染色体开始分离，交叉点逐渐向染色体臂的端部移动，称交叉端化（chiasma terminalization）。在非姐妹染色单体未分离部分交叉仍然存在。人的生殖细胞每个二价体平均有 2.36 个交叉。

（5）终变期（diakinesis）　　二价体最大限度凝集，端化继续进行，交叉数目减少。核仁、核膜消失。纺锤丝进入核区，二价体移向细胞中部。

3. 中期 I

中期 I（metaphase I）各二价体排列在赤道板上，纺锤体形成。同源染色体分别与两极的微管相连，但每个染色体的两个动粒只与同一极的微管相连。

4. 后期 I

后期 I（anaphase I）在动粒微管的牵拉下，同源染色体彼此分离，分别移向细胞的两极。同源染色体分离的同时，非同源染色体随机组合移向两极。在每一极得到一对同源染色体中的一条，即二分体（dyad）。由于粗线期非姐妹染色单体之间发生了交换，所以每条染色体上的两条染色单体的 DNA 可能发生重组。

5. 末期 I

末期 I（telophase I）各二分体移至两极后去凝集，核仁、核膜重新出现，胞质分裂后形成两个子细胞。每个子细胞中有 n 条染色体。

（二）减数第二次分裂

1. 间期 II

此期持续时间短暂，没有 DNA 复制，很快进入下一个时期。

2. 前期 II

染色质凝集形成染色体。核仁逐渐消失，伴随着核纤层的磷酸化，核膜解聚消失。

3. 中期 II

高度凝集的染色体排列于赤道面上。每条染色体的两个动粒分别与两极的微管相连。

4. 后期 II

每条染色体的姐妹染色单体发生分离，在动粒微管的牵拉下分别移向两极。姐妹染色单体分离的同时，非姐妹染色单体随机组合移向两极。

5. 末期 II

染色体到达两极并逐渐去凝集形成染色质纤维。核膜重新形成，核仁重新出现，随着胞质分裂完毕，最终完成整个分裂过程。经过上述减数分裂，每个细胞形成 4 个子细胞，每个子细胞中含有 n 条染色体，每条染色体含有一个 DNA 分子。

经过减数分裂形成的生殖细胞染色体数目减少了一半，由二倍体细胞变为单倍体细胞。减数分裂不仅使成熟的生殖细胞中染色体数目减半，而且由于非同源染色体的自由组合和非姐妹染色单体之间交换 DNA 片段，经减数分裂后形成的子细胞之间各自的 DNA 组成也可能不同，这是有性生殖中遗传多样性的基础。在减数分裂过程中出现的同源染色体联会、非姐妹染色单体交叉（交换片段）、同源染色体分离、非同源染色体自由组合等现象是各遗传定律的细胞学基础。

（三）有丝分裂和减数分裂比较

有丝分裂与减数分裂有以下几点不同（图 2-74）。

1）有丝分裂只有一次均等分裂；而减数分裂包括两次连续的细胞分裂。

2）有丝分裂的结果，一个亲代细胞形成两个子细胞的染色体数目和亲代完全一样，使遗传物质保持恒定；而减数分裂结果，一个细胞却形成四个具有不同遗传物质、染色体数目减半的子细胞，是产生遗传多样性的基础之一。

3）在有丝分裂过程中每条染色体都是独立的，既不产生联会也不发生交叉互换；而减数分裂过程中，其前期 I 很复杂，既有同源染色体的配对，也有非姐妹染色单体间遗传物质的交换。

4）有丝分裂发生在生物体所有体细胞；而减数分裂的发生只限于行有性生殖生物的生殖细胞形成过程中。

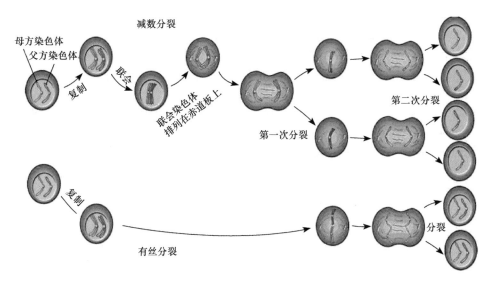

图 2-74　有丝分裂与减数分裂的比较

五、细胞周期的调控

细胞周期的准确调控对生物的生存、繁殖、发育和遗传均是十分重要的。对简单生物而言，调控细胞周期主要是为了适应自然环境，以便根据环境状况调节繁殖速度，以保证物种的繁衍。复杂生物的细胞则需对来自自然环境和其他细胞、组织的信号做出正确的应答，以保证组织、器官和个体的形成、生长以及创伤愈合等过程能正常进行，因而需要精细的细胞周期调控机制，使细胞周期有条不紊地进行。

近几十年来，对细胞周期调控的研究取得了突破性进展，美国科学家 Hartwell 发现了控制细胞周期的 "START" 基因、英国科学家 Hunt 和 Nurse 分别发现了细胞周期的关键调节物质**细胞周期蛋白依赖激酶（cyclin dependent kinase，CDK）**和**细胞周期蛋白（cyclin）**，并因此获得了

2001 年诺贝尔生理学或医学奖。

在细胞周期中有两个重要阶段：G₁ 期到 S 期和 G₂ 期到 M 期。这两个阶段正处在代谢活跃的生化活动分子水平变化时期，易受环境条件的干扰，如能人为地进行调节控制，对深入了解生物的生长、发育、衰老、死亡和控制肿瘤的生长等现代细胞生物学家所重点关注的问题，无疑是非常有意义的。

（一）MPF 的发现及其作用

Rao 和 Johnson（1970，1972，1974）将 HeLa 细胞同步于不同阶段，在灭活仙台病毒介导下与 M 期细胞融合，发现与 M 期细胞融合的间期细胞产生了形态各异的**早熟凝集染色体（prematurely condensed chromosome，PCC）**，这种现象叫做**早熟染色体凝集（premature chromosome condensation）**。G₁ 期 PCC 为单线状，因 DNA 未复制。S 期 PCC 为颗粒状，因 DNA 由多个部位开始复制。G₂ 期 PCC 为双线染色体，说明 DNA 复制已完成（图 2-75）。

其他类型的 M 期细胞也可以诱导 PCC 产生，如

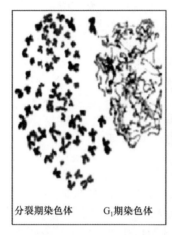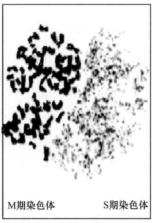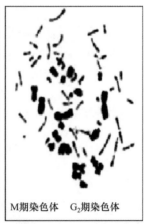

分裂期染色体　　G₁期染色体　　　M期染色体　　S期染色体　　M期染色体　　G₂期染色体

图 2-75　不同形态的 PCC（引自 Karp，2005）

人和蟾蜍的细胞融合时同样有这种效果，这就意味着 M 期细胞具有某种促进间期细胞进行分裂的因子。

1971 年，Masui 和 Markert 用非洲爪蟾卵做试验，明确提出了 MPF 这一概念。实验结果发现，将孕酮诱导成熟的卵母细胞的细胞质注射到未成熟的卵母细胞中，可以诱导后者成熟；将成熟的卵母细胞的少量细胞质注射到其他未成熟卵母细胞中，这些未成熟卵母细胞仍被诱导成熟。因而他们认为，在成熟的卵母细胞质中有一种可以诱导卵母细胞成熟的物质。他们将这种物质称为**成熟促进因子（maturation promoting factor，MPF）**。

1960 年，Hartwell 以芽殖酵母为实验材料，利用阻断在不同细胞周期阶段的温度敏感突变株，分离出了几十个与**细胞分裂有关的基因（cell division cycle gene，cdc）**，即细胞周期基因。裂殖酵母的 *cdc2* 基因和芽殖酵母的 *cdc28* 基因最令人注目。这两种序列高度同源（同源性高达 69% 左右）的基因在细胞周期的 G₁/S 与 G₂/M 转换点发挥重要的功能，它们的表达产物都是具有丝氨酸/苏氨酸激酶活性的酶蛋白，可以使多种蛋白质底物磷酸化。在 20 世纪 80 年代初，一些学者在研究某些海洋无脊椎动物胚胎发育早期卵裂蛋白合成中发现在卵裂过程中，有一种蛋白质水平随细胞周期剧烈振荡，进行周期性合成与降解：间期开始合成，G₂/M 期达到高峰，M 期结束后突然下降，下一轮间期又重新合成积累，再下降，如此反复进行，因此将其命名为**周期蛋白（cyclin）**。Hartwell 还通过研究酵母菌细胞对放射线的感受性，提出了细胞周期检验点（checkpoint）概念，意指当 DNA 受到损伤时，细胞周期会停下来。

1988 年，Maller 实验室的 Lohka 等以非洲爪蟾卵为材料，分离并证明 MPF 由 32kDa 和 45kDa 两种蛋白质组成，证实了 MPF 中的 32kDa 蛋白是 *cdc2* 基因的产物，45kDa 蛋白即周期蛋白。MPF 的生化成分被确定下来，它含有两个亚单位，即 CDC2 蛋白和周期蛋白。后来 Nurse（1990）进一步实验证明 P32 实际上是 CDC2 的同源物，而 P45 是 cyclinB 的同源物，当两者结合以后表现出激酶活性。CDC2 蛋白为其催化亚单位，周期蛋白为其调节亚单位。

（二）周期蛋白与周期蛋白依赖性激酶

细胞增殖有序地通过细胞周期这一进程主要由周期蛋白和周期蛋白依赖性激酶复合物驱动。

1. **周期蛋白**

周期蛋白是一类随细胞周期变化而周期性出现与消失的蛋白质，最早由 T.Evans 于 1983 年在海胆受精卵中发现。研究发现，当保持周期蛋白活性而抑制其他蛋白质活性时细胞周期能够进行，但抑制周期蛋白活性而保持其他蛋白质活性，细胞周期不能进行。细

胞周期蛋白在细胞周期中起着至关重要的作用。迄今已发现多种周期蛋白，在哺乳类动物细胞中包括cyclinA、B、C、D、E、F、G、H等，它们分别与不同类型的CDK蛋白结合。周期蛋白不仅仅起激活CDK的作用，还决定了CDK何时、何处、将何种底物磷酸化，从而推动细胞周期的前进（表2-3）。各类周期蛋白均含有一段约100个氨基酸的保守序列，称为周期蛋白框，介导周期蛋白与CDK结合。

表2-3　不同类型的周期蛋白与周期蛋白依赖性激酶

激酶复合体	脊椎动物		芽殖酵母	
	cyclin	CDK	cyclin	CDK
G_1-CDK	cyclin D*	CDK4、6	Cln 3	CDK1（CDC28）
G_1/S-CDK	cyclin E	CDK2	Cln 1、2	CDK1（CDC28）
S-CDK	cyclin A	CDK2	Clb 5、6	CDK1（CDC28）
M-CDK	cyclin B	CDK1（CDC2）	Clb 1～4	CDK1（CDC28）

*包括 D1～3，各亚型 cyclin D，在不同细胞中的表达量不同，但具有相同的功效。cyclinA、cyclinB 通常是通过多聚泛素化途径被降解的

2. 周期蛋白依赖性激酶

周期蛋白依赖性激酶（CDK）是一类必须与细胞周期蛋白结合才具有激酶活性的蛋白激酶。CDK是通过磷酸化其底物（与细胞周期相关蛋白）而对细胞周期的不同时相进行调控的。目前已被鉴定的CDK为CDK1～8，彼此在DNA序列上的同源性超过40%。由于CDC2是第一个被发现的，因此又称为CDK1。CDK是一类特殊的小蛋白质，长度为300个氨基酸，分子质量为33～44kDa，有一个催化核心，均为丝氨酸/苏氨酸激酶。不同的CDK分子在结构上均含有一段类似的CDK激酶结合的结构域。CDK通过以1:1比例与特异的周期蛋白非共价结合的方式被激活，调整细胞周期不同时相间的转换。

CDK的活性也受CDK抑制蛋白（CDK inhibitor, CDKI）的负调控。CDKI的作用是抑制cyclin-CDK复合物的装配或活性，而将细胞阻止在不同的检验点。如DNA受损后，细胞将停留于 G_1 限制点，让DNA修复或诱导凋亡。周期调控系统组分停止合成，如 G_0 期细胞，大部分cyclin和CDK都消失，这在多细胞生物尤其明显。

（三）限制点在细胞周期中的作用

细胞周期检验点是细胞周期调控的一种机制，为了保证细胞染色体数目的完整性和细胞周期的正常进行，细胞中存在着一系列监控点，可对细胞周期发生的重要事件及出现的故障加以检测，只有当细胞周期中重要事件完成、故障修复后，才允许细胞周期进一步运行，该检测系统即为**检验点（check point）**。

1. DNA损伤检验点

DNA损伤检验点通过检测到DNA损伤并对损伤感应信号作出反应，引起细胞周期暂停，从而使细胞有足够的时间诱导修复基因对损伤的DNA进行修复，如果DNA损伤未修复前细胞就不能从 G_1 期进入S期和从 G_2 期进入M期，从而防止了由于损伤的碱基的拷贝引起的基因突变和损伤的DNA复制引起的染色体高频率重排；如果不能正常修复可诱导细胞发生凋亡。DNA损伤检验点包括 G_1 晚期检验点（G_1/S转折点）和 G_2 后期检验点（G_2/M转折点）。

G_1 晚期检验点是细胞周期的关键性检验点，控制细胞从 G_1 期进入S期，决定细胞是进入细胞周期还是暂时停留在 G_1 期，或退出细胞周期而进入 G_0 期状态。在 G_1 检验点，哺乳动物细胞中称为限制点(restriction, R)，酵母中称为启动点（start）。G_2 晚期检验点主要负责确保DNA复制的完整性。

2. DNA复制检验点（S期检验点）

在正常的细胞中DNA复制检验点保证DNA未发生复制时细胞不能进行有丝分裂。当细胞在S期发生DNA损伤时，DNA复制检验点被激活，暂时地、可逆地抑制尚未起始的那些复制起始点及晚期复制起始点的启动，使DNA复制速度减慢。当DNA损伤是双链断裂或在修复带有缺口的DNA过程中所产生的双链断裂时，修复通路被激活，抑制晚期复制起始点启动，激活修复相关的蛋白质，促进DNA的修复过程。当S期的检验点基因发生缺陷时，会导致细胞在受到DNA损伤时DNA复制不能有效的减慢。S期检验点监视着DNA的复制进程，从而保证了细胞分裂在DNA正确复制完成之后进行。

3. 纺锤体组装检验点

细胞分裂后期染色体的移动和均等分配是保证细胞分裂正常进行的前提，染色体借助与着丝点结合而向细胞两极移动。如果在染色体动粒与微管尚未连接时，分裂后期则提前开始，则会造成分裂后的两个子细胞染色体数目不等。如果这一过程发生在生殖细胞形成过程中，其后代就可能发生染色体异常疾病，其染色体核型发生错误。正常情况下，细胞在细胞周期运行中发生这类错误的概率极小，其主要原因是纺锤

体组装检验点（spindle assembly checkpoint）对细胞周期的监控。纺锤体组装检验点的作用就是在有丝分裂中期，当纺锤丝未能正确地连接到染色体的动粒上时，通过抑制后期促进复合物（anaphase promoting complex，APC 或叫 cyclosome，APC/C）的泛素连接酶活性，抑制姐妹染色单体的分离，防止纺锤体在装配不完全或发生错误的情况下，而使细胞从中期进入后期（图 2-76）。

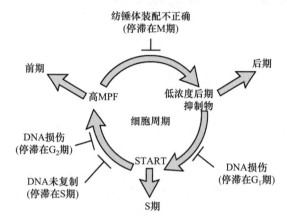

图 2-76　细胞周期的关卡和影响的事件

（四）生长因子对细胞增殖的影响

生长因子是一大类与细胞增殖有关的信号物质，目前发现的生长因子多达几十种，多数有促进细胞增殖的功能，故又称**有丝分裂原（mitogen）**，如表皮生长因子（epidermal growth factor, EGF）和神经生长因子（nerve growth factor, NGF）；少数具有抑制作用，如**抑素（chalone）**。而肿瘤坏死因子（tumor necrosis factor, TNF）、转化生长因子β（transforming growth factor-β，TGF-β）具有双重调节作用，能促进一类细胞增殖，而抑制另一类细胞增殖。

生长因子的信号通路主要有：ras 途径、cAMP 途径和磷脂酰肌醇途径。通过 ras 途径激活 MAPK，MAPK 进入细胞核内促进细胞增殖相关基因的表达。通过一种未知的途径激活 c-myc，myc 作为转录因子促进 cyclin D、scf、e2f 等 G_1-S 有关的许多基因的表达，使细胞进入 G_1 期。

（五）癌基因与抑癌基因

癌基因（oncogene）是控制细胞生长和分裂的一类正常基因，其突变能引起正常细胞发生癌变。由于碱基序列的突变导致所编码的蛋白质产物超活化或失去控制，引起正常细胞无限增殖，最终导致肿瘤形成。目前已识别的癌基因有 100 多个。而**抑癌基因（tumor suppressor gene; antioncogene）**实际上是正常细胞增殖过程中的负调控因子，它编码的蛋白质往往在细胞周期的检验点上起阻止周期进程的作用。常见的抑癌基因如 p53、p16、Rb 等。如果抑癌基因突变，丧失细胞增殖的负调控作用，则导致细胞周期失调而过度增殖。因此，癌基因和抑癌基因所编码的蛋白质，对正常细胞的生长、分化是极为重要的。只有通过细胞增殖相关基因和抑制细胞增殖相关基因的协同作用，才能共同调控细胞的正常增殖进程。

六、细胞周期与临床医学

（一）细胞增殖调控与肿瘤

肿瘤是生物体细胞正常生长失去控制的结果。肿瘤长大，一是由于肿瘤细胞中处于 G_0 期的细胞很少，它比正常组织有较多的细胞参加增殖周期；另一个是由于肿瘤细胞增殖无极限性（表 2-4）。

表 2-4　人的正常细胞与肿瘤细胞增殖周期的比较

细胞种类	周期/h	细胞种类	周期/h
食管上皮	144	食管癌	250.8
胃上皮	66	胃癌	80.8
结肠上皮	24～48	结肠癌	22～12.5
骨髓细胞	24～40	急性白血病	48～96

1. 细胞周期调控异常是肿瘤发生的主要机制

肿瘤发生与癌基因、生长因子或其受体的分子结构、表达量及功能异常有关，这些异常可能引起细胞增殖信号的持续激活，从而导致细胞增殖失控。

在结肠癌、食管癌、肝癌及胃癌等多种肿瘤组织及其癌前病变中都检测到原癌基因 ras 基因的突变及高表达。

现研究发现，Rb 基因的点突变、内含子缺失、启动子异常等，可使其失去调节细胞增殖的作用，导致肿瘤的发生。在胃黏液腺癌中存在 Rb 基因的缺失和重排。此外，在大多数肿瘤中均检测到 p53 突变。

2. 细胞周期调控是肿瘤化学疗法的理论基础

化学疗法是目前治疗肿瘤重要的措施之一，而对细胞增殖周期的研究为肿瘤的临床治疗提供了理论基础，并大大促进了肿瘤化学疗法研究的发展。

细胞周期是抗肿瘤药物分类的主要依据。目前，根据抗肿瘤药物的作用机理及与细胞周期的关系可将其分为细胞周期非特异性药物（CCNSA）和细胞周期特异性药物（CCSA）两大类。①周期非特异性药物（CCNSA）：主要作用于增殖细胞群中各期细胞。其杀伤作用呈剂量依赖性，适用于增殖比率小、生长缓慢的肿瘤，如环磷酰胺（CTX）、阿霉素（ADM）等。②周期特异性药物（CCSA）：仅对细胞周期中的某一期有较强的作用，杀伤作用与时间有关（时间依赖性），适用于增殖比率大、生长迅速的肿瘤。例如，甲氨蝶呤（MTX）、阿糖胞苷（Ara-c）等抗代谢药主要杀伤 S 期细胞；长春碱（VLB）通过阻滞微管蛋白的聚合使细胞有丝分裂停止于中期；紫杉醇（泰素、taxol）是目前唯一能促进微管聚合、抑制微管解聚的药物，对多种肿瘤具有抗癌活性。

3. 细胞周期的研究为研制抗肿瘤药物提供新的作用靶点

近来，针对细胞周期的调控点，为抗癌药物研制提供了新的靶点，如以抑制生长因子受体为作用靶点的抗肿瘤药苏拉明，主要用于卵巢癌、前列腺癌的治疗。

4. 细胞周期调控的研究推动了肿瘤基因治疗的发展

肿瘤是开展基因治疗研究最多的疾病之一。在肿瘤治疗中，明确细胞周期调控途径和关键调控点，以及它们在调控中的相互关系，选好靶基因是很重要的。将抑癌基因导入肿瘤细胞，这一领域研究最多的是 *p53* 抑癌基因。目前用腺病毒做载体的 *p53* 局部注射针剂已经进入临床；而且已有多种反义寡核苷酸新药进入临床试验阶段。

（二）细胞增殖周期与心血管疾病

研究表明，在冠心病、高血压及心肌病等心血管疾病患者的心肌细胞及血管平滑肌细胞过度增殖，血管平滑肌细胞的过度增生是导致管腔狭窄的关键，如在动脉粥样化的病理损害中，血管平滑肌细胞的增殖起着核心作用。研究发现，蛋白激酶 C（PKC）在血管平滑肌细胞增殖反应中起着重要的信号转导作用。

（三）细胞增殖周期与肾脏疾病

膜性肾病是引起蛋白尿和肾功能减退的一组疾病。肾小球脏层上皮细胞受损后不能充分增殖覆盖小球基膜是这一病变发展的重要环节，表现为肾小球脏层上皮细胞的增殖能力有限，成熟的肾小球脏层上皮细胞刺激后能进行暂时有限的 DNA 合成，但往往阻滞于 M 期，不能进行细胞分裂。

（四）细胞增殖周期与类风湿关节炎

类风湿关节炎（rheumatoidarthritis，RA）是一种以滑膜衬里层细胞增生、单核细胞浸润，进而软骨侵蚀和关节破坏为特征的慢性炎症性疾病。有研究表明，类风湿关节炎滑膜成纤维细胞在细胞周期中增生异常活跃，呈肿瘤样增生，是造成软骨破坏的一个重要原因。

（五）细胞增殖周期与再生医学

细胞增殖研究的发展促进了干细胞工程和组织工程学的发展，干细胞工程和组织工程的理论基础是细胞增殖和分化的调控。干细胞成为最佳的"种子"细胞，并且使实验室内培养各种组织器官成为可能。1998年，人胚干细胞在体外成功建系，解决了细胞移植中困扰人们的细胞来源问题。

第七节　细胞分化及衰老死亡

一、细胞分化的一般概念

在多细胞生物中，大多数细胞的形态与其功能相适应。例如，神经细胞呈星芒状，其形态结构能适应于应激性和传导功能，能及时对各种刺激做出反应，并能将信息从生物体的一部分传递到另一部分。多细胞生物体的所有不同类型的细胞都是由受精卵发育而来的。这些由受精卵通过细胞分裂产生的子细胞中，合成了特异的蛋白质，因而形态、结构及其功能均发生了专一性的改变，从而产生多种多样不同的细胞。这种细胞之间产生稳定差异的过程称为**细胞分化（cell differentiation）**。

细胞分化是发育生物学（developmental biology） 研究的核心问题之一。一个细胞在不同的发育阶段，可以有不同的形态和机能，这是在时间上的分化；同一种细胞的后代由于所处的环境不同，而可以有相异的形态和机能，这是在空间上的分化。

在动物组织中，细胞分化的一个普遍原则是：一般一个细胞一旦分化为一个稳定的类型之后，就不能逆转到未分化状态。例如，一个离体培养的皮肤上皮细胞，不能转变成肌肉细胞或其他类型的细胞。细胞分化是一种持久性的变化，它的发生存在于生物体的整个生命进程之中，但在胚胎时期达到最大限度。在许多物种囊胚形成以后，囊胚细胞经过原肠胚形成，自身重新排列，形成三个胚层，未来的器官也就确定下来了。组织分化从原肠胚开始，并通过组织形成（组织发生）和以后的器官形成（器官发生）的过程继续下去。

目前，对细胞分化的研究，已经从单纯形态学的研究，进入到细胞及分子层次。从分子水平上看，细胞分化意味着特定细胞中的某些基因必须在一定时间内被激活，细胞内合成某些特异性蛋白质，出现不同形态结构和功能。因此，只有了解细胞中的基因调控机制，才能从分子水平上解释细胞的分化。

单细胞生物仅有时间上的分化，如原生生物的细胞多型性。出现不同类型的细胞，有的是发育的需要，有的则是由生活条件决定的。

多细胞生物的细胞既存在时间上的分化，又由于在同一个体上的各个细胞所处位置的差异而发生机能上的分工，于是就有空间上的分化，表现在一个生物体有前端与后端、内部与外部、背面与腹面等部位。随着多细胞生物体细胞数量的增多，其分化程度也必然越来越复杂。例如，某些低等生物只有体细胞和生殖细胞的区别，而高等生物则由若干种不同的细胞组成（表 2-5）。细胞分化是多细胞生物个体形态发生的基础。

表 2-5　不同结构水平的生物组成细胞的比较

生物种类	细胞数目	细胞种类
团藻	10^2	2
中生动物	$n \times 10$	2
海绵	10^3	5～10
水螅	10^5	10～20
涡虫	10^9	100
人	3×10^{14}	200

由于基因的表达需要一定的条件，细胞分化也有其环境因素。一般而言，低等生物以及植物较易受外界环境的影响，而高等动物则因其胚胎在母体内发育，胚胎发育的内外环境相对恒定，所以细胞的分化更多地直接由基因所支配。

多细胞有机体的细胞和组织的差异，是机体多细胞化的必然结果之一，因为任何一种拥有成千上万个细胞的动物体，都面临着血液循环、骨骼支持和运动等各方面的问题。如果整个有机体的各部分在形态和功能上不发生一些特化，它就无法解决这些问题。

二、细胞的衰老和死亡

任何细胞都要经历生长、发育、衰老和死亡的阶段。不同细胞寿命长短有差异（表 2-6），寿命的长短除与细胞种类不同有关外，还受到内外环境条件的影响。细胞的寿命虽然与动物体的寿命有密切的关系，但是两者并不完全是一致的，而有本质上的差异。例如，对于动物体内个别重要的神经细胞是在个体死亡前首先死亡，而它们的死亡又会引起其他细胞的死亡和个体生命的结束。

表 2-6　成年小鼠各种细胞的寿命

接近或等于动物体本身寿命的细胞	更新缓慢的细胞（超过 30d）低于动物的平均寿命	更新迅速的细胞（小于 30d）
神经元及有关细胞	呼吸道上皮细胞	表皮细胞
各种肌细胞	肾皮质细胞	角膜细胞
褐色脂肪细胞	肾上腺皮质细胞	口腔和胃肠上皮细胞
骨细胞	肝细胞	红细胞、白细胞的前体细胞
肾髓部管细胞	胰腺细胞和胰岛细胞	
肾上腺髓部细胞	唾液腺细胞	
胃酶原细胞	胃的壁细胞	
	皮肤结缔组织细胞	

不论是否已经分化的细胞，都要经历衰老和死亡的阶段，但细胞的分化程度和细胞衰老与死亡的早迟有一定关系。

多细胞有机体成体的体细胞可分为干细胞和功能细胞两类。**干细胞（stem cell）**是指细胞分化过程中出现的具有分裂增殖能力，并能分化产生一种以上"专业"细胞的原始细胞，如表皮生发层细胞等，这类细胞衰老缓慢。另一类是不能分裂、高度特化、执行一定时期的功能后死亡的功能细胞，如成熟的红细胞。有的细胞一般不再分裂，但在受到某种刺激后又可恢复分裂能力，如肝细胞。这类细胞在执行功能过程中可明显地表现出衰老的征象。

（一）细胞的衰老

细胞的分裂和生长不断进行，说明其新陈代谢极为旺盛，如细菌和某些单细胞生物，能在合适的条件下，反复经历一分为二的细胞分裂，并不显示细胞有衰老的征象。

细胞衰老的特征：①形态学的改变主要表现在多个方面（表 2-7）。②细胞衰老时氨基酸和蛋白质等合成下降，酶效应总的降低。如肝脏中异柠檬酸脱氢酶（ICDH）活性降低；神经细胞中硫胺素焦磷酸酶活性降低，以致高尔基复合体的分泌功能、囊泡运输功能下降；黑色素细胞中酪氨酸酶活性下降，黑发变白发。但衰老细胞中，β-半乳糖苷酶活性增加。③不饱和脂肪酸被氧化，引起膜脂间或与脂蛋白间交联，降低膜的流动性。

表 2-7　细胞衰老的形态学变化

细胞组分	细胞形态变化
细胞核	核膜内陷、核内有包含物、染色深
细胞膜	黏度增加、流动性降低、间隙连接减少
染色质	凝集、固缩、脆裂、溶解
细胞质	色素积聚、脂褐素积累、形成空泡
线粒体	数量减少、体积增大、mtDNA 突变或丢失
高尔基复合体	空泡、脆裂
尼氏体	消失
包容物	糖原减少、脂肪积集

研究表明，细胞的最大分裂次数与其寿命有密切关系。Hayflick 证实，从流产胎儿上取得的成纤维细胞，在最强的活跃增殖以后，就表现出有丝分裂能力的逐渐丧失，在第 50 次分裂后终于死亡。从成年人和老年人身上取得的细胞，则只能进行 20 次的分裂即告死亡。因此他认为，体外培养中，细胞倍增的次数与细胞原来个体的年龄成反比。例如，人每增长 1 岁，其成纤维细胞倍增的次数即减少 0.2 次。也就是说，个体越老，其培养细胞在体外衰老之前所能达到的分裂次数就越少。通过对培养中细胞有限生命的观察，可以了解衰老过程的某些规律。

细胞衰老的原因既有细胞内蛋白质变性，也与遗传性有关，同时，一些外界因素如紫外线、宇宙射线、电离辐射、环境污染等也会对细胞的衰老过程产生影响，并导致细胞的损伤，加速衰老的进程。

（二）细胞的死亡

细胞死亡是指细胞生命现象的终结。细胞死亡如同细胞的生长、增殖、分化一样是细胞的生命现象。引起细胞死亡的因素分内因和外因两类。内因主要是由于发育过程或衰老所致的自然死亡，而外因则指外界物理、化学、生物等各种因子的作用，超过了细胞所能承受的限度或阈值引起的细胞死亡。根据细胞死亡的模式不同，主要分为**坏死（necrosis）**、**凋亡（apoptosis）**、**自噬性细胞死亡（autophagy）**、**细胞焦亡（pyroptosis）**及**铁死亡（ferroptosis）**几种类型。

1. 细胞坏死

细胞坏死是极端的物理、化学因素或严重的病理性刺激引起的细胞损伤和死亡，是非正常死亡。细胞坏死往往会导致细胞膜破裂，细胞自溶，引发组织急性炎症，坏死是不可逆的被动过程。细胞坏死常出现在病理变化中，如心肌缺血坏死可能导致急性心肌炎症。

2. 细胞凋亡

机体自身存在着细胞分裂、分化、衰老、死亡的精细调节控制系统，从而达到细胞功能和数量的恒定，这种在生理或病理条件下由基因控制的自主有序的死亡过程称细胞凋亡。其形态学改变表现为细胞皱缩，核内染色质浓缩，质膜出泡，形成**凋亡小体（apoptotic body）**，继而被邻近的细胞，如吞噬细胞、上皮细胞等吞噬。细胞凋亡和坏死是多细胞生物的两种完全不同的死亡形式，它们在形态、代谢、分子机制、结局和意义等方面都有本质的区别（表 2-8）。细胞凋亡多发生在生理条件下，病理刺激也可诱导细胞凋亡，细胞凋亡的主要特征见图 2-77。细胞凋亡的主要生化特征是细胞核 DNA 被内切核酸酶在核小体之间降解，产生 185bp 倍数的片段，在琼脂糖凝胶电泳上呈现 DNA 梯带（图 2-78）。细胞坏死则是病理刺激引起的细胞死亡，其主要特征见表 2-8。

表 2-8　细胞凋亡与坏死的主要特征比较

比较项目	细胞凋亡	细胞坏死
发生范围	单个散在细胞	成群细胞或大片组织
基因活动	有基因调控	无基因调控
细胞大小	细胞皱缩变小	肿胀变大,形态不规则
细胞膜	完整,形成凋亡小体	破裂
染色质	凝集在核膜下呈半月状	不规则分布
细胞核	固缩,染色质边缘化	染色质不规则转移
线粒体	肿胀,通透性增加,细胞色素 c 释放	肿胀,破裂,ATP 耗竭
基因组 DNA	核 DNA 断裂成（180～200）bp×n 片段	随机断裂成大小不等的片段
能量需求	依赖 ATP	不依赖 ATP
组织反应	非炎症	炎症
结局	吞噬细胞吞噬部分膜性结构	细胞内容物溶解释放
对个体影响	生长、发育、生存所必需	引起炎症

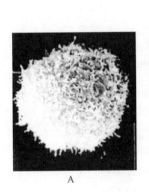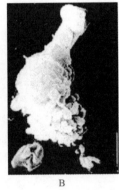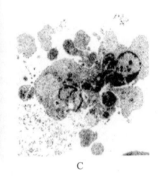

图 2-77　正常细胞与凋亡细胞形态比较（引自翟中和等，2011）
A. 正常 T 细胞杂交瘤细胞；B. 凋亡细胞（扫描电镜）；C. 凋亡细胞（透射电镜）

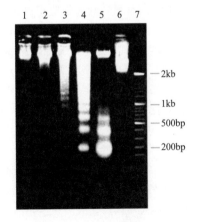

图 2-78　细胞色素 c 诱导的凋亡细胞 DNA 电泳图
（引自翟中和等，2011）

1. 诱导 0h；2. 诱导 1h；3. 诱导 2h；4. 诱导 3h；5. 诱导 4h；
6. 阴性对照；7. Marker

失巢凋亡（anoikis）是另一种细胞程序死亡的形式，是细胞与细胞外基质或其他细胞脱离接触而诱发的。它与经典的细胞凋亡一致，能通过线粒体途径或者细胞表面死亡受体途径诱导发生。正常状况下，上皮细胞或内皮细胞具有黏附依赖性，当细胞失去与细胞外基质联系后，正常上皮细胞、内皮细胞或不具备转移性质的实体瘤细胞失巢凋亡被激活。而在一些病理情况下（如癌症），细胞可以逃逸失巢凋亡。

3. 自噬性细胞死亡

近年来在大量的生物体中发现细胞存在一种自噬性死亡方式。自噬是胞质溶胶和细胞器被隔离到双层膜的小泡中，然后通过溶酶体降解。过度自噬导致的细胞死亡称为自噬性细胞死亡或 II 型程序性细胞死亡。自噬性细胞死亡的特征为细胞质中出现大量的自噬体和自噬溶酶体。研究发现，自噬还可从细胞周期、凋亡相关因子、细胞因子、肿瘤形成过程及血管生成等方面影响肿瘤、神经退行性疾病和免疫性疾病的发生发展。

4. 细胞焦亡

细胞焦亡是近年来发现并证实的一种新的程序性细胞死亡方式，其特征为依赖于半胱天冬酶 1（caspase-1），并伴有大量促炎症因子释放。细胞焦亡发生时细胞膜出现直径 1.1～2.4nm 的小孔，使细胞内的离子平衡丧失，水分内流，细胞肿胀继而膜破裂，细胞发生渗透性溶解，细胞内 IL-1B 和 IL-18 等活性物质释放，募集、激活免疫细胞，诱导促炎因子产生，炎症发生。细胞焦亡广泛参与感染性疾病、神经系统相关疾病和动脉粥样硬化性疾病等的发生发展，并发挥重要作用。

5. 铁死亡

2012 年 Dixon 等发现，有一种由铁依赖的氧化损伤引起的细胞死亡模式即铁死亡。铁死亡过程的标志为细胞质和脂质活性氧增多、线粒体变小及线粒体膜密度较大。研究发现，铁死亡与细胞凋亡一样受细胞内信号通路的严密调节，这些信号通路包括铁稳态的调节通路、RAS 通路以胱氨酸转运通路。铁死亡在神经退行性疾病的发生发展及未来定向杀死癌细胞方面具有重要作用。

第八节　多细胞生物体的细胞分化和统一

多细胞生物体并不是生命物质的杂乱堆集，而是由各种生物大分子经过特殊组装形成一个在结构上和功能上统一的整体，细胞各部分之间紧密联系。

一、细胞各种结构的整体性

首先，根据电镜的观察结果可将细胞分为膜相结构和非膜相结构，而各种膜相结构形成一个统一的整体。如细胞膜形成与环境之间的界膜；内质网是膜相的管网状结构；高尔基复合体是由膜形成的囊状结构；线粒体、溶酶体等也都是由膜相结构所包围的、执行特定功能的细胞器。以上这些膜相结构的膜厚度、层次及形态等虽各不相同，但其基本组成和结构是相似的，都以脂类双分子层作为其骨架，基本结构形式也都是单位膜，都具有不对称性和流动性。这就说明，膜相结构的膜不仅组成和结构相似，而且联系紧密，具有统一性和整体性。

细胞的非膜相结构彼此间的联系也非常紧密。如细胞骨架的主要结构微管，是由 13 根原纤维形成的圆形中空的管状结构；纤毛和鞭毛的基本结构也是微管；另外，纺锤体、星体都是由若干微管构成。而中心粒的壁也由 9 组三联微管环列而成。这表明一些非膜相结构之间也有着极为紧密的联系，也说明其统一性。

其次，从细胞内有关结构的空间位置来看，也有着千丝万缕的联系，彼此以一定方式连接在一起，构成一个统一整体。内膜系统的内质网既与细胞核膜相连，也可伸至细胞周围与细胞膜相连，而糙面内质网与光面内质网也有连续的情况。高尔基复合体是一个处于动态平衡的细胞器，内质网分出的小泡不断加入到扁平囊中，而扁平囊释出的大囊泡形成分泌囊泡，其膜又不断补充到细胞质膜中，可见它们的关系是极为密切的。又如细胞骨架中的微丝、微管及中间纤维，它们在细胞中既发挥着支架作用，将细胞内的结构固定在一定位置，同时对细胞内某些结构的运动，甚至细胞的整体运动，也有着极为重要的作用。

最后，从细胞各部的来源看，也反映出细胞的统一性。溶酶体中含有多种酸性水解酶，而这些酶是由糙面内质网上的核糖体合成的，然后再经高尔基复合体加工浓缩分选形成前溶酶体。再如来源于内质网的小囊泡，可转移至高尔基复合体的形成面，再加入到扁平囊，成为高尔基复合体的一部分。

由此可见，细胞的各种结构之间是相互依存、相互联系的，这表明细胞是一个高度统一的整体，而非各部分结构的堆砌，更不是一个囊袋。

二、细胞各部功能的整体性

细胞是有机体的基本功能单位。细胞各部分功能虽各有不同，但各部分功能却能彼此协调统一，构成一个统一整体。细胞的生命活动也是其各部功能的密切配合、协调一致的结果。

细胞膜是"三流"（物质流、能量流和信息流）进出细胞的门户，它担负着细胞内外物质转运、信息传递、能量转换等一系列生理功能。细胞的正常代谢和动态平衡需要细胞膜的调节控制，否则正常的生理活动就无法进行。内膜系统的各种细胞器进行着外输性蛋白质的合成及浓缩、加工、运输和分泌，这些功能活动也是细胞正常代谢所不可缺少的。线粒体是细胞的动力工厂，细胞生命活动所需要的能量约 95% 由线粒体提供，没有线粒体供能，细胞的正常生命活动将无法进行。溶酶体则可看做是细胞内的"消化系统"，大分子物质经溶酶体消化，分解成小分子物质，供细胞生命活动的需要。同时，细胞的胞吞、膜泡转移和胞吐作用，细胞膜系统结构的移位、融合和重组，都表明细胞内各种膜相结构间的相互联系和转移。细胞骨架则使细胞的各种结构相对稳定在一定位置以发挥作用，并进行细胞整体和局部的运动。而细胞核则进行着 DNA 复制、各种 RNA 的转录与加工，保证遗传信息的储存，并且还可影响整个细胞的生长、分化和繁殖。如果遗传物质发生改变，则将使细胞的遗传性发生变化，这就可能直接影响细胞的某些结构和功能。

就细胞的某一种生理活动来看，也可以清楚地说明细胞的整体性。如细胞增殖周期的间期进行着极为复杂的动态变化，各种大分子物质积极进行合成，这就必须要有细胞膜、各种细胞器及细胞核积极参与，各自发挥特有的功能。当细胞进入有丝分裂期后，细胞核和细胞质内发生复杂的形态变化，核膜及核仁逐渐消失，染色体出现，形成星体的纺锤体，染色体向两极运动，也是由于微管的滑动以及极部的去组装。内质网也参与核膜的重新形成。在动物细胞的胞质分裂中，微丝参与组成缢缩环。细胞增殖周期的整个活动是一个极其复杂的变化，而细胞的各部结构进行着协调一致的正常功能，否则正常的细胞增殖周期活动无法完成。

综上所述，细胞的各部形态结构及其功能是相适应的，也是高度统一的。从形态和机能的统一说明细胞是一个统一的整体。

三、细胞分化和统一

多细胞生物体是由受精卵发育而来的，受精卵经过一系列的分裂和分化，形成形态、功能不同的细胞群。已经分化的不同细胞群，连同没有细胞结构的细胞间质共同构成组织（tissue）。高等动物具有上皮组织、结缔组织、肌肉组织和神经组织。

各种组织构成许多**器官（organ）**。有机体的每种器官都执行一定的生理功能。有机体中某些器官结合起来，专门执行某种共同的生理功能，称为**系统（system）**。

高等动物具有许多组织和器官，但是各种组织和器官之间是相互联系、密切配合且协调统一的。在高等动物体内，没有一种组织或器官能够独立生存，任何一种器官的活动都必须与其他器官的活动协调配合，而每个器官的活动也必须服从有机体的整体需要。越高级的生物体，细胞间的分化越复杂、越精细，各种组织、器官的相互依存关系也就越密切。这也说明生物体是由无数细胞组成的一个完整的统一整体，而非个别细胞、组织、器官、系统的简单总和。这也如同细胞并不是由各种细胞器简单堆砌组合一样。

小　结

细胞是生命的基本结构单位和功能单位，是有机界进化发展的产物。现存细胞分为原核细胞、古细菌和真核细胞。

光镜下的细胞结构，由三部分组成：细胞膜、细胞质和细胞核。而电镜下则划分为膜相结构和非膜相结构。

细胞膜以类脂双分子层作为骨架，并嵌有不同的蛋白质分子，其表面还有糖链。细胞膜是"三流"进出细胞的门户，对"三流"有控制作用。细胞膜的不对称性和流动性与其功能有极为密切的联系。细胞膜的改变与某些疾病有关。

细胞质中有许多细胞器。线粒体是动物细胞中唯一含有遗传物质的细胞器，为细胞活动提供能量，是细胞呼吸的场所。高尔基复合体具包装、加工和输送分泌物的功能，各种分泌颗粒和溶酶体等都是由高尔基复合体产生的。内质网是合成蛋白质和类脂、固醇等物质的细胞器。溶酶体可看做细胞内的"消化系统"，同时还具有防御等作用。这些细胞器都是膜相结构，它们在细胞内共同组成一个复杂的内膜系统，使膜结构发挥重要的区域化作用，同时也大大增加了细胞的面积。细胞质中还有许多核糖体，是蛋白质合成的场所。细胞内的骨架系统主要由微丝、微管及中间纤维组成，起支持、运动等作用。核骨架还与基因表达有关。动物细胞的中心体与细胞分裂有关。

细胞核的出现，是活细胞进化的显著标志之一，也是细胞发展过程的一个飞跃。原核细胞和真核细胞的主要区别在于有无完整的核膜。细胞核在一定程度上控制着细胞的代谢、生长、分化和繁殖等活动，遗传物质主要存在于细胞核中，细胞核在细胞内蛋白质生物合成中发挥极为重要的作用。

细胞增殖周期分为间期和分裂期。间期分为 G_1、S、G_2 各期，该期合成细胞需要的各种物质，DNA 的合成在 S 期进行。分裂期分为前、中、后、末各期，此期细胞核发生复杂的形态变化，结果使一个母细胞均等分成两个遗传物质相同的子细胞。

细胞之间产生稳定差异的过程为细胞分化，它是基因选择性表达的结果。一个细胞在不同发育阶段，可以有不同的形态和机能，即时间上的分化；同一种细胞的后代由于所处环境不同,可以有相异的形态和机能,即空间上的分化。

细胞衰老和死亡是细胞的重要生命活动现象之一。细胞在衰老过程中,其结构发生一系列的变化。细胞凋亡是一个主动的、由基因决定的、自动结束生命的过程,它普遍存在于动物和植物中,细胞凋亡在有机体的生长发育过程中具有重要意义。

（第一节　川北医学院　梁素华　宋桂芹
第二节　川北医学院　梁素华　杨俊宝　刘　康
第三节　川北医学院　梁素华　蔡晓明　刘　云
第四节　西南医科大学　曾永秋
第五节　成都中医药大学　何冬梅
第六至八节　四川大学　杨春蕾）

? 复习思考题

1. 怎样认识细胞的统一性和整体性?
2. 细胞膜的结构如何? 有哪些主要功能?
3. 如何理解各种细胞器的结构和功能及其与医学的关系?
4. 试述细胞核的结构及其功能。
5. 核膜的出现对生物进化有何意义?
6. 细胞周期不同时相在形态上和生物化学上有何变化?
7. 什么叫细胞凋亡,有哪些主要特征?

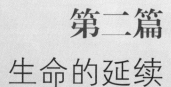

第二篇
生命的延续

第一篇介绍了生命的物质基础和细胞基础，说明了生命的物质性，也了解到生命的物质组成是生物大分子，而细胞是生命的基本结构单位和功能单位。生命正是有这样的基础才得以繁衍，并世世代代延续下去。

任何生命都必然具有产生与其相似新个体的能力，从而进行生长和发育。生命通过生殖繁衍后代，绵延种族，从而保证生命的延续。

在生命生长发育过程中，生命活动都按照一定规律有条不紊地进行，那是由于生命具有遗传变异的基本特征，使生命的生长发育得以协调有序地进行。

本篇就生命延续所涉及的几个方面作简要介绍，以期对生命的生长、发育、生殖、遗传及变异有一初步认识。

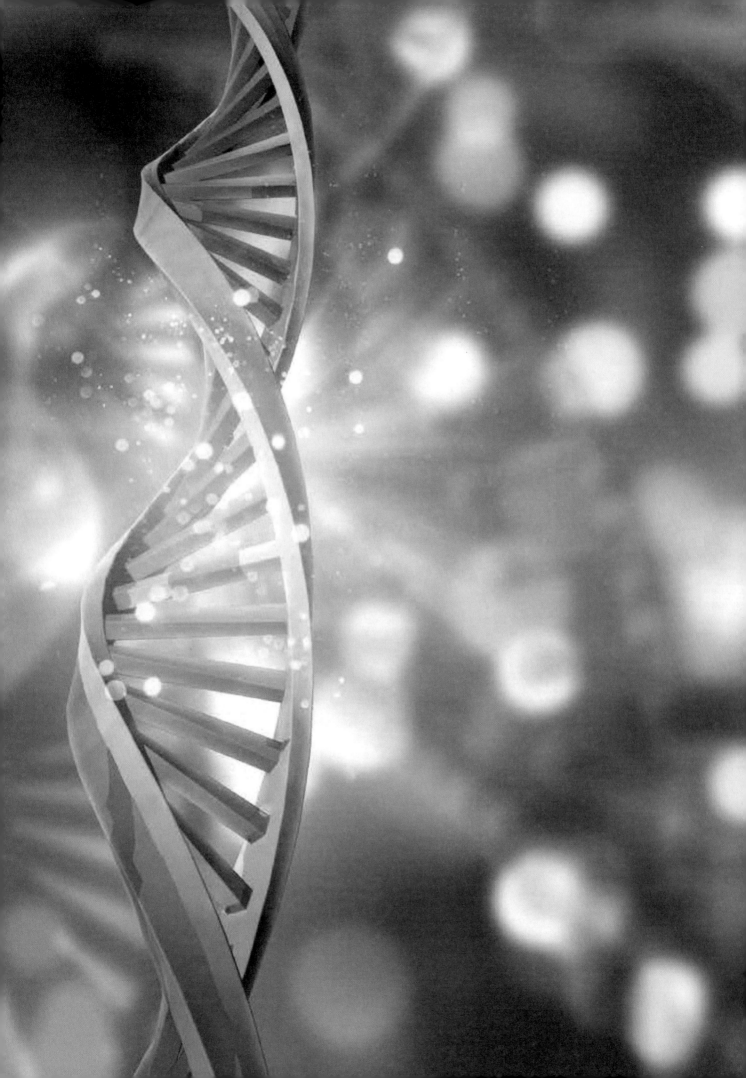

繁殖和发育是物种繁衍、个体形成的两个密不可分的重要过程。生物的繁殖是指发育到一定阶段的生物体产生出与自己相似的后代，以延续物种的过程。有性生殖是动物的主要繁殖方式。动物的个体发育包括**胚胎发育**（embryonic development）和**胚后发育**（postembryonic development）两个阶段，前者是指受精卵经过卵裂、囊胚、原肠胚、神经胚以及器官发生等阶段，形成与亲代相似的幼小个体；后者则是幼体从卵膜孵化出或从母体分娩以后，经幼年、成年、老年直至衰老、死亡的过程。发育是由遗传程序控制的时间和空间上的高度有序过程，这是发育的基本特征。

第一节 生物繁殖的基本类型

生物具有维持个体生存和物种延续的能力。根据生物形成新个体的方式，可将生物繁殖分为无性生殖和有性生殖两种类型。

一、无性生殖

无性生殖是指不经过生殖细胞雌雄配子的结合而由母体直接产生新个体的生殖方式。无性生殖常见于单细胞生物，但低等多细胞动物以及高等植物中也存在无性生殖的繁殖方式。无性生殖分为以下两种类型。

（一）裂殖生殖

母体经细胞分裂形成大小、形态、结构相似的两个子细胞，每个子细胞分别长成新个体，也称为二分裂生殖。裂殖生殖是细菌和原生动物等单细胞生物繁殖的主要方式。

（二）芽殖生殖

某些生物，如腔肠动物门的水螅以无性生殖方式繁殖时，体壁的一部分向外突出，长成芽，最后脱离母体形成新个体，这种以营养体出芽繁殖的方式称为芽殖生殖。

虽然高等植物的营养体也可用来繁殖后代，但高等动物在自然状态下无法进行无性生殖，克隆羊可以看作技术进步带来的一个特例。无性生殖产生的后代的遗传物质来自一个亲本，除基因突变和染色体变异外没有基因重组，有利于保持亲本性状的稳定。生物通过无性生殖能迅速扩大种群，占据有利生存环境，通常对于环境等外部因素基本稳定的情况是一种最佳选择。

二、有性生殖

多细胞生物普遍采用有性生殖的方式繁衍后代。有性生殖必须有两个亲本（父本和母本）参与，它们能产生两种特殊类型的**生殖细胞**（generative cell），即**配子**（gamete）。配子是供两性细胞融合的单倍体（haploid，含单倍数目的染色体）细胞，雄配子称为**精子**（sperm），雌配子称为**卵子**（ovum），精子和卵子的细胞核中分别储存有双亲的遗传信息。有性生殖是指经过生殖细胞的雌雄配子结合，两种配子经过受精形成**二倍体**（diploid）的受精卵或**合子**（zygote）的过程，受精卵能发育成子一代新个体。通过有性生殖，不仅使遗传物质得以传递，物种得以延续，更重要的是生殖细胞形成过程中的基因重组以及父本和母本遗传物质的组合会产生很多不同的基因型，更有利于适应多变的外界环境。

第二节 生殖细胞的发生与受精

一、生殖细胞发生的一般过程

进行有性繁殖的生物需要形成配子来完成世代的交替。腔肠动物、被囊动物等的配子可在一定条件下由体细胞分化而成。对于昆虫、脊椎动物等生物而言，配子是原生殖细胞(primordial germ cell)经历一系列复杂的迁移和分化后形成的。许多生物受精卵中存在着由蛋白质和 RNA 组成的有特殊细胞内定位的生殖质(germ plasm)。生殖质在胚胎发育早期通过细胞分裂被分配到少数细胞中，这些细胞与体细胞分离并分化成原生殖细胞。原生殖细胞迁入由中胚层形成的发育中的生殖腺原基[生殖嵴(genital ridge)]中分化成生殖细胞。原生殖细胞发生的时间以及迁移的路线在不同生物门类中差异较大。**配子发生(gametogenesis)**是有性生殖过程中生殖细胞分化为精子和卵子的过程。

（一）精子的发生

精子的发生依赖于一个干细胞群体——**精原细胞（spermatogonium）**，它具有自我更新和分化成精子的能力。哺乳动物和人类的精子是在睾丸的曲细精管中形成的，精原细胞位于曲细精管复层上皮的基底部，在胚胎发育过程中由原始生殖细胞迁移而来。与精原细胞毗邻的塞托利细胞（sertoli cell）是曲细精管上皮中的支持细胞，它为精原细胞的分化和发育提供必需的微环境。由精原细胞到精子的形成过程可区分为 4 个阶段：增殖期、生长期、成熟期和变形期。

1. 增殖期

增殖期是精原细胞进行多次有丝分裂形成很多精原细胞的过程。精原细胞分 A 型和 B 型两类。A 型是精原干细胞，细胞紧贴睾丸曲细精管基膜，呈圆形或卵圆形，核质比大，除核糖体外其他细胞器均不发达。A 型细胞有丝分裂不对称，即分裂后，一个保留精原干细胞特性，另一个则分化为 B 型精原细胞。

2. 生长期

B 型精原细胞经过多次有丝分裂后，体积增大，染色体复制，分化为**初级精母细胞（primary spermatocyte）**。初级精母细胞是二倍体细胞，其染色体数目为 $2n$，在人类为 46 条。一个有趣的特点是：由一个 B 型精原细胞分裂和分化而来的大量子细胞克隆并不是完全分开的，而是通过细胞间胞质桥（cytoplasmic

bridge）连接在一起的。这种细胞间胞质间桥会一直保留到精子分化并被释放到曲细精管管腔的最后时刻。

3. 成熟期

成熟期是初级精母细胞经过两次连续的细胞分裂，即减数分裂，形成单倍体精子细胞的过程。初级精母细胞迅速进行减数分裂的第一次分裂，形成体积较小的两个**次级精母细胞（secondary spermatocyte）**，此时细胞的染色体数目减半，但每条染色体仍由两条染色单体组成。然后每个次级精母细胞完成减数分裂的第二次分裂，每条染色体的两个姐妹染色单体分开，形成两个单倍体的**精细胞（spermatid）**。经过减数分裂，每个初级精母细胞形成 4 个精细胞。

4. 变形期

这一时期是由圆形的精细胞逐渐分化转变为蝌蚪形精子的过程。此过程的主要变化是：细胞核内与 DNA 结合的组蛋白被移行蛋白、精蛋白替代，染色质凝集，变得极度浓缩、致密；细胞极性逐渐形成，在细胞核的头侧出现由高尔基复合体小泡融合构建的**顶体囊泡（acrosomal vesicle）**，囊泡中含有大量的糖类和几种水解酶，相当于特化了的溶酶体，覆盖于精子顶部；中心粒迁移至细胞核的尾侧，发出一根轴丝，大部分线粒体汇聚于轴丝近端的周围，盘绕成螺旋形的线粒体鞘。在细胞核和轴丝的表面有细胞膜和少量细胞质，其余细胞质逐渐汇集于精子尾部。经过这一系列变化，最后形成精子（图 3-1）。成熟精子形似蝌蚪，分头和尾两部分。头部主要为一个染色质高度浓缩的细胞核。

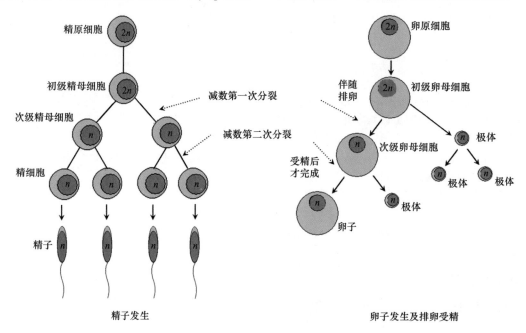

图 3-1　小鼠的减数分裂与配子发生

在人类，男性精原细胞的减数分裂和精子形成直到青春期才在睾丸中开始。精子发生的机制一直是生殖生物学研究的热点领域。研究表明，Y染色体含有对精子发生十分重要的一个或多个基因。雌性小鼠的胚胎干细胞不具备Y染色体，无法分化形成精子。

（二）卵子的发生

卵子发生（oogenesis）的详细过程因物种的不同而有所差异，但总体上是相似的：**原生殖细胞**迁移进入生殖腺（如卵巢）后成为**卵原细胞（oogonium）**，再由卵原细胞发育到成熟卵子，也要经过增殖期、生长期和成熟期。人类和许多哺乳动物卵子成熟的过程远远长于精子的发生过程，与精子仅仅是一个"具有运动能力的细胞核"这样一个简单结构相比，卵子细胞质结构复杂，必须建立供胚胎发育所需的信息调控环境，储备胚胎发育（至少是早期）所需营养成分。

1. 增殖期

在卵巢中原始的生殖细胞经多次有丝分裂形成较多的卵原细胞，这一过程称为增殖期。在多数哺乳动物和人类，卵原细胞仅在胎儿时期增殖。

2. 生长期

卵原细胞经过生长，体积增大形成**初级卵母细胞（primary oocyte）**。此期（通常为哺乳动物出生以前）减数分裂的第一次分裂开始，但细胞停留在减数分裂Ⅰ的前期（相当于有丝分裂周期中的G_2期），进一步的发育发生在性成熟以后。卵母细胞外面包着很多滤泡细胞，这些细胞与卵母细胞之间存在许多连接结构，为其提供养料，参与形成卵膜，在卵子成熟的过程中发挥重要作用。

3. 成熟期

在性激素的诱发下，处于"休眠"状态的初级卵母细胞被激活，体积迅速增加，完成各种营养物质（卵黄）和生物大分子（如大量的RNA和蛋白质，其中包含了胚胎早期发育所需的发育信息）的积累。随后初级卵母细胞完成减数分裂的第一次分裂并被排出卵巢。与精子发生不同的是卵子成熟过程中细胞分裂是不对称的，形成了一个较大的**次级卵母细胞（secondary oocyte）**和一个很小的**第一极体（first polar body）**。排卵时，次级卵母细胞迅速进行减数分裂的第二次分裂，并停止在分裂中期，直至受精后，次级卵母细胞才迅速分裂为一个成熟的卵细胞和一个**第二极体（second polar body）**，而第一极体也经过第二次成熟分裂形成两个第二极体。所以，一个初级卵母细胞经过成熟分裂后形成1个卵细胞和3个极体，每个细胞中的染色体数目为n，成为单倍体的细胞（图3-1）。

不同动物胚胎发育模式不同，其卵子的结构和卵黄（yolk，卵细胞的营养物质）含量也不一样。哺乳动物胚胎发育过程在体内进行，卵子的卵黄含量少，卵

子体积也小。在体外发育的卵其卵黄含量多，卵子大，如常见的鸡蛋、鸭蛋。根据卵黄的含量和分布状况，动物卵分为**均黄卵（isolecithal egg）**和**多黄卵（polylecithal egg）**两类。前者如高等哺乳动物的卵，后者如鸟类的卵。卵质中除营养物质外还含大量的mRNA和蛋白质，卵质的物质分布情况不同，表现出一定的层次和梯度。

许多卵细胞在质膜下靠近胞质外侧的区域有特化的分泌囊泡，称为**皮质颗粒（cortical granule）**，它含有消化酶、黏多糖、黏性糖蛋白和透明蛋白。卵细胞的另一特征是，在质膜外有一层**卵外被（egg coat）**，这是一种特殊形式的细胞外基质，由大量的糖蛋白分子构成，由卵细胞自身分泌及周围细胞分泌沉积形成。非哺乳类动物如海胆和鸡的卵外被称为**卵黄膜（vitelline layer）**，哺乳类动物的卵外被特称为**透明带（zona pellucida）**。

二、受精

受精（fertilization）是指雌雄配子融合成合子的过程。动物的受精方式分为体内和体外两种。哺乳动物为体内受精，低等脊椎动物和无脊椎动物大部分为体外受精。

（一）受精的条件

受精是一个复杂的过程，除了精子、卵子必须具备的内部因素外，还必须有一定的外界条件。一般情况下，只有同种生物的精子和卵子才能自然受精。

首先，受精取决于精子、卵子的成熟程度。哺乳类包括人的精子形成后，将进入附睾管道中。附睾管壁的细胞分泌一些物质，除为精子提供营养外，还促进精子在附睾内发生结构和功能的变化。来源于附睾的精子在射出后不能立即参与受精，必须在雌性生殖道内停留一段时间，与雌性生殖道内各种因素相互作用而发生一系列形态、生理和生化的变化，以增加入卵的能力，这称为**精子获能（capacitation）**。精子只有获能后才能发生入卵前的**顶体反应（acrosome reaction）**。雌性生殖道的理化因素如pH能影响精子的成熟和存活。其次，精子、卵子释放的**配子激素（gamete hormone）**是引起精卵之间发生各种效应的重要物质，如卵子分泌的趋化因子为精子提供方向信号。再次，受精需要有足够数量的精子。临床上，男性精子数量过少可造成不育。最后，精子和卵子的受精能力有一定期限，人类精子保持受精能力的时间是24～48h，而卵子约为24h。

（二）受精过程

成熟的精子和发育中的卵子（处于减数分裂Ⅱ中期的卵母细胞）如果不发生受精，将会很快死亡。受精是一个异常复杂的过程，精子和卵子的相互作用（识

别、接触）将引发一系列事件，包括顶体反应、精卵质膜融合与雌雄原核的形成（卵细胞减数分裂完成）以及皮质反应（图 3-2）。

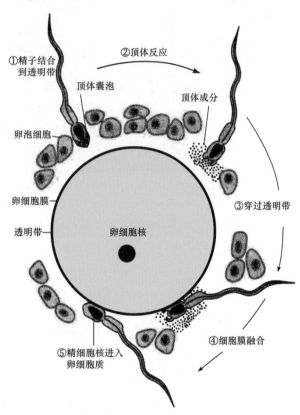

图 3-2　哺乳动物受精过程示意图（引自 Alberts，2008）

1. 顶体反应

动物的精子一旦获能，当同卵子表面或卵膜分泌的物质（如哺乳动物的透明带、海胆的"卵水"）接触时，顶体中的溶酶体水解酶被释放出来，称为顶体反应。在哺乳动物中，一方面顶体反应释放的多种溶酶体水解酶可以消化卵子的透明带，以帮助精子穿过透明带，同卵细胞膜直接接触；另一方面顶体内容物中某些成分可影响精子的顶体后区以及赤道段细胞膜，使之能首先与卵母细胞膜识别融合。发生顶体反应的一个很重要的前提条件是精子和卵子的正确识别。哺乳动物的这种特异性识别发生在卵细胞膜外的透明带上。透明带是受精过程的种属屏障，去除透明带就等于消除了这个屏障。例如，如果将大鼠卵子的透明带经酶消化去除后，人类的精子就可以使其受精，当然，这样的杂合受精卵无法继续发育。

2. 精卵质膜融合与雌雄原核的形成

哺乳动物精子在穿过卵子外层的透明带之后，其头部的细胞膜与卵子的细胞膜接触，开始融合过程。当精子质膜与卵子质膜融合时，精子以头部先入的方式进入卵子细胞质中。精子的头部、中段和尾部的一大部分都被整合到卵子细胞质中，精子中段为合子提

供父源性中心体和极少量线粒体。进入卵子细胞质中的精子核开始膨胀，染色质逐渐疏松，核膜崩解，在卵子细胞质中某些因子的刺激下，核内精蛋白被组蛋白取代，这一精子核去致密的过程与精子形成时核致密化过程相反，随后重新形成原核膜，包在染色质周围，这就是雄原核。与此同时，精卵融合一旦开始，便触发次级卵母细胞完成减数第二次分裂并排出第二极体。随后，卵细胞内染色体边缘汇集的一些囊状小泡结构逐渐融合形成双层膜包裹的染色体泡，这些染色体泡相互靠近并融合形成雌原核。以小鼠为例，雄原核的形成要早于雌原核且较大。在随后的发育过程中有两种不同情况：有些生物如海胆会出现雌雄原核的融合形成一个合子细胞核，再开始第一次卵裂；另一些生物如小鼠等哺乳动物雌雄原核中的染色质各自包装形成染色体，随后两个原核的核膜消失，来源于父方和母方的染色体混合排列于受精卵细胞赤道面上，随后进行第一次卵裂，这过程中并不出现雌雄原核融合形成的合子核。无论何种方式，受精后当两个单倍体的细胞核（雌雄原核）的染色体"混合"成单一的二倍体细胞核时受精过程才算完成。

3. 皮质反应

虽然有许多精子可以与卵子结合，但通常只有一个精子能够与卵子的细胞膜融合并向卵子细胞质内释放出它的细胞核和其他细胞器。如果多于一个精子与卵子融合，则称为**多精入卵（polyspermy）**，此时多极或过多纺锤体的形成，将导致细胞分裂时染色体的错误分配、非二倍体细胞的产生以及发育停滞。研究表明，有两个调控机制可以确保只有一个精子与卵子结合。首先是一个快速的早期阻止多精入卵机制，这是指在多数动物中，卵子与第一个精子融合后所引起的卵子细胞膜的快速去极化，可以阻止其他精子与已受精卵子的融合。但是卵子细胞膜的极性在受精作用以后很快恢复正常，因此需要另外一个作用时间长的机制来阻止多精入卵，这便是随后的卵子的**皮质反应（cortical reaction）**，即卵子通过出胞作用将其皮质颗粒成分释放出来。例如，在海胆卵膜下方，皮质颗粒膜与细胞膜迅速融合，释放内容物，一部分与卵黄膜一起形成受精膜，另一部分留在卵子和受精膜之间的卵周隙中吸收水分，使受精膜逐渐与卵子分开。哺乳动物不形成受精膜，但其受精卵皮质颗粒释放的酶修饰透明带中的精子受体分子，使其无法与精子结合，称为透明带反应。

（三）受精的生物学与医学意义

有性生殖中，配子是联系亲代和子代的桥梁，受精使配子的单倍体恢复为合子的二倍体，使物种染色体数目世代保持恒定；通过受精，使受精卵有一个新的染色体组合，新个体具有与亲代不完全相同的遗传

性状，物种得以延续，并为进化提供原材料。

理解哺乳动物的受精过程有着非常重要的实际意义。现在人们已能将未获能的精子放在人工配制的培养液中孵育，在体外使精子获能，之后将获能的精子注入女性的阴道或子宫内，达到人工授精；也可将体外获能的精子与取出的卵子在试管内进行体外受精，然后把这种受精卵移植到与卵龄发育同步的母体子宫中，使其发育成胎儿。通过这种方法使很多原本不孕的妇女可以生出正常的孩子，这就是试管婴儿。

受精是生殖的关键，是一个涉及激素、获能因子、特异性酶和受体，以及其他多种因素的复杂调节过程。从理论上讲，只要设法干扰受精过程中的某一环节，或者改变其中某一个调控因子，就能阻断受精，达到避孕目的。目前人们寄希望于能发现受精所必需的基因及其表达产物，以便为无害避孕提供干预靶点。随着人们对哺乳动物受精过程的细胞与分子机制认识的加深，新的避孕措施将成为可能。

第三节 胚胎发育过程

多细胞动物的形态结构非常多样化，其精子结构有相似性但卵子结构差异很大，即使是亲缘关系很近的物种胚胎发育的模式也有很大差别。胚胎发育模式的差异是动物分类的重要指标。尽管如此，通过对代表性模式生物发育过程的解析能帮助我们认识发育的基本原理。一般来说胚胎发育过程都要经过卵裂、囊胚形成、原肠胚化、神经胚期以及器官发生等几个基本的发育阶段。

一、卵裂

受精卵的分裂称为**卵裂（cleavage）**，是一种快速的有丝分裂过程。卵裂产生的子细胞称为**卵裂球（blastomere）**。卵裂与普通细胞的有丝分裂不同，卵裂期细胞数目增加很快，但卵裂期末胚胎的体积与受精卵相比变化不大，分裂次数越多产生的分裂球体积越小，核质比逐渐升高。体外发育生物(如爪蟾)卵裂速度远远快于体内发育的生物（如小鼠）。通过卵裂形成的由多细胞密集地堆集在一起的实心细胞团，称为**桑葚胚（morula）**。快速卵裂的物质基础是受精卵含有大量卵子形成过程中储存的母源 mRNA 以及蛋白质等物质，此时合子基因表达并不启动。母源基因产物按一定的时空模式分布在细胞质中，控制胚胎早期发育。

蛙卵受精后约 2h 开始分裂，第一、二次卵裂为经裂，即两条分裂沟先后从受精卵的动物极（卵细胞质较集中的一端）到植物极（卵黄较集中的一端），相互垂直将受精卵分为 4 个相等的卵裂球。第三次分裂为纬裂，因植物极卵黄较多，故横裂沟位于赤道面，偏于动物极的细胞小，偏于植物极的细胞大。第四次分裂形成 16 个卵裂球的胚体（图 3-3）。

二、囊胚

细胞继续进行分裂，卵裂球数量增多，细胞之间开始出现一个不规则的腔，随着卵裂球的增多，此腔变为一个圆形的空腔，称为**囊胚腔（blastocoele）**。这

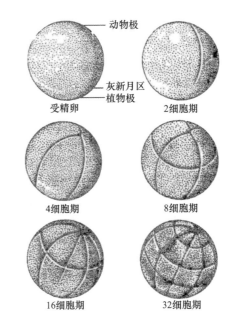

图 3-3 蛙受精卵的早期卵裂过程（引自杨抚华，2003）

种囊状的胚胎称为**囊胚（blastula）**。囊胚的形成标志着卵裂期的结束。哺乳动物如小鼠卵裂缓慢，8 细胞时期晚期的桑葚胚，各个卵裂球的细胞边界逐渐模糊，形成一个紧密的细胞球体，这就是哺乳类胚胎的致密化（compaction），这个可以分辨的最早的细胞分化现象出现于卵裂期。随后小鼠胚胎中间出现空腔即囊胚腔又称胚泡腔，同时胚胎细胞产生内外分别，由单层细胞位于胚胎外侧构成了囊胚壁，称为**滋养层（trophoblast）**，这些细胞能分泌蛋白酶，将母体子宫内膜溶解，使胚胎植入母体子宫壁获取营养。在胚泡腔的一端有聚集的细胞团，称为**内细胞团（inner cell mass）**（图 3-4），内细胞团细胞就是胚胎干细胞的来源。这些细胞将分化为由内、中、外三个胚层构成的**胚胎**。

蛙能够快速卵裂的物质基础是受精卵含有大量卵子形成过程中储存的母源 mRNA 及蛋白质等物质，快速卵裂时合子基因表达并不启动。母源基因产物按一定的时空模式分布在细胞质中，控制胚胎早期发育。

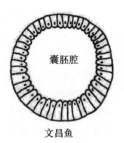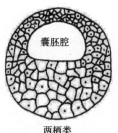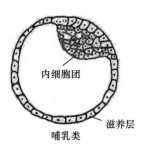

图 3-4 几种囊胚的比较（引自杨抚华，2003）

当母源基因产物耗尽后，合子基因表达启动，细胞分裂速度降低，胚胎发育转由合子基因控制，这称为中期囊胚转变，爪蟾的这一过程发生在 12 次核分裂之后。

三、原肠胚

囊胚期后期胚胎细胞开始一系列复杂的细胞迁移重排等运动，这使胚胎细胞从囊胚上的初始位置迁移到未来胚体最终预定的位置，从而形成具有位于胚胎外部的**外胚层（ectoderm）**，位于胚胎内部的**内胚层（endoderm）**，以及位于二者之间的**中胚层（mesoderm）**的三层胚胎结构，内胚层中间的空腔是原肠腔，这就是原肠胚化。此时的胚胎叫做原肠胚，囊胚细胞有规律的迁移、分化形成原肠胚的过程叫原肠作用。原肠作用是生物体生命历程中经历的最为剧烈而又有序的形态发生过程。不同动物原肠胚期的形态发生过程是极其多样的，很难找出一个统一的模式来描述这一过程。目前了解最清楚的是无尾两栖类动物的原肠胚形态发生过程。

（一）蛙原肠胚的形成过程

大约于受精后 30min，蛙卵表面色素向精子进入处移动，出现了一个呈灰色的新月形表面细胞质区，称为灰新月区。蛙原肠胚出现的最初标志是在原受精卵的灰新月区上部，植物极细胞在此内陷形成一弧形的沟，称为新月沟。沟的上方为**背唇（dorsal lip）**。分裂速度快的动物极细胞迁移并外包植物极半球，由背唇从新月沟处卷入囊胚腔内，细胞层逐渐向囊胚腔内陷、内褶、外包等，陷入的细胞逐渐靠向动物极细胞层的内面，使植物极细胞和动物极细胞相贴，囊胚腔逐渐缩小或消失，这时陷入的细胞所包围的腔称为原肠腔。卷入以及内陷的细胞继续增多，原肠腔逐渐扩大，随后由背唇向两侧扩展形成左右两侧的**侧唇（lateral lip）**。外包和内卷区域继续扩大，又形成了**腹唇（ventral lip）**。最后由背唇、侧唇、腹唇围绕成一环形的**胚孔（blastopore）**，原肠腔以胚孔与外界相通。在胚孔中央尚有未完全陷入的含较多卵黄的植物极细胞，称为**卵黄栓（yolk plug）**。随着内陷、外包和卷入过程的进行，原肠腔由小变大，逐渐将囊胚腔挤向侧面。

蛙原肠胚形成的过程，也是三个胚层形成的过程。开始时，原肠腔的顶壁和侧壁是未来的中胚层，原肠腔的底层是未来的内胚层，整个胚胎的表面，除胚孔外，均被来自动物极的细胞所覆盖，形成外胚层。原肠胚形成结束时，卵黄栓全部包进胚胎内部，胚孔缩成一条狭缝，以后胚孔处将形成肛门。至此，经过外包、卷入、内陷等复杂的细胞迁移活动，终于形成了具有胚孔、原肠腔的原肠胚（图 3-5）。

（二）哺乳动物原肠胚的形成

哺乳动物的卵很小，为均黄卵，胚胎发育的主要营养来自母体。在囊胚期，胚泡植入母体子宫壁构成胚泡壁的滋养层细胞。高等哺乳类如灵长类的滋养层细胞增殖发育成绒毛膜，后者参与胎盘（placenta）的形成，从子宫内膜获取营养。由内细胞团分化发育的胚盘直接发育成为原肠胚，由内、中、外三个胚层构成。内、外胚层周缘的细胞分别向四周延伸，围成卵黄囊及羊膜腔；中胚层在内、外胚层之后出现。此后，三个胚层开始分化，进入神经胚期。

四、神经胚

原肠胚期结束后胚体开始伸长，胚层开始分化，在胚体背部产生中轴器官——**脊索（notochord）**和神经管（**neural tube**），此时期的胚胎称为**神经胚（neurula）**。这是脊椎动物特有的胚胎发育阶段。

神经管由外胚层细胞分化而来，它将发育成脑和脊髓。神经管的形成大致分为三个阶段：在胚体背部位于脊索原基上方的外胚层细胞增殖，形成厚而扁平的**神经板（neural plate）**；神经板的两侧向上隆起，形成**神经褶（neural fold）**，神经板的中部凹陷，形成**神经沟（neural groove）**；神经褶继续向背方延伸，并相互靠拢、愈合，形成神经管，最后神经管自外层脱离，陷入胚体内，其上方的外胚层愈合（图 3-6）。

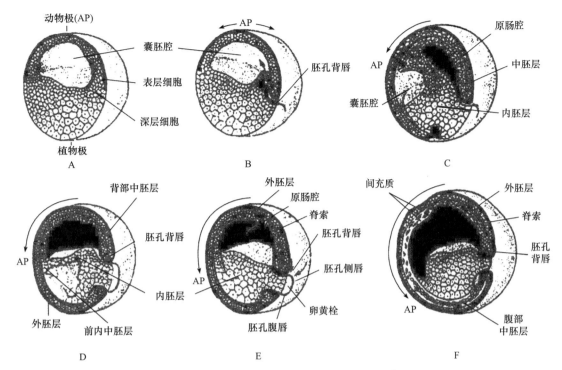

图 3-5　两栖类原肠胚的形成及细胞的运动（引自杨抚华，2003）

箭头表示细胞运动的方向；A、B. 早期原肠；C、D. 中期原肠；E、F. 晚期原肠

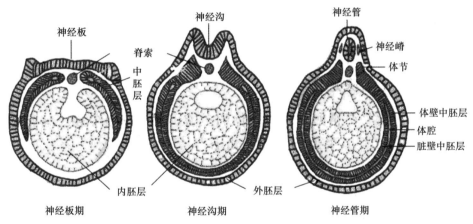

图 3-6　蛙神经胚形成的三个阶段（引自杨抚华，2003）

脊索是由背正中区的中胚层细胞分化形成的一条纵贯胚体的圆柱形中轴结构。脊索的下方为内胚层，上方为神经板，脊索两侧的轴旁中胚层将发育成**体节**（**somite**）。脊索在胚胎发育的特定阶段出现，在诱导神经管形成和体节分化中起重要作用，最终退化消失（部分残迹参与构成椎间盘）。

五、器官发生

器官发生（organogenesis）是指由内、中、外三个胚层分化发育成胚体各个器官系统的过程。当发育到原肠胚时，胚层逐渐形成，细胞开始分化，并开始分离成为初级器官原基（primary organ rudiment），以后进一步集聚和分化形成固定的次级器官原基（secondary

organ rudiment）。各种组织开始明显地分化出来：有的细胞层局部加厚（如神经板）；有的细胞集聚成团，排列成节（如体节及其演化成的生骨节、生肌节）；有的细胞层折叠，卷成管状（如神经、消化管等）；有的胚层细胞分散成间叶细胞。于是各器官逐渐分化定型，胚胎的形态也随之发生变化。首先躯体变长，然后形成头和尾，颈和躯干也逐渐形成，肢芽出现，动物雏形显现。

脊椎动物的三个胚层分化发育成的主要组织和器官见表 3-1。原肠胚期的原始生殖细胞最终迁移到生殖腺成为生殖细胞。

在器官形态发生时期，胚胎对环境的影响特别敏感，在某些因素（药物、理化因素、病毒等）作用下，易发生先天畸形。

表 3-1　哺乳动物三胚层发育的组织器官

外胚层	内胚层	中胚层
皮肤的表皮及其附属结构（毛发、爪、指甲、汗腺） 神经系统——脑、脊髓、神经节、神经，感官的接收器细胞，眼的晶体，口、鼻腔及肛门上皮，齿的釉质	肠上皮、气管、支气管、肺上皮、肝脏、胰脏、胆囊上皮、甲状腺、副甲状腺及胸腺、膀胱、尿道上皮	肌肉——平滑肌、骨骼肌及心肌，皮肤的真皮，结缔组织，硬骨及软骨，齿的牙质，血液及血管，肠系膜，肾脏，睾丸和卵巢

第四节　发育的机制

　　动物胚胎的发育从受精卵开始，经历了复杂的演变过程，严格按照特定的时间和空间顺序进行。胚胎细胞如何有序地分化形成有序的三维结构过程，即所谓的模式形成（pattern formation，即 body plan），这是发育调控机制研究的中心问题。模式形成的本质就是指基因如何规划机体的发育蓝图，其核心问题是胚胎前-后轴、背-腹轴以及左-右轴的轴向调控信息的确立过程。三个轴向调控信息的确立相当于建立了一个三维坐标系统，从宏观上为胚胎中每一个细胞提供其在胚胎中所处位置的信息，细胞据此决定其增殖状态、迁移路径和分化方向。这种调控的分子基础其实就是呈浓度梯度分布的各种形态发生素(morphogen)，这些形态发生素通常是指与细胞谱系分化相关的关键转录因子或生长因子。胚胎细胞因距离形态发生素信号源的距离不同，其所收到的相应的信号强度不同，产生不同的生理效应。多种形态发生素共同作用，为每一个胚胎细胞提供具体的位置信息，最终导致不同的分化命运。这些形态发生素是由不同细胞提供的。从宏观上看就表现为细胞之间、细胞与环境之间相互作用最终确定了每一个细胞的命运。这方面在对低等模式生物果蝇的研究中获得了很多成果。多细胞生物在发育的分子调控机制以及基因利用上都有高度的一致性

和同源性，现已认识的与高等动物（包括人）发育相关的基因，特别是一些专业名词，均是从对果蝇的研究中派生出来的。

一、胚胎前-后轴的形成

　　果蝇胚胎前-后轴的形成受多个基因群的多层次控制。决定果蝇卵和胚胎细胞沿前-后轴发育命运的初始物质，是卵细胞中呈浓度梯度分布的**母体效应基因（maternal effect gene）**产物；与体节有关的分节基因群（segmentation genes）再依次作用，决定体节和极性，奠定胚胎前-后轴形体格局；**同源异形基因（homeotic gene）**则进一步决定各体节的形态特征。

　　果蝇胚胎前-后轴形成的基本过程是受精后各基因群的"级联式"激活。受精后卵细胞中的母体效应基因产物如 *bicoid* mRNA 被翻译为蛋白质，*bicoid* 蛋白作为转录因子能够激活合子细胞基因，**裂隙基因（gap gene）**、**成对规则基因（pair-rule gene）**、**体节极性基因（segment polarity gene）**表达。这些基因能控制同源异形基因沿前-后轴的顺序激活（图 3-7）。

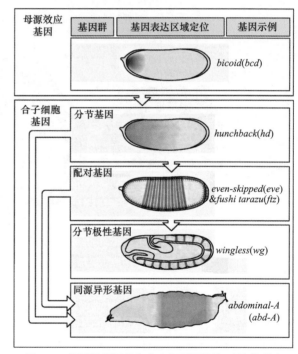

图 3-7　基因群的顺序表达确定了果蝇前-后轴的形成
（引自 Wolpert and Tickle，2007）

1. 母体效应基因群

　　成熟卵细胞中储存有大量 mRNA，这些 mRNA 主要是卵子形成过程中由母体的卵泡细胞合成并运入卵子，它们直到受精后才被翻译为蛋白质。其中，有些 mRNA 显示出两个显著的特点：①在卵细胞质中分布不均；②在细胞发育命运的决定过程中起重要作用。通常将这些在卵细胞质中呈极性分布、在受精后被翻

译为在胚胎发育中起重要作用的转录因子和翻译调节蛋白的 mRNA 分子称为母体效应基因产物。果蝇的卵呈明显极性，一些母体 mRNA 在果蝇卵和合胞体中的分布不均启动了前-后轴发育。例如，BICOID 蛋白在胚胎前端表达高，随后浓度迅速降低由此提供了胚胎头部形成必需的位置信息。果蝇卵裂的特点是经历 13 次细胞核分裂，但细胞质不分裂，形成一个典型的**合胞体（syncytium）**，数千个细胞核共处于受精卵内，随后被分割成数千个细胞。在这一过程中，母体效应

基因 bicoid 编码转录因子，其 mRNA 分布在卵的前端，受精后被翻译为蛋白质，并在合胞体中扩散形成从前到后的浓度梯度（图 3-8）。前端高浓度的 BICOID 蛋白影响位于头部的细胞核启动了头部发育的特异性基因的表达，而低浓度的 BICOID 蛋白则与形成胸部的特异性基因表达有关。另一个母体效应基因 nanos 的 mRNA 分布在卵的后端，在受精后形成从后向前的蛋白质浓度梯度，抑制 hunchback 基因的 mRNA 翻译，控制果蝇后部组织结构的形成。

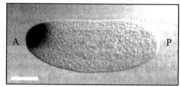
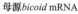
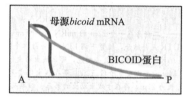

图 3-8　受精前后 bicoid mRNA 及翻译蛋白的浓度梯度分布（引自 Wolpert and Tickle，2007）
A. 前端；P. 后端。上图：果蝇胚胎原位杂交照片；下图：受精前后浓度梯度分布示意图

2. 分节基因群

分节基因群是决定体节分节和极性、奠定胚胎前-后轴形体大致格局的基因群，包括裂隙基因（表达产物为转录因子）、成对规则基因（表达产物为转录因子）和体节极性基因。每个基因又包含许多亚群，如裂隙基因就有 hunchback、Kruppel、giant、knirps 及 tailless 等，它们被母体效应基因激活，沿胚胎前-后轴表达，其表达产物沿胚胎的前-后轴分布于不同的区域。这些基因与另一些基因相互作用，以"发育级联式"方式将早期胚胎沿前-后轴分割为限定的体节，在此基础上，由同源异形基因群调控各体节形成其相应的表型特征。

分节基因群仅将早期胚胎沿整个头部（前-后轴）分割为限定的体节，真正指导体节进一步发育成一定表型特征的是同源异形基因群。

3. 同源异形基因群

同源异形基因决定一组细胞发育途径的一致性，其功能是确保体节或肢芽的典型特点，如一个体节是变成无翅的前胸，还是变成有翅的中胸。同源异形基因群是一大群基因，它们都含有共同的 180bp 的 DNA 片段，具有相同的开放阅读框，编码高度同源的由 60 个氨基酸组成的结构单元。后来，这一 DNA 序列又相继在小鼠、人类，甚至酵母的若干基因中被发现。这个共同的 180bp DNA 片段称为**同源异形框（homeobox）**，

含有同源异形框的基因称为**同源异形框基因（homeobox gene）**。高度保守的 60 个氨基酸组成的同源异形域（homeodomain）表现为一种拐弯的螺旋-回折-螺旋（HLH）立体结构，其中的 9 个氨基酸片段（第 42～50 位）与 DNA 的大沟相吻合，即它能识别其所控制的基因启动子中的特异序列（应答元件），从而引起特定基因表达的激活或阻抑。

果蝇同源异形基因称为 HOM 基因，而与 HOM 基因相对应的动物和人类的同源异形框基因称为 HOX 基因。果蝇的 HOM 基因位于 3 号染色体上，由两个独立的**触角足复合体（antennapedia complex）**和**双胸复合体（bithorax complex）**组成。由于进化，果蝇 HOM 基因在哺乳动物中出现了 4 次：HOX-A、HOX-B、HOX-C、HOX-D，分别定位于人的 7 号、17 号、12 号和 2 号染色体；在小鼠则分别定位于 6 号、11 号、15 号和 2 号染色体上。HOM 基因在染色体上的排列顺序与其在体内的不同时空表达模式相对应，即这些基因激活的时间顺序表现为越靠近前部的基因表达越早，而靠近后部的基因表达较迟；这些基因表达的空间顺序表现为头区的最前叶只表达该基因簇的第一个基因，而身体最后部则表达基因簇的最后一个基因。这种排列与表达模式在从果蝇到哺乳动物的各个门类中是高度保守的（图 3-9）。

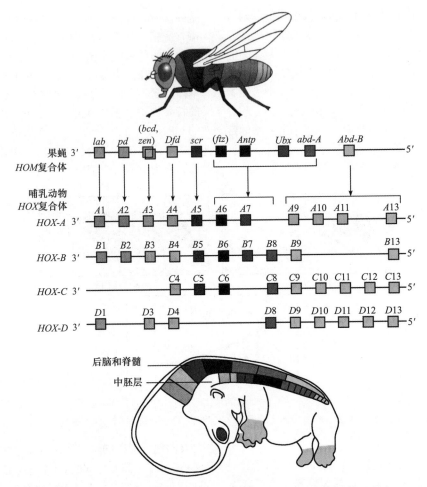

图 3-9　同源异形框基因在果蝇和小鼠染色体上的排列顺序及基因表达的解剖顺序（引自 Alberts，2008）

受精后果蝇胚胎的发育是由母体效应基因群引发，通过分节基因群和同源异型基因群的"级联式"激活调控前-后轴形成的。这体现了多基因协同，有序调控形态发生的发育基本特点。与之相似，果蝇胚胎发育背-腹轴的形成也经历了一个复杂而有序的调控过程。

哺乳动物胚胎发育过程远比果蝇复杂，涉及轴向信息的确立也需要有相应的信号调控中心，有复杂的信号调控网络参与其中，一些调控成员与果蝇中执行相似功能的分子有很高的同源性，如同源异型框基因。哺乳动物胚胎轴向信息的确立机制研究是发育生物学研究的热点。

二、发育过程中的细胞决定与细胞分化

轴向信息的建立确定了胚胎各个部分的发育方向。细胞根据其在胚胎中所处的位置增殖、分化形成不同的组织、器官。

（一）细胞决定的概念

细胞命运的决定，简称**细胞决定**（**cell determination**），是指在个体发育过程中，细胞在发生可识别的分化特征之前就已确定了未来的发育命运，只能向特定的方向分化的状态。细胞决定由细胞质中含有的母源基因产物控制，实验胚胎学的证据表明，在卵细胞质中隐藏着大量 mRNA 和蛋白质，它们按一定的时空图分布，故最早决定细胞分化方向的物质是卵细胞质中的母源基因产物。除此以外，相邻细胞的相互作用也影响着细胞决定。

一般情况下，细胞决定是稳定的。例如，一个离体培养的皮肤上皮细胞，保持为上皮细胞而不转变为其他类型的细胞。不仅如此，细胞决定还具有遗传稳定性。典型的例子是果蝇成虫盘细胞的移植实验，成虫盘是幼虫体内已决定的尚未分化的细胞团，在变态期之后，不同的成虫盘可以逐渐发育为果蝇的腿、翅、触角等成体结构。研究表明，如果将成虫盘移植到一个成体果蝇腹腔内，它可以不断增殖并一直保持未分化状态，即使在果蝇腹腔中移植多次，繁殖 1800 代之后再移植到幼虫体内，被移植的成虫盘细胞在幼虫变态时，仍能发育成相应的成体结构。这说明果蝇成虫盘细胞的决定状态是非常稳定并可遗传的。偶尔细胞决定也表现出可逆性。在果蝇研究中发现，有时某种培养的成虫盘细胞会不按已决定的分化类型发育，而

是生长出不相应的成体结构，发生了**转决定（transdeter-mination）**。探讨转决定的发生机制对了解胚胎细胞命运的决定具有重要意义。

（二）细胞决定与细胞分化潜能

细胞决定控制着细胞的分化潜能。胚胎细胞在不同发育阶段，其分化潜能不同，细胞分化潜能是按全能—多能—单能—特化的方向演化。研究表明，哺乳动物桑葚胚期的 8 细胞期之前细胞和其受精卵一样，均能在一定条件下分化发育成为包括滋养层、胎盘等胚外组织在内的完整胚胎。通常将具有这种特性的细胞称为**全能（干）细胞（totipotent cell）**。胚胎干细胞来源于囊胚早期内细胞团的细胞，可以分化为包括生殖细胞在内的各种胚胎细胞，具有高度的全能性。但是内细胞团的细胞无法分化为囊胚外侧的滋养层细胞，不能独立完成胚胎发育的全过程，与 8 细胞以前的小鼠胚胎细胞相比，全能性受到了明显的限制。原肠胚期三胚层形成后，随着细胞空间关系的改变和微环境的差异，三个胚层衍生的未来组织器官的轮廓开始决定下来，分化潜能出现一定的局限性，各胚层倾向于发育为本胚层的组织器官。这时的分化潜能虽然有局限，但仍具有发育成多种表型细胞的潜能，这种细胞称为**多能细胞（pluripotent cell）**。经过器官发生，各种组织、细胞的发育命运最终决定，在形态上特化、功能上专一化，这种细胞称为**专能细胞（committed cell）**，最后成为特化的细胞。成体干细胞一般是多能或专能细胞。

细胞分化受细胞核与细胞质之间、细胞群与细胞群之间、胚胎不同部位之间、细胞外物质等一系列因素的相互作用所制约。其中，细胞核中存在着控制胚胎发育、细胞分化的基因，细胞质是通过调节细胞核中的基因表达而发挥作用的。在胚胎发育过程中，作用于靶细胞的各种因素，通过细胞内的一系列信号转导过程，连续地或选择性地激活细胞核内某些基因，使基因组中的基因按一定时间和空间顺序选择性地表达，控制某些特定蛋白质的合成，使细胞按时空顺序分化为某种类型的细胞。

（三）胚胎发育过程中细胞核和细胞质的相互关系

胚胎发育过程中，细胞分化是在细胞核和细胞质之间相互影响下实现的。如果将爪蟾的肠上皮细胞核植入去核卵细胞质中，杂种细胞开始卵裂和发育。但植入其他去核体细胞质是不能进行胚胎发育的，这说明在卵细胞质中存在着使已分化的细胞核重新启动，如受精卵一样开始发育的物质。经分析，在均黄卵中，受精卵每次卵裂，细胞核是均等分裂，而细胞质物质在受精卵及卵裂球细胞质中的分布则并不均匀，有的物质在细胞中有一定的区域分布，这称为细胞质定位

（cytoplasmic localization）或细胞质定域。这种不均匀性在很大程度上决定了细胞的早期分化，对胚胎的早期发育有很大影响。例如，在果蝇感觉器官的发育过程中，细胞命运的决定物之一是 numb 基因编码的蛋白质，该蛋白质在感觉性母细胞的细胞质中呈非对称分布，使细胞在第一次分裂时只有一个子细胞中含有 numb 蛋白，这个子细胞在第二次分裂时产生了神经元及其鞘层细胞，而缺乏 numb 蛋白的细胞则生成支持细胞。由此说明，胚胎细胞质在胚胎发育和分化中起着重要作用。

在胚胎发育和细胞分化过程中，随着基因的不断激活，其表达产物也不断地加入到细胞质成分中，使胚胎细胞基因的表达环境不断变化，核内基因的表达状态不断被调整，从而使胚胎细胞逐步决定和分化。

三、胚胎发育中细胞间的相互作用

原肠胚以后，三个胚层的发育前途虽已确定，但各胚层进一步发育还有赖于细胞群之间的相互作用，这种作用可视为细胞外的因素对细胞分化的影响。

（一）诱导

胚胎发育过程中，一部分细胞对邻近细胞产生影响，并决定其分化方向，称为诱导或**胚胎诱导（embryonic induction）**。起诱导作用的细胞或组织称为诱导细胞或诱导组织。被诱导而发生分化的细胞或组织称为反应细胞或反应组织。胚胎诱导现象最初是由 Spemann 在胚胎移植（embryonic graft）实验过程中发现的，他因此获得了诺贝尔生理学或医学奖。

胚胎诱导可发生在不同胚层之间，也可以发生在同一胚层不同区域之间。在原肠胚晚期，中胚层首先独立分化，这一启动对邻近胚层有很强的诱导分化作用，它促进内胚层、外胚层各自向相应的组织器官分化。

胚胎诱导是通过诱导组织释放的各种**旁分泌因子（paracrine factor）**实现的。这些旁分泌因子以诱导组织为中心形成由近及远的浓度梯度，它们与反应组织细胞表面的受体结合，将信号传递至细胞内，通过调节反应组织细胞的基因表达而诱导其发育和分化。发育过程中常见的旁分泌因子有：**成纤维细胞生长因子（fibroblast growth factor，FGF）**、Hedgehog 家族蛋白、Wnt 家族蛋白、TGF-β 超家族等。这些因子在胚胎的不同发育阶段以及处于不同位置的胚胎细胞中的表达差异，提供了胚胎发育过程中的位置信息。

（二）抑制

抑制是在胚胎发育中，已分化的细胞抑制邻近细胞进行相同分化而产生的负反馈调节作用。例如，把发育中的蛙胚置于含蛙心组织碎片的培养液中，胚胎受到抑制不能产生正常的心脏。这说明，已分化的细

胞可产生某种物质,抑制邻近细胞向其相同方向分化,这种物质称为抑制素。

另一种抑制现象表现为,在具有相同分化命运的胚胎细胞中,如果一个细胞"试图"向某个特定方向分化,那么这个细胞在启动分化指令的同时,也发出另一个信号去抑制邻近细胞的分化,这种现象被称为**侧向抑制(lateral inhibition)**。例如,在脊椎动物的神经板细胞向**神经前体细胞(neuronal precursor cell)**分化过程中,尽管这些神经板细胞均有发育为神经前体细胞的潜能,但只有其中的部分细胞可发育为神经前体细胞,其余的则分化为上皮性表皮细胞。这种现象是由神经板细胞间的侧向抑制作用所决定的。正是由于有诱导分化和抑制分化,才使胚胎发育有序地进行,使发育的器官间相互区别、避免重复。

(三)细胞识别与细胞黏着

细胞之间的相互辨认能力,即为细胞识别。细胞经过识别而选择性地与其他细胞相亲和的现象称为细胞黏着。细胞识别和黏着,是胚胎发育中的重要事件。构成神经系统的数以万计的神经细胞之间及其与周围靶细胞之间,就是通过细胞识别,才得以选择性地连接在一起构成复杂而精确的神经通路网。例如,将蝾螈的原肠胚细胞分离后再混合培养,结果各胚层的细胞自我选择、相互黏着、重新聚集和组合在一起,又恢复原三胚层的结构。

四、形态发生

形态发生(morphogenesis)是胚胎发育过程中组织器官和机体形态结构的形成过程。其机制极其复杂,至今还远没有研究清楚。上面介绍的果蝇的母体效应基因、分节基因、同源异形基因,以及胚胎细胞互作中的旁分泌因子等均与形态发生有关。此外,还包括以下三个方面。

(一)细胞的生长、数量增加和程序性细胞死亡

胚胎的生长是有丝分裂的结果。大型动物和小型动物的区别,不在于细胞大小的不同,而是由细胞数量多少决定的。在形态发生过程中细胞按一定时期、一定部位有序地进行细胞死亡,它既受基因控制,也受环境因素的影响。例如,两栖类尾和鳃的退化受甲状腺素的影响;若切除蝌蚪的甲状腺,其尾和鳃则不退化。肢体的发生中,早期的手和足形似桨板,当手指(趾)之间细胞死亡后,才能形成正常的指(趾)(图3-10)。生殖腺分化为卵巢,由于无雄激素的作用,中肾管退化;若生殖腺分化为睾丸,中肾管则在雄激素的作用下发育成输精管等雄性生殖管道。

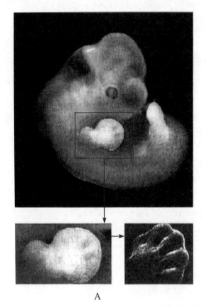
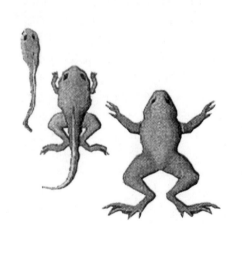

图 3-10　个体发育中的细胞凋亡(引自杨恬,2005)

A. 细胞凋亡在指(趾)形成中的作用; B. 蝌蚪发育过程中尾部细胞的凋亡

(二)差异生长

差异生长(differential growth)指细胞增长的数量和增长率,其在身体的不同部位存在差异。通过差异生长形成各组织、器官的特有形态。

(三)形态调节运动

通过**形态调节运动(form regulating movement)**促使胚体形成。形态调节运动使生长着的有关部位之间产生细胞的变形和迁移。例如,细胞团由实心变为空心、细胞的内迁和外移形成囊状结构、组织的展开和卷折等。随着细胞运动和细胞分化,细胞形态发生变化,如上皮凹陷形成管泡时,上皮细胞伸长、细胞浅部变窄、上皮下陷。细胞外基质中的成分,如胶原、弹性蛋白、非胶原糖蛋白、氨基聚糖及蛋白聚糖等,

也可影响细胞的形态调节运动。

胚胎形态发生受多个基因群形成的多层次控制，这些基因通过对细胞运动、细胞间识别和黏着、细胞增殖和凋亡的控制，使一系列发育事件按基因组既定的遗传程序进行。从个体水平、器官水平、组织水平阐明形态发生的分子机制，是发育生物学研究的重要任务。

五、小 RNA 与个体发育

小 RNA（miRNA）是近些年发现的长度为 20～30 个核苷酸（nt）的非编码 RNA（non-coding RNA），包括约 22nt 的微小 RNA（microRNA，miRNA）、21～28nt 的小干扰 RNA（small interfering RNA，siRNA），以及最近在小鼠精子发育过程中发现的 26～31nt 的 piRNA（piwi-interacting RNA）。小 RNA 广泛存在于哺乳动物中，具有高度的保守性。许多 miRNA，在相应物种不同发育阶段的不同组织中表达水平有显著差异，形成分化相关的表达模式，可能作为参与调控基因表达的分子在细胞分化中起重要作用。

第五节 胚后发育

从卵膜孵出或从母体娩出的幼体，继续生长发育，经过幼年、成年、老年直至死亡的过程，称为胚后发育。在胚后发育过程中仍有一些细胞继续分化，如牙的发生和生殖细胞的分化成熟。有些动物从幼体发育为成体的过程中，在形态结构、生理机能及生活习性等方面发生了显著的改变，称为**变态（ metamorphosis ）**。例如，蛙的幼体——蝌蚪生活在水中，以植物为食，用鳃呼吸，运动器官是尾，经变态成为能适应陆地生活的蛙。

一、生长

生长被定义为机体的体积或大小的增加。生长一般通过三种途径实现：①增加细胞的数目，这是生长的主要方式。例如，人的新生儿细胞数量约为 2×10^{12} 个，到成年可增加约 30 倍，约为 3×10^{14} 个。②通过细胞增大的生长，是个体发育中某些细胞的生长方式。例如，骨骼肌和心肌细胞及神经元一旦分化，就不能继续分裂，神经元通过轴突和树突的伸展和增长而生长，肌肉生长包括肌原纤维的增加，同时细胞的融合为已经存在的肌纤维提供新的细胞核。③大量细胞外基质细胞分泌完成的细胞外空间容量的增加，如软骨和骨的生长。

生物的生长期通常分为以下几个时期：生长停滞期（lag growth period），无实质性生长，但为以后生长做准备；其后是指数生长期（exponential growth period），此期先慢后快，体积成倍增加，新生儿体重倍增时间为 5～6 个月；再后为生长减速期（decelerate growth period），个体生长开始减慢，哺乳类在达到一定体积后便完全停止生长，到晚年甚至出现负生长。

机体各部分的生长速率有差异，如人的婴儿期，头部占身高的 1/4，到成年期只占 1/8～1/7，显然在生长期间，躯体的生长比头部快。

生长和发育的器官有它们自己内部的生长程序，脑垂体合成的生长激素对人和其他哺乳动物胚后发育是不可缺少的，调控细胞增殖、细胞体积增大及细胞外基质细胞分泌功能的因子均可影响机体的生长。

二、衰老

（一）衰老的概念与特征

衰老（senescence） 是绝大多数生物性成熟以后，机体形态结构和生理功能逐渐退化或老化的过程，是一个受发育程序、环境因子等多种因素控制的不可逆的生物学现象，衰老和死亡是机体发育的最终结局。衰老的效应可以概括为动物（包括人类）随着年龄的增长，死亡概率的增加。不同动物的衰老过程和寿命差异很大，但是同一物种的最长寿命相对恒定（表 3-2）。

哺乳动物进入衰老期，机体结构和功能出现衰老特征。例如，老年人出现皮肤松弛、皱缩，老年斑，毛发稀少变白，牙齿松动、脱落，骨质变脆，性腺及肌肉萎缩，脊柱弯曲，代谢降低以及细胞结构改变等；在功能上则表现为行动迟缓，视力与听力下降，记忆力减退，适应性降低，心肺功能低下，免疫力及性功能减弱，易于发生各种老年病如阿尔茨海默病等。衰老可以表现在组织、器官、细胞及分子等不同层次。衰老过程更主要是机体内部结构的衰变，是构成机体的所有细胞的功能不全，是随着生存时间推移而发生的细胞改变的总和。不同物种、同一物种不同个体以及同一个体不同部位各层次上的衰老变化都不完全相同。衰老的形态和功能特征有显著的个体差异，很难找到适当的定量参数作为衰老的指标。

（二）衰老的机制

衰老是一个发育过程，影响因素很多，是多种因素综合作用的结果。衰老是受基因控制的，因为不同种类动物的寿命差异很大（表 3-2），它（他）们衰老的速率不同。例如，新生大象经历了 21 个月的胚胎发育却并没有发生老化，而 21 月龄的小鼠却已经步入中年，出现衰老的迹象。迄今，在秀丽隐杆线虫（ *Caenorhabditis elegans* ）、果蝇（ *Drosophila* ）、小鼠及人类均发现了能影响寿命的基因变异。

表 3-2　各种哺乳动物的寿命及达到生殖成熟的时间

哺乳动物种类	最长寿命/月	妊娠时间/月	进入青春期时间/月
人类	1440	9	144
脊鳍鲸	960	12	-
亚洲象	840	21	156
马	744	11	12
黑猩猩	534	8	120
棕熊	442	7	72
狗	408	2	7
牛	360	9	6
恒河猴	348	5.5	36
猫	336	2	15
猪	324	4	4
松鼠猴	252	5	36
羊	240	5	7
灰松鼠	180	1.5	12
欧洲兔	156	1	12
豚鼠	90	2	2
家鼠	56	0.7	2
金仓鼠	48	0.5	2
小鼠	42	0.7	1.5

研究表明，胰岛素/胰岛类生长因子（insulin-like growth factor type 1，IGF-1）是控制线虫在应激情况下进入休眠期的重要物质。果蝇也有相似的调节老化的系统，涉及胰岛素/胰岛类生长因子信号通路的基因突变，几乎可以使果蝇寿命延长 1 倍。还有证据表明，IGF-1 受体突变的雌性小鼠的寿命比正常小鼠延长 33%。

在人类，由于编码核膜蛋白的基因突变引起的 Hutchinson-Gilford 早衰综合征（progeria syndrome），患者在儿童期就呈现出早衰特征（图 3-11），在 12 岁就死亡。另一种早衰综合征是 Werner 综合征，患者青春期生长迟缓，20 多岁就出现白发和一系列老年性疾病如心脏病，大部分在 50 岁前死亡。Werner 综合征致病基因与 DNA 的解旋有关。DNA 的解旋在 DNA 的复制、修复以及基因表达的过程中是必需的。Werner 综合征患者的 DNA 不能够正常修复，以致其遗传物质的损伤水平增高。Werner 综合征与 DNA 的关系提示了老化与 DNA 损伤积累的相关性。

衰老发生的理论还有很多。端粒酶理论认为端粒酶通过维持染色体末端端粒长度以保护染色体的完整性，细胞衰老时端粒都会缩短，端粒的缩短是引起细胞老化的主要原因；自由基理论认为代谢过程中产生

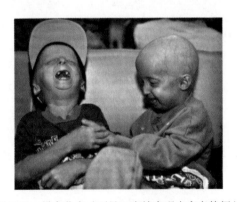

图 3-11　早衰儿童（不足 8 岁就表现出衰老特征）
（引自 Gilbert，2006）

的自由基能够对 DNA 和蛋白质造成氧化损伤，随着年龄的增加，细胞内超氧化物歧化酶、谷胱甘肽过氧化物酶等清除自由基的酶活性降低，清除能力下降，自由基积聚造成细胞损伤，机体随之衰老。另外，线粒体、神经内分泌-免疫调节等都与衰老相关。人类的衰老还受情绪、环境、社会等因素的影响。衰老是一个很重要的研究领域，目前这些理论还有很多争议。阐明衰老的机制，对采取人工干预措施延缓衰老、提升健康水平有重要的意义。

三、再生

（一）再生的概念

一些发育成熟的成年动物个体有**再生（regeneration）**现象，表现为动物的整体或器官受外界因素作用发生创伤而部分丢失时，在剩余部分的基础上又生长出与丢失部分在形态结构和功能上相同的修复过程。机体在正常生理条件下由组织特异性成体干细胞完成的组织或细胞的更新，如血细胞的更新、上皮细胞的脱落和置换等，虽然与再生相似，但性质上有所不同。不同动物的再生能力有显著差异。一般地，高等动物的再生能力低于低等动物，脊椎动物低于无脊椎动物，而哺乳动物的再生能力很低，仅限于肝脏等少数器官。为什么有的动物能够再生，有的动物却不能？再生过程的机制是怎样的？阐明这些问题具有重要的医学意义。

现有研究资料表明，再生的本质是成体动物为修复缺失组织器官的发育再活化，是多潜能未分化细胞的再发育。主要有三种方式可以引起再生的发生：第一种机制涉及成体组织通过去分化过程形成未分化的细胞团，以便之后可以重新分化，这种形式的再生称为**微变态再生（epimorphosis regeneration）**，是两栖动物肢体再生的主要方式；第二种机制称为**变形再生（morphallaxis regeneration）**，这种再生通过已存在组织的重组分化，基本没有新的生长，见于水螅的再生；第三种机制的再生是一种中间形式，可以被认为是**补偿性再生（compensatory regeneration）**，表现为细胞分裂，产生与自己相似的细胞，保持它们的分化功能，这是哺乳动物肝脏再生的特点。

（二）再生的过程及意义

以有尾两栖类为例说明再生的变化过程：蝾螈的前肢被切除后，伤口处细胞间的黏合性减弱，通过变形运动移向伤口，形成单细胞层封闭伤口，这层细胞

称为**顶帽（apical cap）**或**顶外胚层帽（apical ectodermal cap）**。顶帽下方的细胞，如骨细胞、软骨细胞、成纤维细胞、肌细胞、神经胶质细胞均去分化，并彼此分离形成了一团无差异的细胞，这群细胞和顶帽共同组成的结构称为**再生胚芽（regeneration blastema）**。因胚芽内部缺氧，pH降低（6.7～6.9），提高了溶酶体酶的活性，促进受伤组织的清除。胚芽细胞加快分裂和生长，细胞开始分化，形成相应的骨、肌肉、软骨等组织，最后完成肢的再生过程（图3-12）。有趣的是，再生胚芽在很多方面与肢体正常发育区域的肢芽相似。

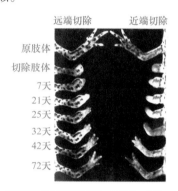

图3-12 蝾螈肢体的切除再生（引自 Gilbert，2006）

人类除肝脏之外，不会再生器官，至多在新生儿期还可以再生指尖，但是成人就丧失了这种能力。由于再生损伤组织在医学上的重要性，许多生命科学工作者根据低等生物的再生机制，试图找出激活曾经是人体器官形成的发育程序的方法。其中一种方法是寻找相对未分化的多潜能干细胞；另外一种方法是寻找能够允许这些细胞开始形成特定组织细胞的环境。迄今，在寻找未分化的多潜能干细胞方面已取得了长足进展。可以确信，随着对发育机制研究的不断深入，真正实现按照人们的意愿去再生组织器官，以达到彻底修复和替代病变器官将会逐渐变为现实。

小　　结

多细胞生物普遍采用有性生殖繁殖后代。通过有性生殖，精子和卵子融合成受精卵，后者是个体发育的开始。受精卵经过卵裂、囊胚、原肠胚、神经胚以及器官发生等胚胎发育阶段，发育为新个体。从母体娩出或卵膜孵出的新生个体，经过幼年、成年、老年等时期完成胚后发育，最后以死亡结束个体发育过程。

胚胎发育受细胞内部基因编程和细胞外环境调节的双重因素影响。受精后卵细胞中呈区域性分布的母

体效应基因产物的激活是胚胎发育的初始因素，它的活化触发了合子细胞基因群的顺序表达，进而确定了胚胎各部分细胞发育方向的轴向信息。细胞根据其在胚胎中所处的位置信息增殖、分化，形成不同的组织、器官。

生长和衰老是胚后发育的主要事件，目前有关衰老机制的假说很多，自然寿命是物种的特征。

（中国医科大学　陈　澄　陈誉华）

医学生物学 | Medical Biology

 复习思考题

1. 从生殖细胞的发生看，有性生殖有何优势？
2. 个体发育包括哪些基本阶段，各阶段的主要特征是什么？
3. 由内、中、外三个胚层发育来的主要器官分别有哪些？
4. 简述胚胎发育的机制。
5. 简述衰老的概念及其主要研究领域。

第四章 生命的遗传和变异

生物亲代和子代之间生物学性状相似性的现象称为遗传，同种生物世代之间或同世代的不同个体之间性状的差异称为变异。遗传和变异是生命的基本特征之一，也是物种延续、发展、进化的基础。本章主要介绍生物遗传变异的规律、基因的本质、基因的功能表达与调控、以及遗传的分子和细胞层面的变化与人类疾病发生等。

第一节 遗传的基本规律

奥地利著名遗传学家孟德尔（Gergor Mendel，1822～1884）是现代遗传学的奠基者，他以豌豆作为实验材料，进行了大量杂交实验，于1865年发表了论文《植物杂交试验》，描述了生物性状在杂交过程中的传递特点，提出了**遗传因子（genetic factor）**的概念，以及分离定律和自由组合定律。1910年，美国哥伦比亚大学的摩尔根（Thomas Hunt Morgan，1866～1945）以果蝇（*Drosophila melanogaster*）为研究材料，发现了生物性状在传递过程中的连锁与交换现象，提出了基因的连锁与交换定律，并证实基因存在于染色体上，呈线性排列，是生物性状表达、突变和重组的基本单位。

孟德尔的分离定律和自由组合定律以及摩尔根提出的连锁与交换定律，统称为遗传学的三大基本规律。这三大规律奠定了现代遗传学的理论基础，使遗传学的发展进入一个崭新时代，并且已经成为生命科学最具活力的领域之一。

一、遗传定律

（一）分离定律

根据豌豆杂交实验结果，孟德尔总结出遗传第一定律即**分离定律（law of segregation）**：在生物体中，一对等位基因共存于一个细胞内；在生殖细胞形成时，成对的等位基因彼此分离，分别进入不同的生殖细胞。减数分裂时同源染色体的分离是分离定律的细胞学基础。同源染色体上相同位点上的等位基因随同源染色体的分离分别进入不同的生殖细胞，每个生殖细胞只能得到成对等位基因中的一个。通过受精，精卵结合并发育成个体，其所有体细胞中又含有成对的等位基因。

（二）自由组合定律

通过对两对或两对以上的相对性状进行研究，分析它们杂交后代的遗传规律，孟德尔总结出了遗传第二定律即**自由组合定律（law of independent assortment）**：生物在形成生殖细胞时，不同对的等位基因独立行动，可分可合，随机组合到一个生殖细胞中。减数分裂时非同源染色体的自由组合是自由组合定律的细胞学基础。自由组合定律的实质是非等位基因的自由组合。

分离定律与自由组合定律表现在包括人类在内的所有真核生物中，杂交所涉及的基因数目越多，子代出现杂合基因型和表现型也越多。通过杂交，可以导致基因发生分离与重组，后代出现大量变异，形成物种遗传的多样性。

（三）连锁与交换定律

摩尔根利用果蝇作为实验材料进行杂交实验发现了遗传的**连锁和交换定律（law of linkage and crossing over）**，即遗传的第三定律。摩尔根的重大成就是利用连锁和交换确定了基因在染色体上的相对位置，并建立了果蝇的基因图。他于1926年发表了《基因论》，提出基因在染色体呈直线排列的理论。连锁与交换定律的提出和基因论的创立，补充与发展了孟德尔的遗传学说，极大地推动了遗传学的发展。

1. 完全连锁

摩尔根及其同事用纯种灰身长翅果蝇与纯种黑身残翅果蝇杂交，产生的子一代（F_1）都是灰身长翅，由此推断果蝇的灰身（B）对黑身（b）是显性，长翅（V）对残翅（v）是显性。因此，纯种灰身长翅果蝇的基因型与纯种黑身残翅果蝇的基因型分别是 $BBVV$ 和 $bbvv$。F_1 的基因型是 $BbVv$。让 F_1 代雄果蝇（$BbVv$）与纯种黑身残翅雌果蝇（$bbvv$）测交，子二代（F_2）出现两种和亲本完全相同的性状：灰身长翅（$BbVv$）和黑身残翅（$bbvv$），两者的数量各占 50%。摩尔根认为，果蝇的灰身基因（B）和长翅基因（V）位于同一条染色体上，黑身基因（b）和残翅基因（v）位于另一条染色体上。因此，当两个纯种的亲代果蝇交配后，F_1 的基因型均为 $BbVv$，表现型是灰身长翅。F_1 代雄果蝇产生配子时，原来位于同一条染色体上的两个基因（B 和 V、b 和 v）不发生分离，而是连在一起向后代传递即只产生 BV、bv 两种配子。因此，当 F_1 代雄果蝇（$BbVv$）

与黑身残翅（*bbvv*）的雌果蝇交配后，产生的 F₂ 只有灰身长翅（*BbVv*）和黑身残翅（*bbvv*）两种类型，数量各占 50%（图 4-1A）。像这样位于一对同源染色体上的两对或两对以上不同基因连在一起向子代传递的现象称为**完全连锁（complete linkage）**。在完全连锁遗传中，后代只表现出亲本类型。

2. 不完全连锁

摩尔根等还做了另一组试验，他们让 F₁ 雌果蝇（*BbVv*）与黑身残翅雄果蝇（*bbvv*）测交。测交后 F₂ 代的表现型出现 4 种类型：灰身长翅（*BbVv*）占 41.5%、黑身长翅（*bbVv*）占 8.5%、灰身残翅（*Bbvv*）占 8.5%、黑身残翅（*bbvv*）占 41.5%，数量比却不是 1:1:1:1，而是与亲本表现型相同的类型所占比例大，各占总数的41.5%；而新类型所占比例小，各占总数的 8.5%。对

于上述遗传现象的解释，摩尔根指出，位于同一条染色体上的两个基因的连锁关系有时是可以改变的。在细胞进行减数分裂形成配子的过程中，如果来自父方和来自母方的同源染色体发生交换，将导致其上的基因交换产生新的基因组合。即 F₁ 雌果蝇在形成配子时，基因 *BV* 和 *bv* 多数保持原来的连锁关系，但由于同源染色体的联会和同源非姐妹染色单体之间的交换，使部分连锁基因 *BV* 和 *bv* 之间发生互换（交叉点正好位于基因 *B* 与 *V*、*b* 与 *v* 之间），这样可以产生 *BV*、*Bv*、*bV*、*bv* 四种雌配子，当与雄配子 *bv* 受精后，将会形成四种类型的 F₂ 代（图 4-1B）。由于发生互换的细胞毕竟是少数，因此 F₂ 代重组合类型的数量少，亲组合类型的数量多，这种现象称为**不完全连锁（incomplete linkage）**。

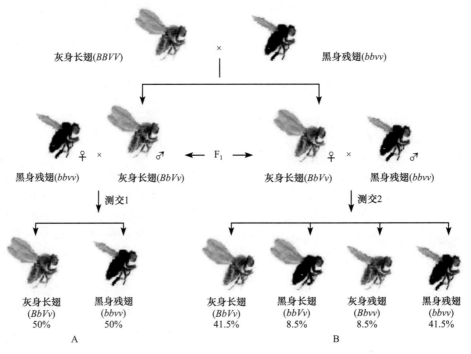

图 4-1　果蝇的完全连锁（A）和不完全连锁（B）

根据以上实验，摩尔根总结出连锁与交换定律：当两对或两对以上的基因位于一对同源染色体上时，它们并不自由组合，而是联合在一起，作为一个整体进行传递，这种现象称为**连锁（linkage）**。在减数分裂中，同源染色体上的等位基因之间可以发生交换，使原来连锁的基因发生改变，构成新的基因连锁关系，这种现象称为**交换（crossing over）**。减数分裂时同源染色体的联会和同源非姐妹染色单体之间的交换是连锁与交换定律的细胞学基础。

连锁和交换是生物界普遍存在的现象，也是造成生物多样性的重要原因之一。有的生物雌雄个体之间重组率（或交换率）不同，如果蝇；有的生物雌雄个体之间

重组率没有区别，如人类。位于同一染色体上的基因之间传递时彼此连锁，构成**连锁群（linkage group）**，一对同源染色体上的基因组成一个连锁群。同一连锁群中的各对等位基因之间可以发生交换而重组。一般而言，两对等位基因相距越远，发生交换的机会越大，即重组率越高；反之，相距越近重组率越低。因此，重组率可反映同一染色体上两个基因之间的相对距离。基因重组率为 1% 时，两个基因间的距离记作 **1 厘摩（centimorgan，cM）**，即 1 厘摩表示 1% 的重组率。例如，果蝇的三个突变基因黑身（*b*）、残翅（*v*）和朱砂眼（*cn*），都位于同一条染色体上，用三个基因都是杂合的个体与隐性个体杂交，得到 *b* 和 *v* 之间重组率为 17%，*b* 和 *cn* 之

间重组率为 8%，*v* 和 *cn* 之间重组率为 9%，根据重组率可以判断这三个基因的排列为 *b-cn-v*，*b* 与 *cn* 之间相距 8cM，*cn* 与 *v* 之间相距 9cM，*b* 与 *v* 之间相距 17cM。摩尔根在此基础上通过进一步研究，制作了关于染色体上基因之间位置关系及其距离的"基因连锁图"。由于摩尔根对染色体遗传理论的贡献，于 1933 年荣获诺贝尔生理学或医学奖。

遗传的三大定律在配子形成过程中相互联系、同时进行、同时作用。基因的自由组合定律和连锁交换定律建立在分离定律的基础上。生物形成配子时，在第一次减数分裂过程中，同源染色体上的等位基因都要彼此分离。在分离之前，同源染色体的非姐妹染色单体之间可能发生交换，使位于交换区段的等位基因之间发生互换，这种因连锁基因互换而产生的基因重组是形成生物新类型的原因之一。在同源染色体分离的基础上，非同源染色体上的非等位基因又进行自由组合，从而形成各种组合的配子。

二、遗传分析中的概率

概率(probability)是生物统计学中最基本的概念，指某一事件随机发生可能性的大小。例如，掷钱币，硬币落地时正反两面出现的机会大体相等，是随机发生的，概率各为 1/2。但这种概率要从多次的投掷过程中才能观察到，否则会有很大的偏差。计算概率有两个重要的定律，即乘法定律和加法定律。在减数分裂过程中，等位基因的分离和非等位基因的自由组合，可以形成不同类型的配子，通过这些配子的随机结合，形成不同基因型的合子，这其中体现了概率在遗传分析中的应用。

加法定律是指相互排斥事件的总概率是各个概率之和。例如，肤色正常（*A*）对白化（*a*）是显性。一对夫妇的基因型都是 *Aa*，他们孩子的基因型可能是 *AA*、*Aa*、*aA*、*aa*，每一种基因型的概率都是 1/4。然而，这些基因型之间都是相互排斥的，一个孩子只能是其中的一种基因型，而不可能同时具有两种。因此，一个表观型（肤色）总概率是 1/4（*AA*）+1/4（*Aa*）+1/4（*aA*）=3/4（*AA* 或 *Aa* 或 *aA*）。

乘法定律是指独立事件同时发生的概率是各个概率的乘积。例如，一个孕妇生男孩和生女孩的概率分别都是 1/2，由于第一胎不论生男还是生女都不会影响第二胎所生孩子的性别，因此属于两个独立事件。第一胎生女孩的概率是 1/2，第二胎生女孩的概率也是 1/2，那么两胎都生女孩的概率是 1/2×1/2=1/4。

在杂交实验中，一对相对性状的出现是相互排斥的，两对相对性状的出现则是独立事件。如在孟德尔的黄圆种子与绿皱种子杂交实验中，黄和绿是一对相对性状，黄（Y）对绿（y）是显性；圆和皱是一对相对性状，圆（R）对皱（r）是显性。F_1 代杂合黄圆种子（YyRr）杂交，F_2 代表型和基因型黄色出现的概率为 1/4（YY）+1/4（Yy）+1/4（yY）＝3/4，绿色出现的概率为 1/4（yy）；圆形出现的概率为 1/4（RR）+1/4（Rr）+1/4（rR）＝3/4，皱缩出现的概率为 1/4（rr）。黄绿颜色与圆皱形状是两个相互独立的事件，因此，黄色圆形种子概率为 3/4×3/4＝9/16；黄色皱缩种子概率为 3/4×1/4＝3/16；绿色圆形种子概率为 1/4×3/4＝3/16；绿色皱缩种子概率为 1/4×1/4＝1/16。

第二节　遗传病的概念及其分类

一、遗传病的概念

遗传性疾病简称**遗传病（ inherited disease ）**，是指细胞内遗传物质改变所引起的疾病。它既包括生殖细胞或受精卵内的遗传物质改变，也包括体细胞内的遗传物质改变。遗传病一般具有"垂直传递""终身性""难治性"等特点。对这一概念的理解，应当明确以下几点。

1. 遗传病的垂直传递

生殖细胞内的遗传物质突变所引起的遗传病，能够传递给后代，通常在上下代之间按一定方式垂直传递，并按一定比例发病，不会延伸至无血缘关系的个体（如传递给配偶），也不能在血缘亲属中横向传递（如哥哥不能传给弟弟）。亲代传给子代的不是遗传病本身，而是控制遗传病发生的相关遗传信息即突变的遗传物质。但是，并非所有病例都能看到垂直传递的特点，如某些遗传病患者不能生育或活不到生育年龄、基因突变导致的首发病例、隐性致病基因的携带者可连续几代不表现出来等，这些情况在亲子代之间就看不到疾病垂直传递的特点。体细胞内遗传物质突变引起的疾病称为体细胞遗传病，由于未涉及生殖细胞内遗传物质的改变，它只影响该个体，不会传递给下一代，故也看不到垂直传递的特点。

2. 遗传病与先天性疾病

先天性疾病（ congenital disease ）是指个体出生时就表现出来的疾病或发育异常。先天性疾病可以由遗传物质改变所致，现在已知的大多数遗传病都表现为先天性疾病，如多指（趾）、唇裂、腭裂、白化病等。但先天性疾病不一定都是遗传病。例如，母亲在妊娠早期感染风疹病毒，婴儿出生时患先天性心脏病或先天性白内障；孕期用药不当可引起畸胎、畸形儿等。这些先天性疾病不是由于遗传物质改变引起，而是在胚胎发育过程中因某些环境因素造成的，故不是遗传病。另外，某些遗传病要到一定年龄才发病。例如，遗传性小脑性运动失调症是遗传病，临床表现为步态不稳、运动障碍等，这类患者在幼儿期和青春期与正常人一样，一般在 35～40 岁才发病。因此，遗传病多表现为先天性疾病，但先天性疾病并不都是遗传病，有些遗传病也不是先天性疾病。

3. 遗传病与家族性疾病

家族性疾病（familial disease）是指表现家族聚集现象的疾病，即一个家族中有两个或两个以上成员罹患同一种疾病。许多遗传病，尤其是显性遗传病和多基因遗传病都表现出明显的家族聚集现象，这是因为家族成员从共同的祖先继承了相同的致病基因，如多指（趾）、多发性结肠息肉、抗维生素 D 佝偻病等。但是，遗传病也不一定都有明显的家族史，如常染色体隐性遗传病（如苯丙酮尿症），患者的父母通常都是表现型正常的杂合子。在患有这类遗传病的家族中，由于致病基因频率低，且致病基因只有在纯合状态时才发病，所以家族中的病例常常是散发的，难以表现出家族聚集现象。另外，家族性疾病也不一定都是遗传病。同一家族的不同成员由于生活习惯、生活环境相似，因某些环境因素所引起的疾病也可表现出家族聚集性。例如，由于饮食中缺少维生素 A 可引起一个家系中多个成员都可能患夜盲症；肺结核、肝炎等传染病也可表现为家系中多个成员患病，而这些疾病均不是遗传病。

二、遗传病的类型

人类遗传病种类繁多，根据遗传物质的突变方式和传递规律，遗传病通常分为五大类：**单基因遗传病（monogenic disease）、多基因遗传病（polygenic disease）、染色体病（chromosomal disease）、线粒体遗传病（mitochondrial genetic disease）**和**体细胞遗传病（somatic cell genetic disease）**。

（一）单基因遗传病

由一对等位基因异常所导致的疾病称为单基因遗传病，简称单基因病。单基因病遵循经典的孟德尔规律遗传。根据致病基因的性质、所处位置和遗传方式不同，将单基因病分为常染色体显性遗传病、常染色体隐性遗传病、X 连锁显性遗传病、X 连锁隐性遗传病和 Y 连锁遗传病 5 种类型。

（二）多基因遗传病

由多对基因和环境因素共同作用所导致的疾病称为多基因遗传病，又称**多因子病（multifactorial disease）**，控制这类遗传病的多个基因之间不存在显性、隐性关系，每个致病基因对疾病的形成有一定的累加作用，并且易受环境因素影响。因此，多基因病是由多个微效致病基因的累积作用和环境因素共同作用的结果。

（三）染色体病

由于染色体数目异常或结构畸变所导致的疾病称为染色体病。染色体数目或结构发生畸变时，往往涉及多个基因的增加或减少，从而使机体出现多种异常性状或临床表现，故染色体病常表现出多种症状的综合征。这类疾病共同的临床症状有生长迟缓、智力低下和发育畸形等。

（四）线粒体遗传病

由于线粒体基因突变或异常所导致的疾病称为线粒体遗传病。线粒体是一种半自主的细胞器，受精卵中的线粒体几乎完全来自卵细胞，所以线粒体遗传病为细胞质遗传，表现为母系遗传的特点。

（五）体细胞遗传病

体细胞遗传病是由于体细胞内的遗传物质突变所导致的疾病，由于它是体细胞中遗传物质的改变，所以一般不向后代传递，但突变的体细胞可通过有丝分裂形成异常的细胞群，形成病灶危害个体健康。如肿瘤和一些先天畸形属于体细胞遗传病。

第三节　单基因遗传

由一对等位基因异常引起的疾病称为单基因遗传病（single-gene disease，monogenic disease）或孟德尔式遗传病（Mendelian inheritance）。目前已知的人类性状和致病基因数目越来越多，据 2019 年 5 月 OMIM（online Mendelian inheritance in man）的统计，常染色体上有 23 562 个，X 连锁的基因 1291 个，Y 连锁的基因 61 个，线粒体基因 70 个。随着研究的深入，会发现更多的性状控制基因或致病基因，更多的遗传病发病机制将在分子水平上得到阐述。

研究人类单基因性状或疾病常采用**系谱分析法（pedigree analysis）**。系谱是反映某种遗传病或性状在一个家系中发生情况的分布图解。家系中第一个被发现证实的患者称为**先证者（proband）**。系谱分析通常从先证者入手，追溯调查其家系中所有的直系亲属和旁系亲属的相互关系、人数、某种遗传病或性状的分布，并按照一定格式将调查资料绘制成图解。绘制系谱常用的符号见图 4-2。

一、常染色体显性遗传

如果控制某种性状的基因位于常染色体（1～22 号染色体）上，而且基因的性质是显性的，这种遗传称为**常染色体显性遗传（autosomal dominant inheritance，**

AD），由此引起的疾病称为常染色体显性遗传病。目前已知的 AD 病有 4000 多种，常见的有家族性多发性结肠息肉、视网膜母细胞瘤、享廷顿（Huntington）舞蹈症、多指（趾）症、并指（趾）症、短指（趾）症、牙本质发育不全、软骨发育不全、成骨不全综合征、强直性肌营养不良、家族性肥厚型心肌病、多发性神经纤维瘤、脊髓小脑共济失调等。

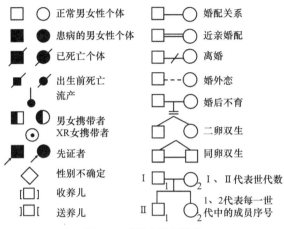

图 4-2　系谱中常用符号

□ ○	正常男女性个体	□—○	婚配关系
■ ●	患病的男女性个体	□=○	近亲婚配
◪ ◑	已死亡个体	□╱○	离婚
◢ ◖	出生前死亡 流产	□---○	婚外恋
◪ ◑	男女携带者 XR 女携带者	□‖○	婚后不育
■↗	先证者		二卵双生
◇	性别不确定		同卵双生
[□]	收养儿		I、II 代表世代数
]□[	送养儿		1、2 代表每一世代中的成员序号

在 AD 中，根据杂合子与显性纯合子的表型是否一致，将其分为以下几种类型。

（一）完全显性

在常染色体显性遗传中，如果杂合子的表型与显性纯合子表型一致，就称为**完全显性（complete dominance）**。

人类致病基因往往是由正常基因突变产生的，由于突变率很低，所以人群中致病基因的频率也很低（一般为 0.01～0.001）。因此，对于 AD 病来说，若致病基因为显性基因（A），正常基因为隐性基因（a），则显性纯合子（AA）患者极为少见，绝大多数患者都是杂合子（Aa）。如果患者（Aa）与正常人（aa）婚配，每一个子女都有 1/2 的可能性成为患者。

1.常染色体显性遗传病典型系谱

家族性多发性结肠息肉（familial polyposis coli, FPC）就是一种完全显性遗传病，致病基因定位于 5q21。FPC 患者在青少年时期结肠和直肠上长有多发性息肉，随着年龄的增长逐渐恶变，最终成为结肠癌。由于患者常出现血性腹泻，故易被误诊为肠炎，90% 未经治疗的患者死于结肠癌。图 4-3 是一个家族性多发性结肠息肉家系，家系中先证者 II₃ 已经恶变为结肠癌，而且术后复发。他的母亲 I₂ 和姐姐 II₁ 均死于结肠癌。先证者的 3 个子女尚年幼，还未出现临床表现，但他们罹患同种疾病的可能性为 1/2，故家系中尚未出现临床症状的年幼个体应该及早就诊，以防癌变发生。

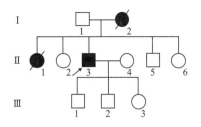

图 4-3　一个家族性多发性结肠息肉的系谱

2. 常染色体显性遗传病系谱的主要特点

根据对若干 AD 病系谱分析，归纳出 AD 病系谱的主要特点。①由于致病基因位于常染色体上，故男女发病机会均等。②系谱中往往连续几代都有患者，即可见本病的连续遗传。③患者的双亲之一通常是患者，但基因型多为杂合子。④患者的同胞、子女患同种疾病的可能性均为 1/2。⑤双亲无病时，子女一般不发病，除非发生新的基因突变。

AD 病家系调查时，在生育子女数少的家庭中容易产生较大的偏差，很难看到上述 1/2 的发病比例，但如果扩大选样，将若干婚配方式相同的夫妻所生孩子的发病情况进行统计学分析，就可得到近似 1/2 的发病比例。

（二）不完全显性

不完全显性（incomplete dominance）又叫**半显性（semidominance）**，其杂合子（Aa）的表型介于显性纯合子和隐性纯合子之间。因此，属于这种遗传方式的疾病往往表现为显性纯合子病情严重，杂合子病情较轻。若两个杂合子（Aa）婚配，子代的表型比例为 $1(AA) : 2(Aa) : 1(aa)$。

软骨发育不全（achondroplasia）是典型的不完全显性遗传病，致病基因定位于 4p16.3。纯合隐性个体（aa）为正常人；纯合显性个体（AA）因病情严重，出生不久即死亡；杂合子（Aa）则发育成临床上常见的软骨发育不全性侏儒。

另外，家族性高胆固醇血症、人类对苯硫脲的尝味能力等均表现为不完全显性。

（三）共显性

共显性（codominance）是指一对等位基因处于杂合状态时彼此间没有显性和隐性的区别，两种基因的作用都完全表现出来，如人类 ABO 血型系统、MN 血型系统及组织相容性抗原等的遗传均呈共显性遗传。

人类的血型由红细胞膜表面的抗原决定，而抗原的形成又受基因控制。ABO 血型系统包括 A、B、O、AB 4 种血型，受控于 9q34 上的 I^A、I^B 和 i 3 个**复等位基因（multiple alleles）**。所谓复等位基因，是指在群体中，一对特定等位基因的位点上有两个以上基因存在，而每个个体只能拥有其中的两个。I^A 编码 A 抗原，

I^B 编码 B 抗原，i 不编码任何抗原，I^A、I^B 对 i 都是显性，I^A 和 I^B 为共显性关系。因此，在人群中这一组复等位基因形成 6 种基因型和 4 种血型：A 型（$I^A I^A$、$I^A i$）、B 型（$I^B I^B$、$I^B i$）、O 型（ii）及 AB 型（$I^A I^B$）（表 4-1）。

（四）不规则显性

在某些常染色体显性遗传中，由于不同内外环境因素的影响使显性基因的作用未能表达出来，或不同个体其表达的程度有差异，称为**不规则显性（irregular dominance）**，即杂合子不一定表现出某种疾病，但由于其携带致病基因，可能生出该病的患儿，因此系谱中可以出现隔代遗传现象，或者杂合子的不同患者表现出轻重不一的症状。

表 4-1　ABO 血型的表型和基因型及其凝集反应

表型（血型）	基因型	红细胞抗原	血清抗体	血清	血细胞
AB	$I^A I^B$	A, B	—	不凝集任何一种血细胞	可被 O、A、B 型血清凝集
A	$I^A I^A$，$I^A i$	A	β	凝集 B、AB 型血细胞	可被 O、B 型血清凝集
B	$I^B I^B$，$I^B i$	B	α	凝集 A、AB 型血细胞	可被 O、A 型血清凝集
O	ii	—	α、β	凝集 A、B、AB 型血细胞	不被任何一种血清凝集

不规则显性最常见的原因之一是**外显率（penetrance）**降低。外显率是指一个群体中携带有某一致病基因的所有个体表现出相应疾病表型的比例，一般用百分率（%）表示。例如，在 20 个带有致病基因 A 的杂合子个体中，有 12 人表现出基因 A 的相应疾病，那么 A 的外显率就是 60%。外显率为 100% 者为完全外显，低于 100% 为不完全外显或外显不全。

图 4-4 是一个**多指（趾）症（polydactyly）**的系谱。先证者 Ⅲ₂ 的子女中有一人患病，然而 Ⅲ₂ 的双亲 Ⅲ₃ 和 Ⅱ₄ 表型均正常，那么 Ⅲ₂ 的致病基因是否为新突变产生的？考虑到基因突变的频率很低，Ⅲ₂ 的伯父 Ⅱ₂ 及祖母 Ⅰ₂ 也是多指患者，因此 Ⅲ₂ 的多指基因来源于他的父亲 Ⅱ₃ 的可能性较大。Ⅱ₃ 带有多指基因但未外显，Ⅱ₃ 虽没有发病，但仍能将多指基因传递给他的子女，其子女发病的可能性仍为 1/2。

外显率降低和表现度不一致是不规则显性遗传的常见特征。

（五）延迟显性

延迟显性（delayed dominance）是指在一些 AD 病中，杂合子（Aa）在生命的早期，其携带的显性致病基因并不表达，要到一定的年龄才表现出相应症状。例如，**遗传性小脑共济失调（hereditary cerebellar ataxia, HCA）**杂合子（Aa）在 30 岁以前一般无临床症状，35～40 岁以后才逐渐发病且病情有明显进展而被确诊为患者。另外，**原发性血色病（primary hemochromatosis）** 3/4 的病例在 40 岁后发病。**亨廷顿舞蹈症（Huntington disease, HD）**多数患者（杂合子）在 30～40 岁时发病，也有少数患者在 4 岁或 70 多岁发病。

（六）从性显性

在一些常染色体显性遗传的性状或疾病中，杂合子的表达受性别影响，在男女两性间出现表达范围和程度的差异，称为**从性显性（sex-influenced dominance）**。例如，**遗传性早秃（baldness）**是 AD 病，男性杂合子（Aa）在 35 岁即可出现早秃症状，女性杂合子（Aa）则不表现秃顶，但可以将此致病基因传递给后代。只有显性纯合子女性（AA）才会表现秃顶。这种发病的性别差异是秃发基因的表达受雄激素的影响造成的。若女性杂合子（Aa）体内雄激素水平异常升高也可出现早秃。又如，**血色素沉着症（hemochromatosis）**也为 AD 病，人群中男性发病率高于女性，这是由于女性因月经、流产或妊娠等生理或病理性失血导致体内铁质减少而受到保护，不易表现出病状，然而妇女在绝经后，发病率会有所增高。

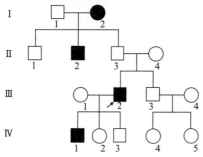

图 4-4　一个多指（趾）症的系谱

不规则显性的另一个原因是**表现度（expressivity）**差异。表现度指的是致病基因在不同个体中表达的程度。表现度不一致使得具有相同基因型的个体由于遗传背景和环境因素的影响而表现出轻重不同的病状。例如，**成骨不全综合征（osteogenesis imperfecta, OI）**是一种 AD 病，致病基因位于 17q21。杂合子患者可能同时有骨质脆弱、多发性骨折、蓝色巩膜和耳聋，也可能只有其中一种或几种不等的临床表现。

二、常染色体隐性遗传

位于常染色体上的隐性基因所控制的性状的遗传

称为**常染色体隐性遗传**（**autosomal recessive inheritance，AR**），符合该种遗传方式的疾病叫常染色体隐性遗传病。在 AR 病中，只有隐性纯合子才发病。杂合子虽然带有致病基因但表型正常，但杂合子却可将隐性致病基因遗传给后代。这种带有致病基因但表型正常的个体称为**携带者**（**carrier**）。已发现的 AR 病约有 2000 种，常见的有白化病、先天性聋哑、着色性干皮病、先天性鱼鳞病、苯丙酮尿症、镰刀形红细胞贫血、垂体性侏儒症、先天性全色盲、先天性青光眼、高度近视、半乳糖血症、肝糖原储积病、黑蒙性白痴（Tay-Sachs 病）、α-L 艾杜糖醛酸酶缺乏症（Hueler 综合征）、发作性肌阵挛性癫痫等。

群体中 AR 病基因的频率很低，一般为 0.01～0.001。患者的双亲往往不发病，但一定是同一致病基因的携带者。两个携带者（Bb×Bb）婚配，子女的基因型有 3 种：BB、Bb 和 bb，其比例为 1∶2∶1，其中，纯合隐性患者占 1/4，表型正常个体占 3/4，但表型正常的个体有 2/3 的可能性为携带者。

（一）常染色体隐性遗传典型系谱

白化病（**albinism**）是人群中最常见的 AR 疾病。患者皮肤毛发呈白色，虹膜淡灰色，畏光，眼球震颤。该病是由于位于 11q14 上的编码酪氨酸酶的基因突变，导致酪氨酸酶缺陷，从而不能产生黑色素或者色素沉着不足所致。图 4-5 是一个白化病家系，该家系中先证者 IV₁的双亲 III₄和 III₅表型正常，但他们却生出了白化病患儿，这说明他们肯定都是携带者。根据孟德尔定律，他们所生的每个孩子都有 1/4 的可能性患白化病，而 IV₁恰好获得一对纯合白化病基因而发病。

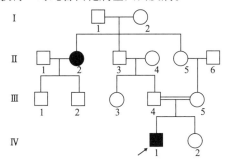

图 4-5　一个白化病系谱

（二）常染色体隐性遗传病系谱的主要特点

对许多典型 AR 病家系分析可知，AR 病系谱具有以下主要特点：①男女发病机会相等；②患者双亲往往表型正常，但都是致病基因的携带者；③患者的同胞罹患同种疾病的可能性为 1/4，而患者的表型正常同胞有 2/3 的可能为携带者；④患者子女一般不发病，系谱中看不到连代传递现象，病例往往是散发的；⑤近亲婚配可使子女的发病风险明显增高。

（三）常染色体隐性遗传病中的几个问题

1. 患者同胞发病风险超过 1/4 的现象

理论上，AR 病患者同胞患病风险为 1/4，但实际调查的结果往往大于 1/4，这是选样偏倚造成的。其一，在父母均为同一致病基因携带者的家庭中，子女中有患者的家庭被统计，无患者的家庭被漏计。其二，在只生 1 个孩子的家庭中，孩子不发病（3/4）会被漏计，孩子发病（1/4）则将被统计，因此将 1/4 的发病率误计为 100%。在生 2 个孩子的家庭中，若 2 个孩子都患病会被统计，可能性为（1/4）² =1/16；若 2 个孩子中 1 个患病 1 个正常，可能性为 2×（1/4×3/4）= 6/16，也会被统计；若 2 个孩子都正常则将被漏计，可能性为（3/4）² =9/16。同理，生 n 个孩子的家庭中将有（3/4）ⁿ 在统计中被漏计。因此，在实际调查中，由于存在不同程度的漏计，患者同胞发病比例往往超过 1/4。所以，在计算 AR 病家系中患者同胞的发病风险时，需要校正统计结果。常用的校正方法是 Weinberg **先证者法**（**proband method**），校正公式为

$$C=\frac{\sum a(r-1)}{\sum a(s-1)}$$

式中，C 为校正值，即患者同胞的实际发病风险；a 为先证者人数，恒等于 1；r 为包括先证者在内的同胞中受累人数；s 为同胞人数。该方法的原理是在计算中将先证者除去，只统计先证者同胞的发病可能性，从而校正偏倚。

2. 近亲婚配子代的发病风险增高

近亲（**consanguinity**）是指 3 代或 4 代以内有共同祖先的个体，近亲个体之间婚配称**近亲婚配**（**consanguineous marriage**）。由于近亲配偶之间具有共同的祖先，故携带同一基因的可能性相对较大。当其中一个是某种致病基因的携带者时，另一个也是相同致病基因携带者的可能性远高于群体的携带者频率，因此，他们所生子女成为隐性纯合子的机会比随机婚配时要高得多，所以近亲婚配所生子女 AR 病发病风险增高。

近亲个体之间在某一基因位点上具有相同等位基因的概率可用**亲缘系数**（**coefficient of relationship**）来表示。

假设双亲 P₁和 P₂，某一基因位点的等位基因分别为 A₁A₂、A₃A₄，他们生有两个子女 B₁和 B₂。父亲或母亲都将自己一半的基因传给子女，即 B₁和 B₂可能的基因型有 4 种，即 A₁A₃、A₁A₄、A₂A₃、A₂A₄，可见每个子女与父母都有 1/2 的基因相同，即他们之间基因相同的概率为 1/2。另外，同胞之间同时具有父亲 A₁（或 A₂）基因的可能性为 1/2×1/2 = 1/4，同时具有母亲 A₃（或 A₄）基因的可能性也为 1/2×1/2 = 1/4，因此，

同胞之间具有相同基因的可能性为 1/4+1/4 = 1/2。所以，父母与子女之间、同胞兄弟姐妹之间的亲缘系数为 1/2。

值得注意的是，父母与子女之间亲缘系数为 1/2 是绝对的，即他们之间必有 1/2 相同基因。而同胞之间亲缘系数为 1/2 仅仅是概率估计，即某一基因位点上有 1/2 的基因可能相同，实际上，也存在同胞之间某一基因位点上基因完全相同或完全不同（A_1A_3 与 A_2A_4）的情况。

亲缘系数为 1/2 的亲属称为**一级亲属（first degree relative）**。同理，一个人与其祖辈、孙辈、叔、伯、姑、舅、姨之间的亲缘系数为 1/4，称为**二级亲属（second degree relative）**。一个人与曾祖辈、曾孙辈、祖辈的同胞、同胞的孙辈之间，以及表兄妹与堂兄妹之间的亲缘系数为 1/8，称为**三级亲属（third degree relative）**。

近亲婚配增高子代的发病风险在常染色体隐性遗传病中表现非常明显。群体中 AR 病致病基因的频率通常为 0.01～0.001。假设群体中致病基因频率为 0.01，根据遗传平衡定律（参见本章第七节），正常基因频率为 $1-0.01 = 0.99$，携带者频率为 $2 \times 0.01 \times 0.99 = 0.0198$，约 1/50。图 4-6 是一典型 AR 病家系。家系中 II_5 是患者，说明 I_1 和 I_2 都是肯定的携带者，II_1 和 II_3 是携带者的可能性均为 2/3。所以，III_1 和 III_2 是携带者的频率均为 $2/3 \times 1/2 = 1/3$。在 AR 病中，两个肯定的携带者婚配子代的发病风险为 1/4，所以 IV_1 发病的可能性为 $1/3 \times 1/3 \times 1/4 = 1/36$。如果 III_2 不是与她的表兄 III_1 婚配，而是在群体中随机婚配（$III_2 \times III_3$），所生子女 IV_2 的发病风险则为 $1/50 \times 1/3 \times 1/4 = 1/600$。就 III_2 而言，与表兄妹近亲婚配相比，其随机婚配所生子女的发病风险下降至 1/16.67。

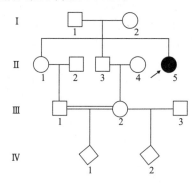

图 4-6　一个常染色体隐性遗传病系谱

假如上述家系中的 II_5 是正常人，那么 III_1、III_2 和 III_3 是致病基因携带者的频率均为 1/50，如果他们都随机婚配，所生子女的发病风险为 $1/50 \times 1/50 \times 1/4 = 1/10000$。如果 III_1 和 III_2 婚配，其中一人是携带者的可能性仍为

1/50，但其配偶是他（她）的三级亲属，基因相同的可能性为 1/8，所以，所生子女发病的可能性为 $1/50 \times 1/8 \times 1/4 = 1/1600$。可见，与随机婚配相比，表兄妹婚配所生子女的发病风险增加了 6.25 倍。如果群体致病基因频率为 0.001，则群体中携带者频率为 1/500，随机婚配所生子女的发病风险为 $1/500 \times 1/500 \times 1/4 = 1/1000000$，而 III_1 和 III_2 婚配所生子女的发病风险为 $1/500 \times 1/8 \times 1/4 = 1/16000$，与随机婚配相比，表兄妹婚配所生子女的发病风险增加了 62.5 倍。这说明，随着致病基因频率的降低，群体中 AR 病的发病绝对风险率也随之降低，但与随机婚配相比，近亲婚配使其后代发病的相对危险率更高，即越是罕见的 AR 病，近亲婚配的危害性就越大。

三、X 连锁显性遗传

位于 X 染色体上的显性基因所控制的性状的遗传称为 **X 连锁显性遗传（X-linked dominant inheritance，XD）**，符合这种遗传方式的疾病称为 X 连锁显性遗传病。XD 疾病种类较少，常见的有抗维生素 D 佝偻病、葡萄糖-6-磷酸脱氢酶（G6PD）缺乏症、遗传性慢性肾炎、口面指（趾）综合征、色素失调症等。

男性的性染色体组成是 XY，其 X 连锁基因只能从母亲传来，将来只能传给他的女儿，不可能传给儿子，这种遗传称为**交叉遗传（criss-cross inheritance）**。女性的性染色体组成是 XX，显性纯合子（X^AX^A）和杂合子（X^AX^a）都会患病，但群体中致病基因的频率很低，女性为纯合显性患者的可能性极小，因此，人群中的女性患者一般为杂合子。男性只有一条 X 染色体，其上带有致病基因（X^AY）即患病，不带致病基因（X^aY）则不发病。所以在 XD 病中，女性的发病率是男性的 2 倍，但女性患者的病情往往较男性患者轻。男性患者（X^AY）与正常女性婚配（X^aX^a），由于交叉遗传，女儿（X^AX^a）都患病，儿子（X^aY）都正常；杂合女性患者（X^AX^a）与正常男性（X^aY）婚配，女儿（X^AX^a 或 X^aX^a）和儿子（X^AY 或 X^aY）均有 1/2 的可能患病。

（一）X 连锁显性遗传典型系谱

图 4-7 是一个**抗维生素 D 佝偻病（vitamin D-resistant rickets）**家系，该病致病基因位于 Xp22.2。患者小肠对钙、磷的吸收及肾小管对磷酸盐的重吸收障碍，导致血磷下降、尿磷增多，使骨质钙化不全、骨骼发育异常及生长发育缓慢，临床表现为 O 形腿、X 形腿、鸡胸等。由于用常规剂量的维生素 D 治疗无效，只有大剂量地补充维生素 D 和磷才能见效，因而称为抗维生素 D 佝偻病。

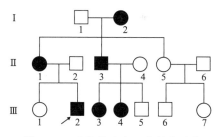

图 4-7 一个抗维生素 D 佝偻病系谱

凝血发生障碍，在皮下、肌肉内反复出血形成淤斑、血肿或积血，在关节腔的出血可致活动受限及关节畸形，严重者可因颅内出血而死亡。

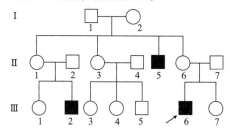

图 4-8 一个甲型血友病系谱

（二）X 连锁显性遗传病系谱的主要特点

对诸多 XD 病系谱分析可知，X 连锁显性遗传病具有以下主要特点：①人群中女患者多于男患者，但女患者病情常较男患者轻。②男患者的母亲是患者，女性患者的双亲之一是患者。③男患者的女儿都发病，儿子都正常；女患者的子女均有 1/2 的可能发病。④系谱中可见连代遗传和交叉遗传现象。

四、X 连锁隐性遗传

位于 X 染色体上的隐性基因所控制的性状的遗传称为 **X 连锁隐性遗传（X-linked recessive inheritance，XR）**，符合该种遗传方式的疾病称为 X 连锁隐性遗传病。属于 XR 的疾病有 400 多种，常见的有红绿色盲、假肥大型肌营养不良、甲型血友病、乙型血友病、先天性无免疫球蛋白血症（Bruton 型）、肾原性尿崩症、橡皮病、弥散性血管角质瘤等。

在 XR 中，由于男性只有一条 X 染色体，故只要在 X 染色体上带有致病基因（X^h）就将患病（X^hY）；女性有两条 X 染色体，只有一条 X 染色体上有致病基因不患病，但为 X 连锁隐性致病基因携带者（X^HX^h），只有两条 X 染色体上都带有致病基因才患病（X^hX^h）。若群体中 XR 致病基因的频率为 0.01，男性的发病率就为 1/100，女性的发病率为 0.01×0.01=1/10000。若群体中 XR 致病基因的频率为 0.001，则男性的发病率为 1/1000，女性的发病率为 0.001 × 0.001 = 1/1000000。因此，人群中男性患者远多于女性患者，而致病基因频率越低，女性患者就越少见。

在人群中，如果男性患者（X^hY）与正常女性（X^HX^H）婚配，儿子（X^HY）都正常，女儿（X^HX^h）都是携带者。如果男性患者（X^hY）与女性携带者（X^HX^h）婚配，儿子 1/2 正常（X^HY），1/2 患病（X^hY）；女儿 1/2 患病（X^hX^h），1/2 是携带者（X^HX^h）。若正常男性（X^HY）与女性携带者（X^HX^h）婚配，所生儿子（X^HY 或 X^hY）1/2 正常，1/2 患病；女儿（X^HX^H 或 X^HX^h）1/2 正常，1/2 是携带者。

（一）X 连锁隐性遗传典型系谱

图 4-8 是一个**甲型血友病（hemophilia A）**家系，其致病基因定位于 Xq28。患者由于缺乏凝血因子Ⅷ，

家系中，Ⅲ6 的致病基因来自他的母亲Ⅱ6，而他的舅舅Ⅱ5 和姨表兄Ⅲ2 都是甲型血友病患者，他们的致病基因则由先证者的外祖母Ⅰ2 传来，故Ⅰ2、Ⅱ1 及Ⅱ6 都是甲型血友病基因的携带者，表型正常的Ⅲ1 和Ⅲ7 也均有 1/2 的可能性是携带者。

（二）X 连锁隐性遗传病系谱的主要特点

通过对多个 XR 疾病系谱的分析，总结出 X 连锁隐性遗传病系谱的主要特点。①人群中男患者远远多于女患者，系谱中往往只见到男患者。②双亲无病，儿子可能发病，女儿不会发病；儿子的致病基因来自携带者母亲（新生突变除外）。③由于交叉遗传，家系中男性患者的兄弟、姨表兄弟、舅父、外甥、外祖父及外孙等都可能患病。

五、Y 连锁遗传

位于 Y 染色体上的基因控制的性状的遗传称为 **Y 连锁遗传（Y-linked inheritance，YL）**。由于 Y 染色体只能从父亲传递给儿子，再由儿子传递给孙子，所以 Y 连锁遗传又叫**全男性遗传或限雄性遗传（holandric inheritance）**。

Y 染色体很小，其上带有的基因数量较少，目前肯定的有性别决定基因、无精子症因子基因及外耳道多毛基因。

性别决定基因（sex determining region of the Y，SRY）位于 Yp11.3，决定未分化性腺发育成睾丸，它的突变、缺失、易位可导致两性畸形或性逆转综合征。由于带有 *SRY* 突变基因的个体不能生育，故该突变基因不会传递给后代。

无精子症因子（azoospermia factor，AZF）基因位于 Yq11.23，它控制精子的发生，该基因异常可导致无精症或少精症。

外耳道多毛受 Y 染色体上的外耳道多毛基因控制，受累男性青春期后在外耳道长出 2～3cm 长、成丛的黑色硬毛。图 4-9 是一个外耳道多毛家系，可见该家系中男性均有外耳道多毛的性状，女性均无此性状。

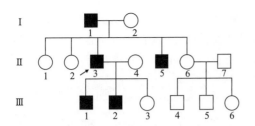

图 4-9　一个外耳道多毛系谱

六、基因多效性与遗传异质性

（一）基因多效性

基因多效性（gene pleiotropy）是指一个或一对基因可以产生多种表型效应。个体发育过程中，许多生理生化过程都是相互联系、相互依赖和制约的。一个或一对基因异常通常会在个体发育的不同阶段或不同组织器官中引起一系列的生化代谢或组织结构的异常，从而呈现出疾病的多种表现。例如，**苯丙酮尿症（phenylketonuria，PKU）**，由于编码苯丙氨酸羟化酶的基因（定位于 12q22—q24）突变，使苯丙氨酸羟化酶缺陷，导致苯丙氨酸主要代谢途径受阻，苯丙氨酸代谢旁路增强，产生过多的苯丙酮酸及其衍生物从尿中及汗液中排出，称为苯丙酮尿症。而苯丙酮酸及其衍生物又可影响大脑的发育，造成智力障碍；酪氨酸生成障碍，减少了黑色素的形成，导致皮肤毛发和眼睛颜色变浅，出现"白化"现象。因此，虽然只是一对基因突变，却可出现多种异常表现。

（二）遗传异质性

遗传异质性（genetic heterogeneity）是指表型相同或相似的个体具有不同基因型的现象，又称为多因一效。例如，**先天性聋哑（congenital deafness）**主要表现为 AR 病，在人群中的发病率较高，有时可见到两个先天性聋哑人婚配时，但所生子女表型均正常，表现出遗传异质性。遗传异质性可分为等位基因异质性和位点异质性两类。

1. 等位基因异质性

等位基因异质性（allelic heterogeneity）是指同一基因座位发生不同的突变导致同一疾病的不同患者具有不同的基因型，患者表型可能相似，也可能差异较大。例如，**β-地中海贫血（β-thalassemia）**的同一表型可以由各种不同突变所致，从整个β-珠蛋白基因的缺失到编码区或非编码区的单个碱基替换。β-珠蛋白链基因定位于 11p15.5，其突变可使纯合子 $β^0/β^0$、$β^+/β^+$ 及杂合子 $β^0/β^+$ 个体均表现为重型β-地中海贫血，临床症状主要有溶血性贫血、典型地贫面容及肝脾显著增大。

2. 位点异质性

位点异质性（locus heterogeneity）是指多个不同位点的基因作用于同一器官的发育，产生相同或相似的表型效应，而这些表型相似的遗传病可表现出相同或不同的遗传方式。例如，先天性聋哑的遗传方式有 AR、AD 及 XR 三类。其中，约 75% 的先天性耳聋是 AR，共由 35 个不同的基因位点控制，这 35 个位点上任一基因处于纯合状态均可导致先天性聋哑，但其病损部位和临床表现均有所不同。倘若一对先天性聋哑夫妇的聋哑基因不在相同的基因位点上，则所生子女均不发病。另外，风疹病毒或药物性中毒（奎宁、链霉素等）可严重影响胎儿内耳的发育致先天性聋哑，若母亲在妊娠早期感染风疹病毒可导致子女罹患先天性聋哑，表现与 AR 先天性聋哑相同或相似，但这是环境因素影响所致，并非生殖细胞中基因突变所致。因此，该种类型的先天性聋哑不遗传给后代。

事实上，大多数遗传病都有遗传异质性，由于遗传基础不同，这些疾病的遗传方式、发病年龄、病程进展、病情严重程度、病损部位、治疗方案、预后以及复发风险等都可能不同。人群中遗传病种的增多，除新发生的基因突变所致外，从已知具有遗传异质性的遗传病中分出了亚型也是一个重要因素。例如，**血友病（hemophilia）**分为甲型、乙型及丙型，其中甲型和乙型为 X 连锁隐性遗传，丙型则为常染色体隐性遗传。再如，苯丙酮尿症都是 AR 病，但由于所缺乏的酶蛋白不同，可区分为Ⅰ型、Ⅱ型、Ⅲ型等亚型。由于治疗措施和预后不同，因此鉴别出 PKU 的亚型是十分重要的。

七、两种单基因性状的独立传递

如果一个家系中同时出现两种性状或疾病，并且决定这两种性状或疾病的基因位于非同源染色体上，那么这两种性状的传递符合自由组合定律。例如，父亲是**并指（syndactyly）**患者，母亲表型正常，生育了一个先天性聋哑患儿。请问这对夫妇再生孩子的表型如何？设并指（AD 病）和先天性聋哑（AR 病）的致病基因分别为 D 和 s，则患儿、患儿母亲及父亲的基因型分别为 ddss、ddSs、DdSs。根据自由组合定律，母亲可以产生 dS 和 ds 两种类型的卵子，父亲可以产生 DS、Ds、dS 及 ds 4 种类型的精子。精卵随机组合，子代可能的表型为：并指兼先天性聋哑的概率为 $1/2 \times 1/4 = 1/8$，仅有并指而不患先天性聋哑的概率为 $1/2 \times 3/4 = 3/8$，无并指仅有先天性聋哑的概率为 $1/2 \times 1/4 = 1/8$，表型正常的概率为 $1/2 \times 3/4 = 3/8$（表 4-2）。

表 4-2　患儿母亲（*ddSs*）和父亲（*DdSs*）再生孩子的可能基因型与表型

	DS	**Ds**	**dS**	**ds**
dS	*DdSS*，并指	*DdSs*，并指	*ddSS*，正常	*ddSs*，正常
ds	*DdSs*，并指	*Ddss*，并指兼聋哑	*ddSs*，正常	*ddss*，聋哑

八、两种单基因性状的联合传递

当决定两种性状或疾病的基因位于同一条染色体上时，其传递符合连锁交换定律。例如，**红绿色盲(red-green colour blindness)**与甲型血友病的致病基因都位于 Xq28，且彼此连锁。假如这两个基因间的交换率为 10%。某一家庭中父亲患红绿色盲，母亲表型正常，生了一个患红绿色盲的女儿和一个患甲型血友病的儿子。这对夫妻再生育子女发病风险如何？设红绿色盲（XR 病）基因为 X^b，甲型血友病（XR 病）基因为 X^h。家庭中甲型血友病儿子的基因型为 $X_h^B Y$，他的 X_h^B 染色体来自母亲；色盲女儿的基因型为 $X_H^b X_H^b$，其中一条 X_H^b 染色体来自父亲，另一条 X_H^b 来自于母亲。则色盲父亲的基因型为 $X_H^b Y$，表型正常母亲的基因型为 $X_h^B X_H^b$。由于 X^b 和 X^h 两个基因之间的交换率为 10%，因此母亲可以产生 4 种类型的卵子：非交换型，X_h^B 和 X_H^b，各占 45%；交换型，X_H^B 和 X_h^b，各占 5%。而父亲只产生 X_H^b 和 Y 两种类型的精子。因此，这对夫妻所生的子女中：女儿表型正常或患红绿色盲的可能性均为 50%；儿子单独患甲型血友病或红绿色盲的可能性均为 45%，既患血友病又患色盲的可能性为 5%，两种病都不患而完全正常的可能性也为 5%（表 4-3）。

表 4-3　色盲父亲（X_h^b Y）与表型正常母亲（$X_h^B X_H^b$）再生孩子的可能基因型与表型

	45% X_h^B	**45% X_H^b**	**5% X_H^B**	**5% X_h^b X^b**
50% X_H^b	$X_h^B X_H^b$，正常女儿	$X_H^b X_H^b$，色盲女儿	$X_H^B X_H^b$，正常女儿	$X_h^b X_H^b$，色盲女儿
50%Y	$X_h^B Y$，血友病儿子	$X_H^b Y$，色盲儿子	$X_H^B Y$，正常儿子	$X_h^b Y$，色盲兼血友病儿子

第四节　多基因遗传

人类的许多遗传性状受两个或两个以上的基因控制，其遗传方式称为**多基因遗传（ polygenic inheritance ）**。多基因遗传性状或疾病的表现受遗传因素和环境因素的共同作用，因此，多基因遗传又称为**多因子遗传（ multifactorial inheritance ）**，多基因遗传病又称为**复杂性疾病（ complex disease ）**。与单基因遗传病不同，控制多基因遗传病的多对等位基因之间没有显性和隐性之分，只有有效和无效的区别。有效基因作用都很微弱，具有累加效应，即有效基因越多，表现的性状强度越大。

一、多基因遗传的特点

（一）数量性状

在单基因遗传中，基因型和表现型之间的相互关系比较直接，是同一种性状的不同表现型之间呈现出不连续的变化，可以明显分为 2～3 群，这种性状称为**质量性状（ qualitative character ）**。质量性状由单基因控制，如前面讨论的豌豆花的颜色、种皮的形状、人类的多指、并指、白化病等都属于质量性状，这些相对性状之间的差异明显，没有中间过渡类型，彼此间有质的区别。

除质量性状外，自然界还广泛存在着另一类性状其差异呈连续分布状态，只有量的差异而无质的不同，这类性状叫**数量性状(quantitative character)**。例如，人的身高、体重、肤色、智商等。数量性状由多对基因控制，而每对基因的作用微小，并具有累加效应，个体间表型变异呈连续分布。图 4-10 示随机调查中国人群体身高的变异分布，平均身高约为 165cm，由矮到高逐渐过渡，相邻个体之间的身高差异很小，变异呈连续的正态分布。

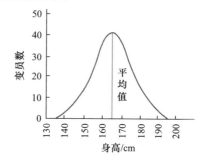

图 4-10　中国人身高变异分布图

（二）多基因假说

1909 年，瑞典遗传学家尼尔逊·埃尔（ Nilsson-Ehle ）研究了小麦和燕麦籽粒颜色的遗传方式。他用暗红色小麦与白色小麦杂交，得到的 F_1 为中间类型；F_1

自交后 F_2 代表现型出现了分离，颜色从暗红色逐渐向白色过渡，当基因的作用为累加时，每增加一个红粒基因（R），籽粒的颜色就更红一些。由于各个基因型所含的红粒基因数不同，就形成红色程度不同的许多中间类型，F_2 代各表现型的分离比为 1：6：15：20：15：6：1，F_2 中具有某种亲本性状的比例为 1/64，由此推测小麦籽粒的颜色受 3 对基因控制，F_2 代各种表型变异的分布近于正态分布（图 4-11），各表现型的分离比与控制数量性状的等位基因数目相关，与 $(a+b)^6$ 这个二项式展开式的系数一致（表 4-4）。

P	红粒 $(R_1R_1R_2R_2R_3R_3)$	×	白粒 $(r_1r_1r_2r_2r_3r_3)$

↓

F_1	红粒（$R_1r_1R_2r_2R_3r_3$）× 红粒（$R_1r_1R_2r_2R_3r_3$）

F_2 ↓

表现型类别	红色						白色
	暗红	最深红	深红	中深红	中红	浅红	
表现型比例	1	6	15	20	15	6	1
红粒有效基因数	6R	5R	4R	3R	2R	1R	0R
红粒：白粒				63：1			

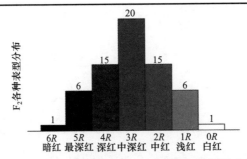

图 4-11　小麦籽粒颜色受 3 对基因决定时的遗传分析

表 4-4　多基因遗传中等位基因数目和基因型、表型数及分离比的关系

等位基因对的数目	分离的等位基因数	F_2 中具某种亲本性状的比例	F_2 中的基因型数	F_2 中的表型数	F_2 各表型比为二项式各项系数
1	2	$(1/4)^1 = 1/4$	$(3)^1 = 3$	3	$(a+b)^2$
2	4	$(1/4)^2 = 1/16$	$(3)^2 = 9$	5	$(a+b)^4$
3	6	$(1/4)^3 = 1/64$	$(3)^3 = 27$	7	$(a+b)^6$
4	8	$(1/4)^4 = 1/256$	$(3)^4 = 81$	9	$(a+b)^8$
n	$2n$	$(1/4)^n$	$(3)^n$	$2n+1$	$(a+b)^{2n}$

　　尼尔逊·埃尔在此基础上提出了"多基因假说"（polygene hypothesis or multiple-factor hypothesis），其主要内容如下。①数量性状的表达涉及两个或两个以上的基因位点。在生殖细胞产生过程中，这些基因遵循孟德尔的分离定律和自由组合定律。②每个基因位点上的等位基因相互之间没有显性或隐性的关系，而是表现为共显性。③每个基因单独对性状的作用微小，称为微效基因（minor gene）。不同基因位点上的基因以累加方式协同作用，形成累加效应（additive effect），每个基因对表型的作用表现为增加或减少一个微小的数量，不同基因位点上多基因的效应累加起来形成总效应。此外，目前认为在多基因遗传中，除了微效基因外，还可能存在一些对性状具有实质性作用的主基因。同时，微效基因具有多效性，即一个基因往往同时对若干性状起作用，并且既可以都表现为微效基因，

也可对某性状是微效基因，而对另一性状是主基因。④环境因素和基因型相互作用，产生最终的表型。

　　研究表明，多基因遗传具有以下特点：①两个不同极端类型的个体杂交后，子一代（F_1）为中间类型，但由于环境因素的影响，F_1 表型仍有一定范围的变异；②两个中间类型的个体杂交，F_2 大部分为中间类型，但其变异范围比 F_1 更广泛，也可能会出现极端变异类型；③在随机交配的群体中，变异的范围更加广泛，但大部分近似中间类型，极端变异类型所占的比例很少，变异在群体中的分布符合正态分布。

二、多基因遗传病的特征

　　多基因遗传病是受两对或两对以上的致病基因累积作用所致，同时也受环境因素的影响。但不同的多基因遗传病，遗传因素和环境因素所占的比重不同。

目前已发现的人类多基因遗传病有 100 多种，主要包括一些先天性发育异常和一些常见病，如唇裂、无脑儿、高血压、糖尿病、冠心病、哮喘等。多基因病发病率远高于单基因病，发病有一定的遗传基础，常表现有家族倾向。

（一）易患性与阈值

在多基因遗传病中，由遗传因素和环境因素共同作用，决定一个个体患病的可能性称为**易患性**（**liability**）。一个个体患病的可能性，随着易患性的增高而增大。易患性在个体间的变异是连续的，呈正态分布，大多数个体易患性接近群体的平均值，易患性很高或很低的个体都很少。当个体的易患性达到某一限度时就会患病，这种由易患性决定的多基因病发病的最低限度称为**阈值**（**threshold**）。阈值代表在一定环境条件下，发病所必需的、最低易患基因的数量，这就是多基因病的**阈值学说**（**threshold theory**）。连续分布的易患性变异可以被阈值分割为两部分：大部分是低于阈值的表型正常个体，小部分是高于阈值的患者（图 4-12）。

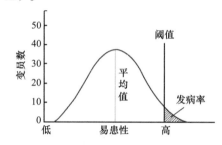

图 4-12　群体易患性变异分布图

个体的易患性很难测定，但群体的易患性平均值可以通过群体的发病率作出估计。根据正态分布曲线的特性，已知群体发病率可计算阈值与群体易患性平均值之间的距离，该距离以标准差（σ）为单位。以易患性分布曲线下的面积为 1，代表整个群体，易患性高于阈值的那部分面积为患者所占的比例，即群体发病率。例如，当群体发病率为 2.3% 时，通过计算可知阈值与群体易患性平均值相距 2 个标准差；当群体发病率为 0.13% 时，阈值与群体易患性平均值相距 3 个标准差。因此，一个群体的发病率越高，群体的易患性

平均值也越高，与阈值距离越近；反之，群体的发病率越低，易患性平均值也越低，与阈值距离越远（图 4-13）。

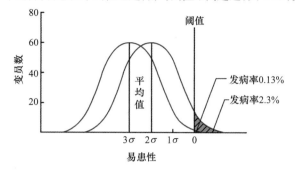

图 4-13　发病率、群体易患性平均值与阈值的关系

（二）遗传度

多基因遗传病由遗传因素和环境因素共同作用，其中，遗传因素所起作用的百分比称为**遗传度**（**heritability**）或遗传率。如果一种遗传病的遗传度是 80%，那么环境因素的作用就是 20%。遗传度越高，遗传因素所起的作用越大，而环境因素作用越小；反之，遗传度越低，遗传因素作用越小，而环境因素作用就越大。如果某种多基因遗传病的易患性变异完全由遗传因素决定，其遗传度就是 100%。常见的多基因遗传病遗传度可高达 70%～80%，低的只有 30%～40%（表 4-5）。人类某些正常性状的遗传度分别为：语言能力 68%、计算能力 12%、拼音能力 53%、比奈智商 68%。

遗传度的表示符号为 H 或 h^2，多基因病遗传度的大小一般使用 Falconer 公式计算。Falconer 公式的依据是：患者亲属的发病率与遗传度相关，患者亲属的发病率越高，遗传度越大，可以通过调查患者亲属发病率和一般人群发病率，对遗传度进行计算。

Falconer 公式：
$$h^2 = b / r$$
$$b = (X_g - X_r) / a_g$$

式中，h^2 为遗传度；b 为亲属对患者的回归系数；r 为亲缘系数；X_g 为一般群体易患性平均值与阈值的距离；X_r 为患者亲属的易患性平均值与阈值的距离；a_g 为群体易患性平均值与患者易患性平均值的距离。其中，X_g、X_r 和 a_g 均可通过查 Falconer 表得到。

表 4-5　一些常见多基因遗传病的遗传度比较

疾病	群体发病率/%	性别比（男：女）	遗传度/%
腭裂	0.04	0.7	76
唇裂 ± 腭裂	0.17	1.6	76
无脑儿	0.5	0.5	60
脊柱裂	0.3	0.8	60
各型先天性心脏病	0.5	—	35
先天性幽门狭窄	0.3	5.0	75
先天性畸形足	0.1	2.0	68

续表

疾病	群体发病率/%	性别比（男：女）	遗传度/%
先天性髋关节脱位	0.1～0.2	0.2	70
精神分裂症	0.5～1.0	1.0	80
原发性癫痫	0.36	0.8	55
原发性高血压	4～10	1.0	62
冠心病	2.5	1.5	65
青少年型糖尿病	0.2	1.0	75
哮喘	1～2	0.8	80
消化性溃疡	4	1.0	37
原发性肝癌	0.05	3.5	52
强直性脊柱炎	0.2	0.2	70

需要指出的是，遗传度是在特定环境中根据特定人群的发病率得到的估计值，不宜外推到其他人群和其他环境。遗传度是群体统计量，用到个体毫无意义，而且遗传度的估算仅适合于既没有遗传异质性也没有主基因效应的疾病。若通过计算得出某种疾病的遗传度是 60%，说明该疾病在群体总变异过程中，60%变异由遗传因素引起，40%由环境因素引起。

（三）多基因遗传病特点及其发病风险的估计

多基因遗传病与单基因遗传病比较具有以下特点：①多基因遗传病的发病率一般高于0.1%。②发病具有家族聚集倾向，患者同胞的发病率为1%～10%。③多基因遗传病的发病率具有种族差异，不同种族遗传背景上的差异对发病率有影响。④随着亲属级别的降低，再发风险迅速下降（表4-6，图4-14），患者的一级亲属具有相同的发病风险。⑤近亲婚配使子女再发风险增高，但不如常染色体隐性遗传病明显。

多基因病的发病原因复杂，目前尚不能精确估计患者亲属的再发风险。一般认为，在进行多基因病发病风险的估计时，应综合考虑以下因素：

1. 发病风险与亲属级别相关

多基因遗传病患者亲属的发病率比一般群体发病率高，但发病风险随着患者亲属级别降低而明显下降。假设某种多基因病的遗传度为100%，其发病与否完全取决于遗传基础。患者一级亲属与患者有 1/2 基因相同，故患者一级亲属的易患性平均值位于患者易患性平均值与群体易患性平均值的 1/2 处；患者二级亲属的易患性平均值位于患者一级亲属的易患性平均值与群体易患性平均值的 1/2 处，依此类推（图4-14）。表 4-6 示各种多基因遗传病的群体发病率及各级亲属的发病风险。例如，遗传度为 68%的先天性畸形足的群体发病率为 0.1%，一级亲属的发病率为 2.5%，二级亲属的发病率为 0.5%，三级亲属的发病率为 0.2%。

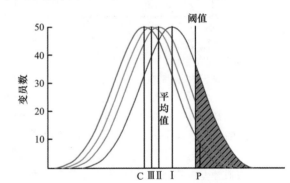

图 4-14　患者亲属级别与发病率的关系图解

C.一般群体；Ⅲ.三级亲属；Ⅱ.二级亲属；Ⅰ.一级亲属；P.患者

表 4-6　各种多基因遗传病的群体发病率及各级亲属的发病风险

疾病名称	群体发病率	发病风险			
		一卵双生	一级亲属	二级亲属	三级亲属
唇裂±腭裂	0.001	×400	×40	×7	×3
先天性畸形足	0.001	×300	×25	×5	×2
神经管缺损	0.002		×8		×2
先天性髋关节脱位	0.002	×200	×25	×3	×2
先天性幽门狭窄	0.005	×80	×10	×5	×1.5

2. 发病风险与遗传度和群体发病率相关

在多基因遗传病中,若群体发病率为0.1%～1%,遗传度为70%～80%,则患者一级亲属的发病率(f)近似等于群体发病率(P)的平方根,即$f=\sqrt{P}$,这就是Edward公式。例如,在我国人群中,唇裂的发病率为0.17%,遗传度为76%,则患者一级亲属发病率为$f=\sqrt{0.17\%}=4.1\%$。因此,有了群体发病率和遗传度,就可以对患者一级亲属发病率做出估计,但如果群体发病率过高或过低,则上述Edward公式不适用。

图4-15所示,横坐标为群体发病率,斜线为遗传度,纵坐标为患者一级亲属发病率,可以根据群体发病率和遗传度查出患者一级亲属的发病风险。例如,原发性高血压的群体发病率约为6%,遗传度为62%,则患者一级亲属的发病风险从图中可查出,约为16%。

3. 发病风险与亲属中患者人数相关

由于多基因遗传中微效基因的累加效应,一个家庭中出现的患者越多,说明父母携带的致病基因数目越多,其亲属的发病风险也越高。资料表明,一对夫妇已生了一个唇裂患儿后,再次生育患儿的风险约为4%;若生过两个患儿后,表明夫妇二人都带有较多的致病基因,再生患儿的风险会增加2～3倍,即近于10%。

4. 发病风险与患者病情的严重程度相关

多基因遗传病中基因的累加效应还表现在病情的严重程度上。因为病情严重的患者必定带有更多的易感基因,其父母也会带有较多的易感基因使易患性更接近阈值。所以,再发风险也相应地增高。例如,只有一侧唇裂的患者其同胞的再发风险为2.46%;若一侧唇裂合并腭裂的患者,其同胞的再发风险为4.21%;而两侧唇裂合并腭裂的患者,其同胞的再发风险则高达5.74%。

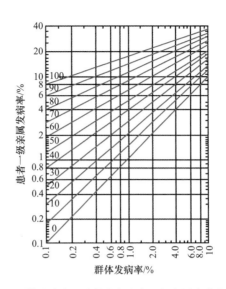

图4-15　群体发病率、遗传度与患者一级亲属发病率的关系 斜线代表遗传度/%

5. 发病风险与性别相关

某些多基因遗传病的群体发病率具有性别差异,表明不同性别的易患性阈值不同。发病率高的性别其发病阈值低,只需较少的易感基因就可发病,患者后代发病风险低;而发病率低的性别其发病阈值高,患者具有较多的易感基因,患者后代获得易感基因达到阈值的可能性就大,发病风险高,这称为Carter效应。例如,先天性幽门狭窄,男性发病率是女性的5倍(男0.5%,女0.1%)。男患者的儿子发病风险为5.5%,女儿发病风险为2.4%;相反,女患者的儿子发病风险为19.4%,女儿发病风险为7.3%(图4-16)。

综上所述,在进行发病风险的估计时应综合考虑患者的亲属级别、群体发病率、遗传度、家系中患病人数、患者病情严重程度及发病率的性别差异等多方面的因素。

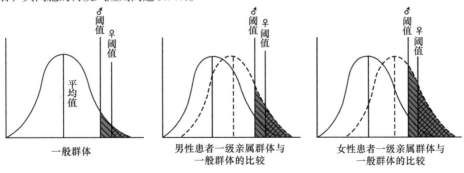

图4-16　先天性幽门狭窄患者的发病率与性别差异

第五节　人类染色体

染色体是遗传物质——基因的载体,具有储存和表达遗传信息的功能。每种生物的染色体数目、形态和结构都是恒定的,并经过精确的复制代代相传。在一些内部或外界因素作用下,染色体的完整性可能遭到破坏,造成染色体上基因数目、位置发生改变,从而导致个体性状发生改变,引起染色体病。

一、人类正常核型

核型（karyotype） 又称为 "染色体组型"，是细胞分裂中期染色体的数目、大小和形态特征的总汇。核型代表了一个个体、一个种、一个属甚至更大类群生物的特征，是物种最稳定的标志。**核型分析（karyotype analysis）** 是在对染色体进行测量计算的基础上，配对、分组、编号并进行形态分析的过程。核型分析在研究人类遗传病的机制、物种亲缘关系与进化、远缘杂种的鉴定等方面有重要的价值。

（一）丹佛体制

1956 年，Tjio 和 Leven 首先确定了人类体细胞的正常染色体数目是 46 条。1960 年，在美国丹佛（Denver）召开的第一届国际细胞遗传学会议上颁布了《人类有丝分裂染色体命名法标准体制》，即丹佛体制（Denver system）。丹佛体制确定了正常人类核型的基本特点，是识别和分析人类染色体及各类染色体畸变的基础。

根据丹佛体制，将人类体细胞的 46 条染色体按其长度和着丝粒位置的不同分为 23 对，7 个组（A～G 组），并将副缢痕和随体作为识别染色体的辅助指标。其中 44 条（22 对）为男女所共有，称为 **常染色体（autosome）**，以其长度递减和着丝粒的位置依次编为 1～22 号；另有两条与性别决定有关，称为 **性染色体（sex chromosome）**，分别以 X 和 Y 表示，男性为 XY，女性为 XX。X 和 Y 两种性染色体按其形态大小分别归入 C 组和 G 组（表 4-7）。

表 4-7　人类非显带染色体核型分组及形态特征（丹佛体制）

组号	染色体号	形态大小	着丝粒位置	随体	副缢痕	组内鉴别程度
A	1～3	最大	中着丝粒（1 号、3 号） 近中着丝粒（2 号）	无	1 号常见	可鉴别
B	4～5	次大	近中着丝粒	无		不易鉴别
C	6～12，X	中等	近中着丝粒	无	9 号常见	难鉴别
D	13～15	中等	近端着丝粒	有		难鉴别
E	16～18	小	中着丝粒（16 号） 近中着丝粒（17 号、18 号）	无	16 号常见	16 号可鉴别 17 号、18 号难鉴别
F	19～20	次小	中着丝粒	无		不易鉴别
G	21～22，Y	最小	近端着丝粒	21 号、22 号有 Y 无		难鉴别（21 号、22 号）Y 可鉴别

X 染色体的大小介于 7 号和 8 号染色体之间。在非显带染色体标本中，X 染色体难与 7 号、8 号染色体相区分。但一般认为，女性的 X 染色体比男性的易于识别，这是因为女性中有一条 X 染色体边缘往往呈绒毛状，特别是短臂更为明显。

Y 染色体一般略大于 21 号、22 号染色体，长臂的两条染色单体平行伸展，短臂末端无随体，因此易与 21 号和 22 号相区别。

正常核型的描述方法为：先写染色体总数，再写性染色体构成，两者之间用逗号隔开。正常女性核型写作：46，XX；正常男性核型写作：46，XY。

（二）染色体显带技术及命名

1. 染色体显带技术

在染色体显带技术出现之前，人们只能将染色体的全长染成均一的颜色，这样显示的核型称为非显带核型。在非显带核型中，不同染色体之间的主要区别仅仅是染色体的相对长度和着丝粒的相对位置等，而对长短和着丝粒位置相似的染色体则难以辨别。因此，在非显带的染色体标本上，只能准确识别出 1 号、2 号、3 号、16 号和 Y 等几条染色体，对 B、C、D、F 和 G 组的染色体，则只能鉴别到组，而对组内各染色体，特别是相邻序号的染色体则难以区分，并且对染色体发生的微小结构畸变，如缺失、易位等均不能检出。

20 世纪 70 年代，逐步建立了染色体显带技术，通过特殊处理后染色可以使染色体长轴显示出不同的带纹。每一号染色体带的分布具有特异性，称为带型（banding pattern），利用带型可以准确识别每一条染色体并分析其结构的变化（图 4-17），这大大提高了核型分析的精确度，为临床上某些疾病的诊断和病因学研究提供了更为有效的手段。目前常用的显带技术如下。

（1）**Q 显带（Q banding）**　染色体标本经氮芥喹吖因（quinacrine mustard，QM）等荧光染料染色后，在荧光显微镜下观察，在染色体长轴上显示出宽窄和亮度不一的荧光带纹。

（2）**G 显带（G banding）**　即 Giemsa 带，是将染色体标本用胰蛋白酶或热、碱等预处理后，再用 Giemsa 染色所呈现的带纹。通常 G 带与 Q 带相符合，即 Q 显带显示亮带的部位，被 Giemsa 染成深带，而暗带的相应部位被 Giemsa 染成浅带。由于 G 带标本可长期保存，并且在普通显微镜下即可进行检查、分析，因此得到更广泛的运用。

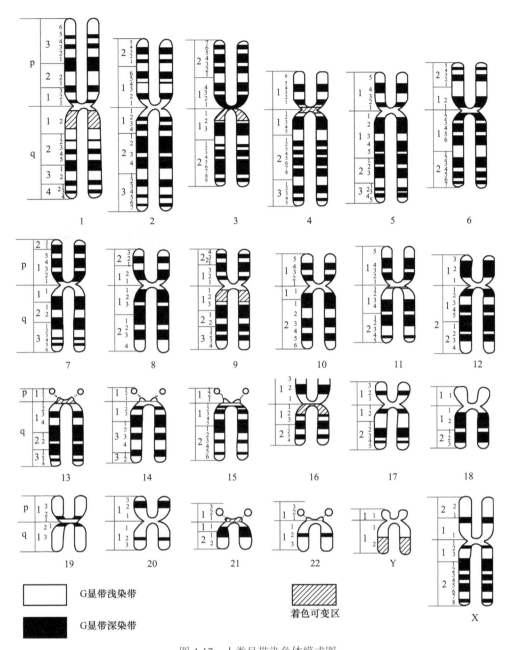

图 4-17　人类显带染色体模式图

黑色：Q 带的亮带，G 带的深染带，R 带的浅染带；斜纹：着色不定区

（3）R 显带（R banding）　又称反带，是将染色体标本经过盐溶液预处理后再用 Giemsa 染色，显示出深浅与 G 带或 Q 带带型相反的带纹。由于常规 G 带显示的染色体末端均浅染，不便观察染色体末端的结构变化，而 R 带正好弥补了这一缺陷，所以 R 带对分析和研究染色体的末端缺失或结构重排有一定作用。

此外，还有主要显示着丝粒结构异染色质及其他染色体区段异染色质部分的 C 带；显示染色体端粒部位的 T 带以及显示核仁组织者区（NOR）酸性蛋白的 N 带，这些显示染色体特殊结构的方法在分析一些特殊染色体变化中具有意义。

2. 高分辨显带

传统的染色体制备技术使用分裂中期细胞，此时染色体长度较短，难以显示更多的带纹。20 世纪 70 年代后期，由于细胞同步化培养方法的应用和显带技术的改进，以使能够制备前中期甚至晚前期的染色体标本，这些细长的染色体可以显示更多的带纹。细胞所处的分裂期愈早，染色体愈长，染色体上的带纹愈多，分辨愈精细。一般中期细胞染色体组（即单倍染色体）中能观察到 320～554 条带，早中期可观察到 555～842 条带，晚前期可观察到 843～1256 条带，甚至经特殊处理后，在 G_2 期或早前期染色体上可看到 3000～10 000

条带。这样的显带染色体称为**高分辨显带染色体**（**high resolution banding chromosome，HRBC**）（图 4-18）。高分辨显带染色体带纹数的增多是常规中期染色体显带中的某些带逐级细分的结果，在带基础上逐渐细分产生的带称为亚带，在亚带基础上再细分的带称为次亚带。高分辨显带技术的应用，发现和证实了一些常规带型分析发现不了的细微染色体结构畸变，所以对临床染色体病的诊断和肿瘤的研究等具有重要的意义。

3. 染色体带命名的国际体制

1971 年，在巴黎召开的国际人类遗传学会议及以后的多次人类细胞遗传学会议制定了《**人类细胞遗传学命名国际体制**》（*An International System for Cytogenetic Nomenclature*，**ISCN**），提出了命名显带染色体各区和带的标准系统。

按照 ISCN 规定，Q 显带和 G 显带的染色体用臂、区和带等单位等级划分染色体的不同区域。根据着丝粒的位置，将染色体分为长臂（q）和短臂（p）。"区"是指比染色体臂小、比带大的染色体片段。区和区之间靠**界标**（**landmark**）隔开，界标是染色体上一些较明显的特征，如染色体末端、着丝粒和某些稳定出现的、较明显的带等。区和带的编号是从着丝粒开始，沿染色体臂向远端连续编号。离着丝粒最近的区是 1 区，其次是 2 区，依此类推。在一个区内，离着丝粒最近的带为 1 带，其次是 2 带，依此类推。深（亮）带和浅（暗）带连续编号，不留非带区。被着丝粒一分为二的带分属于长、短臂，标记为长臂 1 区 1 带和短臂 1 区 1 带；作为界标的带被定为染色体界标远端那个区的第 1 带。在命名一条特定的带时，需要写明 4 个内容：①染色体号；②臂的符号；③区的序号；④带的序号。这些内容按顺序书写，其间不使用标点符号分隔。例如 10q23，表示 10 号染色体、长臂、第 2 区、第 3 带（图 4-18）。

高分辨显带技术使染色体在带的基础上可细分为亚带和次亚带。亚带和次亚带的书写原则是在原带名后加一小数点，然后写上亚带数，如果某一亚带再分为更多的带，则用小数点后的第二位数字表示次亚带数。亚带和次亚带之间不用标点隔开。例如，10q23.3 表示 10 号染色体、长臂、第 2 区、第 3 带的第 3 亚带；10q23.33 表示 10 号染色体、长臂、第 2 区、第 3 带、第 3 亚带的第 3 次亚带（图 4-18）。

二、性染色质

性染色质（**sex chromatin**）是间期细胞核中性染色体的异染色质部分所显示出来的一种特殊结构。人类有 X 和 Y 两种性染色体，因此性染色质包括 **X 染色质**（**X-chromatin**）和 **Y 染色质**（**Y-chromatin**）。

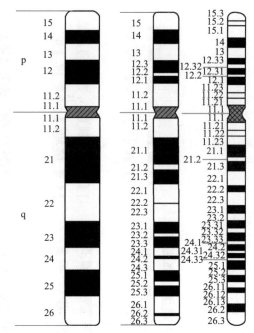

图 4-18　10 号染色体 320 条、550 条、850 条带纹的模式图
（引自陈竺，2001）

（一）X 染色质

1949 年，Barr 等在观察猫的神经细胞时发现，雌猫神经细胞核内有一团染色很深、边界清楚、大小约为 1μm 的小体，而雄猫神经细胞核内未观察到该结构。进一步研究发现，其他雌性哺乳动物神经细胞及其他类型细胞的间期核中也同样具有这种显示性别差异的结构，将其称为 X 染色质，又称 Barr 小体或 X 小体（图 4-19A）。

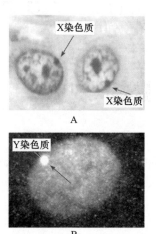

图 4-19　人类口腔上皮细胞（示性染色质）（引自税青林，2007）A.X 染色质；B.Y 染色质

在人类，正常女性的上皮细胞、成熟中性粒细胞、成纤维细胞及口腔黏膜细胞等间期核内都可以检测到 X 染色质，而正常男性间期核中没有 X 染色质。为什么正常男性和女性的 X 染色质之间存在差异？1961 年，Mary Lyon 提出了 X 染色体失活假说（inactive X hypothesis），即 Lyon

假说（Lyon hypothesis），其要点如下。

1）女性体细胞中的两条 X 染色体只有一条有活性，另一条在遗传上是失活的。这条失活的 X 染色体在间期细胞核中高度螺旋化呈浓缩状态，称为异固缩（heteropycnosis），它被碱性染料深染，形成 X 染色质。

2）失活发生在胚胎早期。人类 X 染色体的失活大约发生在妊娠第 16 天，在此之前细胞中的两条 X 染色体都具有活性。

3）X 染色体的失活是随机的。异固缩的 X 染色体可以来自父亲，也可以来自母亲。但是，一旦某一细胞内的一条 X 染色体失活，那么由此细胞增殖而来的所有子细胞也总是该条 X 染色体失活，即原来是父源的 X 染色体失活，则其子细胞中失活的 X 染色体也是父源的；原来是母源的 X 染色体失活，则其子细胞中失活的 X 染色体也是母源的。因此，失活是随机的，但也是恒定的。这样，女性源于 X 染色体的性状既不是完全来自父源 X 染色体，也不是完全来自母源 X 染色体，而是若干父源与母源 X 染色体的嵌合表达的结果（图 4-20）。

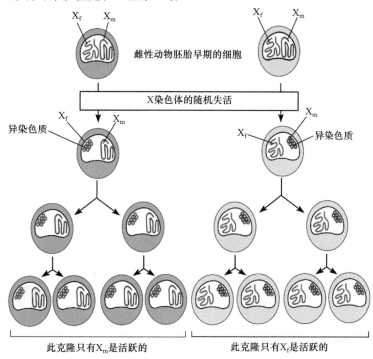

图 4-20　X 染色质随机失活（引自 Alberts，2008）

根据 Lyon 假说，正常女性两条 X 染色体其中一条发生失活，故正常女性有一个 X 染色质；而正常男性只有一条 X 染色体，所以没有 X 染色质。正是由于女性细胞中两条 X 染色体中的一条发生异固缩，失去转录活性，从而保证了男女细胞中都只有一条 X 染色体保持转录活性，使 X 连锁基因产物的数量在两性之间基本相同，这种效应称为 X 染色体的剂量补偿效应（dosage compensation effect）。

研究表明，当某一个个体的 X 染色体超过两条时，仍只有一条 X 染色体具有活性，其余的 X 染色体都形成 X 染色质，即 X 染色质数=X 染色体数-1。例如，正常女性间期细胞核可检测到一个 X 染色质；47,XXX 个体间期细胞核可以检测到两个 X 染色质。

对 X 连锁基因的深入研究表明，失活的 X 染色体上的基因并非都失去了活性，人类 X 染色体上约有 15% 的基因可能逃避完全失活。因此 X 染色体数目异常的个体在表型上有别于正常个体，出现多种临床症状。

例如，47，XXY 的个体表现为 Klinefelter 综合征；而 47,XXX 的个体则表现为超雌综合征。并且 X 染色体数目越多，表型的异常越严重。近年研究表明，X 染色体失活的机制是相当复杂的，在人类 X 染色体 Xq13.3 区域可能存在一个失活中心，X 染色体的失活是从这个失活中心开始的。

（二）Y 染色质

Y 染色质是指正常男性的间期细胞用荧光染料染色后，在细胞核内出现的直径约为 0.3μm 的圆形或卵圆形强荧光小体，或称 Y 小体（图 4-19B）。研究发现 Y 染色质实质是由 Y 染色体长臂远侧区段的异染色质部分形成，所以细胞中 Y 染色质的数目与 Y 染色体的数目相同。例如，正常男性间期细胞核中有一个 Y 染色质，而 47，XYY 个体间期细胞核可以检测到两个 Y 染色质。

性染色质检查的优点是方法简单，临床主要用于

113

两性畸形或性染色体数目异常疾病的初步诊断，但其需依靠染色体检查进行确认。

三、染色体畸变

染色体畸变（chromosome aberration）一般指自发或在各种诱因（射线、药物、生物因素等）作用下发生的染色体改变，包括数目畸变和结构畸变两大类。染色体畸变可以发生在个体发育的任何阶段、体内任何种类的细胞和细胞周期的任何时期，但畸变的类型和可能引起的后果却不完全相同。例如，在精子、卵子中存在的染色体畸变或在卵裂早期发生的染色体畸变均可导致流产、死胎或染色体病的发生，在体细胞中发生的某些染色体畸变与肿瘤的发生有关。

（一）染色体数目畸变

正常人类体细胞中有 46 条染色体，分别来自于父母的精子和卵子。精子或卵子所具有的一套 23 条染色体称为一个**染色体组（chromosome complement）**。只有一个染色体组的细胞，称为单倍体（haploid），以 n 表示。正常人体细胞有两个染色体组，称为二倍体（diploid），以 $2n$ 表示。以二倍体为标准，染色体数目的增加或减少，称为染色体数目畸变，可分为整倍体

改变和非整倍体改变。

1. 整倍体改变

体细胞中染色体数目在二倍体的基础上以 n 为基数成倍增加或减少，称为整倍体改变。体细胞染色体增加一组或数组，则构成多倍体（polyploid）。其中，比二倍体多一个染色体组称为**三倍体（triploid）**，比二倍体多两个染色体组称为**四倍体（tetraploid）**。在二倍体基础上减少一个染色体组构成**单倍体（haploid）**。

在人类，一个个体全身体细胞均为三倍体或四倍体时是致死性的。在流产的胎儿中，三倍体较为常见。出生后能存活的大多为二倍体和三倍体或四倍体的嵌合体。人类单倍体的胎儿或新生儿尚未见报道。多倍体的形成机制如下。

（1）**双雄受精（diandry）**　受精时两个精子同时进入卵细胞，可形成 69, XXX、69, XXY 或 69, XYY 三种三倍体受精卵（图 4-21 A～C）。

（2）**双雌受精（digyny）**　卵子发生时，次级卵母细胞由于某种原因未能形成第二极体，形成了含有两个染色体组的二倍体卵子（2n），此卵子与正常精子（n）受精后可形成 69, XXX、69, XXY 两种三倍体受精卵（图 4-21 D、E）。

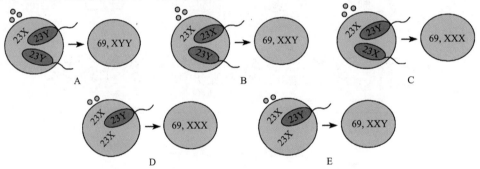

图 4-21　三倍体发生机制示意图（引自张忠寿，2004）
A～C.双雄受精；D、E.双雌受精

（3）**核内复制（endoreduplication）和核内有丝分裂（endomitosis）**　核内复制是指在有丝分裂过程中，DNA 复制两次，而细胞只分裂一次，从而导致子细胞中染色体加倍的现象。核内有丝分裂是指细胞在分裂过程中，核内染色体正常复制了一次，但至分裂中期时，核膜仍未破裂、消失，也无纺锤丝形成，无法进行后期的染色单体分离和胞质分裂，导致核内染色体数目加倍。核内复制和核内有丝分裂在体细胞和生殖细胞中均可发生，如果发生在受精卵的第一次卵裂，可形成四倍体（图 4-22）；如果发生在生殖细胞形成时，可形成二倍体的生殖细胞，当与正常的单倍体的生殖细胞受精后，可产生三倍体的受精卵。

2. 非整倍体改变

体细胞中的染色体数目在二倍体的基础上增加或

减少一条至数条，称为非整倍体改变，这样的细胞或个体称为**非整倍体（aneuploid）**。比二倍体染色体数目多的称为**超二倍体（hyperdiploid）**；比二倍体染色体数目少的称为**亚二倍体（hypodiploid）**。有的细胞染色体总数虽为二倍体数目（46 条），但并不是 23 对，而是有个别染色体的数目增加以及其他染色体数目的相应减少，称为**假二倍体（pseudodiploid）**。常见的非整倍体有以下几种类型。

（1）**单体型（monosomy）**　染色体数目比二倍体少一条，即某号染色体只有一条，称为单体型，如 45, X。

（2）**三体型（trisomy）**　染色体数目比二倍体多一条，即某号染色体有 3 条，称为三体型，如 47, XX（XY），+21。

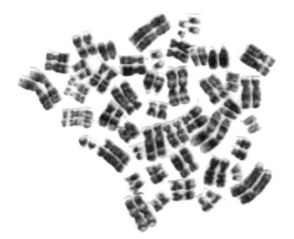

图4-22 核内复制所形成的四倍体核型（引自税青林，2012）

（3）**多体型**（polysomy） 某号染色体比二倍体多两条或两条以上，即某号染色体有4条或4条以上，称为多体型，如48，XXXX、49，XXXXX。

三体型和单体型相比，三体型（特别是性染色体的三体型）较为多见，单体型少见。而在单体型中，X染色体单体型相对多见。因为常染色体的单体型，即使是最小的21号、22号染色体的单体型，均会造成整条染色体的基因缺失，使基因剂量失衡，严重干扰细胞的代谢和发育，从而引起流产和死产。在三体型中，较大染色体的三体型个体亦难以存活，其胚胎发育以流产告终。临床染色体病中最常见的是21三体型和性染色体三体型，其次是18三体型和13三体型。非整倍体的形成机制见图4-23。

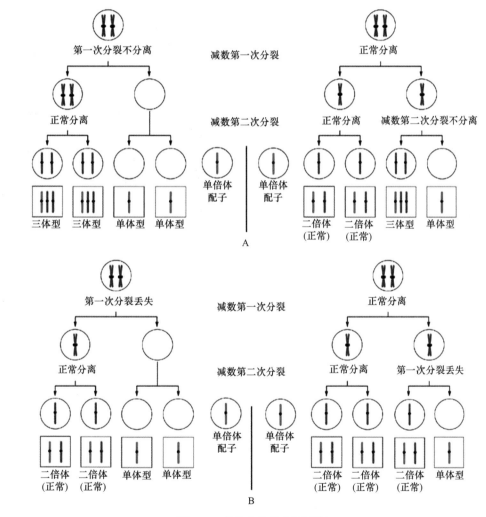

图4-23 非整倍体形成机制图解
A. 染色体不分离；B.染色体丢失

（1）**染色体不分离**（chromosome nondisjunction）在减数分裂后期，由于某种原因使一对同源染色体或两条姐妹染色单体未分别移向两极，而是同时进入同一个子细胞，称为染色体不分离。它既可以发生在减数第一次分裂，也可发生在减数第二次分裂。实验证明，不分离多发生于减数第一次分裂。

（2）**染色体遗失**（chromosome loss） 又称**后期延迟**（anaphase lag），在减数分裂中期至后期阶段，由于纺锤体或着丝粒功能障碍，使某一染色体着丝粒未与纺锤丝相连，或染色体在后期移动迟缓，导致某条染色体未进入新的细胞核而滞留在细胞质中,最终被分解丢失。这样分裂后的一个子细胞缺少一条染色体成为单体型。

3. 嵌合体

一个体内同时存在两种或两种以上核型的细胞系称为**嵌合体(mosaic)**。嵌合体产生于卵裂早期的各种染色体数目异常或结构畸变。例如,正常的受精卵在早期卵裂(有丝分裂)时,由于染色体不分离或遗失,而导致患者部分细胞正常,部分细胞为单体或三体(图4-24)。嵌合体患者的临床症状往往不典型,视个体中异常核型所占比例和所在的组织器官而定。

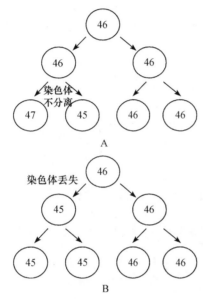

图 4-24　嵌合体形成示意图

A.染色体不分离与嵌合体形成示意图;B.染色体丢失与嵌合体形成示意图

(二)染色体结构畸变

染色体结构畸变(chromosomal structural aberration)是指染色体部分片段的缺失、重复或重排。染色体断裂和(或)断裂后的异常接合是染色体结构畸变的基础。如果断裂后断片在原位愈合或重接,一般不会引起遗传效应;如果几条染色体或一条染色体的几个部位同时发生断裂,断片变位重接或丢失,就会形成不同的畸变染色体,这种畸变染色体称为**衍生染色体(derivation chromosome)**。染色体结构畸变如果造成细胞内遗传物质的缺失或重复,为"不平衡"改变;如果未造成遗传物质的缺失或重复,则为"平衡"改变。染色体结构畸变主要类型如下。

1. 缺失

染色体发生断裂,断片丢失,称为**缺失(deletion,del)**。在染色体发生断裂后形成有着丝粒片段和无着丝粒片段两部分。无着丝粒片段由于在细胞分裂时不能附着纺锤丝,无法被牵引到细胞的任何一极,只能留在细胞质中,在下一个细胞周期中丢失。而有着丝粒部分得以保留,并在下一细胞周期中进行正常的复制和分裂,形成部分缺失的染色体。缺失分为**末端缺失(terminal deletion)**和**中间缺失(interstitial deletion)**(图4-25)。染色体上缺失一份的片段,在该细胞内实际存在一份,故又称为**部分单体型(partial monosomy)**。由于缺失导致缺失片段上相应基因丢失,故常会影响生物的发育,影响程度取决于缺失片段的长短及其所载基因的重要性。

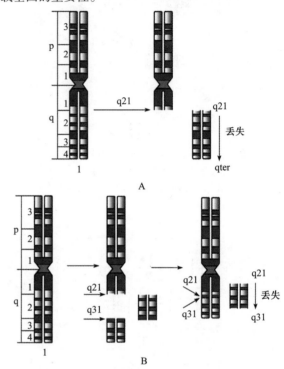

图 4-25　缺失

A.末端缺失;B.中间缺失

2. 重复

染色体上某一节段有两份或两份以上,称为**重复(duplication,dup)**(图4-26)。重复常起源于减数分裂时两同源染色体重复序列之间的错误配对和重组,结果造成一条同源染色体上有重复,另一条有缺失。染色体片段插入是造成重复的另一原因。染色体上重复一份的片段,在该细胞内实际存在 3 份,故又称为**部分三体型(partial trisomy)**。一般情况下,重复对生物体的影响比缺失要轻微一些,但严重时也会影响个体的发育,甚至死亡。

3. 倒位

一条染色体发生两次断裂,两个断裂点之间的片段旋转 180° 后重接,称为**倒位(inversion,inv)**。发生在同一臂(长臂或短臂)内的倒位称为臂内倒位(paracentric inversion)(图4-27A);如果断裂点分别发生在长臂和短臂,倒位的部分包括着丝粒,称为臂间倒位(pericentric inversion)(图4-27B)。臂间倒位可以使染色体两臂的比例发生改变,所以较臂内倒位容易检测。由于倒位没有明显的染色体片段的缺失或重复，故一般不会影响个体的生长发育，这类个体称为倒位携带者。虽然倒位携带者通常没有染色体片段的丢失，但 DNA 顺序发生了改变。在形成配子过程中，倒位染色体与正常的同源染色体联会时，由于识别机制使得染色体片段各自与同源片段配对形成倒位环，可产生比例较高的异常配子，这些配子受精后将导致受精卵的遗传物质不平衡，从而产生异常后代。

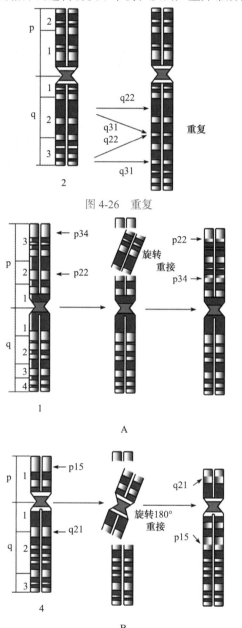

图 4-26　重复

图 4-27　倒位
A.臂内倒位；B.臂间倒位

4. 易位

发生在两条或两条以上非同源染色体之间的断裂片段的转移或交换，称为易位（translocation，t）。常见相互易位和罗伯逊易位两种类型（图 4-28）。

（1）**相互易位（reciprocal translocation）**　　指两

条染色体发生断裂后，相互交换无着丝粒断片后重接，形成两条新的衍生染色体（图 4-28A）。

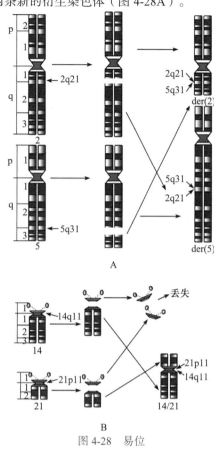

图 4-28　易位
A.相互易位；B.罗伯逊易位

相互易位是比较常见的染色体结构畸变类型，各号染色体间都可发生。相互易位仅有位置的改变，没有染色体上遗传物质的增减，故属于**平衡易位（balanced translocation）**。平衡易位通常没有明显的临床异常，然而平衡易位携带者与正常人婚后生育的子女中，却有可能得到异常衍生染色体，导致某一易位节段的增多（部分三体型）或减少（部分单体型），并产生相应的不良效应。

（2）**罗伯逊易位（Robertsonian translocation，rob）**　　为相互易位的一种特殊形式。两条近端着丝粒染色体（D/D、D/G、G/G）在着丝粒附近断裂后重接，形成两条衍生染色体，又称为**着丝粒融合（centric fusion）**（图 4-28B）。一条由两者的长臂构成，几乎具有全部遗传物质，故常在后继的分裂过程中能保留下来；而另一条由两者的短臂构成，此条小染色体由于缺乏着丝粒或因几乎全由异染色质组成，故常在后继的分裂过程中丢失。由于丢失的小染色体几乎全是异染色质，对个体发育影响不大，所以该个体的表现型多是正常的，称为平衡易位携带者。

5. 环状染色体

一条染色体的两臂各有一次断裂，断点远端的两个末端片段丢失,含有着丝粒的两个断端彼此连接形成**环状染色体**(ring chromosome,r)(图 4-29)。环状染色体在辐射损伤时较为常见。

dic)(图 4-31)。两个无着丝粒片段也可以连接,但后者通常在细胞分裂时丢失。双着丝粒染色体常见于电离辐射损伤后,因此在辐射遗传学中常用以估算受照射的剂量。

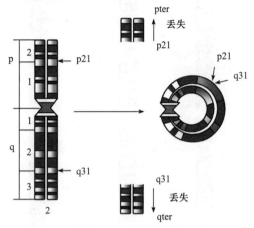

图 4-29　环状染色体

6. 等臂染色体

如果在细胞分裂后期着丝粒发生横裂,则会形成一条均为短臂和另一条均为长臂的染色体,这样的染色体称为**等臂染色体**(isochromosome,i)(图 4-30)。等臂染色体还可能有其他的形成机制,如通过两条同源染色体着丝粒融合,然后短臂和长臂分开,两条短臂和两条长臂借着丝粒分别各自连接成一条等臂染色体。

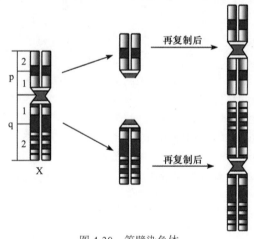

图 4-30　等臂染色体

7. 双着丝粒染色体

两条染色体断裂后,具有着丝粒的两个片段相连接,形成一条**双着丝粒染色体**(dicentric chromosome,

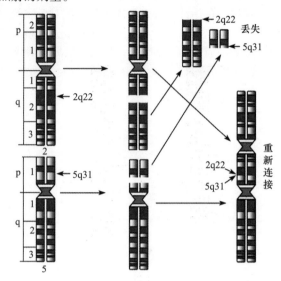

图 4-31　双着丝粒染色体

8. 染色体微缺失/微重复

染色体微缺失/微重复是指染色体畸变小于 5Mb,传统的染色体核型分析技术难以发现的染色体畸变形式,又称为拷贝数变异(copy number variation,CNV)。染色体微缺失/微重复的产生与畸变区间两侧独特的DNA 结构有关,低拷贝重复序列(low copy repeats,LCR)介导的非等位同源重组(nonallelic homologous recombination,NAHR)是导致其发生的主要原因。根据发生微缺失/微重复染色体的种类、部位及微片段大小不同,部分个体可不出现明显的临床表型,而部分个体可能在发育过程中出现脏器发育异常,导致胎儿出生缺陷。研究表明染色体微缺失/微重复是除染色体非整倍体之外的另一大类引起新生儿出生缺陷的遗传性因素。

(三)染色体畸变的表示方法

1960 年以来的几次国际人类细胞遗传学会议制定了统一规范描述各种染色体畸变的国际法规,具体规定了核型描述的符号、术语(表 4-8)和描述方法等。

表 4-8　细胞遗传学常用符号及其含义

符号	含义	符号	含义
ace	无着丝粒片段	cen	着丝粒
chr	染色体	del	缺失
der	衍生染色体	dic	双着丝粒
dup	重复	end	核内复制
fra	脆性位点	h	次缢痕
i	等臂染色体	ider	等臂衍生染色体
ins	插入	inv	倒位

续表

符号	含义	符号	含义
mar	标记染色体	mos	嵌合体
p	短臂	ph	费城染色体
q	长臂	r	环状染色体
rcp	相互易位	rea	重排
rob	罗伯逊易位	s	随体
sct	次缢痕	t	易位
tel	端粒	ter	末端
fem	女性	mal	男性
mat	母源	pat	父源
?	识别没把握或可疑者	/	嵌合体中用于分开不同的细胞系
:	断裂	( )	括号内为结构异常的染色体
: :	断裂后重接	,	区分染色体数目、性染色体和染色体异常
→	从……到	;	重排中用于区分不同号染色体
—	丢失（缺失）	+	增加（增长）

1. 数目异常的描述

（1）整倍体改变　　写出染色体总数和性染色体构成。例如，69，XXX 表示三倍体，性染色体由三条 X 染色体组成；92，XXYY 表示四倍体，性染色体由两条 X 染色体和两条 Y 染色体组成。

（2）非整倍体改变　　在染色体总数和性染色体构成后加逗号，然后写"+"或"–"，再写出增加或缺失的染色体序号或该染色体所在组名。性染色体数目异常直接写明性染色体组成。例如，47，XX，+13 表示 47 条染色体的超二倍体，性染色体为 XX，多了一条 13 号染色体，即 13 三体型；46，XY，+18，–21 表示 46 条染色体的假二倍体，性染色体为 XY，多一条 18 号染色体，少一条 21 号染色体；47，XXX 表示 47 条染色体的超二倍体，有三条 X 染色体。

嵌合体中不同细胞系的核型按染色体数目依次写出，用"/"分隔不同的核型。例如，45，X/46，XY 表示具有两个细胞系的嵌合体，其中一个为 X 单体型，另一个为正常的 46，XY。

2. 结构畸变的描述

结构畸变染色体的描述有简式和详式两种方法。

（1）简式　　需依次写明以下内容：①染色体总数；②性染色体组成；③畸变类型符号（一个字母或三联字母）；④在括号内写明受累染色体序号；⑤在括号内注明受累染色体断裂点的臂、区、带号。例如，46，XY，t（2；5）（q21；q31）表示 46 条染色体的男性，2 号和 5 号色体发生相互易位，2 号染色体断裂点在长臂 2 区 1 带，5 号染色体断裂点在长臂 3 区 1 带。

（2）详式　　简式的①、②、③和④项内容仍适用，

不同的是在最后的括号中不是描述断裂点，而是描述重排染色体带的组成。例如，上例 46，XY，t（2；5）（q21；q31）用详式描述为 46，XY，t（2；5）（2pter→2q21::5q31→5qtcr；5pter →5q31::2q21→2qter）。

四、染色体病

先天性染色体数目异常或结构畸变导致的疾病，称为**染色体病（chromosomal disease）**。染色体发生畸变时往往涉及多个基因的增加、缺失或者排列顺序、毗邻关系和结构的改变，因此受累个体将出现先天性多发畸形，智力、身体发育迟缓等多种临床症状的综合征，严重者可导致流产或死胎。性染色体异常时，还将导致内外生殖器异常或畸形，如性腺发育不良、副性征不发育、外生殖器畸形等。目前已发现人类染色体数目异常和结构畸变 2 万多种，染色体异常综合征 200 多种。通过对流产、死产、新生儿和一般人群的调查表明，染色体异常占流产胚胎的 50%～70%，占死产婴的 10%，占新生儿死亡者的 10%，占新生儿的 5‰～10‰，占一般人群的 5‰。

（一）常染色体病

常染色体病（autosomal disease）是指常染色体数目异常或结构畸变而引起的疾病。临床症状包括：智力低下、生长发育迟缓及特征性异常体征等。常染色体病中最常见的是 21 三体综合征，其次是 18 三体综合征，偶见 13 三体综合征及 5p-综合征。其他如 8、22 三体综合征及部分三体综合征等均罕见。

1. Down 综合征

Down 综合征（Down syndrome）又称先天愚型，

是人类最常见的，也是最早被确认的一种染色体病。1866年，英国内科医师Down Langdon首次描述了该病的临床表现，因此将此病称为Down综合征。1959年，法国细胞遗传学家 Lejeune 首次发现此病的病因是患者体内多了一条G组染色体，后来利用染色体显带技术确认为21号染色体，故又称为**21三体综合征（trisomy 21 syndrome）**。

新生儿中，该病发病率为1/800～1/600，无明显性别差异。中度到重度**智力低下（mental retardation，MR）**是此病最突出的表现，IQ值通常为25～50。患者有特殊的面部特征（图4-32A）：头颅小而圆，枕部扁平，睑裂狭小而上斜，眼距宽，内眦赘皮，常有斜视；嘴小唇厚，舌大伸出口外，常流涎；耳小，耳位低。患者其他症状或体征：四肢较短，身材矮小；小指内弯且为单一指褶纹；掌纹 atd 角>60°；约50%患者双手为通贯手（图4-32B）；约50%患者有先天性心脏病。患者寿命较短，50%患儿在5岁以前死亡，平均寿命16.2岁。

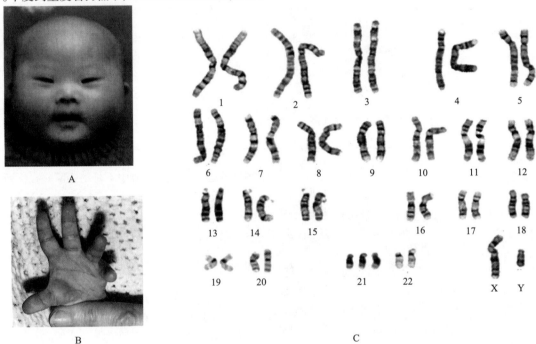

图4-32　Down综合征（引自刘权章，2006）
A.面容；B.通贯手；C.核型

根据患者核型组成不同，Down综合征常分为三类。

（1）21三体型　又称游离型，约占先天愚型患者总数的92.5%。核型为47，XX（XY），+21，比正常人多一条21号染色体（图4-32C），临床症状典型。

21三体型是亲代配子形成时染色体发生不分离的结果。不分离约95%发生在卵细胞形成时，主要是减数分裂Ⅰ发生21号染色体不分离；仅5%发生在精子形成时。母亲生育年龄是影响21三体型发病率的重要因素。母亲生育年龄大于35岁，发病率明显增高，据统计，35岁时为1/300，40岁后升至1/50。

（2）易位型　约占先天愚型总数的5%，为21号染色体与D或G组的一条染色体发生罗伯逊易位所致。最常见的是D/G非同源易位，如14/21易位，核型为：46，XX（XY），-14，+t（14；21）（p11；q11）。患者染色体数目虽然是46条，但缺少了一条14号染色体，多了一条由14号与21号染色体长臂易位形成的异常染色体。由于14号与21号染色体短臂均由异染色质构成，几乎没有基因表达，所以，其实质仍然是21三体型。患者的临床症状与21三体型基本一致，患儿的母亲通常较年轻。易位可以是新发生的，也可以是双亲之一遗传而来。若属后一种情况，则双亲之一为**平衡易位携带者（balanced translocation carrier）**，其核型多为：45，XX（XY），-14，-21，+t（14；21）（p11；q11）。此时，虽然染色体总数少了一条，但基因成分保持平衡，故其表型正常。

非同源平衡易位携带者可形成6种配子，受精后除不能正常发育而流产的胚胎外，携带者可以生出正常、易位型三体征患儿和平衡易位携带者三种核型的后代（图4-33）。

（3）嵌合型　约占先天愚型总数的2.5%。核型通常为：47，XX（XY），+21/46，XX（XY）。由于嵌合型通常具有两个细胞系，其症状表现取决于异常细胞所占的比例，故差异很大，如果21三体细胞很少（<9%），则表现与正常人无异。

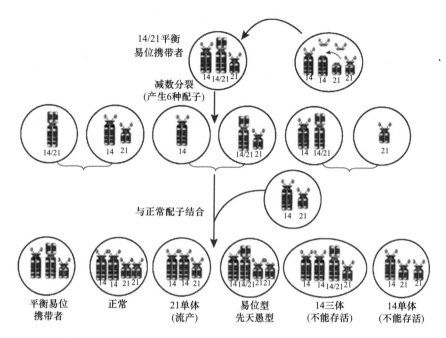

图4-33　t（14；21）易位携带者与正常人婚配后代子女核型分布图

嵌合型患者是受精卵有丝分裂时染色体不分离的结果。如果受精卵在前几次有丝分裂时发生不分离，就会产生45/46/47三个细胞系，而45条染色体的细胞很难存活，易被淘汰，因此，形成46/47细胞系的个体。不分离发生时间越早，异常细胞系越多，嵌合体个体症状越典型。

随着人类基因组计划的完成，21号染色体上的基因与先天愚型之间的关系成了染色体病的研究热点。研究发现，21号染色体由5.1×10⁷bp组成，长约46cm，包含600～1000个基因，占人类基因组的1.7%。通过对部分Down综合征基因型与表型关系的研究，现已将Down综合征的24种特征定位在6个小区域，其中2个区域尤为关注。①D21S55：表达13种特征的最小区域，这13种特征分别是智力障碍、身材矮小、肌张力下降、关节松弛和9种面貌特征（鼻梁扁平、舌外伸、腭弓高、窄腭、耳郭畸形、手掌宽且短、第五指短且弯、足第一和二趾间距宽）。②D21S55-MX1：表达6种外貌特征的最小区域，眼裂斜、内眦赘皮、Brushfield斑（虹膜周围小白斑）、通贯手、指纹尺箕和小鱼际肌无侧环。D21S55在Down综合征的发病机制中起重要作用，在21q22.2跨0.4～3kb。D21S55及21q22.3远端被称为Down综合征关键区（Down's syndrome critical region, DCR）。

2. 5p⁻部分单体综合征

5p⁻部分单体综合征（partial monosomy 5p syndrome） 是最常见的缺失综合征之一，患儿的哭声似猫叫，故又称猫叫综合征（cri-du-chat-syndrome）。1963年Lejeune等首先发现此征患者，1964年证实本病为5号染色体短臂部分缺失所致。群体发病率约1/50000，女性患者多于男性患者。

本病最具特征性的表型为患儿喉肌发育不良，哭声尖弱、音质单调，似猫叫；其他临床表现为智力发育迟缓、头小、满月脸、眼距宽、内眦赘皮，下颌小且后缩等（图4-34A）。猫叫样哭声可随年龄增大而逐步消失，约50%患者有先天性心脏病。患儿死亡率较低，多数可活到儿童期，少数可活到成年。

不同患者5p缺失（5p⁻）片段大小不同，但都包含5p15区域，说明患儿的临床表现是5p15的特异性缺失引起的。核型为：46，XX（XY），del（5）（p15）（图4-34B）。

（二）性染色体病

性染色体病（sex chromosomal disease）是X和Y染色体数目异常或结构畸变所引起的疾病，主要特征是内外生殖器异常或畸形，有的患者仅表现为生殖力下降、继发性闭经、智力稍差、行为异常等。

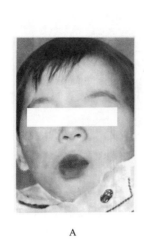
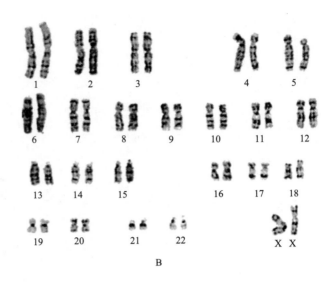

图 4-34　5p-综合征（引自刘权章，2006）
A.面容；B.核型

1. Klinefelter 综合征

Klinefelter 综合征（Klinefelter syndrome）又称先天性睾丸发育不全综合征，发病率为男性的 1/800～1/700。本病以睾丸发育障碍和不育为主要特征。患者外观为男性，身材较高，可达 180cm 以上；四肢细长；

约有 25%患者乳房发育，男性副性征发育不良，腋下和阴部体毛稀少或无；阴茎短小，睾丸小，精曲小管呈玻璃样变性，不能产生精子，无生育能力（图 4-35A）；有的患者出现智力和精神障碍。由于此病青春期前临床表现不明显，因而不易早期发现。

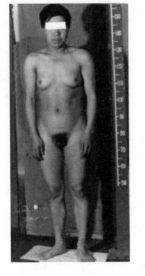
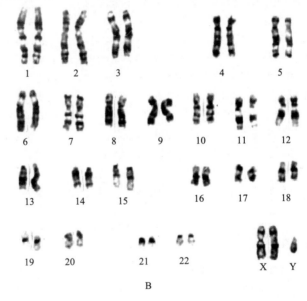

图 4-35　Klinefelter 综合征（引自刘权章，2006）
A.外观；B.核型

患者常见核型为：47，XXY（图 4-35B）。X 染色质和 Y 染色质检查均为阳性。少数患者为嵌合体，核型为：46，XY/47，XXY。嵌合体患者有时一侧睾丸发育正常而具生育能力。

47，XXY 的形成大多数是由于母亲卵细胞形成过程中发生 XX 染色体不分离，形成的 24，XX 卵子与23，Y 精子受精后发育而来，通常出生患儿的风险随

母亲年龄的增加而增大。父亲精子形成过程中 XY 染色体的不分离也可形成 47，XXY 核型。而嵌合体 47，XXY/46，XY 则是正常受精卵，在卵裂中发生 XX 不分离，形成 45，Y/46，XY/47，XXY 嵌合体，但 45，Y 细胞不能成活，因而形成 47，XXY/46，XY 嵌合体。

2. Turner 综合征

Turner 综合征（Turner syndrome）又称先天性卵

巢发育不全综合征，发病率约占女性 1/3500。患者外观为女性，身材矮小，成年时一般为 120~140cm；原发性闭经；小颌，后发际低，颈短，约 50% 具有颈蹼，肘外翻；乳头间距较宽，乳房不发育；外生殖器幼稚；性腺条索状，无生殖能力（图 4-36A）；智力一般正常，

有的较差；患者大多数存活至成年。

患者常见核型为：45，X（图 4-36B）。X 染色质和 Y 染色质检查均为阴性。少数患者为嵌合体，核型为：45，X/46，XX。

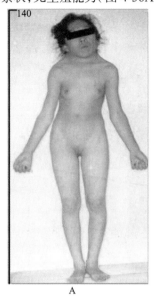

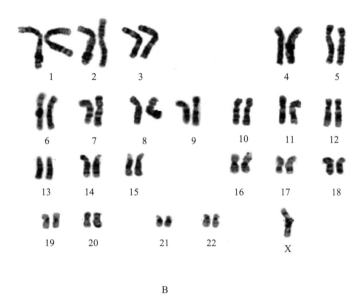

图 4-36　Turner 综合征（引自刘权章，2006）
A.外观；B.核型

Turner 综合征多数是由于父亲形成精子时 X、Y 染色体不分离，形成 XY 型和 O 型染色体异常的精子，后者与正常卵子受精后形成 45，X 的后代。嵌合体 45，X/46，XX 的形成是 46，XX 的正常受精卵在卵裂过程中 X 染色体丢失而形成的。

3. 多 Y 综合征

多 Y 综合征在男婴中的发生率为 1/900，1961 年由 Sandberg 等首次报道。大部分患者表型正常，身材高大，常超过 180cm；偶尔可见隐睾、睾丸发育不全、尿道下裂、生育力下降等，但大多数男性可以生育；极少数患者具有精神障碍，表现为易兴奋，厌学，自我克制力差，易产生攻击性行为等。核型多为 47，XYY；也有少数为 48，XYYY、49，XYYYY 等。发生原因主要是父亲精子形成过程中第二次减数分裂时发生 Y 染色体不分离所致。

4. 多 X 综合征

多 X 综合征，在新生女婴中的发生率为 1/1000，多为新发，是一种比较常见的性染色体数目异常遗传病。1959 年 Jacob 首先报道一例 47，XXX 女性。大多数 47，XXX 的女性无论外形、性功能与生育力都是正常的，只有少数患者有月经减少、原发或继发闭经、卵巢功能低下、乳房发育不良等症状。大约有 2/3 患者智力稍低，1/3 患者患有先天性心脏病，并有患精神病倾向。

多 X 综合征患者多余的 X 染色体主要是母亲配子形成的 X 染色体不分离所致。少数患者有 4 条甚至 5 条 X 染色体，通常 X 染色体愈多，智力损害和发育畸形愈严重。患者核型除 47，XXX 外，还有嵌合型，即 47，XXX / 46，XX 等。

5. 脆性 X 染色体综合征

如果一条 X 染色体在 Xq27.3 处呈细丝样结构，且所连接的长臂末端形似随体，这条 X 染色体称为**脆性 X 染色体（fragile X，fra X）**，这一部位被称为脆性部位（fragile site）。由脆性 X 染色体所导致的疾病称为脆性 X 染色体综合征，在男性中群体发病率为 1/1500~1/1000，在智力低下者中仅次于先天愚型，在所有逻辑性智力低下患者中 10%~20% 为本病所引起。

患者主要表现为中度到重度智力低下，语言障碍，行为异常和变异体征。伴有特殊面容：前额突出，面中部发育不全，下颌大而前突，大耳，高腭弓，唇厚，下唇突出（图 4-37A）。青春期后男性患者可见明显大于正常的睾丸（图 4-37B）。部分患者还有多动症，攻击性行为或孤僻症，20% 患者有癫痫发作。

患者核型为 46，fraX（q27）Y（图 4-37C）。脆性 X 染色体综合征相关致病基因已被发现，命名为

FMR-1（fragile X mental retardation 1，FMR-1），定位于 Xq27.3，其第一外显子 5'非翻译区有（CGG）$_n$三核苷酸重复序列，在正常人中重复数为 6～54。当重复数扩展到 60～200 时，称为**前突变（premutation）**。带有前突变的个体表型正常，称为携带者。（CGG）$_n$继续增加至 200 以上并伴有相邻的 CpG 岛异常甲基化，称为**全突变（full mutation）**。全突变可致基因转录失

活，从而出现临床症状。

一般认为男性患者的 fraX 来自携带者母亲。女性由于有两条 X 染色体，故女性携带者一般表型正常，但实际约有 1/3 的女性携带者表现为轻度智力低下。据统计，人群中 fraX 女性携带者约占女性的 0.5%，这些女性携带者生育男性患儿的风险高达 50%。

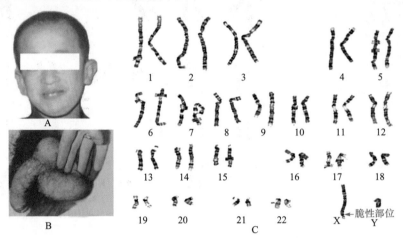

图 4-37　脆性 X 染色体（fra X）综合征
A.面容；B.大睾丸；C.核型

染色体微缺失微重复综合征是目前临床上另一类较常见的染色体病。该类疾病既可以发生在常染色体，也可以发生在性染色体，是由于染色体微小片段缺失或重复使正常基因剂量发生改变而导致的具有复杂临床表现的一组染色体病。常见临床表现：生长发育异常、智力发育迟缓、内脏器官畸形、特殊面容、

内分泌异常、精神行为改变和肿瘤等。目前已发现近 300 种染色体微缺失微重复综合征，发病率在 1/200 000～1/4 000，合并发病率约 1/600。遗传特点常为显性发病，以新发突变为主（占 85%～95%），家族性遗传占 5%～10%。临床常见的疾病有 22q11.2 微缺失综合征、1p36 微缺失综合征、Prader-Willi 综合征等。

第六节　线粒体遗传

线粒体是人和动物细胞质内唯一含有 DNA 分子的细胞器。线粒体 DNA 的遗传特点表现为非孟德尔遗传，又称核外遗传。

1963 年，Nass 首次在鸡卵母细胞中发现线粒体中存在 DNA，同年 Schatz 分离到完整的线粒体 DNA（mitochondria DNA，mtDNA），随后科学家们又在线粒体中相继发现了 RNA、DNA 聚合酶、RNA 聚合酶、tRNA、核糖体、氨基酸活化酶等进行 DNA 复制、转录和蛋白质翻译的全套装备，说明线粒体具有独立的遗传信息及表达体系。1988 年，Wallace 等首先在 Leber 遗传性视神经病患者的 mtDNA 中发现 mtDNA 点突变。此后，这一领域内的研究迅速发展起来。目前已发现人类 100 多种疾病与 mtDNA 突变有关。因 mtDNA 突变导致的线粒体功能异常而引起的疾病称为线粒体遗传病（disease of mitochondrial inheritance）。

一、线粒体基因组结构特点及表达产物

（一）mtDNA 结构特点及基因构成

1981 年，剑桥大学 MRC 分子生物学实验室的 Anderson 等完成了人类线粒体基因组的全部核苷酸序列的测定。人线粒体基因组全长 16569bp，呈裸露闭环双链状分子，不与组蛋白结合（图 4-38）。其外环为重（H）链，富含鸟嘌呤；内环为轻（L）链，富含胞嘧啶。利用标记氨基酸培养细胞，用氯霉素和放线菌酮分别抑制线粒体和细胞质蛋白质合成的方法，发现人的 mtDNA 基因组分为编码区与非编码区。编码区各基因之间排列紧凑，没有内含子，缺少终止密码子，仅以 U 或 UA 结尾。非编码区是 D 环区，长约 1122bp。包括 mtDNA H 链复制起始点，H 链和 L 链的转录的启动子。编码区为保守序列，不同种系间 75% 的核苷酸具同源性，编码区包括

37个基因:其中13个编码与线粒体氧化磷酸(OXPHOS)有关的多肽链基因;2个编码线粒体核糖体的rRNA(16S、12S)基因，22个编码线粒体tRNA基因。

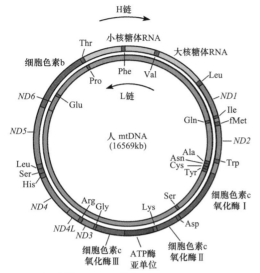

图4-38 线粒体DNA结构模式图（引自左　　，2001）

（二）mtDNA编码的多肽链

mtDNA编码的多肽链包括：3种为构成细胞色素(Cyt)c氧化酶（COX）复合体（复合体Ⅳ）催化活性中心的亚单位（COXⅠ、COXⅡ和COXⅢ），2种为ATP合酶复合体（复合体Ⅴ）F0部分的2个亚基（A6和A8），7种为NADH-CoQ还原酶复合体（复合体Ⅰ）的亚基（ND1、ND2、ND3、ND4L、ND4、ND5和ND6），1种为CoQH2-细胞色素c还原酶复合体（复合体Ⅲ）中细胞色素b的亚基（图4-39）。

（三）mtDNA两条链上基因分布不同

H链上有2个rRNA基因、14个tRNA基因、12个与线粒体氧化磷酸化有关的多肽链基因，L链上仅有9个基因，即8个tRNA基因及1个NADH-CoQ还原酶复合体I的ND6亚基多肽链基因（图4-38）。

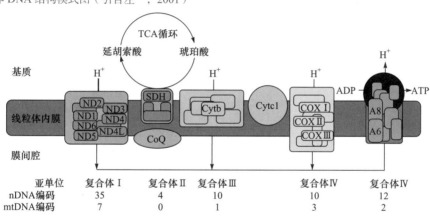

图4-39 线粒体基因组编码13条多肽链示意图

二、mtDNA的遗传特点

与核DNA相比,mtDNA具有其独特的传递规律,具体表现在以下几方面。

（一）mtDNA具半自主性

mtDNA能够独立地复制、转录和翻译，但是，执行这些功能的酶是由核基因组编码的。线粒体基因组小，仅编码13条多肽链，而参与线粒体功能的蛋白质亚基数，以人为例则多达1441种。核DNA编码了大量维持线粒体结构和功能的大分子复合物及大多数氧化磷酸化酶复合体的蛋白质亚单位,这些由核DNA编码的蛋白质在细胞质中合成后定向转运至线粒体。mtDNA的表达受核DNA的制约，线粒体氧化磷酸化系统的组装和维护需要核DNA和mtDNA的协调，二者共同作用参与细胞的代谢调节（图4-40）。故线粒体是一种半自主细胞器，受线粒体基因组和核基因组两套遗传系统共同控制。

（二）mtDNA为母系遗传

在有性生殖生物中，包括人和动物受精卵中的线粒体绝大部分来自于卵细胞，mtDNA只通过卵细胞将其中的遗传信息传给下一代，使子代中mtDNA序列和母亲一致，即所谓的**母系遗传**（**maternal inheritance**）。通过对mtDNA差异分析可以追溯现代人类的起源和迁徙途径。其方法是利用mtDNA中存在的序列多态性，通过分析不同种族和民族之间的遗传多态性，进而分析他们之间的遗传关系和变迁的历史。

mtDNA 母系遗传原因是：在精子的线粒体外膜上存在泛素，精卵结合时精子的线粒体及其内部的 DNA 被降解，故受精卵中的 mtDNA 主要来源于卵子。在受精卵中，精子、卵子中线粒体数量比为（卵子：精子 =100000：100），相差悬殊，在线粒体遗传病中，致病性的 mtDNA 突变是由母亲遗传给后代的，表现明显的母系遗传特点（图 4-41）：①母亲将其 mtDNA

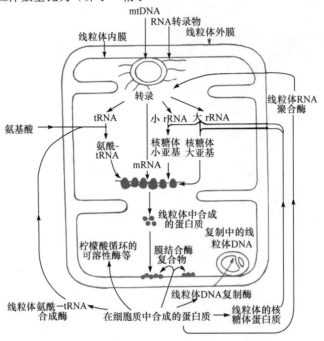

图 4-40　线粒体 DNA 具有半自主性

传递给儿子和女儿，之后又由女儿将 mtDNA 传递给下一代；②人的细胞内通常有上千个 mtDNA 拷贝，在突变体和正常 mtDNA 共存的细胞中，由于 mtDNA 的遗传不遵循孟德尔定律，被随机分配到子细胞中，导致子细胞出现至少三种不同的类型，受精后，出现三种表型，即严重线粒体病、中度病情、表型正常（图 4-42）。

别 60 个密码子。

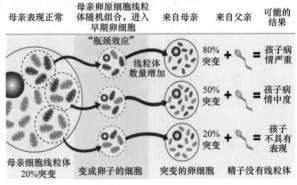

图 4-42　受精卵中的 mtDNA 来源于卵子（引自左伋，2001）

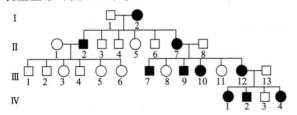

图 4-41　线粒体疾病的母系遗传系谱（引自傅松滨，2013）

（三）mtDNA 的遗传密码与核基因组不完全相同

1979 年，Barrell 报道了人 mtDNA 所用的遗传密码。细胞核内的密码是通用密码，但是真核生物线粒体的密码却有多个与通用密码不同的密码子。①UGA 不是终止密码子，而是编码色氨酸的密码子。②AGA、AGG 不是编码精氨酸的密码子，而是终止密码子。③多肽内部的甲硫氨酸由 AUG 和 AUA 两个密码子编码；而起始甲硫氨酸由 AUG、AUA、AUU 和 AUC 4 个密码子编码。④tRNA 兼用性较强，仅 22 个 tRNA 可识

（四）mtDNA 在有丝分裂和减数分裂期间复制分离的瓶颈现象

在细胞有丝分裂或减数分裂期间 mtDNA 都要经过**复制分离（replicative segregation）**。卵母细胞经过减数分裂而逐渐成熟时，绝大部分的线粒体会随机丧失，线粒体数目急剧减少，只有有限的线粒体会保留下来。例如，人卵母细胞中大约有 10 万个 mtDNA，但是在卵细胞成熟时，绝大多数会丧失，使数目减至 10～100 个。这种 mtDNA 在卵母细胞成熟时数目锐减的现象称为**遗传瓶颈（genetic bottleneck）**。通过遗传

瓶颈而保留下来的 mtDNA 完全是随机的，因此不同的卵母细胞含有不同比例的突变型 mt DNA。

如果卵母细胞保留下来较高比例的突变型 mtDNA，由这个卵母细胞受精发育而来的后代就更易出现线粒体疾病。相反，如果卵母细胞经过减数分裂的复制分离后不含有 mtDNA 突变，或含有较低比例的 mtDNA 突变，那么这种卵母细胞受精发育而来的后代则可能不会发病，或症状较轻。

在胚胎发生和组织形成的有丝分裂过程中，线粒体在复制后随细胞分裂随机地分离，进入子细胞，使不同子细胞具有比例不同的突变型 mtDNA。一些干细胞携带大量的具有突变基因的线粒体，随后形成的组织细胞也就具有高比例的突变型 mtDNA，造成组织中能量供应水平降低，出现临床症状，尤其是那些高需能的组织。而另一些干细胞则可能携有较少的具有突变基因的线粒体，随后形成的组织细胞含有的突变 mtDNA 较低，不会出现症状。因此，在不同的组织细胞，突变线粒体表现出异质性。

（五）mtDNA 突变频率高

mtDNA 的突变率极高，比核 DNA 高 10～20 倍。其高突变率的原因是：①mtDNA 中基因排列非常紧凑，任何 mtDNA 的突变都可能会影响到其基因组内的某一重要功能区域。②mtDNA 是裸露的，不与组蛋白结合，缺乏组蛋白的保护，特别容易受损伤而发生突变。③mtDNA 位于线粒体内膜附近，直接暴露于呼吸链代谢产生的超氧离子和电子传递产生的羟自由基中，极易受氧化损伤，导致 mtDNA 突变或缺失。④mtDNA 复制频率较高，复制时不对称。亲代 H 链被替换后，长时间处于单链状态，直至子代 L 链合成，而单链 DNA 可自发脱氨基，导致点突变。⑤mtDNA 缺乏完整的修复系统。

mtDNA 的高突变率造成群体中个体之间的 mtDNA 序列差异极大。任何两个人的 mtDNA，平均每 1000 个碱基对中就有 4 个碱基不同。尽管 mtDNA 突变非常普遍，但线粒体遗传病还不是想象中那么常见。mtDNA 突变类型主要包括点突变、大片段重组和 mtDNA 数量减少。

三、几种线粒体遗传病及其特点

线粒体遗传病，从广义上讲指以线粒体功能异常为病因学核心的一大类疾病，包括线粒体基因组、核基因组的遗传缺陷以及二者之间的通讯缺陷。狭义的线粒体遗传病是指 mtDNA 突变（自发或遗传）所致的线粒体功能异常而引起的疾病。通常所指的线粒体遗

传病为狭义的线粒体遗传病。

mtDNA 突变可以导致各种各样的线粒体遗传病，这些线粒体疾病多表现为各种临床综合征。线粒体遗传病是因遗传缺陷引起线粒体代谢酶的缺陷导致 ATP 合成障碍，能量产生不足而出现的多系统疾病。线粒体疾病的遗传方式包括母系遗传及孟德尔遗传。

（一）mtDNA 点突变与疾病

1. Leber 遗传性视神经病

典型的 Leber 遗传性视神经病（Leber hereditory optic neuropathy， LHON）首发症状为视物模糊，继而在几个月之内出现无痛性、完全或接近完全的失明，通常两眼同时受累。视神经和视网膜神经元的退化是 LHON 的主要病理特征。患者一般在 20～30 岁发病，但发病年龄范围可从儿童时期一直到 70 多岁。该病存在性别差异，男女发病之比为 4：1。

1988 年，Wallace 首先发现 mtDNA 第 11 778 位点的 G 转换成了 A，使 NADH 脱氢酶亚单位 4（ND4）中第 340 位的氨基酸由精氨酸变成了组氨酸。大约 50% 的 LHON 病是由该位点突变引起的。除此之外，还发现十多种点突变可导致该病的发生。

2. 线粒体肌病脑病伴乳酸中毒及中风样发作综合征

线粒体肌病脑病伴乳酸中毒及中风样发作综合征（ mitochondrial myopathy， encephalopathy， lactic acidosis， and stroke like episodes，MELAS）是最常见的母系遗传的线粒体疾病。临床特点主要是 40 岁以前开始出现的反复休克、肌病、共济失调、肌阵挛、痴呆和耳聋等症状，病情随年龄增加而加重。特征性病理变化是在脑和肌肉的小动脉和毛细血管管壁中，有大量异常形态的线粒体聚集。异常的线粒体不能代谢丙酮酸，导致大量丙酮酸生成乳酸，而后者在血液和体液中累积，使血液 pH 下降、缓冲能力降低。约 80% 患者 mtDNA 编码的亮氨酸 tRNA 基因 3243 位点有 A 转换为 G 的突变。另外 4 种少见的突变出现在该基因的 3291、3271、3256、3252 位点上。突变可能降低转录活性，并改变线粒体 rRNA 和 mRNA 转录的比例。

（二）mtDNA 缺失与疾病

1. KSS 病

KSS 病（Kearns Sayre syndrome，KSS）患者可表现一系列症状，从仅有眼外肌麻痹，眼睑下垂及四肢肌病到视网膜色素变性、乳酸中毒、感觉神经及听力丧失、运动失调、心脏传导功能障碍，甚至痴呆。

几乎所有 KSS 病患者均有 mtDNA 缺失。缺失片段长 2.0～7.0kb。而引起的疾病通常 20 岁以前发病，病程发展

较快,多数患者在确诊后几年内死亡。病例往往是散发的。

2. 线粒体心肌病

线粒体心肌病(mitochondrial cardiomyopathy)由线粒体基因组缺失引起,主要累及心脏和骨骼肌。Ozawa 等 1990 年报道心肌病患者心肌 mtDNA 存在 5～7kb 的缺失。患者常表现为劳力性呼吸困难、心动过速、全身肌无力、全身严重水肿、心脏和肝脏增大等症状。

(三)核 DNA 突变与线粒体疾病

1. 核 DNA 突变

线粒体中大部分蛋白质是由核基因组编码,这一部分基因发生突变,使线粒体功能障碍,导致线粒体疾病,但不表现母系遗传,而呈孟德尔遗传。Reye 综合征就是其中的一种。

2. mtDNA 和核 DNA 的相互作用

在 mtDNA 突变引起的人类疾病中,有些现象难以完全用母系遗传来解释。例如,Leber 遗传性视神经病患者,男女性别的发病率有较大差异。有人曾用 X 染色体基因探针,对 Leber 病的多个家系进行连锁关系研究,结果表明该病与 X 染色体某个基因有关。提示 Leber 病的发生是 mtDNA 和核 DNA 共同作用的结果。

(四)mtDNA 与衰老

线粒体功能随着年龄的增长而退化,衰老过程中抗氧化防御系统功能减弱,线粒体内自由基不能有效地清除而积累,导致线粒体损伤。

mtDNA 缺失累积于多种器官组织,使 OXPHOS 组分缺损或数量减少,致使细胞衰老死亡,引起衰老和多种老年退行性疾病。

(五)mtDNA 突变与肿瘤

人类的肿瘤形成与 mtDNA 的突变有重要关系,在多种癌细胞中均检测到 mtDNA 的结构发生了改变,如肝癌,被 HBV 感染过的慢性病毒性肝炎所致肝组织反复损伤和再生,造成 mtDNA 突变的累积,导致产生异常的 RNA 和呼吸链多肽,使脱离呼吸链的电子形成的氧自由基增加,进一步造成 mtDNA 和核 DNA 损伤,参与早期肝细胞致瘤性转化。在膀胱癌细胞中已发现了大量 D 环区域的突变,并且 mtDNA 中的单核苷酸重复序列是不稳定的,易发生缺失。同时也观察到了在其他基因中的缺失现象,如 ND2、ATP 酶 8 和 COIII 基因。mtDNA 的高频突变表明其在膀胱癌的发生中起重要作用,并可以作为膀胱癌早期诊断的标志之一。在脑瘤、肾癌、乳腺癌中也同样证实 mtDNA 的高突变率。

(六)mtDNA 的异质性与阈值效应

1. mtDNA 的同质性及异质性

由于细胞内线粒体有成千上万个 mtDNA 拷贝,在细胞分裂时它们被随机分配到子细胞中,这样,线粒体遗传病就不同于核基因的孟德尔遗传。如果一个细胞或组织中所有的线粒体具有相同的基因组,或者都是野生型序列,或者都是携带有同样一个基因突变的序列,称为**同质性(homoplasmy)**。如果 mtDNA 发生突变,导致一个细胞或组织中同时具有突变型和野生型两种或两种以上的 mtDNA,称为**异质性(heteroplasmy)**。异质性发生机制可能是由于 mtDNA 发生突变导致一个细胞内同时存在野生型 mtDNA 和突变型 mtDNA,或受精卵中存在的异质 mtRNA 在卵裂过程中被随机分配于子细胞中,由此分化而成的不同组织中也会存在 mtDNA 差异。异质性一般表现为:①同一个体不同组织、同一组织不同细胞、同一细胞甚至同一线粒体内有不同的 mtDNA 拷贝;②同一个体在不同的发育时期产生不同的 mtDNA。不同组织中异质水平的比率和发生率各不相同,中枢神经系统、肌肉异质的发生率较高,血液中异质的发生率较低;在成人中的发生率远远高于儿童中的发生率,而且随着年龄的增长,异质的发生率增高。

在异质型细胞中,野生型 mtDNA 对突变型 mtDNA 有保护和补偿作用,因此,mtDNA 突变时并不立即产生严重后果。

2. 阈值效应

线粒体遗传病的症状在突变 mtDNA 同质个体中较为严重,而异质个体是否表现症状或症状轻重往往取决于突变 mtDNA 所占的比例和该组织对线粒体产生的 ATP 依赖程度而定。当突变 mtDNA 的数目达到某种程度时,才引起组织器官的功能异常,这一引起发病所需突变 mtDNA 数量的最低限度称为阈值,这种作用称为**阈值效应(threshold effect)**。在特定组织中,突变型 mtDNA 积累到一定程度,超过阈值时,能量的产生就会急剧地降到正常的细胞、组织和器官的功能最低需求量以下,引起某些器官或组织功能异常,其能量缺损程度与突变型 mtDNA 所占的比例大致相当。阈值是一个相对概念,易受突变类型、组织、衰老程度的影响,个体差异很大。

不同组织器官对能量的依赖程度不同,脑、骨骼肌、心脏、胰腺、肾脏、肝脏对能量的依赖性依次降低。ATP 产生越少,症状越严重,最先受损的是中枢神经系统,其次是骨骼肌、心脏、肾脏和肝脏。

中枢神经系统和骨骼肌对能量的依赖性最强,故临床症状以中枢神经系统和骨骼肌病变为特征。例如,线粒体脑病,病变以中枢神经系统为主;线粒体肌病,病变以骨骼肌为主;线粒体脑肌病,病变同时发生在中枢神经系统和骨骼肌系统。再如,缺失 5kbp 变异的 mtDNA 比例达 60%,细胞就急剧地丧失产生能量的能力。线粒体脑肌病合并乳酸血症及卒中样发作

（MELAS）患者 tRNA 点突变的 mtDNA 达到 90%以上，能量代谢才急剧下降。

突变 mtDNA 随年龄增加在细胞中逐渐积累，因而线粒体疾病常表现为与年龄相关的渐进性加重。在一个伴有破碎红纤维的肌阵挛癫痫（MERRF）家系中，有 85%突变 mtDNA 的个体在 20 岁时症状很轻微，但在 60 岁时临床症状却相当严重。

第七节　群体中的基因

群体（population）也称为种群，分为广义的群体和狭义的群体。广义的群体是指某一物种的所有个体；狭义的群体是指分布于一定区域内相互之间可以进行自由交配并产生正常后代的同种个体群，该群体中基因的行为是以孟德尔定律为基础的，也称**孟德尔式群体**（**Mendelian population**），是群体遗传学的主要研究对象。

群体遗传学（population genetics）是研究群体中的基因行为和群体的遗传结构的遗传学分支学科。通过对群体中的基因分布、基因频率和基因型频率的规律的研究，可以了解群体演变的基本过程和趋势。医学领域中，群体遗传学则主要研究致病基因在人类群体中的变化规律，这将阐明遗传病在群体中的发生及流行规律，为预防疾病的发生提供科学依据。

一、基因频率和基因型频率

有性生殖生物的一个群体中，能进行生殖的所有个体所携带的全部基因或遗传信息称为**基因库**（**gene pool**）。个体的基因型只代表基因库的一小部分，研究群体的遗传变化，首先要分析群体中基因频率和基因型频率的变化。

基因频率（gene frequency）是指群体中某特定等位基因数量占该基因座（locus）上全部等位基因总数的比率，它反映了该基因在这一群体中的相对数量。例如，某一基因座有 A、a 这一对等位基因，在某一群体中，A 基因数量为 600，a 基因数量为 400，群体中该基因座基因总数为：600+400=1000，则 A 基因频率=600/1000 = 0.6，a 基因频率=400/1000 = 0.4。

基因型频率（genotypic frequency）是指群体中某特定基因型的个体数占全部个体数的比率，它反映了该基因型个体在这一群体中的相对数量。例如，一对等位基因 A、a 可以组成 AA、Aa、aa 三种基因型，某一个群体的个体总数为 1000，其中 AA 的个体数为 300，Aa 的个体数为 500，aa 的个体数为 200，则 AA 的基因型频率为 0.30，Aa 的基因型频率为 0.50，aa 的基因型频率为 0.20，全部基因型频率的总和为 0.30 + 0.50 + 0.20 = 1。

基因频率和基因型频率是群体遗传组成的内容和标志，两者关系密切但又截然不同，基因型频率可通过调查群体各种表现型获得，基因频率则要从已知的基因型频率推算出来。如果是共显性遗传，其表现型可以反映出基因型，用基因型频率可直接计算出基因频率；如果等位基因之间在表型上有显、隐性的区分，在纯合显性和杂合显性个体之间的表现型无法区别时，则不能直接用基因型频率来计算基因频率；如果一个群体中的这对等位基因已达到遗传平衡，可用遗传平衡定律来推算其基因频率。

二、遗传平衡定律及其应用

（一）遗传平衡定律

1908 年，英国数学家 Hardy 和德国医生 Weinberg 分别应用数理统计方法来探讨 群体中基因频率的变化，得出一致的结论，即在一个随机交配的大群体中，如果没有突变发生，没有自然选择影响，也没有个体大规模的迁移，则群体中的基因频率和基因型频率将一代代保持不变，处于遗传平衡状态。这就是**哈迪-温伯格定律**（**Hardy-Weinberg law**），又称**遗传平衡定律**（**law of genetic equilibrium**）。显然，一个群体要处于遗传平衡状态，就需要满足一定条件：①群体很大；②随机交配；③没有突变发生；④没有自然选择；⑤没有个体的大规模迁移。满足了这些条件，群体中的基因频率和基因型频率才能世代保持不变，否则群体的遗传平衡就不可能保持。

假定有一对等位基因 A 和 a，基因 A 频率为 p，基因 a 频率为 q，$p + q = 1$，所以 $(p+q)^2 = 1$。二项式展开：

$$p^2 + 2pq + q^2 = 1$$

在遗传平衡状态下，群体的基因频率和基因型频率的关系为

$$P = p^2,\ H = 2pq,\ Q = q^2$$

P 为 AA 基因型频率；H 为 Aa 基因型频率；Q 为 aa 基因型频率。

例如，一个 100 人的群体中，纯合子 AA 有 60 人，杂合子 Aa 有 20 人。这个群体是否是一个遗传平衡的群体呢？先计算基因型频率，再从基因型频率计算基因频率。

设基因 A 频率为 p，基因 a 频率为 q。

$p = p^2 + 1/2（2pq）= 0.6 + 0.2/2 = 0.7$

$q = q^2 + 1/2（2pq）= 0.2 + 0.2/2 = 0.3$

$p + q = 0.7 + 0.3 = 1$

如果这个群体是遗传平衡的群体，则 $(p+q)^2 = p^2 + 2pq + q^2 = 1$，基因型的频率应为 $0.49 + 0.42 + 0.09 = 1$。可是这个群体并非如此，因此是一个不平衡的群体。

上述遗传不平衡的群体在随机婚配的条件下，子一代中基因 A 和 a 的频率仍将是 0.7 和 0.3。但是，基因型 $AA : Aa : aa$ 的比例会发生变化（表4-9）。

表4-9 亲代群体雌、雄配子间随机组合所得子代群体各种基因型及其频率

精子 卵子	A（0.7）	a（0.3）
A（0.7）	AA（0.49）	Aa（0.21）
a（0.3）	Aa（0.21）	aa（0.09）

由表4-9可知，$AA（p^2）= 0.49$，$Aa（2pq）= 0.42$，$aa（q^2）= 0.09$。

如此就达到了遗传平衡，且以后在随机婚配所生的各代中，都将保持这种遗传平衡而不发生变化。因此，一个遗传不平衡的群体，只要进行随机交配，一代以后即可达到遗传平衡。

大量调查表明，人类群体中大多数遗传性状都处于平衡状态，所以可利用遗传平衡定律，从已知的某种基因型频率推导出各等位基因的频率和其他基因型频率：

$$[aa] = q^2,\ [a] = q,\ [A] = p = 1 - q$$

（二）遗传平衡定律在医学中的应用

1. 估计常染色体隐性遗传病基因频率和杂合子频率

根据遗传平衡定律，只要调查隐性纯合子的频率 Q，由于 $Q = q^2$，即 $q = \sqrt{Q}$，就可以计算出该群体中隐性基因频率；由于 $p + q = 1$，可算出显性基因频率及其他基因型的频率，从而获知群体的遗传结构。

例如，某地人口普查发现，白化病（AR）的发病率为 1/20 000。由于白化病患者的基因型为 aa，根据遗传平衡定律：

发病率 $Q = q^2$，得 $q = \sqrt{发病率} = \sqrt{1/20\,000} = 0.007$

因 $p + q = 1$，得 $p = 1 - q = 1 - 0.007 = 0.993$

正常人中显性纯合子 $[AA] = P = p^2 = 0.993^2 = 0.986$

正常人中携带者 $[Aa] = H = 2pq = 2 \times 0.993 \times 0.007 = 0.014$

2. 估计常染色体显性基因的频率

对于常染色体显性遗传病，患者基因型为 AA 或 Aa，故有

$$发病率 = [AA] + [Aa] = 1 - [aa] = 1 - Q = 1 - q^2$$

得 $\qquad q = \sqrt{1 - 发病率}$ （4-1）

或者，由于常染色体显性遗传病患者中，Aa 个体远比 AA 个体多，AA 患者相对于 Aa 患者而言，可以忽略不计，因此：

$$发病率[Aa] \approx 2pq$$

又因 p 很小，$q \to 1$

得 $\qquad 发病率 \approx 2p$

得 $\qquad p \approx 发病率/2$ （4-2）

用式（4-1）或式（4-2）均可计算群体的遗传结构，二者的结果在一般情况下无明显差异，但式（4-2）更常用。

3. 估计复等位基因的频率

人类的 ABO 血型受控于 9q34 的一组复等位基因 I^A、I^B 和 i，设 $[I^A] = p$，$[I^B] = q$，$[i] = r$。在遗传平衡状态时，各种基因型及其频率见表4-10。

表4-10 I^A、I^B、i 复等位基因遗传平衡时各种基因型及其频率

精子 卵子	I^A（p）	I^B（q）	i（r）
I^A（p）	$I^A I^A$（p^2）	$I^A I^B$（pq）	$I^A i$（pr）
I^B（q）	$I^A I^B$（pq）	$I^B I^B$（q^2）	$I^B i$（qr）
i（r）	$I^A i$（pr）	$I^B i$（qr）	ii（r^2）

各种血型分布符合 $(p+q+r)^2$ 展开式。

例如，在某地的 ABO 血型普查中，共调查 190177 人，其中 A 型 79 324 人，B 型 16 276 人，O 型 88 717 人，AB 型 5860 人。试分析该群体 ABO 血型的遗传结构。

因 $[O] = r^2 = 88\,717/190\,177 = 0.4665$

得 $r = \sqrt{0.4665} = 0.6830$

又因 $[A] + [O] = p^2 + 2pr + r^2 = (p+r)^2 = (79\,324 + 88\,717)/190\,177 = 0.8836$

得 $p + r = \sqrt{0.8836} = 0.9400$

因此，$p = 0.9400 - r = 0.9400 - 0.6830 = 0.2570$

$q = 1 - (p+r) = 1 - 0.9400 = 0.0600$

各基因型的频率为

A 型 $[I^A I^A] = p^2 = 0.2570^2 = 0.0660$

$[I^A i] = 2pr = 2 \times 0.2570 \times 0.6830 = 0.3511$

B 型 $[I^B I^B] = q^2 = 0.0600^2 = 0.0036$

$[I^B i] = 2qr = 2 \times 0.0600 \times 0.6830 = 0.0820$

AB 型 $[I^A I^B] = 2pq = 2 \times 0.2570 \times 0.0600 = 0.0308$

或 $[I^A I^B] = 5860/190\,177 = 0.0308$

O 型 $[ii] = r^2 = 0.6830^2 = 0.4665$

综上所述，该群体 ABO 血型的遗传结构情况为：I^A、I^B、i 基因频率分别为 0.2570、0.0600、0.6830；$I^A I^A$、$I^A i$ 基因型频率分别为 0.0660、0.3511；$I^B I^B$、$I^B i$ 基因型频率分别为 0.0036、0.0820；$I^A I^B$ 基因型频率为 0.0308；ii 基因型频率为 0.4665。

4. 估计 X 连锁基因的频率

设群体中 X^A、X^a 基因频率分别为 $[X^A] = p$、$[X^a] = q$，群体中女性性染色体组成为 XX，有三种不同的基因型：$X^A X^A$、$X^A X^a$、$X^a X^a$；男性性染色体组成为 XY，有两种不同的基因型：$X^A Y$、$X^a Y$。女性可形成两种不同类型的配子：X^A、X^a。男性除形成 X^A、X^a 配子外，还可形成 Y 配子，且 X 配子与 Y 配子数量相等，又 $p + q = 1$，所以 Y 配子的频率亦为 1。在随机交配下达到遗传平衡时，各种不同基因型及其频率见表 4-11。

表 4-11　遗传平衡时，X 连锁基因的各种基因型及其频率

精子／卵子	X^A (p)	X^a (q)	Y (1)
X^A (p)	$X^A X^A$ (p^2)	$X^A X^a$ (pq)	$X^A Y$ (p)
X^a (q)	$X^A X^a$ (pq)	$X^a X^a$ (q^2)	$X^a Y$ (q)

由于男性为半合子，故只需调查男性发病率，即

知致病基因的频率。

例如，红绿色盲为 X 连锁隐性遗传病，已知其在男性中的发病率为 7%，试分析群体的遗传结构。

因男性发病率 $= [X^a Y] = q = 7\% = 0.07$

得 $p = 1 - q = 1 - 0.07 = 0.93$

女性：$[X^A X^A] = p^2 = 0.93^2 = 0.8649$

$[X^A X^a] = 2pq = 2 \times 0.93 \times 0.07 = 0.1302$

$[X^a X^a] = q^2 = 0.07^2 = 0.0049$

男性：$[X^a Y] = 0.07$

$[X^A Y] = 1 - 0.07 = 0.9$

三、影响群体遗传平衡的因素

遗传平衡的条件是理想化的，即只有在无限大、无突变、无选择、无迁移的随机交配群体中才能维持恒定。人类社会中，这种理想的群体是不存在的，只有近似符合平衡条件的群体。由于自然界很多因素影响群体的基因频率，理想群体中 5 个要素的任何一个条件的改变都会影响群体中的基因频率和基因型频率，从而改变群体的遗传结构。

（一）突变

突变（mutation）是影响群体遗传平衡的重要因素。突变会改变群体中的遗传组成，即改变群体的基因频率和基因型频率。群体中某一基因发生突变的频率称为**突变率（mutation rate）**，通常以每代每 100 万个基因中发生突变的次数来表示，即 $n \times 10^{-6}$/代。在自然环境条件下，人类基因的突变率通常是很低的。表 4-12 列出了几种遗传病的基因突变率。

表 4-12　几种遗传病的基因突变率

疾病	遗传方式	突变率（$\times 10^{-6}$）
软骨发育不全	AD	43
视网膜母细胞瘤	AD	6～18
家族性结肠息肉症	AD	13
慢性进行性舞蹈症	AD	5
白化病	AR	28～70
苯丙酮尿症	AR	25～52
假性肥大型肌营养不良	XR	43～60
血友病	XR	19～32

一对等位基因 A 和 a，设 A 突变为 a 的频率为 u，a 突变为 A 的频率为 v。若 A 基因频率为 p，a 基因频率为 q，则在每一代中有 pu 个 A 突变为 a，有 qv 个 a 突变为 A。若 $pu > qv$，则 a 基因频率会逐代增大；若 $pu < qv$，则 A 基因频率会逐代增大。如果群体中基因频率保持不变，即处于平衡状态时，$pu = qv$。因 $p + q = 1$，可

得到 $p = \dfrac{v}{u + v}$，$q = \dfrac{u}{u + v}$。

因此，在没有选择等其他因素作用时，仅由突变而保持的遗传平衡中，等位基因频率完全由其突变率决定。

一些**中性突变（neutral mutation）**就可能有这种效应。例如，人类对苯硫脲（PTC）的尝味能力，取决于

7q 上的基因 T，如果 T 突变为 t，就会失去对 PTC 的尝味能力。这种突变对人类既无明显的益处，也无明显的害处，所以是中性突变。中性突变因为没有表型效应而不受到选择的作用，然而，在自然界中普遍存在自然选择，基因频率仅由突变率决定是很少见的，大多数基因突变可能产生有害的表型效应而面临选择的作用。

（二）选择

选择（selection）是影响群体遗传平衡的另一个重要因素。选择的作用在于增高或降低个体的**适合度（fitness）**，从而改变群体的遗传结构。

1. 适合度

群体中存在不同基因型的个体，他们的生存能力和生育力是有差别的。一个个体在一定环境条件下能够生存并把他的基因传给下一代的能力称为适合度。适合度的增减都会影响群体的遗传平衡。一般用**相对生育率（relative fertility，f）**来表示：

$$f = \frac{患者生育率}{患者正常同胞生育率}$$

可见，正常人的适合度是 1，患者适合度 <1。

例如，有人在丹麦做了一次软骨发育不全的调查，共发现 108 名软骨发育不全性侏儒患者，生了 27 个孩子；这些患者的 457 个正常同胞，共生育了 582 个孩子。那么，软骨发育不全性侏儒患者的适合度为

$$f = \frac{患者生育率}{患者正常同胞生育率} = \frac{27/108}{582/457} = 0.20$$

表明患者比正常人的适合度降低了 0.80。

2. 选择系数

在选择作用下降低的适合度称为**选择系数（selection coefficient，S）**，它反映了某一基因型在群体中不利于生存的程度，所以 $S=1-f$。

在上例中，侏儒的适合度为 0.20，则其选择系数 $S=1-f$ $=1-0.20=0.80$，说明软骨发育不全性侏儒患者的基因有 80% 的可能性不能传给后代而被选择作用所淘汰。由于选择作用，使群体中的基因频率发生改变，从而影响群体遗传平衡。表 4-13 列出了几种遗传病的适合度和选择系数。

表 4-13　几种遗传病的适合度和选择系数

疾病	适合度	选择系数
视网膜母细胞瘤（杂合子）	0	1
幼儿型黑蒙性痴呆（纯合子）	0	1
软骨发育不全（杂合子）	0.20	0.80
甲型血友病（男性）	0.29	0.71
神经纤维瘤（杂合子）	男 0.41 女 0.75	男 0.59 女 0.25

3. 选择的作用

在一定条件下，一个群体的突变率增高，必然会给群体带来有害的表型效应，在某些环境条件的影响下，有害的表型会受到选择的作用而使群体的遗传结构发生变化。选择使有害基因以一定的频率被淘汰，使群体中有害基因频率逐代降低，但选择对显性基因、隐性基因和 X 连锁基因改变的有效程度是不同的。

（1）选择对常染色体显性致病基因的作用　对常染色体显性遗传病而言，患者的基因型为 AA 或 Aa，正常人基因型为 aa。如果选择对显性基因不利，AA 和 Aa 都可以被淘汰，这样 A 基因将在群体中减少，直至消失。为了达到遗传平衡，就要靠基因 a 突变为 A 来补充。

设群体 A 基因频率为 p，群体中 a 突变为 A 基因的频率为 v，那么 $v=Sp$。

因为 $H=2pq$，且 p 很小，q 接近于 1，所以 $p \approx \frac{1}{2} H$，$v \approx \frac{1}{2} SH$。

由于患者绝大多数为杂合子，$H \approx$ 发病率，所以 $v \approx \frac{1}{2} S \times$ 发病率。

例如，有调查资料表明，软骨发育不全侏儒症在丹麦哥本哈根的发病率为 $10/94\,075 = 0.000\,106\,3$，已知本病的选择系数 $S=0.8$。因此，致病基因的突变率：

$$v \approx \frac{1}{2} S \times 发病率 = \frac{1}{2} \times 0.8 \times 0.000\,106\,3 = 42.5 \times 10^{-6}/代$$

（2）选择对常染色体隐性致病基因的作用　对于常染色体隐性遗传病而言，患者的基因型为 aa，正常人的基因型为 AA 或 Aa。只有 aa 的个体被淘汰，Aa 的个体才可在群体中保留许多世代而不受选择的影响。因此，选择对隐性基因的作用不明显。

如果群体由于选择和突变共同作用而维持平衡，那么，每代因选择而丢失的 a 基因将由基因突变来补充，即被选择掉的 a 基因数 = 突变产生的 a 基因数。

设群体中 a 基因频率为 q，A 突变为 a 的频率为 u，aa 频率为 q^2，如果选择系数为 S，则每一代就有 Sq^2 的隐性基因被淘汰。在一个遗传平衡的群体中，这个淘汰率将由突变率 u 来补偿，即 $u=Sq^2$。

例如，苯丙酮尿症（PKU）是一种常染色体隐性遗传病，在我国人群中的发病率为 $1/16\,500$，该病的适合度 $f=0.15$，选择系数 $S=0.85$。因此，致病基因的突变率：

$$u = Sq^2 = 0.85 \times 1/16\,500 = 52 \times 10^{-6}/代$$

（3）选择对 X 连锁显性致病基因的作用　群体中某种 XD 疾病的致病基因 X^A 的频率为 p，选择如果对 X 连锁显性基因起作用，群体中 X^AY、X^AX^A、X^AX^a 都将受影响或被淘汰，而 X^aX^a、X^aY 不受影响。男性为半合子，所以男性的患病率就等于致病基因 X^A 的频率 p，而女性杂合子患者的频率是 $2pq \approx 2p$（因为 p 很

小，所以 $q \approx 1$），女性纯合子 $X^A X^A$ 频率为 p^2，其值很小，可以忽略不计。这样男性受选择的致病基因频率近于全部致病基因的 $1/3$，即 $\frac{1}{3}p$；女性受选择的致病基因频率近于全部致病基因的 $2/3$，即 $\frac{2}{3}p$。如果选择系数为 S，每一代将有 $S \times \left(\frac{1}{3}p + \frac{2}{3}p \right) = Sp$ 被淘汰，这将由 X^a 突变为 X^A 来补偿。因此，致病基因的突变率 $v = Sp$。

（4）选择对 X 连锁隐性致病基因的作用　　对于 X 连锁隐性遗传病，女性患者基因型为 $X^a X^a$，正常女性基因型为 $X^A X^A$、$X^A X^a$，所以选择对致病基因的作用在女性类似于常染色体隐性致病基因；男性为半合子，男性患者基因型为 $X^a Y$，男性正常人基因型为 $X^A Y$，即男性一旦带有致病基因即受到选择作用。因此，选择对致病基因的作用在男性类似于常染色体显性致病基因；又因为人群中 X 染色体 2/3 分布在女性，1/3 分布在男性，故选择对 X 连锁隐性基因的作用介于常染色体隐性和常染色体显性之间。

当由选择和突变共同作用保持遗传平衡时，被选择掉的 X 连锁隐性致病基因将由突变来补充，即 $u = \frac{2}{3}Sq^2 + \frac{1}{3}Sq$。

因 Sq 远大于 Sq^2，所以 $u \approx \frac{1}{3}Sq$。

例如，血友病在男性的发病率为 0.000 08，在女性极少见。已知血友病的适合度为 0.29，因此，致病基

因的突变率：

$$u \approx \frac{1}{3}Sq = \frac{1}{3} \times (1-0.29) \times 0.000\ 08 = 19 \times 10^{-6}/\text{代}。$$

（三）随机遗传漂变和迁移

1. 随机遗传漂变

在小群体中由于世代间配子的随机抽样造成的误差所导致的基因频率的随机波动称为随机遗传漂变（random genetic drift）。遗传漂变的速度与群体的大小有关，群体越小，漂变的速度越快，甚至一代后就可出现某些基因的消失或固定；群体越大，漂变的速度越慢，甚至达到遗传平衡状态。

有人用计算机进行随机取样模拟随机婚配（图 4-43），假定在一个由 25 人组成的小群体中，起初 A（p）与 a（q）的频率各为 0.5，经过 42 代的随机婚配，a 基因全部消失，$q = 0$，而 A 基因被固定下来，$p = 1$。如果群体改为 250 人，即使经过 100 代的随机婚配，A 基因和 a 基因都不会被固定，也不会消失。如果是 2500 人的群体，基因频率变动更小，A 基因和 a 基因都永远不会固定或消失。

由此可见，遗传漂变的速度取决于群体的大小。小的隔离群体的遗传漂变，可以解释为什么有的遗传病在某些群体中频率特别高的现象。例如，在太平洋的东卡罗林群岛的 Pingelap 人中有 4%～10% 的先天盲人。因为 1780～1790 年，一次台风袭击该岛，造成人口大量死亡，只留下 9 个男人和数目不详的女人。推测可能其中 1 人或几人是先天盲人基因的杂合子，由于小群体中婚配的限制，导致后代出现了先天盲人的高发病率。

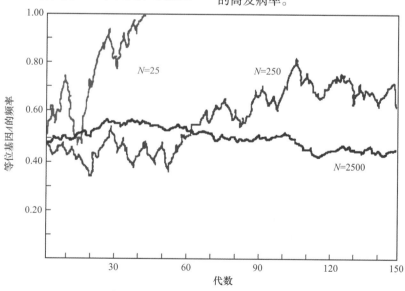

图 4-43　群体大小与随机遗传漂变（引自贺竹梅，2002）

2. 迁移

群体间个体的流动或基因交流的过程称为**迁移**（**migration**），迁移可形成**迁移压力**（**migration pressure**），一个群体接受另一个群体的移民后，其基

因频率会改变。迁移压力的大小取决于：①两个群体间基因频率的差异；②每代移入个体（基因）的数量。小群体迁入大群体，影响小；大群体迁入小群体，影响大。

由于迁移使基因从某一群体扩散到其他群体，从而引起等位基因频率改变的现象称为**基因流（gene flow）**。基因流可使群体间的基因差异逐步消失。对 ABO 血型不同等位基因频率在世界群体中分布的调查，为基因流提供了一种很好的例证。ABO 血型的 I^B 等位基因频率从东亚的 0.30 降至西欧的 0.06，就是由于 I^B 基因在东方的原始突变后逐渐扩散到更多的西欧群体中。又如，苯硫脲（PTC）的味盲基因（t）频率和味盲者频率在欧洲和西亚白种人中高，而在我国汉族中低，但在我国宁夏、甘肃一带聚居的回族处于两者之间。可以看出，存在着西亚白人向东亚汉族人群的基因流动。这可能是在唐代西亚波斯人经丝绸之路到当时的长安进行贸易，以后又在宁夏附近定居，与汉族通婚后逐渐形成的一个群体。

（四）非随机婚配

遗传平衡的群体要求是随机婚配的大群体。但由于人类婚配往往要受地域、民族、风俗、宗教等诸多因素的影响，很难做到完全随机。近亲婚配是一种非随机婚配，是影响群体遗传平衡的因素之一。有亲缘关系的人具有相同基因的机会比普通人大，近亲结婚使后代成为纯合子的可能性增加，从而使隐性遗传病的发病率增高，由于选择的作用，影响群体的遗传结构。近亲结婚不仅使后代隐性遗传病患病风险增加，一些多基因病也由于致病基因的积累发病率增高，如先天畸形、智力低下等。

在欧美，近亲结婚家庭占群体家庭总数的百分比较低，一般在 1% 以下。我国的近婚率为 0.7%～16.2%，最低是北京，仅 0.7%。因为大都市人口集中，可供选择的对象较多。有些少数民族以隔离群的形式存在，配偶往往限于本民族，因此近婚率高。例如，贵州赤水县苗族近婚率高达 16.2%。有报道表明，由于近亲结婚导致子女中先天畸形发病率由一般群体的 0.44% 增加到 1.3%，流产和早产从 1.1% 增加到 2.07%，9 岁前儿童死亡率由 13.08% 增加到 19.26%。所以，近亲结婚对后代的危害是明显的。

四、遗传负荷

遗传负荷（genetic load）是指具有有害基因的特定群体的平均适合度比最适基因型组成的群体的适合度降低的比例。一个群体遗传负荷的大小，一般用该群体中每个个体平均带有的有害基因的数量来表示。据估计，我国人均携带 5～6 个有害基因，这就是我们的遗传负荷。

一个群体的遗传负荷主要来源于**突变负荷（mutational load）**和**分离负荷（segregation load）**。

（一）突变负荷

突变负荷是指由于基因的致死突变或有害的基因突变产生降低了适合度，而给群体带来的负荷。在一定意义上，它是遗传负荷主要或根本的来源。一般来说，显性突变中由于选择的有效作用，有害或致死基因将随着个体死亡而消失，所以并不增高群体的遗传负荷；隐性突变中由于有害或致死基因可以杂合子状态保留于群体中，因此会增高群体的遗传负荷；X 连锁隐性突变产生的有害或致死基因，可以通过女性杂合子得以部分保留，因此也在一定程度上增高群体的遗传负荷。

（二）分离负荷

分离负荷是指选择有利的杂合子由于分离而产生选择不利的纯合子，从而导致群体适合度降低，造成遗传负荷的增高。纯合子的选择系数越大，适合度降低越明显，群体遗传负荷的增高越显著。

（三）影响遗传负荷的因素

1. 近亲婚配对遗传负荷的影响

由于近亲婚配可增加隐性有害基因纯合子的频率，所以近亲婚配所造成的遗传负荷比随机婚配群体的遗传负荷要大。

2. 环境对遗传负荷的影响

环境中存在的有害因素（如电离辐射、化学诱变剂等）可以诱发基因突变、畸形和癌的发生，从而增加群体的遗传负荷。因此，保持良好的生态环境有利于人群遗传负荷的降低。

第八节　基因的结构和功能

生命活动无不直接或间接地受基因控制，因此，对基因的结构和功能的研究是生物学研究的基本内容。

一、基因的概念

（一）定义

基因（gene）是指具有遗传功能的核酸片段，是核酸分子中储存并具有特定遗传信息的遗传单位。从分子水平上说是指一段 DNA 或 RNA（病毒）序列，该序列可以产生或影响某种表型，可以由突变生成等位基因变异体。这些核酸片段有的编码蛋白质，有的编码 rRNA、tRNA，有的则是与复制、转录调控有关。基因通过复制把遗传信息传递给下一代，使后代出现与亲代相似的性状。基因是生命的密码，记录和传递着遗传信息。生物体的生长、发育、衰老、死亡与疾病的发生发展等一切生命现象都与基因有关，它也与健康长寿密切相关。人类对基因的研究已经有 100 多年的历史，基因概念的演变，标志着遗传学的发展。

"基因"是 1909 年丹麦遗传学家约翰逊提出的一个术语，当时只代表生物某个性状的一个抽象符号。

随着研究深入，使人们对基因的认识经历了从简单到复杂，由表及里的过程。

（二）基因的分类

在基因组 DNA 序列中，有的是具有编码功能的核苷酸片段，能编码蛋白质，称为结构基因；有的通过其表达产物参与调控其他结构基因的表达，称为调节基因。也有两个基因共有一段重叠的核苷酸序列，或者一个基因有一段核苷酸序列是另一个基因的序列，所谓"你中有我，我中有你"，相互重叠，称为重叠基因；有的基因在核苷酸顺序的组成上与功能基因非常相似，但是没有功能，称为假基因；有的基因在染色体上的位置不是固定的，在特定条件下会转移位置，称为跳跃基因。此外还有大量功能尚不清楚的区域，因此，随着研究的不断深入，对基因的认识也不断发展。

二、基因组的概念及其特点

基因组（genome）是指单倍体细胞内所有遗传信息的总和。在真核生物中，包括细胞核基因组和细胞器基因组，在原核细胞中包括细胞内全套遗传物质，病毒基因组则包括病毒粒子所含的全部 DNA 分子或 RNA 分子。

各种不同生物的基因组，其 DNA 的长度不同，真核生物基因组较原核生物大得多，所含信息量也多得多。此外，基因组也体现了由简单到复杂的演化过程。

人类基因组包含 1～22 号常染色体（22 条）和 X、Y 两条性染色体上的全部遗传物质以及线粒体中的遗传物质。前者称为核基因组，后者称为线粒体基因组。

（一）病毒基因组

病毒是结构极其简单的非细胞生物，通常仅由 DNA 或 RNA 和蛋白质外壳构成。外壳蛋白起识别、侵袭特定的宿主细胞，并保护基因组不被核酸酶破坏的作用。基因组很小，只有一种核酸，编码结构蛋白和少量调控蛋白，不能独立复制，必须进入宿主细胞，借助细胞内一些酶类和细胞器才能得以复制。

病毒基因组的结构特点如下。

1）病毒的基因组很小，但是不同的病毒之间其基因组相差甚大。如乙肝病毒 DNA 只有 3.2kb，所含信息量少，只能编码 4 种蛋白质，而痘病毒的基因组有 300kb，可编码几百种蛋白质，不但能编码病毒复制所涉及的酶类，甚至还能编码核苷酸代谢的酶类，因此，痘病毒对宿主的依赖性较乙肝病毒小得多。

2）病毒基因组 DNA 或 RNA 可以是单链，也可以是双链；可以是闭环分子，也可以是线性分子。例如，乳头瘤病毒是一种闭环的双链 DNA 病毒，而腺病毒的基因组则是线性的双链 DNA；脊髓灰质炎病毒是一种单链的 RNA 病毒，而呼肠孤病毒的基因组则是双链的 RNA 分子。一般而言，大多数 DNA 病毒的基因组是双链 DNA 分子，而大多数 RNA 病毒的基因组是单链 RNA 分子。

3）病毒基因组普遍存在基因重叠现象，称为重叠基因，即同一段基因可以编码 2 种或以上的基因产物。重叠基因分为三种类型：①一个基因的核苷酸序列完全包含在另一个基因中；②两个基因的核苷酸序列部分重叠；③两个基因只有一个碱基重叠，如一个基因终止密码子的最后一个碱基是另一个基因起始密码子的第一个碱基。重叠的两个基因虽共用一段核苷酸序列，但其读码结构互不相同，编码不同的蛋白质。其意义是使 DNA 的利用率提高，是基因表达调控的方式之一。目前，在少数原核生物和少数真核生物中也发现了类似的基因重叠现象。

4）病毒基因组的大部分是编码蛋白质的编码区，非编码区占基因组中极少部分。非编码 DNA 顺序通常是基因表达的控制序列，包括 RNA 聚合酶结合位、转录的终止信号及核糖体结合位点等。

5）病毒基因组 DNA 序列中功能上相关的蛋白质的基因或 rRNA 的基因往往成丛聚集在基因组的一个或几个特定的部位，形成一个功能单位。它们被一起转录成为含有多个 mRNA 的分子，称为**多顺反子 mRNA（polycistron mRNA）**。如腺病毒晚期基因编码病毒的 12 种外壳蛋白，在晚期基因转录时，在一个启动子的作用下生成多顺反子 mRNA，然后再加工成各种 mRNA，编码病毒的各种外壳蛋白。

（二）原核生物基因组

原核生物能独立生长、繁殖，故基因组较病毒复杂。以细菌为例，原核生物基因组的特点有以下几个方面。

1）细菌基因组通常由一条双链闭环的 DNA 分子组成，一般情况下 DNA 与细胞膜相连，起固定作用。DNA 与细胞膜连接的连接点数量随细菌生长状况和不同的生活周期而异。在 DNA 链上与 DNA 复制、转录有关的信号区域优先与细胞膜结合，如大肠杆菌染色体 DNA 的复制起点（OriC）、复制终点（TerC）等。

2）细菌 DNA 大部分为编码序列。非编码 DNA 部分所占比例比真核细胞基因组少得多。

3）具有操纵子结构，结构基因是多顺反子。

4）一般情况下，结构基因在细菌基因组中都是单拷贝的，但是编码 rRNA 的基因 rDNA 往往是多拷贝的，这有利于核糖体的快速组装，便于在急需蛋白质合成的情况下在短时间内生成大量核糖体。

5）基因组中存在可移动的 DNA 序列，如转座子和质粒等。**质粒（plasmid）**是独立于许多细菌及某些真核细胞染色体外双链**共价闭合环状的DNA分子**（**covalent closed circular DNA, cccDNA**），是能独立复制的最小遗传单位。

（三）真核生物基因组

真核生物基因组较原核生物的大得多，也复杂得多。特别是二倍体生物，其细胞核内有核基因组，细胞质中还有线粒体基因组。例如，人基因组由 $3×10^9$ bp 组成，按 1000 个碱基编码一种蛋白质计算，理论上可有 300 万个基因，但实际上，人细胞中所含基因总数在 2.0 万～2.5 万个，只占不到 1.5%基因组 DNA 序列用以编码蛋白质，98%的 DNA 序列并不转录成 mRNA。这些非编码区往往是大量的重复序列，这些序列或集中成簇，或分散在基因之间。在基因内部也有许多能转录但不翻译的间隔序列（内含子）。

1. 真核生物核基因组的特点

真核生物核基因组的特点具体包括以下几点。①真核生物基因组 DNA 与蛋白质结合形成染色体，储存于细胞核内，除配子外，体细胞内的基因组是二倍体，即有两份同源的基因组。②真核生物除了主要的核基因组外，还有细胞器基因组，这类基因组对生命是必需的。③基因组中存在大量非编码序列，编码序列少，大部分位于基因组 DNA 单拷贝序列中。一般一个基因只编码一条多肽，这称为单顺反子。④存在大量重复序列，重复次数可达百万次以上。⑤大部分结构基因含有内含子，基因是不连续的。⑥基因组远远大于原核生物的基因组，具有许多复制起点，而每个复制子的长度较小。⑦真核生物基因组中有许多结构相似、功能相关的基因组成多基因家族（gene families）。同一基因家族的成员可以紧密地排列在一起，成为一个基因簇。也可以分散在同一染色体的不同部位，或位于不同的染色体上。

2. 基因组 DNA 序列异质性

序列异质性是指序列的不均一性。在真核生物基因 DNA 序列中，有的是单拷贝的，有的是中度重复的，有的是高度重复的，重复序列个体差异大，表现出序列的不均一现象。

（1）单拷贝序列和低度重复序列　基因组中只有一个拷贝的称为单拷贝序列（single copy sequence）；有 2～10 个拷贝的称为低度重复序列。这类序列中只有一小部分用来编码各种蛋白质，大部分是非编码序列，包括内含子、基因间的间插序列（intervening sequences）。

（2）中度重复序列　重复次数为 $10～10^5$，包括组蛋白基因、免疫球蛋白基因、rRNA 基因、tRNA 基因、核糖体蛋白基因等。但绝大多数中度重复序列为非编码序列，可能与基因调控有关。在中度重复序列中，依据重复序列的长度，可分为以下两种类型。

1）**短散在重复序列**（**short interspersed repeated segments, SINES**）：这类重复序列的一般长度为 300～500bp，它们与单拷贝顺序间隔排列。拷贝数可达 10 万左右，如 Alu 序列。Alu 序列是哺乳动物基因组中 SINE 家族的一员，约有 50 万份拷贝，即 4～6kb 中就有一个 Alu 序列。每个 Alu 序列中有限制性内切核酸酶 *Alu* I 的识别序列 AGCT，故称为 Alu 序列（图 4-44）。Alu 序列一般散在分布，少数呈簇状分布。Alu 重复序列集中在基因转录最活跃的染色体区段内，在所有已知的基因内含子中，几乎都发现有 Alu 序列，可能与基因的表达调控及染色体结构的维持有关。

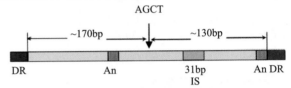

图 4-44　Alu 序列的基本结构

DR.正向重复；An.多聚腺苷；IS.插入序列；AGCT.限制性内切核酸酶 *Alu* I 的酶切位点

最近发现在人的组织细胞中存在自然发生的染色体外双链环状 DNA，被称为人类质粒，而这些质粒含有 Alu 序列，可能与遗传重组及染色体不稳定有关。

2）**长散在重复序列**（**long interspersed repeated segments, LINES**）：这类重复序列的一般长度为 3500～5000bp，它们与单拷贝顺序间隔排列，如 Kpn I 家族等。Kpn I 序列因在其序列中存在限制酶 *Kpn* I 的切点而得名。Kpn I 家族的重复单位一般为 6～7kb 或更长，其两侧各有一段正向重复序列，功能上与 Alu 家族相似。

散在重复序列是人类基因组中非串联非反向的重复序列，包括少数活跃的转位因子。

（3）高度重复序列　高度重复序列在基因组中重复频率高，可达 10^5 以上。这是真核生物基因组与原核生物基因组的最大区别之一。高度重复序列又按其结构特点分为两种类型。

1）**卫星 DNA**（**satellite DNA**）：卫星 DNA 的重复单位一般由 2～70bp 组成，成串排列（图 4-45）。

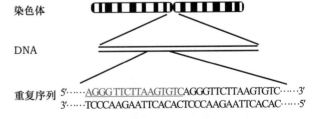

重复单位为 AGGGTTCTTAAGTGTC，
表示为 (AGGGTTCTTAAGTGTC)n

图 4-45　卫星 DNA 的重复单位

所谓卫星 DNA，是指 DNA 在氯化铯密度梯度离心中，离心速度可以高达每分钟几万转，此时 DNA 分子将按其大小分布在离心管内不同密度的氯化铯介质中，小分子处于上层，大分子处于下层，从离心管外看，不同层面的 DNA 形成了不同的条带。根据荧光强度的分析，可以看到在一条主带以外还有一个或多个小的卫星带。这些在卫星带中的 DNA 即被称为卫星 DNA（图 4-46）。在人类基因组中，卫星 DNA 占 5%～6%。

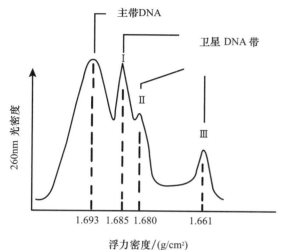

图 4-46　卫星 DNA

卫星 DNA 主要位于着丝粒、端粒、Y 染色体长臂上异染色质区以及随体区域。卫星 DNA 峰的数量和位置对于物种而言都是特异的。根据卫星 DNA 重复单元的核苷酸长度分为三类：①**大卫星 DNA（macro-satellite DNA）**，其重复单位长 5～171bp，主要分布于染色体的着丝粒区；②**小卫星 DNA（mini-satellite DNA）**，其重复单位长 15～70bp，存在于常染色质区；③**微卫星 DNA（micro-satellite DNA）**或短串联重复（short tandem repeat，STR），长度<150bp，两侧为特异的单拷贝序列。

微卫星 DNA 在人群中存在高度变化，有个体特异性，是 DNA 指纹形成的基础。应用 DNA 指纹技术可以区别不同个体，进行个体间的遗传学分析，个体识别和亲子鉴定。

2）**反向重复序列（inverted repeats）**：反向重复序列约占人类基因组的 5%，由两个相同顺序的互补拷贝在同一 DNA 双链上反向排列而成。图 4-47 中的反向重复 DNA 双链变性后再复性时，同一条链内的互补拷贝可以形成链内碱基配对，形成发夹式（图 4-47B）或十字形结构（图 4-47A）。反向重复的两个互补拷贝间可有一到几个核苷酸的间隔，也可以没有间隔，没有间隔的又称回文（palindrome）结构（图 4-47C）。回文结构序列是一种旋转对称结构，在轴的两侧序列相同而反向。这种结构约占所有反向重复的 1/3，常见于基因调控区。

高度重复序列的功能：①参与复制水平的调节、基因表达的调控，有些反向重复序列可以形成发夹结构，这对稳定 RNA 分子，使其免遭分解有重要作用。②与进化有关：高度重复序列具有种属特异性，但相近种属之间又有相似性。例如，人的α卫星 DNA 与灵长类的长度仅差 1 个碱基，而且碱基序列有 65% 相同，这表明它们来自共同祖先。③同一种属中不同个体的高度重复序列的重复次数不一样，可以作为个体的特征，即 DNA 指纹。④α卫星 DNA 成簇地分布在染色体着丝粒附近，可能与减数分裂时染色体配对有关，即同源染色体之间的联会可能依赖于具有染色体专一性的特定卫星 DNA 顺序。

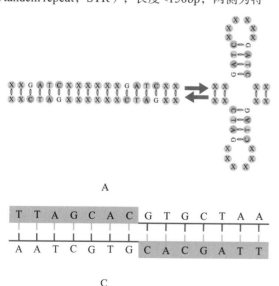

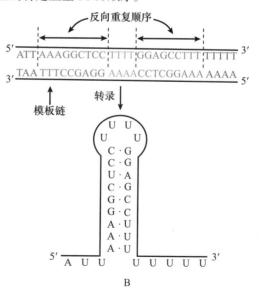

图 4-47　反向重复 DNA（回文结构及反向重复结构）
A.十字形结构；B.发卡结构；C.回文结构

3. 多基因家族

多基因家族（multigene family）是指来源相同、结构相似、功能相关的一组基因。多基因家族是进化过程中由某一个**祖先基因**（ancestral gene）经过多次重复和变异形成的一组基因，如血红蛋白基因家族。

根据在基因组中的分布不同，多基因家族可分为两类。一类是串联排列在一起形成**基因簇**（gene cluster）。基因簇指同一基因家族中，一些结构和功能相似的基因成串排列分布在同一条染色体上的串联重复基因。如组蛋白基因家族就成簇地集中在 7q32—q36 内；另一类是一个基因家族的不同成员分散存在于不同的染色体上，这些不同成员编码一组功能上紧密相关的蛋白质或 RNA，如人的 rRNA 基因家族成员分别位于 13、14、15、21、22 这 5 条染色体短臂的核仁组织区中，每个区中包含几十个 rRNA 基因。此外，在基因组中还有**超基因家族**（supergene family）。超基因家族由中等重复序列构成大的基因群，包含几百个功能相关的基因紧密成簇状排列，称为超基因家族，如人类组织相容性抗原复合体 HLA、免疫球蛋白的重链和轻链基因。

三、真核生物的断裂基因

（一）断裂基因的概念及结构

真核生物基因的编码序列是不连续的，被非编码序列隔开，形成镶嵌排列的断裂形式，称为**断裂基因**（split gene）或割裂基因（图4-48）。断裂基因中的编码序列称为**外显子**（exon），非编码序列称为**内含子**（intron）。一个断裂基因可以含多个外显子和多个内含子。不同结构基因所含外显子和内含子的数目、大小都不同。例如，胶原蛋白基因含有 41 个外显子和 40 个内含子，人的假肥大性进行性肌营养不良（DMD）基因有 75 个外显子和 74 个内含子，全长 2300kb，编码 3685 个氨基酸。

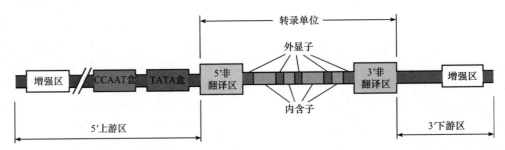

图 4-48　断裂基因的结构

每个外显子和内含子接头区存在高度保守的序列，称外显子内含子接头，即在内含子 5'端开始的两个核苷酸为 GT，3'端是 AG，这种接头形式称为"GT—AG"法则。

断裂基因中的内含子和外显子的关系并不是固定不变的，有些 DNA 分子上的一段 DNA 序列在作为编码一条多肽链基因时是外显子，但作为另一多肽链的基因时则是内含子，因此，同一段 DNA 序列可以转录出两条或多条不同的 mRNA，使真核生物基因结构更复杂，同时也使有限的基因组中包含更多的遗传信息量，这有利于变异和进化，增加重组概率。

（二）结构基因的侧翼序列与调控序列

断裂基因中第一个和最后一个外显子的外侧都有一段不被转录的非编码区，称为**侧翼序列**（flanking sequence）（图4-49），其中含有一系列调控顺序，对基因表达起重要调控作用。这些结构包括启动子、增强子和终止子等。

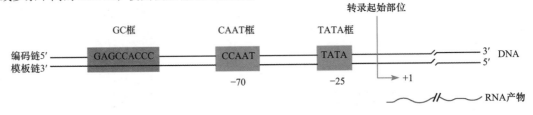

图 4-49　启动子结构图

1. 启动子

启动子（promoter）通常位于基因转录起始点上游 100bp 的范围内，是 RNA 聚合酶识别并特异结合部位，可启动转录过程。启动子序列结构十分保守，其保守序列常见的有三种：TATA框（TATA box）、CAAT框（CAAT box）和GC框（GC box）（图4-49）。随基因的不同，它们的位置、序列、方向都不完全相同，有的有多种框，有的只有其中的一种或两种。真核生物的启动子不与

RNA聚合酶直接结合，转录时先和其他转录激活因子相结合，再和聚合酶结合。

（1）TATA框　　位于基因转录起始点上游25～30bp处，高度保守，其序列由TATAT/AAT/A 7个碱基组成，该序列只有两个碱基（A/T，A/T）可以变化，周围为富含GC的序列，TATA框通过与转录因子TFⅡ结合，能够准确识别转录起始点，对转录水平有定量效应。

（2）CAAT框　　位于转录起始位点上游70～80bp处，也是一段保守序列，由9个碱基组成，其顺序为GGC/TCAATCA，其中只有一个碱基（C/T）可以变化。转录因子CTF能识别CAAT框并与之结合，其C端有激活转录的作用，达到促进转录的功能。

（3）GC框　　有两个拷贝，分别位于CAAT框的两侧，其序列为GGCGGG。转录因子SP1能与GC框结合，此转录因子的N端有激活转录的作用，起到增强转录的效果。

2. 增强子和沉默子

增强子（enhancer）是位于启动子上游或下游甚至基因内的一段DNA顺序，其作用是增强启动子转录，提高转录效率。增强子的作用无明显方向性，可以5′→3′，也可以 3′→5′，与转录起始位点的位置关系可以是在其上游3kb或更远处，也可以在其下游区3kb或更远处或基因内的内含子区。例如，人β-珠蛋白基因的增强子是由串联重复的两个长72bp的相同序列组成，可以位于转录起始点上游1400bp或下游3300bp处，不管位于上游或下游，均可使转录活性增加200倍。增强子无物种和基因的特异性，可以在异源基因上发挥作用。近年发现部分增强子也具有组织特异性，如免疫球蛋白基因的增强子只有在B淋巴细胞中活性才最高。

增强子是正调控元件，基因组中还有起负调控作用的**沉默子（silencer）**。它能对远隔2～5kb的启动子发挥作用，在靶启动子的上下游都可起作用。

3. 终止子

终止子（terminator）是指在转录过程中，提供转录终止信号的DNA序列，位于3′端非编码区。它由一段反向重复序列及特定序列 5′-AATAAA-3′组成。AATAAA是多聚腺苷酸（polyA）附加信号。反向重复序列转录后，形成发卡式结构。发卡结构阻碍了 RNA聚合酶的移动，使转录终止。不同的RNA聚合酶可能有不同的终止子，RNA聚合酶Ⅰ和RNA聚合酶Ⅲ的终止子类似，但RNA聚合酶Ⅱ的终止子则不十分清楚。

上述侧翼序列中的特殊结构均属基因转录的**顺式调控序列（cis-acting regulator sequence）**。除了顺式调控以外，还有反式调控；通过调控序列，调节控制结构基因的转录。

四、基因组中的可移动因子——转座因子

研究发现，在原核生物和真核生物基因组中均存在一些DNA片段，能够自发地在基因组内移动，这种能在基因组中移动的 DNA 序列叫**转位因子（transposable element）**或**转座子（transposon）**。转座子能从染色体的一个区段转移到另一区段或从一条染色体转到另一条染色体，从而改变新座位基因的结构和功能。转座子长度为几百至几万个碱基对，转座子的转移过程叫**转座（transposition）**。转座也是DNA重组的一种形式。

转座子由美国**冷泉港实验室（Cold Spring Harbor Laboratory）**的女科学家麦克林托克（Mclintock）于20世纪40年代在玉米中首次发现，并因此她在1983年荣获诺贝尔生理学或医学奖。

一般认为转座子插入基因组某一部位后，可调节插入位置基因，影响下游基因的表达，使基因扩增，易致基因突变，造成缺失或重排，是造成遗传多样性的基础之一，也是加速基因组进化的主要原因之一。对转座子的描述最早见于玉米，但是研究最彻底的则是原核生物的转座子。

转座子分为**插入序列（insertion sequence，IS）**、**复合转座子（composite transposon）**和TnA家族三种类型。

（一）转座子的结构

转座子两端存在末端重复序列（TIR），是转位过程中至关重要的结构；绝大多数的转位因子含有开放阅读框（ORF），编码一个转位酶，促进转座子的转位；受体DNA在接受插入DNA后，在插入序列的两侧形成同向重复序列；受体（靶序列）没有确定的特异性，但趋向于一个"热点"区域，即所谓"区域性优先"。现以Tn3为例，说明转座子的结构特点。

Tn3全长4957bp，其两个末端具有长38bp的反向重复序列IR，在反向重复序列之间有3个主要基因：转位酶基因（*tnpA*）、阻遏物及分解蛋白基因（*tnpR*）、β-内酰胺酶基因（*β-lac*）（图4-50）。

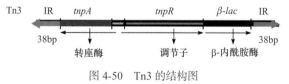

图4-50　Tn3的结构图

tnpA 基因编码的转座酶由1021个氨基酸组成，分子质量为120kDa。转座酶能识别转座子的两个末端，并具高度特异性。它与DNA单链结合，并交错地切开两端单链，也能交错地切开受体 DNA 靶点序列两端的单链。*tnpR* 基因编码分子质量为23kDa的TnpR蛋白，具有185个氨基酸，其功能主要具有**解离酶**

（resolvase）活性，抑制 *tnpA* 基因和 *tnpR* 基因的转录作用。*tnpA* 基因和 *tnpR* 基因的转录方向相反，与 *tnpR* 毗邻的还有一个β-内酰胺酶基因，其产物β-内酰胺酶是水解β-内酰胺类（包括青霉素、头孢类等）的酶，是一个标志基因。

（二）转座子的遗传效应

1）转座子的转座不是其本身的移动，一般是由转座子复制出一个新拷贝转移到基因组中的新位置，使基因扩增。

2）新的转座子转到靶点后，靶点序列倍增，并分别排列在转座子两侧，形成同向重复序列。这是转座子转座后的一个重要标志。

3）转座子转座后能促使基因突变，如 IS1 能使其插入位点外侧的染色体发生缺失。缺失发生的频率超过自发缺失频率 100～1000 倍。

4）增添新基因，由于转座子携带有标志基因及其他基因，如带有抗氨苄青霉素 *Amp*[r]、抗四环素 *Tc*[r] 和链霉素 *Sm*[r] 等的转座因子插入受体基因组中，使受体基因组增加了新的基因。

五、线粒体基因组

真核生物除核基因组外，细胞质中还有**线粒体基因组**（mitochondrion genome）。人类线粒体基因组是一条长 16 569bp 的双链环状 DNA 分子。外环为重链，即 H 链，富含鸟嘌呤；内环为轻链，即 L 链，富含胞嘧啶。有关线粒体基因组的特点参见本章第六节。

六、基因表达的调控

基因通过转录、翻译形成蛋白质或转录形成 RNA 发挥功能的过程称为**基因表达**（gene expression）。

基因表达是在一个四维空间完成的。噬菌体和病毒等简单生物的其基因组中有早、中、晚等基因群，受环境和自身基因及表达产物调节。一般认为，各种组织细胞，即便是代谢旺盛的组织，如神经和肝脏组织，也只有基因组 5% 的基因在表达，大部分基因只在发育的早期阶段短暂表达。不同的生物，表达调控不相同。

在原核生物中，随着 mRNA 转录，核糖体与之结合，伴随着 mRNA 的逐渐加长，翻译产生的多肽链相应延长，转录和翻译这两个过程同步进行。

在真核生物中，结构基因转录和转录后的加工修饰在细胞核内进行，而翻译则在细胞质内进行，因此，表达是在不同时间、不同地点进行，表现出时空性。

基因表达方式一般有组成性表达、适应性表达及协调表达三种形式。

组成性表达（constitutive expression）指不受环境变动而变化的一类基因表达，这类基因是管家基因。这些基因产物对生命全过程都是必需的或必不可少的，在一个生物体的几乎所有细胞中持续表达。

适应性表达（adaptive expression）指环境的变化容易使其表达水平变动的一类基因表达。这类基因的表达如果因环境条件变化表达量增高，称为**诱导表达**（induction expression）；反之，随环境条件变化降低的现象称为**阻遏表达**（repression expression），相应的基因称为**阻遏基因**（repressible gene）。

环境是复杂的，为了更好地适应环境，常常是功能上相关的一组基因，协调一致，共同表达，这称为**协调表达**（coordinate expression），而调节方式称为协调调节。

基因表达调控具有重要的生物学意义。首先，通过基因的表达调控，使生物体适应环境、维持生长和增殖。生物体赖以生存的外环境是在不断变化的，所有活细胞都必须对外环境变化作出适当反应，调节代谢过程，使生物体能更好地适应变化的外环境。其次，基因表达调控维持个体发育与分化。在多细胞生物生长、发育的不同阶段，细胞中的蛋白质分子种类和含量差异很大，即使在同一生长发育阶段，不同组织器官内蛋白质分子分布也存在很大差异，这些差异是调节细胞表型的关键。

基因的表达调控现象首先由法国巴斯德研究所著名的科学家 Jacob 和 Monod 在研究大肠杆菌乳糖代谢过程中发现，并于 1961 年提出了**乳糖操纵子**（lactose operon）学说，二人因此获 1965 年诺贝尔生理学或医学奖。现在乳糖操纵子学说已成为原核生物基因调控的主要学说之一。

大肠杆菌操纵子模型的提出，使人们认识到基因间的相互调节。从此开创了基因表达调控研究的新纪元。

（一）原核生物的基因表达调控

操纵子（operon）是指功能上相关的一组基因，在 DNA 上串联在一起的一个转录单位。典型的操纵子包括一组结构基因和调节基因转录所需的顺式作用序列，有**启动子**（promoter）、**操纵基因**（operator）及其他与转录调控有关的调节序列。

1. 乳糖操纵子

大肠杆菌乳糖操纵子是大肠杆菌中参与乳糖分解的一个基因群，包括 4 类基因（图 4-51）。①结构基因，大肠杆菌的乳糖操纵子含 *lacZ*、*lacY* 及 *lacA* 3 个结构基因，分别编码乳糖代谢所需要的 3 种酶：*lacZ* 编码β-半乳糖苷酶，它可将乳糖水解为半乳糖和葡萄糖；*lacY* 编码乳糖转移酶，也称为透性酶，它能使细胞外乳糖通过细胞膜转运到细胞内；*lacA* 编码β-半乳糖苷乙酰基转移酶，该酶的作用是消除同时被乳糖转移酶转运到细胞内的硫代半乳糖苷对细胞造成的毒性。

②操纵基因 O，位于结构基因附近，本身不能转录成 mRNA，但控制结构基因的转录。③启动基因 P，位于操纵基因附近，该基因没有基因产物，它的作用是启动 mRNA 合成。④调节基因 I，它可转录并翻译形成阻遏蛋白，后者与 O 基因结合，关闭结构基因的转录。

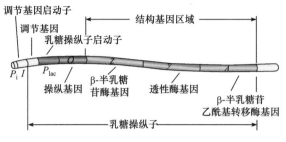

图 4-51　乳糖操纵子结构

2. 乳糖操纵子的调节机制

（1）诱导　当培养基中加入乳糖后，细胞吸收少量的乳糖，然后乳糖与阻遏蛋白结合引起阻遏物构象变化，降低了阻遏蛋白与操纵基因的亲和力。使阻遏蛋白从操纵序列上脱离下来，原处于关闭状态的操纵子开放，RNA 聚合酶与启动子结合，开始转录出一个**多顺反子 mRNA（polycistronic mRNA）**。经翻译产生 3 种乳糖代谢所需的酶，这一过程称为诱导。诱导产生的 3 种酶使乳糖分解成葡萄糖和半乳糖，被细菌吸收和利用。在此诱导过程中，乳糖为诱导物，向细菌培养基中加入乳糖 2～3min，酶分子便形成。乳糖分解

完毕，阻遏物恢复原有的构象而与操纵基因结合，3 个结构基因停止转录，回到关闭状态（图 4-52）。

（2）阻遏　当环境中没有乳糖或有葡萄糖，不需要大量的乳糖代谢酶时，$lacI$ 编码的阻遏蛋白以四聚体形式与操纵基因结合，阻遏 RNA 聚合酶与启动子结合，抑制转录启动，使乳糖操纵子处于关闭状态，此过程称为阻遏。

大肠杆菌乳糖操纵子的基因表达调控，表明了原核生物这种单细胞生物在环境诱导物存在的条件下，基因的相互作用使一个代谢系统中的酶系能够按照所需要的种类、数量、准确地合成，更好地适应环境，使其生长达到最佳状态。多细胞生物尽管也有适应环境的要求，但基因调控最重要的特点，最直接的目的则是调节个体生长、发育，遗传信息在特定时间、特定空间位置规律性表达。这表明单细胞生物和多细胞生物（真核细胞）基因表达调控有很大差别。

（二）真核细胞的基因表达调控

真核生物基因较原核生物复杂得多，从表达的角度主要表现在：①核 DNA 与组蛋白结合成染色质，这些蛋白质参与基因表达的调节；②真核细胞有核膜使转录和翻译在不同空间位置；③大多数真核细胞基因含有非编码顺序；④真核生物大多行有性生殖，在体细胞中存在两个基因组。基因表达调控最明显的特征是表达的时空性，从而实现"预定"的、有序的、不可逆的分化和发育过程，使各种细胞各司其职，协调一

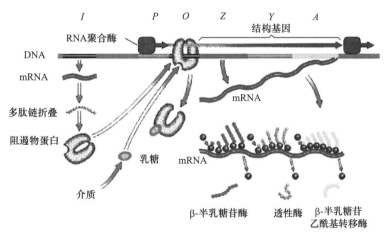

图 4-52　乳糖操纵子对乳糖代谢的调控（引自 Griffiths et al., 1999）

致地完成复杂的生命活动，以及对外界的适应性。

据基因调控发生的先后次序，可将其分为 DNA 水平、转录水平、转录后水平、翻译水平及蛋白质加工水平的调控多个层次（图 4-53）。

1. DNA 水平

DNA 水平上的基因调控是通过改变基因组中有关基因的数量和结构顺序实现的，这包括基因的扩增、重排或基因结构改变，其中有些改变是可逆的。

（1）基因扩增　细胞中有些基因的需要量比另

一些大得多。细胞保持这种特定比例的方式之一是基因剂量。例如，有 A、B 两个基因，假如它们的转录、翻译效率相同，若 A 基因拷贝数比 B 基因多 30 倍，则 A 基因产物也多 30 倍。组蛋白基因就是基因剂量效应的一个典型例子，为了合成大量组蛋白组装形成染色质，基因组中含有数百个组蛋白基因拷贝。

基因剂量也可经基因扩增临时增加。例如，在非洲爪蟾的卵母细胞中原有 rRNA 基因（rDNA）约 200 个拷贝，在减数分裂 I 的粗线期，这个基因开始迅速

扩增，到双线期它的拷贝数增至约 200 万个，扩增近 4000 倍，可用于形成 10^{12} 个核糖体，以满足卵裂期和胚胎期合成大量蛋白质的需要。

在某些情况下，基因扩增发生在异常的细胞中。例如，人类癌细胞中的许多致癌基因，经大量扩增后高效表达，导致细胞生长失控。有些致癌基因扩增的速度与病症的发展及癌细胞扩散程度高度相关。

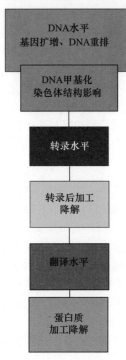

图 4-53　基因表达调控的几个水平

（2）DNA 重排　　真核生物基因组中的 DNA 序列可发生重排，这种重排是由特定基因组的遗传信息所决定的，重排后的基因序列转录成 mRNA，然后翻译成蛋白质，在真核生物细胞生长发育中起关键作用。因此，尽管基因组中的 DNA 序列重排并不是一种普遍方式，但它是有些基因调控的重要机制。

（3）染色质结构变化

1）活跃转录常染色质区染色质的结构变化：真核细胞的核 DNA 与组蛋白结合成染色质，所以 DNA 的转录与染色质的结构密切相关。活跃转录的基因位于常染色质区，对 DNA 酶 I 更敏感，处于异染色质中的基因一般不表达。

2）组蛋白的修饰：组蛋白 N 端尾部，尤其是 H_3 和 H_4 的修饰起始了染色质结构的变化，主要包括甲基化、乙酰化和磷酸化修饰（参见本章第十一节）。

通常认为乙酰化和活性染色质有关，而甲基化和非活性染色质相关，但这并非是一个统一的规律。

2. 转录水平的调控

转录水平的调控是真核基因表达的关键，是基因表达调控的主要方式，是通过基因的顺式作用元件和反式作用因子之间的相互作用实现的。

（1）顺式作用元件　　顺式作用元件（*cis*-acting elements）是指与结构基因串联的特定 DNA 序列，它们对基因转录的精确起始和转录效率起重要的作用。顺式作用元件是**反式作用因子**（*trans*-acting factors）的结合位点，其调控基因转录的作用是通过反式作用因子的作用来实现的。

真核基因中与转录调控有关的顺式作用元件有启动子、增强子和沉默子等，它们与通用转录因子或组织特异性转录因子相互作用来调节基因的转录。真核生物中另一类顺式作用元件是可诱导的顺式作用元件，主要是指那些对热休克、重金属、病毒感染、生长因子和类固醇激素等能作出反应的顺式作用成分。例如，**热休克蛋白**（heat shock protein，HSP）基因上游的顺式作用元件，可被**热休克因子**（heat shock factors，HSF）识别，并激活热休克蛋白基因的转录。

（2）反式作用因子　　反式作用因子指与 DNA 调控序列相互作用的因子，也称调控蛋白。通常与顺式作用元件结合而影响转录活性，故又称**转录因子**（transcription factor）。反式作用因子与顺式作用元件结合后，通过蛋白质与蛋白质之间的相互作用（包括反式作用因子之间的相互作用和反式作用因子与 RNA 聚合酶之间的相互作用），才能实现对基因转录的调控。

反式作用因子本身的活性也受一定方式调节，如磷酸化-去磷酸化、糖基化和蛋白质-蛋白质相互作用都可以影响转录因子的活性。因此，真核基因的表达调控是一个包含正调控、负调控两个方面的动态复杂的过程。

3. 转录后水平的调控

转录形成的 hnRNA 需经加工修饰成为成熟的 mRNA，经核孔转至细胞质，才能作为模板参与蛋白质生物合成。因此，需在核内经过剪切，去掉非编码区域，戴帽和加尾等加工过程，成为成熟的 mRNA。剪接加工过程中的**选择性剪接**（alternative splicing），加工的效率以及 mRNA 的戴帽、加尾等过程都受到调节，并决定转录后 mRNA 的特性。

4. 翻译水平的调控

翻译水平的调控主要包括 mRNA 的稳定性、翻译的准确性、翻译效率等。真核生物 mRNA 稳定性即 mRNA 的寿命除了取决于 mRNA 的二级结构外，还与转录后的修饰（如 5′帽的种类及 5′帽子的作用、多聚腺苷酸化及 polyA 尾的长短等）有关。mRNA 的 polyA 尾长度决定了 mRNA 在细胞质中的稳定性，一般而言，polyA 长则 mRNA 的半衰期也长，polyA 短则 mRNA 半衰期也短。mRNA 的寿命还受不同生理条件和发育程度的影响，在分化作用中起主要功能的蛋白质的 mRNA 寿命比同一细胞中其他蛋白质 mRNA 的寿命长。

此外，核糖体的数量、起始因子（IF）、延长因子（EF）、释放因子（RF）及各种酶均调节翻译效率。起始因子的活性是通过其磷酸化进行调节的。一些致癌剂，如**佛波酯（phorbol ester）**或癌基因产物（如 V-Src，V-Has）等，可通过信号传递途径或作为这一途径成分去调节 IF 的磷酸化，而一些病毒（如脊髓灰质炎病毒），也可以使一些起始因子降解而失去活性。

5. 翻译后水平的调控

真核生物中合成的初始蛋白质大多数没有生物活性，必须进一步加工。蛋白质在生物合成后的加工有多种形式，主要是切割和化学修饰。例如，胰岛素，初始合成的产物是含有信号肽的前胰岛素原，切去信号肽后称胰岛素原，胰岛素原再加工后才变成有生物活性的胰岛素。

蛋白质生物合成后的化学修饰包括磷酸化、糖基化及乙酰化。例如，RNA 聚合酶 I 合成后，被专一性的蛋白激酶磷酸化后，酶的活力提高了 3～4 倍，从而在 rRNA 的转录中起关键性的作用。所以，真核生物基因表达调控是多层次、多因素、网络性的调控过程，很多环节仍然不清楚，是当前研究的热点。

第九节 基 因 突 变

不同的生物其细胞内的遗传物质是相对稳定的，但在一定内外因素影响下，遗传物质可能发生改变。遗传物质发生的可遗传的变异称为突变（mutation）。广义的突变包括发生在细胞水平上的**染色体畸变（chromosome aberration）**和发生在分子水平上的**基因突变（gene mutation）**。狭义的突变即基因突变，是指基因内一个或少数几个碱基对的增加、缺失或替换所造成的结构改变。

基因突变是生物界存在的普遍现象。基因突变可改变蛋白质的分子结构，对机体结构和功能产生一定的影响。无害的突变是生物多样性与进化发展的重要源泉，而有害突变会损及人类健康。人类很多疾病的发生都与基因的缺陷有关，突变是导致遗传病的重要因素。

一、基因突变的特性

1. 突变的稀有性

突变率（mutation rate）指在特定的条件下，一个细胞的某一基因在一个世代中发生突变的概率。在自然条件下，人类的基因突变率很低，但相对稳定。在一定条件下不同个体的同一基因、同一个体的不同基因突变率是不同的，突变率受个体的生理、生化状态及外界环境条件的影响。据测算，一般高等生物基因的突变率为 $10^{-8}\sim10^{-5}$/生殖细胞/位点/代；人类基因的突变率为 $10^{-6}\sim10^{-4}$/生殖细胞/位点/代。

2. 突变的可逆性

基因突变的方向是可逆的，野生型基因变为突变型等位基因称为**正向突变（forward mutation）**，突变型基因回复到野生型基因称为**回复突变（back mutation）**。回复突变率一般低于正向突变。

3. 突变的多向性

基因突变可以向多个方向发生，即基因内某个位点多种改变后会产生多种等位基因形式。复等位基因就是突变多向性的体现。例如，决定人类 ABO 血型系统抗原合成的基因，包含 I^A、I^B 和 i 三种复等位基因。

4. 突变的有害性和有利性

野生型基因是经长期自然选择进化而来，基因间功能达到某种相对平衡和协调状态。基因突变可能会导致基因原有功能丧失，生物体性状变异甚至死亡（致死突变），因此大多数突变是有害的。但是，基因突变的有害效应是相对的、有条件的，并非所有的基因突变都会对生物的生存及其种群繁衍带来有害影响。基因突变也存在对人类有利的一面。例如，在农业生产中利用基因突变培养出优良、高产的植物品种，提高农作物的抗旱、抗寒及其抗病虫害的能力；在微生物育种中，利用射线诱发青霉菌基因突变，可培育出高产青霉素的优良菌株。

5. 突变的重演性

相同的基因突变可以重复出现在同一种生物的不同个体，称为重演性。一种生物不同群体中发生同一基因突变的频率相近。

二、基因突变的诱发因素

按基因突变发生的原因，可将其分为**自发突变（spontaneous mutation）**和**诱发突变（induced mutation）**。自发突变是指在没有人工特设的诱发条件下引起的基因突变。诱发突变是人们有意识地利用物理、化学诱变因素引起的突变，又称为人工诱变。能诱发基因突变的各种内外环境因素被称为**诱变剂（mutagen）**，目前已知的突变诱因如下。

（一）物理因素

物理因素包括电离辐射（如 X 射线、γ 射线、中子和宇宙射线等）、电磁波辐射和紫外线。电离辐射和电磁波辐射的能量能使 DNA 发生电离作用，碱基对、碱基结构破坏致基因突变。紫外线能诱发嘧啶二聚体形成，从而导致 DNA 结构变形，在复制或转录时相应部位发生碱基错配。

（二）化学因素

1. 碱基类似物

这类物质在 DNA 复制过程中取代相似碱基掺入 DNA 分子，改变碱基配对关系，如 5-溴尿嘧啶（5-bromouracil，5-BU）是胸腺嘧啶（T）的类似物，2-氨基嘌呤（2-AP）是腺嘌呤（A）的类似物。

2. 碱基修饰剂

这类物质是一些可改变 DNA 中碱基结构的化合物，如**亚硝酸（nitrous acid，NA）**、羟胺（HA）、烷化剂（硫酸二乙酯、乙烯亚胺等）。

3. DNA 插入剂

这类物质是一些可结合到 DNA 分子中的化合物，如吖啶类染料、氮芥类衍生物等。

（三）生物因素

1. 病毒

多种 DNA 病毒，如流感病毒、麻疹病毒和风疹病毒等是常见的生物诱变因素，但这些病毒诱发基因突变的确切机制目前尚不十分清楚。有研究发现 DNA 病毒是通过整合到宿主细胞的 DNA 中引起基因突变。除此之外，RNA 病毒也具有诱发基因突变的作用。RNA 病毒很可能是通过反转录酶的作用，以病毒 RNA 为模板，逆向合成 cDNA，其 cDNA 再整合到宿主细胞 DNA 中，引起基因突变或细胞癌变。

2. 细菌和真菌

细菌和真菌所产生的毒素或代谢产物往往具有很强的诱变作用。例如，日常生活中常见的花生、玉米等作物中的黄曲霉菌所产生的黄曲霉素，就具有致突变作用。

三、基因突变的类型及其分子机制

在人类基因组中最常见的突变是碱基替换，其次是碱基的缺失和插入等。突变不仅发生于编码序列中，也可发生于启动子、剪接部位及内含子等位点。根据突变率是否在各世代中保持稳定，基因突变又可分为静态突变和动态突变，通常所说的突变指静态突变。

（一）碱基替换

碱基替换（base substitution）是指 DNA 分子上一个或多个碱基对被其他碱基对所替换，其中单一碱基的替换称为**点突变（point mutation）**，为最常见的突变形式，又可分为**转换（transition）**和**颠换（transversion）**。转换是同类碱基之间的互换，即嘌呤取代嘌呤或嘧啶取代嘧啶的变化；颠换是异类碱基之间的互换，即嘌呤取代嘧啶或嘧啶取代嘌呤。一般颠换导致的遗传后果比转换更为严重。

碱基替换的发生有两种机制。①诱发 DNA 分子化学结构改变，使复制后出现碱基替换。例如，亚硝酸可使腺嘌呤脱去氨基成为次黄嘌呤（H），在 DNA 复制中次黄嘌呤与胞嘧啶配对，在下一次复制时，胞嘧啶又与鸟嘌呤配对，这样就使原来的 A—T 转换为 G—C；亚硝酸也可使胞嘧啶脱氨基转变成尿嘧啶，使 G—C 转换为 A—T（图 4-54）。②核苷酸类似物的掺入造成碱基错配。例如，**5-溴尿嘧啶（5-Bu）**与胸腺嘧啶结构相似，在 DNA 复制时 5-Bu 可取代胸腺嘧啶，掺入 DNA 分子中。由于溴原子的存在，5-Bu 极易由酮式转变成醇式，从而 5-Bu 与鸟嘌呤配对。经复制，G—C 替代 A—T（图 4-55）。

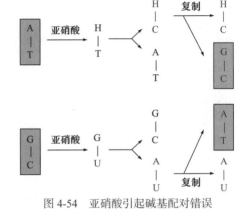

图 4-54　亚硝酸引起碱基配对错误

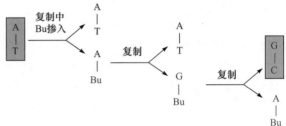

图 4-55　5-溴尿嘧啶掺入引起 DNA 碱基对的改变

碱基替换后导致转录出的 mRNA 密码改变，从而引起编码效应改变。碱基替换可引起 4 种不同的效应。

1. 错义突变

错义突变（missense mutation）是指碱基替换使编码一种氨基酸的密码子变成另一种氨基酸的密码子。例如，正常人血红蛋白（HbA）珠蛋白基因β链第 6 位三联体密码为 GAG，编码的氨基酸为谷氨酸，如果碱基发生替换，使 GAG 颠换为 GUG，则β链第 6 位的谷氨酸变成缬氨酸，形成异常血红蛋白 HbS。有的错义突变严重影响蛋白质活性甚至导致完全无活性，这种使基因功能完全丧失的突变称为无效突变或**零突变（null mutation）**。也有不少错义突变的产物仍然有部分活性，使表型成为介于完全突变型和野生型之间的中间型，这样的突变称为**渗漏突变（leaky mutation）**。有些错义突变不影响蛋白质活性，不表现出明显的性状变化，这种突变称为**中性突变（neutral mutation）**。

2. 同义突变

同义突变（synonymous mutation）是指碱基替换后形成的新密码子编码的氨基酸与原密码子编码的氨

基酸相同。同义突变不产生突变效应，在一定程度上减轻了碱基替换给机体带来的不利影响。但目前认为，有些碱基替换虽未改变其密码子含义，却有可能激活潜在的剪接信号导致剪接异常，产生异常 mRNA，表现出性状的改变。

3. 无义突变

无义突变（nonsense mutation）是指碱基替换使编码某个氨基酸的密码子成为蛋白质合成的终止密码子。无义突变导致多肽链合成提前终止，多肽链缩短。例如，珠蛋白的β链基因17位密码子AAG(编码赖氨酸)突变为UAG（终止密码），导致β-珠蛋白链缩短，形成β-地中海贫血。如果无义突变发生在基因的 3′端，则产生的多肽链与正常的多肽链长度相差不大，这种多肽链常有一定活性，表现为渗漏型。

4. 终止密码突变

终止密码突变（terminator codon mutation）是指碱基替换使原来的某个终止密码子变成编码氨基酸的密码子，导致多肽链合成延长，直到下一个终止密码子出现才停止，结果形成过长的异常多肽链，又称为延长突变。

（二）碱基的插入与缺失

在 DNA 分子的一些变化中，可以是碱基的插入与缺失。插入或缺失的碱基可能是 1 个或几个，也可能是一个较大的片段。如果插入或缺失的碱基数不是 3 及 3 的倍数，则翻译时由于原来的密码子移位，使插入或丢失碱基部位及下游的编码框架改变，翻译出的多肽链氨基酸的种类和顺序全部改变，这类突变称为**移码突变（frame-shift mutation）**。例如，吖啶类化合物能插入DNA分子两个碱基对之间，使DNA链歪斜，产生不等交换，导致移码突变（图 4-56）。

如果插入或缺失的碱基数是 3 或 3 的倍数，即插入或缺失 1 个或多个密码子，则合成的多肽链将增加或减少 1 个或多个氨基酸，但插入或缺失部位前后的密码子不改变，这种突变称为**整码突变（codon mutation）**。

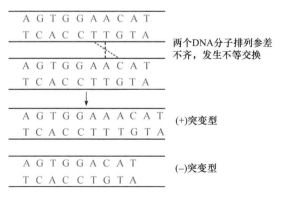

图 4-56 吖啶类诱变致移码突变

（三）动态突变

近年对一些遗传病的研究发现，某些疾病的发生是由于短核苷酸串联重复序列拷贝数大大增加所致。人类基因组中的短串联重复序列，尤其是基因编码序列或侧翼序列的三核苷酸重复序列，在一代代传递过程中重复次数发生明显增加，称为**动态突变(dynamic mutation)**。迄今为止，已发现多种遗传病是由于动态突变引起。例如，脆性 X 综合征是由于三核苷酸（CGG）$_n$重复序列的拷贝数增加所致。正常情况下，CGG 序列的拷贝数为 6～54，而在脆性 X 综合征患者，拷贝数可达 200 以上。

四、DNA 损伤的修复

DNA 分子在体内外各种不利因素的影响下可能受到损伤，但机体内存在 DNA 损伤修复系统，能使大多数的 DNA 损伤得到修复，以保证遗传物质的稳定性。在高等真核生物中，DNA 损伤修复方式主要有两种。

（一）切除修复

切除修复（excision repair）是一种由多种酶参与的酶促反应过程，通常修复由紫外线作用形成的嘧啶二聚体。在这一修复机制中，首先由核酸内切酶识别损伤部位 "T—T"，并在损伤部位 5′侧作一切口，然后核酸外切酶扩大切口并切除带二聚体的片段，同时在 DNA 聚合酶的作用下，以正常的互补链为模板，从切口开始合成新的 DNA 单链，最后连接酶将新合成的单链与原单链连接而完成修复（图 4-57）。DNA 修复系统缺陷可引起遗传病，如着色性干皮病是由于核酸内切酶缺陷引起，患者切除修复功能丧失，经日光紫外线照射易产生皮炎，日久则导致皮肤基底细胞癌。

（二）重组修复

重组修复（recombination repair）是在 DNA 复制过程中进行的，又称复制后修复。如含有胸腺嘧啶二聚体的 DNA 分子在复制时，子链中与损伤部位相对应处因无法复制而出现缺口。复制结束后，不含损伤的母链与有缺口的子链重组，也就是使"缺口"转移到母链上。母链上的缺口在 DNA 聚合酶的作用下，以对侧子链为模板，合成互补片段，并经连接酶连接（图 4-58）。这样的修复过程无法从根本上去除 DNA 的损伤结构，但经多次复制之后，损伤的 DNA 在体内的"浓度"已很低，从而起到稀释 DNA 损伤的作用，使这种损伤不足以影响功能。

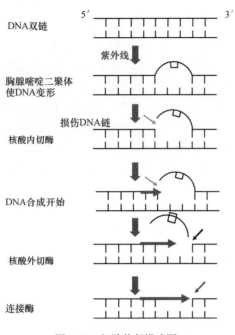

图 4-57　切除修复模式图

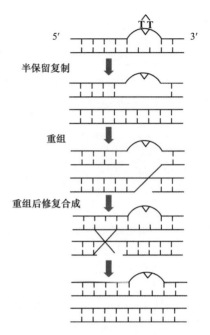

图 4-58　DNA 重组修复模式图

第十节　人类基因组学

基因组学（genomics）是研究生物体全基因组 DNA 序列和属性的学科，包括在 DNA（基因型）、RNA（转录组）和蛋白质（蛋白质组）水平上研究细胞或组织的所有基因。基因组学的概念由美国科学家 Thomas Roderick 在 1986 年首次提出，随着**人类基因组计划**（**Human Genome Project，HGP**）的实施，基因组学得以迅速发展，HGP 完成后，其研究重心转入了后基因组计划时代。作为当今最活跃的前沿学科之一，基因组学的发展日新月异，对医学、生命科学、工业、农业乃至人类社会的发展起到了积极的推动作用，并将产生巨大而深远的影响。

一、人类基因组计划

HGP 是一个由美国、英国、日本、中国、德国、法国六国参加，对人体 23 对染色体全部 DNA 碱基对序列进行测定，对大约 25 000 个基因进行染色体定位，构建人类基因组遗传图、物理图、转录图和序列图的国际合作研究计划。作为生命科学史上最伟大的工程之一，人类基因组计划与"曼哈顿原子弹计划""阿波罗登月计划"一起被称为 20 世纪三大科学壮举。在基因组学中，HGP 主要属于结构基因组学的范畴。

（一）人类基因组计划的研究历程

HGP 最先由美国提出并启动，此后英国、法国、德国、日本也相继参与了 HGP，并成立了 HGP 国际组织——国际人类基因组测序协作组（IHGSC）。1999 年，中国作为唯一的发展中国家加入了 HGP。2006 年，随着人类基因组 1 号染色体测序成功，历时 16 年的人类基因组测序工作圆满完成（表 4-14）。

表 4-14　人类基因组计划大事记

时　间	事　件
1985.5	美国能源部提出测定人类基因组全序列的动议
1986.3	诺贝尔奖获得者、美国科学家 Dulbecco 在 Science 上发表《肿瘤研究的转折点：人类基因组测序》，首次提出了 HGP 的概念
1990.10	美国政府正式宣布实施 HGP，此后英国、法国、德国、日本也相继加入
1999.9	中国加入 HGP，承担 3 号染色体短臂一部分测序任务
1999.12	首次成功完成人类染色体基因完整序列的测定——破译出 22 号染色体的遗传密码
2000.6	由美国、英国、法国、德国、日本、中国科学家组成的 IHGSC 和 Celera 公司共同向世界宣布人类基因组草图完成
2001.2	Science 和 Nature 上分别发表了人类基因组草图

时 间	事 件
2003.4	美国、英国、法国、德国、日本、中国政府首脑联合签署"人类基因组宣言"
2004.12	IHGSC 在 *Nature* 上公布了人类基因组的精细图，精细图覆盖了 99%的常染色质区域，基因组序列的缺口比草图减少至 1/400
2006.5	完成 1 号染色体的测序，标志着人类基因组测序工作的圆满完成
2007.10	HapMap 协作组公布详尽的人类基因组 SNP 图谱
2008.1	国际千人基因组计划开始实施，对 27 个种族或民族的 2500 例左右的个体进行基因组测序
2010.10	国际千人基因组计划协作组在 *Nature* 上发布了详尽的人类基因多态性图谱
2012.12	英国政府宣布启动针对癌症和罕见病患者的英国 10 万人基因组计划
2017.12	中国十万人基因组计划启动，拟绘制出中国人精细的基因组图谱

（二）人类基因组计划的研究内容

HGP 以人类全基因组序列测定为目标，明确基因组中全部基因的位置和结构，为基因功能的研究奠定基础。其研究内容主要体现在**遗传图**（genetic map）、**物理图**（physical map）、**转录图**（transcriptional map）及**序列图**（sequence map）这 4 张图的绘制上。

1. 遗传图

遗传图又称**连锁图**（linkage map），指确定连锁基因或遗传标记在染色体上相对位置与遗传距离的线形图，以厘摩（cM）作为距离单位，以遗传多态性作为遗传标记。1 厘摩表示每次减数分裂的重组频率为 1%，厘摩值越高表明两点间距离越远，厘摩值越低则表明两点间距离越近。在遗传标记上，从第一代标记**限制性酶切片段长度多态性**（restriction fragment length polymorphism，RFLP）、第二代标记**短串联重复序列**（short tandem repeat，STR）到第三代标记**单核苷酸多态性**（single nucleotide polymorphism，SNP），遗传图的遗传标记经历了从粗到细的转变过程，RFLP 的标记间距大于 10cM，而 STR 的标记间距最高可达 0.7cM。

遗传图反映的是染色体上两点之间的连锁关系。通过遗传图，可以了解各个基因或 DNA 片段之间的相对距离和方向，如哪个基因靠近着丝粒，哪个基因靠近端粒等。遗传图的建立为基因识别和完成基因定位创造了条件，是研究人类基因组遗传与变异的重要手段。

2. 物理图

物理图是指以 DNA 碱基对数目为距离单位标明遗传标记在 DNA 分子或染色体上所处位置的图谱。除碱基对（bp）外，千碱基（kb）和兆碱基（Mb）也常被用来作为距离单位。物理图的遗传标记为序列已知的单拷贝 DNA 短片段，称之为**序列标签位点**（sequence tagged site，STS）。

物理图反映的是不同基因（或遗传标记）在染色体上的实际距离。在人类染色体的常染色质区段，1 厘摩大致相当于 100 万个碱基对。但在 DNA 交换频繁的区域，两个物理位置相近的基因或 DNA 片段间可能具有较大的遗传距离；而在 DNA 很少发生交换的区域，两个物理位置相近的基因或 DNA 片段可能因该部位在遗传过程中很少发生交换而具有很近的遗传距离。物理图谱的成功构建不仅为大规模测序奠定了基础，而且还绘制出了人类基因组转录图的雏形。

3. 转录图

转录图又称**表达图**（expression map），是指以基因的外显子序列或**表达序列标签**（expressed sequence tag，EST）为遗传标记，精确地表明这些标记在基因组或染色体上位置的图谱。转录图以 cDNA 的 5'端或 3'端为坐标，根据转录顺序的位置和距离进行绘制。

转录图反映的是染色体 DNA 某一区域内所有可转录序列的分布图，是基因图的雏形。转录图的构建可为人类基因组计划提供表达序列及基因功能研究中有价值的信息。

4. 序列图

序列图是指以某一染色体上所含的全部碱基顺序绘制的图谱，包括了转录序列、调控序列和功能未知序列。其绘制方法是在遗传图和物理图的基础上，精细分析各克隆的物理图谱，将其切割成易于操作的小片段，测序得到各片段的碱基序列，最后再根据重叠的核苷酸顺序将已测定序列依次排列，获得人类基因组的序列图谱。在这一过程中，快速发展的生物信息学和计算生物学的介入，帮助克服了很多复杂的 DNA 拼接、缺口填补等难题。

序列图反映的是人类 23 对染色体全部 DNA 碱基对的序列，是分子水平上最高层次、最详尽的物理图谱，也是 HGP 中最为明确，但却最为艰巨的任务。

（三）人类基因组计划的研究成果

人类基因组序列结果显示：①人类基因组约有 3×10^9bp，仅有 1%～1.5%的序列可编码蛋白质，而 98%以上的 DNA 序列为非编码序列,非编码序列中分布着 300 多万个长片段重复序列。②人类基因组中蛋白质编码基因的数量为 20 000~25 000 个,不到线虫或果蝇的 2 倍。这意味着人类某些基因的功能及蛋白质合成能力较其他生物更为强大。③许多特征在基因组上分布不均一,包括基因、转座子、GC 含量和重组率等。例如,重组率在染色体末端较高,而着丝粒附近则较低;越短的染色体重组率越高;不同性别间重组率有差别等。④人类基因组中含有大量的单核苷酸多态性(SNP),每个人都有自己的一套 SNP,它对"个性"起着决定作用。

HGP 第一次系统、全面地研究了人类遗传物质 DNA,具有科学和人文的双重意义。从科学意义上来说:遗传图、物理图、转录图、序列图这 4 张图被誉为人类分子水平上的解剖图,通过对"解剖图"进行的多层次、全方位的后续研究,人类有望揭示进化、生老病死之谜,并将对自我的认识和保护提高到一个新的层次。与此同时,HGP 的实施建立了一系列研究基因组的技术与方法,为从分子水平认识健康和疾病提供了强有力的技术手段和工具。可以毫不夸张地说,HGP 带动了生命科学所有学科的研究,奠定了 21 世纪生命科学、医药进一步繁荣的基础。

从人文意义上来说:HGP 倡导"共有、共为和共享",在主张广泛合作、免费分享及倡导生命伦理等方面已成为人类文明财富的一部分。

世界各国在此基础上,相继进行了更深入、更符合本国国情的相关研究。例如,我国于 2017 年 12 月启动了"中国十万人基因组计划",涉及人群覆盖我国主要地区,除汉族外,还选择人口数量在 500 万以上的壮族、回族等 9 个少数民族。该计划预计将在四年内完成全部的测序与分析任务,从而绘制出中国人精细的基因组图谱。

二、后基因组计划

HGP 的完成使我们对基因组的结构特征有了一个相对全面的认识,但它只是一本由"ATCG"写成的未经解读的"天书",人们对基因组的功能仍然知之甚少。所以随着 HGP 的完成,基因组学的研究重心由结构范畴转入了功能范畴,进入了后基因组计划时代,并由此产生了各种新类型的组学,如功能基因组学、蛋白质组学、疾病基因组学、药物基因组学、比较基因组学、环境基因组学,等等。

(一)功能基因组学

功能基因组学(functional genomics) 是利用结构基因组学研究所得到的各种信息在基因组水平上研究编码序列及非编码序列生物学功能的学科。功能基因组学以高通量、大规模实验方法及统计与计算机分析

为主要研究特征,可以更深入地了解基因结构与功能的关系,为阐明个体生长、发育、衰老、死亡机制以及疾病的发生、发展机制提供科学基础。

功能基因组学的研究内容主要包括以下 3 个方面。①基因识别:详尽分析 DNA 序列,进一步识别基因及基因转录调控信息,其核心在于确定基因在全基因组序列中的确切位置。②基因组功能注释:指利用生物信息学方法和工具,对基因组中所有基因的生物学功能进行高通量注释,将功能描述与相应的基因相关联。③转录组学研究:研究细胞内全部 mRNA、tRNA、rRNA 等转录产物的表达,从 RNA 水平反映组织或细胞特异性的表达模式,从而更深入地了解基因表达调控机制。

(二)蛋白质组学

蛋白质组学(proteomics) 是研究基因组编码的全部蛋白质的结构、性质和功能的学科。基因携带遗传信息,但并不直接参与生命活动,仅从 DNA 序列无法确定生命的活动规律。蛋白质才是生物功能的执行者,它和细胞的生理功能及病理状态直接相关,具有动态性、时空性及可调节性。要想真正解释生命的活动规律,就必须研究蛋白质的结构、性质和功能。

与基因组学研究相比,蛋白质组学研究更为复杂,主要包括以下 3 个层次。①结构蛋白质组学研究:阐明基因组编码的全部蛋白质的各级结构。②功能蛋白质组学研究:提供各种活性蛋白质的翻译时间、基因产物相对浓度、修饰作用、细胞定位等信息。③相互作用模式研究:探讨各活性蛋白质之间的相互作用,蛋白质与 DNA、RNA 之间的相互作用,构建全细胞的蛋白质网络,以了解细胞内各类事件及其调控机制。

(三)遗传多态性

人类基因组是一个稳定的体系,不同种族和个体都有相同的基因数目和基因分布,从而保证人类作为一个物种的共同性和稳定性。但在长期进化过程中,基因组 DNA 不断发生变异,其中一些变异被保留下来,导致不同种族和个体基因组出现小的 DNA 序列差异,正是这些差异,决定了个体之间在解剖学、生理学、各种疾病的患病风险、治疗效果或药物不良反应,甚至性格特征、艺术及体育天赋等方面的不同。除同卵双生子外,没有两个个体的基因组是完全相同的。这种在同一群体的不同个体或同一物种的不同群体存在不同基因型的现象,称为**遗传多态性(genetic polymorphism)**。

遗传多态性能稳定遗传给后代,并可通过一定方法检测其客观存在,常用于区分不同的个体和群体,其种类主要有限制性酶切片段长度多态性(RFLP)、短串联重复序列(STR)、单核苷酸多态性(SNP)或

拷贝数变异（copy number variations，CNV）等。

遗传多态性是心血管疾病、自身免疫系统疾病、肿瘤等多种疾病遗传易感性及个体身份识别的生物学基础，同时也是在疾病治疗中不同群体或个体对药物及生物制剂有不同反应的主要原因。因此，在全基因组序列基础上进行的遗传多态性研究，在生物医学领域有着重大的实用意义。2002 年，**国际单体型图计划**（**International HapMap Project，HapMap**）开始实施，2005 年顺利完成。该计划以世界上亚、非、欧三大族群为研究对象，通过不同族群个体全基因组上的 SNPs 来绘制"单体型图"，研究结果为不同群体的身份识别、疾病和遗传关联分析、药效及不良反应等提供了有效的研究工具。2008 年，中国、美国、英国等国家的科研机构发起的大型国际科研合作项目"千人基因组计划"正式开始实施，并于 2010 年在 Nature 上发布了详尽的人类基因多态性图谱，对人类基因组学研究起到了积极的推动作用。

（四）药物基因组学

在临床上，医生常对同一种疾病的患者开出相同的药物，但每个人的治疗效果却并不完全相同。有时一种药物或治疗对某些人有效，但对另一些人却无效。这是由于不同患者具有不同的遗传多态性。**药物基因组学**（**pharmacogenomics**）是在基因组水平上研究不同个体及人群对药物反应的差异，并探讨用药个性化和以特殊人群为对象的新药开发的学科。

药物基因组学的研究结果可以帮助临床医生根据各个患者不同的遗传多态性来进行个性化用药，选择最有效的药物及剂量，以取得较好的疗效和较低的不良反应。此外，药物基因组学也是研究高效/特效药物的重要途径，可在节省经费和时间的前提下有效提高药物研发的成功率。

（五）疾病基因组学

疾病基因组学（**genomics of disease**）是在基因组水平上发现疾病相关基因和致病基因，确定疾病发病机制的学科。绝大多数人类疾病的发生、发展都直接或间接地与基因密切相关，可能涉及基因的先天性缺陷或后天性突变。因此，寻找疾病与基因的对应关系，阐明疾病的发病机制是后基因组计划的重要研究内容。在后基因组时代，疾病基因组学研究将成为"主旋律"，其重心正逐渐从疾病诊断向疾病易感性研究转变。

单基因病可以采用定位克隆和定位候选克隆等策略来分离致病基因，并由此发现了一大批单基因遗传病。而多基因病是由多个基因与环境因素共同决定，采用单基因病的研究策略往往难以取得突破。为此，许多学者正建立或尝试建立更为科学的研究模式。例如，近年来世界各地的研究人员通过单体型分析、全

基因组关联研究（genome-wide association study，GWAS）已经对数百种疾病（如肿瘤、心血管病、糖尿病、肥胖、精神疾病等）进行了分析，从而确定了许多疾病的易感基因，发现了一些与疾病相关的基因易感位点。此外，随着新一代测序技术的快速发展，全基因组测序和全外显子组测序技术也广泛应用于疾病基因组学领域的研究，一些不太常见的基因易感位点被逐步发现。由于复杂疾病相关基因位点数目众多，每一个位点只起到很小的作用，这给判断基因序列变异和复杂疾病之间的关系带来了很大困难。研究人员通过遗传风险评分来整合多个 SNP 的综合信息，将每个 SNP 的微弱效应进行叠加来评价基因序列变异和复杂疾病之间的联系，极大提高了对复杂疾病风险的预测。

（六）环境基因组学

人类是自然界的产物同时又是环境的组成部分，人类的生存、生产和生活直接或间接地影响和改造环境，但环境中各种因子也影响着人类的生存。人类基因组中的某些基因在环境因子对机体生物表型产生的影响中起到了参与或介导作用，**环境基因组学**（**environmental genomics**）正是对这些环境相关基因进行识别、鉴定与功能研究的学科。

一方面，通过研究环境因子对基因组中易感基因多态性的影响，科学家们能准确预测出威胁人类健康的环境因子危险度，帮助政府制定环境保护策略、制定预防和治疗措施。另一方面，由于不同个体对环境致病因素的易感性存在着差异，环境基因组学研究将有助于发现特定环境因子致病的风险人群，通过指导饮食、运动、生活方式及药物干预，改善环境条件来降低发病风险，实现疾病的预防。

（七）比较基因组学

比较基因组学（**comparative genomics**）是比较不同物种的整个基因组，并研究每个基因组的功能和进化关系的学科。生物进化是生命的基本现象之一，地球上所有物种的基因都由一个或一组始祖基因通过基因突变、基因加倍和遗传扩展演变而来，因此，不同物种间功能基因有着极高的保守性。比较分析不同生物的基因组序列，有利于解析人类基因组的特征，同时阐明物种间基因组进化关系，揭示生命和生物进化的奥秘。

在完成人类基因组的第一张序列草图的同时，HGP 还完成了大肠埃希菌（*Escherichia coli*）、酿酒酵母（*Saccharomyces cerevisiae*）、秀丽线虫（*Caenorhabditis elegans*）、拟南芥（*Arabidopsis thaliana*）、青斑河豚（*Tetraodon nigroviridis*）和小鼠（*Mus musculus*）6 种模式生物基因组序列的测序、组

装和注释。上述研究结果可为人类基因组学研究提供大量有价值的信息，对人类基因组的组装和注释起着重要的参考意义。

（八）生物信息学

生物信息学(bioinformatics)是运用计算机技术和信息技术开发新的算法和统计方法，对生物实验数据进行分析，确定数据所含的生物学意义，并开发新的数据分析工具以实现对各种信息的获取和管理的学科。生物信息学对基因组学的贡献主要体现在对基因组数据的存储、分析工具的开发及数据的处理方面。

在数据的存储上，由于 HGP 得到的图谱和序列信息异常庞大，需要公共数据库来存储这些数据。这类数据库是生物信息学重要的工作平台，也是其基本构成之一，其服务高度计算机化和网络化。在众多数据库中，以美国国家生物技术信息中心（NCBI）的GenBank 数据库、欧洲生物信息学研究所（EBI）的EMBL 数据库和日本 DNA 数据库功能最为强大。在数据的分析处理上，生物信息学可将生物遗传密码与电脑信息相结合，通过电脑的各种程序软件将大量已知的核酸、蛋白质等生物大分子的序列进行分析、计算，并通过对生物信息的搜索、比较、分析，获取基因编码、调控，蛋白质的结构功能及其相互关系等大量信息资料，从而推断这些序列的功能，揭示遗传信息，建立理论模型，以指导实验研究。

三、人类基因组学与医学的关系

随着人类基因组学研究的逐步深入，大量研究成果已渗透至医学研究的各个领域中，推动了临床医学、预防医学、法医学、药理学等多学科的发展，从而给身份识别、疾病诊疗和药物研发等工作带来了革命性的变革。通过基因组学研究，人类将从结构基因组学、功能基因组学和蛋白质组学水平上认识自我，阐明疾病的发病机制；从疾病基因组学、药物基因组学和环境基因组学中得到疾病诊断、治疗及预防的全新策略，引领现代医学进入基因组医学时代。

（一）身份识别

人类基因组中含有的遗传多态性直接反映了个体基因组的差异变化，能更好更直接地揭示个体的遗传本质。因此，遗传多态性可用来作为 DNA 标记，成为身份识别的标签，广泛应用于个体识别领域中，如辨认受害者、对嫌疑犯的 DNA 检测取证、失踪人员认定及大型灾难事故中尸体的身源认定等。与此同时，遗传多态性还可按孟德尔规律稳定地遗传给后代，子女的 DNA 标记必定来源于双亲，这一特点赋予了遗传多态性在法医学亲子鉴定中重要的实用价值。

DNA 标记技术在经历了短短几十年的迅猛发展后日趋成熟。在先后出现的几十种 DNA 标记技术中，目前在法医学的个体识别和亲子鉴定领域应用较为广泛的是短串联重复序列（STR）和单核苷酸多态性（SNP）。

STR 在整个基因组中分布广且密度高，平均每隔15～20kb 就出现一个 STR，是目前身份识别中应用最为广泛的遗传标记，具有高度的多态性。在身份识别中，STR 既可用作探针以获得指纹图谱，也可通过 PCR 方法进行微卫星位点多态性分析。如果用不同位点微卫星 DNA 核心重复序列制作核苷酸探针，可得到不同的 DNA 指纹，DNA 指纹的精确性将随着可用杂交探针数目的增加而提高。有研究表明，一个 16 个 STR 位点的检测系统，用于身份识别，两个无关人群的偶合率（PM）达到 10^{-15} 甚至更低（法医学上规定偶合率小于或等于 10^{-9} 即可做出认定的结论）。作为法医学领域中应用十分广泛的 DNA 标记，STR 具有多态性检出率高、信息含量大、实验操作简单、结果稳定可靠等优点。

SNP 是人类基因组中最常见的遗传变异，人基因组上平均约 1000 个核苷酸即可能出现 1 个 SNP，总数可达约 300 万个。在身份识别中，由于单个 SNP 所提供的遗传信息有限，目前主要采用多个 SNP 位点共同分析的策略，即采用高密度的 SNPs 进行比较鉴别。SNP 作为遗传标记得以应用于个体识别和亲子鉴定领域，主要源于以下几个特性：①SNP 遍布整个基因组，密度很高，数量巨大，是最理想的遗传标记。国际单体型图计划和国际千人基因组计划已经提供了数量巨大的 SNP。②SNP 可稳定遗传，用于遗传分析时重现性及准确性都很高。③SNP 检测易于实现自动化和规模化。随着微测序、DNA 芯片、微阵列等技术的应用，目前已发展了多种自动化和批量化检测 SNP 的技术。④SNP 在可能降解的 DNA 标本中具有独特的优势，可用于检测已经高度腐败降解或是只残留很少 DNA 模板的样本，如对失踪人员的身份认定及大型灾难事故尸体的身源识别等。目前，SNP 已成为 STR 的重要补充，具有广阔的应用前景。

（二）疾病诊断

明确人类基因组信息与疾病的关系是疾病基因诊断得以发展的关键所在，疾病相关基因结构及功能的阐明，为基因诊断奠定了理论基础；而基因组学研究中众多研究技术的建立，则为基因诊断奠定了技术基础。据估计，人类约 3000 种单基因病中已有一半以上的疾病基因被识别，而且新发现的疾病基因正以每周约 5 个的速度增长。这些基因的发现极大地促进了单基因病诊断技术的发展。多基因病很难用单个基因进行诊断，多采用基因芯片技术完成。目前基因芯片已广泛应用于淋巴瘤、乳腺癌、卵巢癌等多种恶性肿瘤的分型及某些多基因遗传病的基因诊断中。

此外，蛋白质组学的研究，特别是 2003 年启动的人类蛋白质组计划也为疾病诊断在蛋白质水平上提供了方法，目前在前列腺癌、卵巢癌、阿尔茨海默病等疾病中均发现了特异性的蛋白质标志物。蛋白质组相关技术可应用于分析血液、尿液等复杂体液标本。

（三）疾病预防

基于疾病基因组学及环境基因组学的疾病预防可从人类自身的基因组和环境因素两个方面来进行。

对于个体而言，可以通过基因诊断发现某些疾病的易感基因型，预测其发病风险，并由此衍生出一种新的健康服务项目——基因检测。基因检测能使受检者在还没有出现临床症状时发现自己具有哪些疾病倾向、是哪类环境因子致病的风险人群，提前预知这些疾病的发生风险，从而在医生的指导下有针对性地、个性化地进行疾病预防。例如，改变生活方式和饮食习惯，避免某些环境因素的影响，必要时进行药物性或手术性的预防治疗等，从而降低发病风险，实现疾病的预防。

对于社会整体而言，收集大样本量的基因组信息并加以分析，有助于找出健康和疾病群体在基因组水平的差异，筛选出某些疾病或特定环境因子致病的高风险人群，或准确预测出威胁人类健康的环境因子危险度，帮助政府相关部门制定医学预防干预措施或环境保护策略，从而降低这些疾病的发病率，促进医疗资源的合理分配。

（四）疾病治疗

人类基因组学的研究为基因治疗的实施奠定了基础。基因治疗是运用 DNA 重组技术纠正患者细胞内有缺陷的基因，使细胞恢复正常功能的治疗技术，包括制备目的基因、选择靶细胞、转移目的基因、使之在受体细胞中有效表达几个重要步骤。在这些步骤中，目的基因的制备是基因治疗成功与否的先决条件。人类基因组学的相关研究提供了大量已被分离、克隆且

表达目的基因和调控机制已经清楚的目的基因，从而促进了基因治疗的发展。目前，基因治疗已逐渐成为恶性肿瘤、某些遗传性疾病、病毒性感染等疾病的有效治疗手段。

此外，药物基因组学为个体化治疗的实现开辟了新的途径。临床医生可以基于个体药物基因组学信息，根据患者在药物的药效或不良反应上的遗传多态性来制定个体化治疗方案，预见术后并发症，预测某种药物的疗效及病人的耐受性等，并在此基础上实施合理用药，包括为患者选择最佳药物，确定最佳剂量，尽量增加药物的疗效，减少药物的不良反应。

（五）药物研发

药物基因组学研究给制药工业提供了发展的机遇。与传统的药物研发相比，药物基因组学是研究高效/特效药物的重要途径。首先，药物基因组学以人类基因组中所有基因信息为指导新药开发，可发现大量与疾病相关的药物作用靶点。其次，药物基因组学研究可提高新药研发的成功率，并节省研发费用及研发时间。在临床前研究阶段，研究人员可运用药物基因组学中大量的研究数据和高效的研究技术，推测药物靶点、信号通路和药动学过程相关蛋白质的遗传变异对药物处置及应答的影响，设计体外细胞实验及动物实验来优化药物设计，以提高新药研发的成功率。在各期临床研究中，可根据人群的不同基因特征有针对性地选择试验人群，从而缩短临床试验时间，减少试验经费，并精确定位药物获益人群，精确预测个体化使用剂量。

此外，药物基因组学也是药物重新评价的重要手段。研究人员可通过药物基因组学的研究，分析利用已经存在的、可反映药物临床作用和基本作用的数据，对现有药物进行重新评价或发现现有药物具有临床意义的新用途。例如，重新评价一些疗效确切、价格低廉但具有"毒副反应大"等潜在风险的药物，发现其潜在的风险基因位点，避免给带有易感基因的群体或个体使用，从而降低这些药物毒副作用的发生率，增加药物的安全性。

第十一节　表观遗传学

经典遗传学认为，遗传的分子基础是核酸，生命的遗传信息储存在核酸的碱基序列上，并随之从上一代向下一代传递，生物体表型由基因型决定。然而，随着遗传学的发展，人们发现日常生活中还存在很多经典遗传理论不能解释的遗传现象。例如，同卵双胞胎的表型差异、克隆动物毛色变化、果蝇花斑位置效应、马骡和驴骡、玉米副突变，等等。这些现象都是由表观遗传调控在起作用。经典遗传学研究的是基因与表型的对应关系，而表观遗传则是对基因的表达模式进

行调控，通过改变基因表达模式达到在不改变基因结构的情况下使生物体表型发生变化。表观遗传的主要论点是，生命有机体的大部分性状是由 DNA 序列中编码蛋白质的基因传递的，但是 DNA 序列以外的化学标记编码的表观遗传密码，对于生命有机体的健康及其表型特征同样也有深刻的影响。

一、表观遗传学概述

20 世纪 50 年代，沃森（Watson）和克里克（Crick）

提出了 DNA 的双螺旋结构模型；不久科学家们提出了遗传信息流向的中心法则，即遗传信息从 DNA 传递给 RNA，再从 RNA 传递给蛋白质的转录和翻译过程，以及遗传信息从 DNA 传递给 DNA 的复制过程。后来又发现某些病毒中存在 RNA 的自我复制以及从 RNA 反转录出 DNA 的过程，这些遗传信息的传递方式是对中心法则的补充。但是在此后的研究中，科学家们发现了大量隐藏在 DNA 序列之中或之外更高层次的遗传信息，看到了与中心法则相悖的遗传现象。例如，同窝出生纯种小鼠的毛色不同；**同卵双生**（**monozygotic twin**）的孪生子来源于同一个受精卵，具有完全相同的基因组，但是一些同卵双生子长大后在性格、健康和疾病易感性等方面存在很大的差异，这些差异并不是 DNA 序列不同造成的，而是表观修饰在起作用，对于这些无法用经典遗传学理论解释的现象，可以用表观遗传学理论加以阐明。

这种 DNA 序列不发生变化，但是基因表达却发生了可遗传的改变的现象称为**表观遗传**（**epigenetic inheritance**）。也就是说基因型未变化而表型却发生了改变，这种变化是细胞内除了遗传信息以外的其他可遗传物质的改变，并且这种改变在发育和细胞增殖的过程中能稳定地传递下去。研究表明，表观遗传具有几大特点：①遗传性，即这类改变能通过有丝分裂或减数分裂在细胞或个体世代间遗传；②可逆性，对基因表达的调节是可逆性的，也有少数学者描述为基因活性或功能的改变是可逆的；③没有 DNA 序列的改变。

表观遗传学（**epigenetics**）是研究表观遗传现象发生机制的一门学科，具体是指研究不依赖于 DNA 序列变化的、由染色质改变所产生的、可稳定遗传的表型发生机制，是遗传学分支学科。表观遗传学的论点改变了遗传信息的范畴，遗传编码信息和表观遗传信息成为生物信息的两个支柱。

表观遗传学的研究意义在于：①表观遗传学补充了"中心法则"所忽略的两个问题，即哪些因素决定了基因的正常转录和翻译，以及核酸并不是存储遗传信息的唯一载体；②表观遗传信息可以通过控制基因的表达时间、空间和方式来调控机体各种生理反应，所以许多用 DNA 序列不能解释的现象都能够通过表观遗传学研究找到答案；③与 DNA 序列的改变不同，许多表观遗传的改变是可逆的，这使表观遗传疾病的治愈成为可能。

二、表观遗传修饰机制

研究表明，表观遗传的调控机制有很多种，主要包括 DNA 甲基化、组蛋白修饰、染色质重塑、非编码 RNA 调控、组蛋白变体、基因组印记、X 染色体失活、基因表达的重新编程，等等。其中，DNA 甲基化、组蛋白修饰、非编码 RNA 调控是其他表观遗传修饰机制的基础。

（一）DNA 甲基化

DNA 甲基化（DNA methylation）是指在 **DNA 甲基转移酶**（**DNA methyltransferase, DNMT**）催化下，将甲基添加在 DNA 分子的碱基上。常见的 DNA 甲基化形式有 5-甲基胞嘧啶（5-methyleytosine，5mC）、N6-甲基腺嘌呤（N6-methyladenine，6mA）以及原核生物中的 N4-甲基胞嘧啶（N4-methylcytosine，4mC）等。DNA 甲基化是目前研究得最清楚、也是最重要的表观遗传修饰形式，主要分布于基因组的非编码区和部分分散分布的重复序列区。

5-甲基胞嘧啶是真核生物最主要的 DNA 甲基化形式。在 DNA 甲基化过程中，胞嘧啶突出于 DNA 双螺旋并进入与胞嘧啶甲基转移酶结合部位的裂隙中，该酶将 S-腺苷甲硫氨酸（SAM）的甲基转移到胞嘧啶的 5 号碳原子上，形成 5-甲基胞嘧啶（5mC）（图 4-59）。在哺乳动物基因组中，5mC 占胞嘧啶总量的 2%～7%，其中又有约 70% 的 5mC 发生在 CpG 二联核苷酸上。CpG 二联核苷酸在基因组中出现的频率远低于随机二联核苷酸的频率，但常出现在结构基因的调控区，并呈簇串联排列。这种富含 CpG 二联核苷酸的 DNA 区域被称为 CpG 岛（CpG island），通常长度在 1～2kb。哺乳动物基因组中约 40% 启动子含有 CpG 岛。DNA 甲基化一般与基因沉默（gene silence）相关联；而非甲基化（no-methylated）与基因的活化（gene-activation）相关。去甲基化（demethylation）则往往与一个沉默基因的重新激活（reactivation）相关。基因启动子中 CpG 岛的甲基化可能通过 3 种方式导致基因沉默：① DNA 序列甲基化直接阻碍转录因子的结合；②甲基化结合蛋白识别并结合到甲基化 CpG 位点，与其他转录复合抑制因子相互作用或招募组蛋白修饰酶改变染色质结构；③染色质结构的凝集阻碍转录因子与其调控序列的结合。体内甲基化状态有三种：持续的低甲基化状态，如持家基因；诱导的去甲基化状态，如发育阶段中的一些基因；高度甲基化状态，如女性的一条异固缩的 X 染色体。

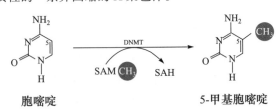

图 4-59　胞嘧啶甲基化反应

DNA 甲基化主要是通过 DNA 甲基转移酶家族来维持的。一般认为，在哺乳动物中的 DNA 甲基转移酶分为两个家族：DNMT1 和 DNMT3。DNMT1 是 DNA 复制后负责维持 DNA 甲基化的酶，即甲基化 DNA 复制后形成的半甲基化的 DNA 在 DNMT1 的作用下，根据模板链上的甲基化位点进行相应的甲基化修饰的过程。DNMT3a 和 DNMT3b 主要负责重新甲基化作用，重新甲基化是指在原来没有甲基化的 DNA 双链上进行甲基化。DNMT3a 和 DNMT3b 根据细胞类型和不同的发育阶段对不同的位点进行甲基化修饰，它们能在未发生甲基化的 DNA 双链上进行甲基化，并且该过程不需要模板链的指导。它们可能直接作用于 DNA 序列，或是其他的 DNA 结合蛋白所必须或者在 RNAi 指导下的 DNA 甲基化。

DNA 甲基化是一个可逆的过程，在适当的时候可以发生去甲基化。在 DNA 去甲基化酶（DNA demethylase）的作用下，通过核苷酸的切除和连接，5mC 又重新被胞嘧啶取代。一般认为，DNA 去甲基化有两种形式：一种是主动去甲基化（active demethylation），另一种是与复制相关的 DNA 去甲基化（replication demethylation）。

基因启动子区的 CpG 岛甲基化时会导致基因沉默，这一过程如果异常将会导致疾病的发生。如果抑癌基因、DNA 修复基因被 DNA 甲基化而失去转录活性，那么将引起正常细胞的生长分化调控失常、DNA 损伤不能被及时修复，多种肿瘤形成都与此密切相关。相反，基因组中 DNA 重复序列普遍呈低甲基化，如微卫星 DNA、长散在核元件（LINES）、Alu 序列等，这种广泛的低甲基化会造成基因不稳定，与多种肿瘤如肝细胞癌、尿道上皮细胞癌、宫颈癌等的发生有关。DNA 的低甲基化也可能在异常组蛋白修饰的协同下引起某些 T 细胞基因的异常活化，导致系统性红斑狼疮等自身免疫疾病的发生。越来越多证据表明伴随衰老有很多细胞发生 CpG 岛的异常甲基化，从而导致许多与衰老相关的生理和病理改变，包括导致肿瘤。

（二）组蛋白修饰

真核生物染色质中，组蛋白 H2A、H2B、H3 和 H4 各两个分子形成一个八聚体，DNA 缠绕在八聚体上形成核小体，一分子组蛋白 H1 结合于核小体之间的连接 DNA 上，因而染色质中组蛋白与 DNA 分子相互作用，形成紧密的包装结构。而基因的表达过程则需要 DNA 从核小体结构中解离出来，因此组蛋白在核小体中的存在状态必然与基因的转录活性相关。组蛋白的 N 端是不稳定的、无一定组织的亚单位，其延伸至核小体以外，会受到不同的化学修饰，而组蛋白的化学修饰能影响组蛋白在核小体中的存在状态，从而影响基因的转录活性。

常见的组蛋白修饰方式包括乙酰化、甲基化、磷酸化、泛素化、生物素化、糖基化、ADP 核糖基化、SUMO 化、瓜氨酸化等，多发生在精氨酸、赖氨酸、苏氨酸和丝氨酸残基上（图 4-60）。同一组蛋白分子上能存在多个修饰位点，同一个位点在不同时期可能发生不同的修饰。组蛋白多样化的修饰方式以及它们在时间和空间上的特定组合，构成一种重要标志，具有不同的生物学功能，称为组蛋白密码（histone code）。例如，组蛋白 H3 第 9 位氨基酸是赖氨酸残基（H3K9），H3K9 的乙酰化修饰与基因活性表达相关联，而 H3K9 的甲基化修饰则会形成异染色质蛋白 1（HP1）或其他抑制性染色质因子的结合位点，异染色质蛋白 1 结合后会诱导特定 CpG 岛甲基化，引起基因沉默。但 H3K4 或 H3K36 的甲基化修饰则与基因表达活性活化相关联。

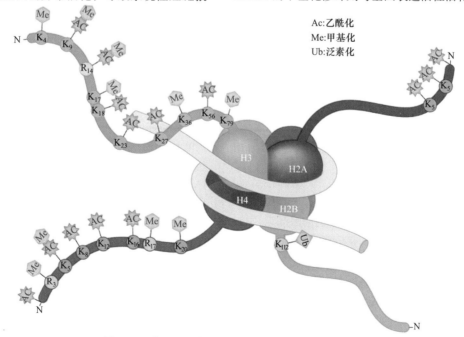

图 4-60　常见组蛋白乙酰化和甲基化修饰位点

（改自 http://www.amsbio.com/images/featureareas/nucleosomes-and-histone-proteins/nucleosomes.jpg）

组蛋白修饰可以互相影响，即一种修饰往往能加速或抑制另一修饰的产生。例如，H3S10 的磷酸化能加速 H3K14 的乙酰化，并抑制了 H3K9 的甲基化，导致基因活性活化；反过来，H3K9 的甲基化会抑制 H3S10 的磷酸化，并进一步抑制 H3K14 的乙酰化，从而导致基因沉默。另外，H3K4 的甲基化与 H3K9 的甲基化不共存，因为 H3K9 的甲基化导致异染色质区沉默，而 H3K4 的甲基化激活转录。H3R17 的甲基化往往与下游残基的乙酰化相偶联共同活化转录。各种组蛋白修饰之间既相互协同又互相拮抗，形成了一个复杂的调节网络。

组蛋白修饰还与 DNA 甲基化相互作用。组蛋白低乙酰化可促进 DNA 甲基化，而组蛋白高乙酰化可抑制 DNA 甲基化。异染色质及稳定沉默的常染色质的生化标志是组蛋白低乙酰化、H3K9 甲基化、胞嘧啶甲基化同时存在。组蛋白修饰与 DNA 甲基化两种机制相互协调，实现基因表达的精细调节。

组蛋白的修饰不仅与染色质的重塑和功能状态紧密相关，而且在决定细胞命运、细胞生长以及致癌作用的过程中发挥着重要的作用，如组蛋白磷酸化就在有丝分裂、细胞死亡、DNA 损伤修复、DNA 复制和重组过程中发挥着直接的作用。

（三）非编码 RNA

真核细胞中，除了与基因表达相关的 mRNA、tRNA、rRNA 以外，还发现存在很多大小不等的大量转录的 RNA 分子，这些 RNA 分子不具有编码蛋白质的功能，也不行使 tRNA、rRNA 功能，但能在各个水平调节基因表达，被统称为非编码 RNA（non-coding RNA, ncRNA）。非编码 RNA 按其大小分为两类，即短链非编码 RNA 和长链非编码 RNA（long non-coding RNA, lncRNA）。

短链非编码 RNA 通常指长度小于 200 个核苷酸的非编码 RNA，包括核内小分子 RNA（small nuclear RNA, snRNA）、核仁小分子 RNA（small nucleolar RNA, snoRNA）、微 RNA（microRNA, miRNA）、piwi-interacting RNA（piRNA）、小干扰 RNA（small interfering RNA, siRNA），其中 siRNA、miRNA 都可通过 RNA 干扰机制引起转录后水平的基因沉默，在表观遗传调控中起重要作用，研究也最为广泛，长度都在 20~30 核苷酸。

siRNA 和 miRNA 通过相似的过程产生 RNA 干扰作用。首先都形成双链 RNA 前体分子，在胞质中的特异 RNA 内切酶 Dicer 酶的作用下，加工成具有特定长度和结构的小片段双链 RNA 分子（21~23 bp），然后解旋酶将其双链解链，其中反义链与效应蛋白 Ago 稳

定结合，形成 RNA 诱导沉默复合物（RNA-induced silencing complex，RISC）。RISC 靶向 mRNA 分子的同源区配对结合，最终通过加速 mRNA 降解、抑制翻译或转录、促进异染色质形成，实现对靶基因的表达调控（图 4-61）。

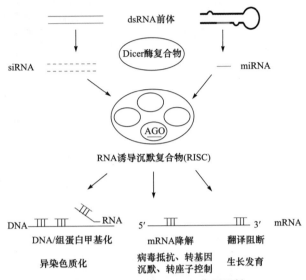

图 4-61　siRNA 和 miRNA 作用机制

miRNA 和 siRNA 的成分、大小、作用方式及作用机制都非常相似，其区别主要为：①miRNA 是内源性的，是生物体基因的表达产物；siRNA 是外源性的，来源于病毒感染、转座子或转基因靶点；②miRNA 前体是不完整的发卡状双链 RNA，siRNA 前体是完全互补的长双链 RNA；③siRNA 作用时要求与靶 mRNA 完全配对，miRNA 则允许错配存在；④它们的生物学意义也不同，siRNA 不参与生物生长发育的调控，原始作用是抑制转座子活性和病毒感染，而 miRNA 主要是调节内源基因表达，在发育过程中起重要作用，具有高度的保守性、时序性和组织特异性，miRNA 大约调节 30% 人类基因的表达。

长链非编码 RNA（lncRNA）指长度大于 200 个核苷酸的非编码 RNA。多数 lncRNA 由 RNA 聚合酶 II 转录产生，与 mRNA 来源相似，少数由 RNA 聚合酶 III 合成，还可以是 mRNA 剪接过程或 snoRNA 产生过程的产物。lncRNAs 作为信号分子（signal molecule）、诱饵分子（decoy molecule）、引导分子（guide molecule）和支架分子（scaffold molecule）参与各种生物学过程。例如，作为招募染色质修饰复合体的支架引起染色质重塑，通过使 DNA 甲基化来引起基因沉默，调节组蛋白修饰过程来激活或抑制基因的表达，经剪切产生小 RNA 起作用，辅助翻译或辅助降解 mRNA 和抑制翻译过程，等等。

DNA 甲基化、组蛋白修饰、非编码 RNA 调控作为基础表观遗传修饰类型，相互影响、并参与或诱导产生

其他各种表观遗传调节方式。基因组印记是由 DNA 差异性甲基化引起等位基因一个沉默、一个保持活性的现象，染色质重塑过程受到 DNA 修饰、组蛋白修饰、非编码 RNA、染色质重塑因子、组蛋白变异体等多因素调节；X 染色体失活是由 X 染色体上失活基因转录生成非编码 RNA 并包裹在 X 染色体上，在 DNA 甲基化和组蛋白修饰的参与下共同导致并维持 X 染色体的失活；基因表达重新编程也就是表观遗传修饰在生殖细胞和胚胎细胞中删除和重建的过程。

三、表观遗传学与疾病

（一）DNA 甲基化与疾病

1. DNA 甲基化与肿瘤

研究发现，肿瘤的发生、发展过程与 DNA 甲基化密切相关。在肿瘤细胞中的 DNA 甲基化一般表现为总体的低甲基化水平和特定区域的高甲基化，这种特征常出现在高度和中度重复序列中，这些变化可以同时发生在同一肿瘤组织内。基因总体甲基化水平降低导致染色体不稳定，并且使相应的 CpG 岛甲基化增强，而 DNA 修复基因、细胞周期调控基因、细胞凋亡基因、血管形成基因相应的 CpG 岛的甲基化沉默，进而促进了肿瘤细胞的形成。另外，低甲基化状态的原癌基因表达增强也是促使肿瘤发生的一种机制。研究发现，原癌基因通常在肿瘤新生物中呈现低甲基化状态。

2. DNA 甲基化与自身免疫性疾病

研究发现，DNA 甲基化对维持 T 细胞的功能至关重要，缺乏 DNA 甲基化水平的成熟 T 细胞，在体内外均能发生自身免疫性反应，引起自身免疫性疾病，如**系统性红斑狼疮（systemic lupus erythematosus，SLE）、类风湿性关节炎（rheumatoid arthritis，RA）、强直性脊柱炎（ankylosing spondylitis，AS）、系统性硬化症（systemic sclerosis，SSc）**等。

3. DNA 甲基化与衰老

在细胞的衰老过程中，DNA 甲基化总体水平下降，同时又伴随着某些基因的高甲基化。永生化细胞基因组的甲基化水平较高，因此甲基化水平过高又是肿瘤细胞的表现。目前，年龄相关的甲基化已作为细胞生命历史的标签。

研究表明，哺乳动物细胞在衰老进程中经历了 DNA 甲基化的漂变，5-甲基胞嘧啶的分布在全基因组范围内发生改变，引起与衰老相关的 DNA 甲基化水平降低，导致机体一系列与衰老相关的代谢改变。

（二）组蛋白修饰、染色质重塑与疾病

染色质重塑复合物、组蛋白修饰酶的突变均与转录调控、DNA 甲基化、DNA 重组、细胞周期、DNA 复制和修复的异常相关，这些异常可以引起生长发育畸形，智力发育迟缓，甚至导致癌症。

染色质重塑异常引发的疾病是由于重塑复合物中的关键蛋白突变导致染色质重塑失败，即核小体不能正确定位，并使 DNA 损伤修复复合物基础转录装置等不能接近 DNA，影响基因的正常表达。如果突变导致抑癌基因或调节细胞周期的蛋白质出现异常，将导致癌症的发生。乙酰化酶的突变导致正常基因不能表达，去乙酰化酶或一些去乙酰化酶相关蛋白质的突变使去乙酰化酶错误募集，引发肿瘤等疾病。

（三）非编码 RNA 与疾病

非编码 RNA(ncRNA)虽然不能编码蛋白质，但是它们仍然含有遗传信息并具备相应的功能，参与蛋白质翻译过程。ncRNA 对细胞自身稳定和发育起着重要作用，它们在肿瘤发生过程中的作用机制正在逐渐被认识。其中 miRNA 能够调控那些与发育、增殖、凋亡及应激反应相关的基因表达，而且它们的表达异常是人类恶性肿瘤的一个共同特征。

在染色体着丝粒区存在大量有活性的短链 RNA，它们通过抑制转座子的转座而保护基因组的稳定性。在细胞分裂时，短链 RNA 的异常将导致染色体无法在着丝粒处形成异染色质，从而导致细胞分裂异常。如果干细胞发生这种情况可能导致癌症的发生。siRNA 可在外来核酸的诱导下产生，并通过 RNA 干扰清除外来核酸，对预防传染病有重要的作用。RNA 干扰已大量应用于疾病的研究，为一些重大疾病的治疗带来了新的希望。ncRNA 不仅能对整个染色体进行活性调节，也可对单个基因活性进行调节，它们对基因组的稳定性、细胞分裂、个体发育都有重要的作用。

小 结

孟德尔的分离定律和自由组合定律说明，生物在配子形成时，同对的遗传因子彼此分离而不同对的遗传因子自由组合。摩尔根通过果蝇杂交实验提出了连锁交换定律，并证实基因在染色体上呈直线排列，说明在形成配子时同源染色体上等位基因的连锁和重组。

人类的遗传病包括单基因遗传病、多基因遗传病、染色体病、线粒体遗传病及体细胞遗传病等类型。①单

基因遗传病的发病受一对基因影响，分为常染色体显性遗传（AD）病、常染色体隐性遗传（AR）病、X 连锁显性遗传（XD）病、X 连锁隐性遗传（XR）病及 Y 连锁遗传（YL）病。单基因遗传病的遗传方式符合孟德尔定律，但单基因遗传效应可受外显率、表现度、年龄及基因间的相互作用等因素的影响。②多基因遗传病的发病受两对以上的基因和环境因素的双重影响，该类疾病的

发病与遗传度、阈值、亲属级别、家庭中的患者人数、患者病情严重程度、患者性别等密切相关。③染色体病是细胞内的染色体数目或结构畸变所导致的疾病，包括常染色体病和性染色体病。④线粒体病是线粒体内的遗传物质异常导致的疾病，呈现特殊的母系遗传。

群体遗传平衡定律的论点是：在一定条件（群体无限大、随机婚配、没有自然选择、没有新的突变、没有个体迁移等）下，群体中的基因频率和基因型频率可以世世代代保持不变。虽然自然界中有各种因素会影响基因频率和基因型频率，但只要通过一次随机婚配就可使一个遗传不平衡的群体达到遗传平衡。

基因是染色体上编码一个特定功能产物的一段核苷酸序列，它可通过指导蛋白质合成来控制生物的遗传性状。基因组是单倍体细胞核、细胞器或病毒粒子所含的全部 DNA 或 RNA 分子。真核生物的基因组大，其中编码序列的含量很少，98%以上为非编码序列。真核生物的断裂基因由数目不等的外显子和内含子镶嵌排列而成。原核细胞的乳糖操纵子学说说明了基因之间、基因和环境之间相互调节及相互制约的关系。真核细胞的基因结构比较复杂，调控机制也较复杂，表现在多层次、多水平上。

DNA 分子中的碱基数目和排列顺序是相对恒定的，但也可受理化因素或生物因素的影响发生突变，包括自发突变和诱发突变两类。但机体中存在DNA损伤修复机制，可在一定程度上将突变修复使之恢复正常。

基因组学是研究生物体全基因组 DNA 序列和属性的学科，人类基因组计划属于结构基因组学的范畴，该计划的主要任务是测定人体全部 DNA 序列。后基因组计划涉及功能基因组学、蛋白质组学、疾病基因组学、药物基因组学、比较基因组学、环境基因组学等领域的研究。人类基因组学有助于推动临床医学、预防医学、法医学和药理学等多学科的发展，从而给身份识别、药物研发、疾病诊断、治疗和预防等工作带来了革命性的变革。

表观遗传学研究不涉及 DNA 序列改变的基因表达和调控的可遗传的变化。表观遗传修饰可从 DNA、RNA、蛋白质及染色质等多个水平上调控基因表达。

（第一、二节　西南医科大学　刘岚
第三节　川北医学院　梁素华　杨俊宝
第四节　川北医学院　蔡晓明　刘云
第五节　西南医科大学　刘岚　税青林
第六节　四川大学　胡火珍；
贵州医科大学　修江帆
第七节　西南医科大学　田强　税青林
第八节　山东第一医科大学　齐冰　赵静；
重庆医科大学　蒲淑萍
第九节　西南医科大学　税青林　刘岚
第十节　昆明医科大学　罗兰
第十一节　海南医学院　孙元田；
北京大学　吴白燕）

 复习思考题

1. 简述遗传病的概念及其分类。

2. 如何判断某种疾病是否为遗传病？怎样确定其遗传方式？

3. 影响单基因遗传效应的主要因素有哪些？

4. 如何估计多基因遗传病的发病风险？

5. 简述人类染色体正常核型的基本特征。

6. 染色体畸变可分为哪些类型？其发生机制分别是什么？

7. 简述先天愚型、先天性睾丸发育不全综合征、先天性卵巢发育不全综合征的常见核型及其发生机制。

8. 什么是基因频率和基因型频率？怎样判断一个群体是否达到遗传平衡？哪些因素会影响群体的遗传平衡而导致群体遗传结构发生改变？

9. 简述真核生物断裂基因的结构特点。

10. 什么是基因突变？有哪些类型？

11. 从分子水平上说明基因突变发生的机制。

12. 人类基因组计划的主要研究内容有哪些？取得了哪些重要的成果？

13. 什么是表观遗传学？扼要说明几种主要的表观遗传修饰机制。

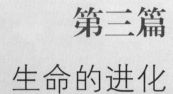

第三篇
生命的进化

　　进化是有机自然界的基本特征，也是有机自然界运动发展的总规律。地球上的生命是历史长期发展的产物，是经过漫长的岁月由非生命物质逐步进化而来的，生命的进化极其复杂多样。但一般而言，生命进化的总趋势是从简单到复杂，由低级向高级方向演化。

　　目前，地球上生活着形形色色、千姿百态的生物，不论其是在水中、陆地或空中生活，都是从最简单的生命形态，经过由原核生物发展为真核生物，直至进化为最高级的人类的过程。从现存生物的结构和机能，可以追溯有机自然界发展的历程，特别是从脊椎动物机体结构和机能的演化，以无可辩驳的事实揭示了这一进化发展的规律。

　　有机自然界进化的事实，为进化机制的阐明提供了可靠的证据。生命科学中的各分支学科，也为进化机制的阐明提供了大量翔实的资料，而生命科学发展中不断出现的一些新兴学科，更为现代进化机制的深入研究提供了理论基础和实验技术方法。

　　本篇将主要以动物进化为事实依据，阐明进化的机制，以说明进化是有机自然界发展的总规律，同时也说明生命科学是辩证唯物主义的自然科学基础之一。

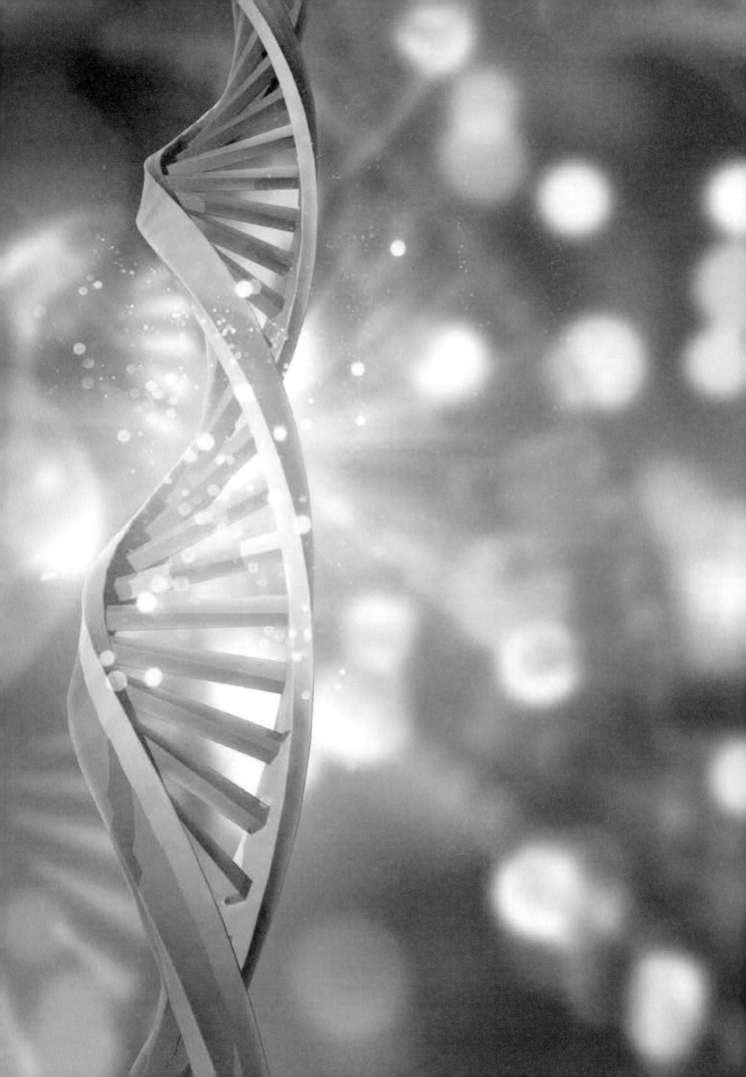

第五章

生命类型的演化

在 39.5 亿～34 亿年前，地球上开始出现了生命，并步入生生不息的生物进化历程。生物进化的直接结果是形成芸芸众生的生物界。现存已经鉴定的生物有 140 万～200 万种，而实际生存着的估计有 500 万～3000 万种（Wilson，1988）。形形色色的生物，有着不同的空间分布、形态结构和遗传特性，并与其生活环境形成了统一的整体。

生命多样性或称生物多样性（biodiversity），是指地球上物种、遗传和生态系统 3 个层面的多样性，其中最基本的是物种的多样性，它蕴藏着巨大的经济潜能。我国是全世界 12 个高度生物多样性的国家之一，并加入"全球生物多样性保护公约"。当前地球正面临最大规模的动物和植物灭绝的危险。保护和利用生物多样性已成为国际社会重点关注的课题之一。

进化论为生命科学建立了历史观点，说明生物多样性是一个复杂的历史演化过程，种类繁多的生物，都是进化的产物，具有或近或远的亲缘关系，渊源于共同的原始祖先。

第一节　生物分类的基本知识

分类学（taxonomy）或称系统学（systematics），是一门根据各个生物类群的亲疏程度加以分门别类，建立一个足以说明生物亲缘关系和进化顺序系统，以便记载、鉴别和利用的生物学分支学科。为了弄清生物进化的历程，反映生物的自然系谱，首先必须了解生物分类的基本知识。

一、分类的基本单元

种（species）或称物种，是分类的基本单位。种是生物繁殖单元，通过种内繁殖而世代传衍；种也是生物进化单元，通过种间间断而隔离发展。正确理解种的概念，是分类学的核心问题。

（一）种的概念

种的概念，是生物学上长期争论不休的一个问题，归纳起来，不外乎两种概念，即分类学种（taxonomic species）和生物学种（biological species）。分类学种又称形态学种（morphological species），是以形态特征为主要的分种依据。生物学种则强调种间的生殖隔离（reproductive isolation）的机制，认为种是具有实在或潜在繁殖能力，并通过交配可相互交流遗传信息和产生正常能生育后代的生物个体群。即每个种都有其特有的整套基因组，可以通过杂交而交流。而异种间的基因组不同，交流受阻，这是由于遗传基础的差异（包括染色体数目和结构不同），导致不杂交或杂交不育性。例如，马（*Equus caballus*）和驴（*Equus asinus*）虽然能交配，但生下的杂种骡却不能正常生育，二者为不同的种。分类学种由于应用方便，广为分类工作者所采用，但形态特征常有个体变异，未必能反映事物的本质。而生物学种由于抓住生殖隔离这一本质属性更具客观性，但实际应用较为困难。随着新系统学（new systematics）的建立和发展，分类学家企图采用综合性状定种，从而有人又提出多维性种的概念，认为种是形态、生理、行为和生殖的动态种群。纵观上述，我们可以给种以如下定义：凡一群彼此相似的个体，具有共同明显而相对稳定的形态、结构、行为和生态习性，它们是共同祖先的后代，有一定的地理分布区，在自然条件下能交配并产生正常后代，这一群生物群个体称为种。

种不同于亚种（subspecies），更不同于变种（variety）。亚种是种下的分类阶元，是指同一种内由于地理隔离彼此分化而形成的个体群，即地理宗。判断一个种的亚种可根据 3 个标准：①可以自由交配而无生殖隔离；②异域分布，但可有交叉并在重叠区出现自然杂交后的居间类型；③有一定的形态差异，国际通用 75%规则，即 75%的个体与这一种中的其他亚种可以鉴别出来。变种则是指种内的个体变异，不是分类阶元。

（二）种的命名法

生物种类繁多，不同国家不同民族的语言文字各不相同，如果没有统一的命名法规，势必会出现大量同物异名或同名异物的混乱现象。为此，国际上规定，每一个物种只能有一个统一的学名（scientific name）。

国际命名法规规定种的正式命名法是瑞典学者 Linnaeus 所创建的**双名法（binomial nomenclature）**，即种的学名是由两个拉丁单词或拉丁化的文字组成。第一个拉丁单词表示该种所在属的属名，通常是名词，其第一个字母要大写。第二个单词是种名，多为形容词，字母均小写，其性、数、格与属名一致。一个完整的学名，在种名之后还应附上命名人姓氏或其缩写，有时还要加上命名年份，以便核查原始文献。当种名不能确定时，可在属名之后附以"sp."表示。属以上名称用拉丁文正体表示，学名应排斜体，手写学名之下需加横线。例如：

银杏 *Ginkgo biloba* Linnaeus，1771
（属名）（种名）（命名人）（命名年份）

大熊猫 *Ailuropoda melanoleuca*（David），1869
（属名）（种名）（命名人）（命名年份）

中华按蚊 *Anopheles sinensis* Wiedamenn，1828
（属名）（种名）（命名人）（命名年份）

待定种按蚊 *Anopheles* sp.

亚种一般采用**三名法（trinomial nomenclature）**，即在种名之后再加上一个亚种名的拉丁单词，如尖音库蚊淡色亚种（淡色库蚊）*Culex pipiens pallens* Coquillett，1898。

二、分类的方法

古今中外生物的分类方法很多，但归纳起来，不外乎是人为的（artificial）和自然的（natural）分类法两种。人为分类法，是根据人们的主观意志或选定生物表象上的某些用途、习性或形态上的某一特征作为分类标准，而并不强调亲缘关系，如把动物分为水生、陆生和空中飞翔等类别。自然分类法，是根据生物之间亲缘关系，从比较解剖学、比较胚胎学、比较形态学和古生物学等方面进行综合性研究，努力建立一种能反映生物系谱的自然分类系统。近几十年来，随着生物科学的发展，分类学已有长足的发展，有的已深入到亚细胞和分子水平，如染色体的微形态学（细胞分类学）和酶谱的电泳研究（酶学分类学），乃至基于基因差异建立的分子分类学。特别是采用**数值分类学（numerical taxonomy）**原理，借助电子计算机，将分类整理的程序机械化、分类性状信息化，把分类学推向一个崭新的领域。

三、分类的等级

根据生物的亲缘关系，可将生物归类划分为 7 个主要的分类等级（阶元）。其顺序是：**界（kingdom）**、**门（phylum）**、**纲（class）**、**目（order）**、**科（family）**、**属（genus）**和种。在这个顺序中，等级的高低自上而下逐步降低，而从属关系自下而上逐步扩大。其中，界是最高的分类阶元。随着人们对生物种类认识的不断增加，分类等级也相应增加。必要时，可在每一等级之前，增设一个"超级"或在其后增加一个"亚级"或"下级"，分别在其拉丁名称之前冠以 super-（超）、sub-（亚）、infra-（下）等字头来表示，如**超科（superfamily）**、**亚属（subgenus）**等。

分类学家把不同生物依不同的分类等级编制成不同层次的检索表，以供鉴别。每一种生物都可以通过分类系统，表示出它在生物界的分类地位。现以人（*Homo sapiens* L.）为例：

动物界　Kingdom Animalia
　脊索动物门　Phylum Chordata
　　脊椎动物亚门　Subphylum Vertebrata
　　　哺乳纲　Class Mammalia
　　　　真兽亚纲　Subclass Eutheria
　　　　　灵长目　Order Primates
　　　　　　类人猿亚目　Suborder Anthropoidea
　　　　　　　人科　Family Homonidae
　　　　　　　　人属　Genus *Homo*
　　　　　　　　　人种　Species *sapiens*

四、生物的系统分类

生物界包罗万象，为了更好地识别、利用它们，必须探讨各类群或种间的亲疏关系，加以系统分类。下面将重点介绍高阶元的分类概况。

（一）生物的分界

最早的界级分类是二界系统。古希腊的 Aristotle 首次把生物分为动物和植物两大界，Linnaeus（1735）以生物能否运动为标准进一步明确提出二界系统。这一系统一直沿用到 19 世纪中叶。德国学者 Haeckel 从进化的观点提出三界系统，把动物界复分为原生动物界（Protozoa）和后生生物界（Metazoa）。直到 20 世纪 60 年代，随着电镜技术和分子生物学的发展，搞清了原核细胞和真核细胞的巨大差异。Copeland（1956）提出把生物划分为原核生物、原生生物、植物和动物的四界系统。Whittaker（1969）则在前人工作的基础上，根据生物的结构和营养方式的差异，进一步提出把生物分为原核生物、原生生物、植物、真菌和动物的五界系统（图 5-1）。

五界系统首先依细胞结构把原核生物划为**原核生物界（Monera）**；把真核生物中的单细胞生物划为**原生生物界（Protista）**；再根据营养方式的不同，把多细胞生物中行光合作用的自养生物划为**植物界（Plantae）**，把营腐生生活的异养生物划为**真菌界（Fungi）**，以摄食为主、有消化管道的生物划为**动物界（Animalia）**。

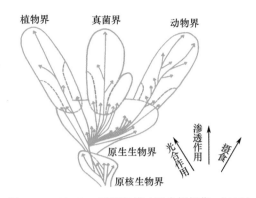

图 5-1　Whittaker 五界系统（引自杨抚华，2007）

五界系统既反映纵的阶段发展，也反映横的分支发展。但是，其中的原生生物界并非一个自然类群，另一个突出问题是对非细胞生物病毒类未能妥善安排。为此，我国学者陈世骧（1979）针对以上问题提出一个更为完善的两总界六界系统（图 5-2）。上述的分类系统除开非细胞形态，实际上生命体系可归为原核和真核两大界。这是基于 1937 年确立的二分法则，即认为世界上只存在原核生物与真核生物两种生命形式。但是，随着分子生物学的发展，对原核生物各类群的深入研究，发现许多生活在极端环境如高温、高压和极端 pH 条件下的**古细菌（archaeobacteria）**在分子机制和生理生化诸多方面与真细菌之间存在很大差异。因此很多学者对上述的二分法则的合理性提出质疑。

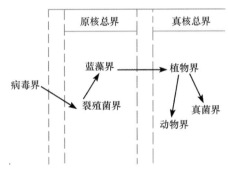

图 5-2　陈世骧两总界（六界）系统（引自杨抚华，2007）

1977 年，Woese 对近 400 种原核生物（细菌）、真核生物中的 16S rRNA（或 18S rRNA）做序列比较，发现在二者靠近 910/1500 核苷酸序列处，细菌截然分成两大类：一类是真细菌，序列为 AAACUCAAA；另一类称为古细菌，序列是 AAACUUAAAG。而后者这段短序列与真核生物 18S rRNA 的短序列相一致，表明古细菌是一类有别于原核生物和真核生物的"第三种生命形式"，应该从原核生物中独立出来，称之为古核生物。随后，Whittaker 据此又提出生命体系的**三元界假说（urkingdom hypothesis）**，即生物进化是由其共同祖先**始祖生物（Progenote）**分出 3 条进化路线（图 5-3），形成**原核生物（Prokaryotes）、古核生物（Archaeon）**和**真核**

生物（Eukaryotes）。其中，古核生物在进化上比原核生物更接近真核生物。1996 年，美国学者 Bult 等对产甲烷球菌的全基因组进行测定，进一步为三大界假说提供了佐证。自从 1977 年 Woese 提出古细菌的概念以来，生物学家已发现古核生物约 100 种，如产甲烷菌、嗜盐菌、嗜热菌、嗜酸菌、嗜碱菌和硫氧化菌等，大多生活在极其特殊的高温、缺氧的环境中。其主要的特征是没有核膜，具环状 DNA，基因测定发现其编码参与代谢过程（产能、固氮）和细胞分裂与原核生物相似，但其 DNA 有重复序列和内含子，还存在类似核小体的构造和核糖体，在遗传信息传递过程（复制、转录、翻译）方面更接近真核生物，提示了在早期生命进化中古核生物有独立的起源，曾与真核生物有过一段共同的进化途径而距原核生物较远。

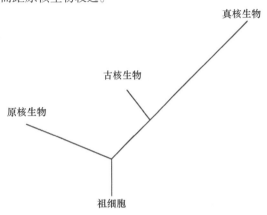

图 5-3　三元界系统

鉴于三元界假说仍然没有涵盖非细胞生物病毒界。本书拟取前人各家之所长，建议将生命体系分为四总界七界（图 5-4）。

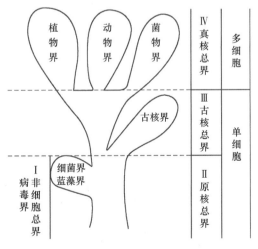

图 5-4　四总界七界系统示意图

　Ⅰ. 非细胞总界　Superkingdom Acytonia
　　1.病毒界　Kingdom Archetista
　Ⅱ. 原核总界　Superkingdom Procaryota

2.细菌界　Kingdom Mycomonera
3.蓝藻界　Kingdom Phcomonera
Ⅲ.古核总界　Superkingdom Archaea
　4.古核界　Kingdom Archaea
Ⅳ.真核总界　Superkingdom Eucaryota
　5.植物界　Kingdom Plantae
　6.菌物界　Kingdom Myceteae（或 Mycetalia）
　7.动物界　Kingdom Animalia

（二）动物界的主要门类

生物的界以下分类，最高阶元是门。习惯上沿用的二界系统，广义的动物界也包括原生动物，全世界已知约 150 万种。

关于动物界的分类系统，大致可分为**无脊椎动物**（**Invertebrata**）和**脊索动物**（**Chordata**）。根据上述生物界的门类设置，动物界至少可分为 33 门（含原生动物）。现择其主要的 11 门列表比较如下（表 5-1）。

表 5-1　动物界的主要门类

一、原生动物　　单细胞动物 ··· 原生动物门（Protozoa）
二、后生动物　　多细胞动物，细胞分化
　（一）无脊椎动物（非脊索动物）　　无脊索、背神经管和咽部鳃裂
　　1. 二胚层动物
　　（1）原始多细胞，体层两层细胞 ·· 海绵动物门*（Spongia）
　　（2）真正两胚层，辐射对称，组织分化 ··· 腔肠动物门（Coelenterata）
　　2. 三胚层动物
　　（1）两侧对称，无体腔 ··· 扁形动物门（Platyhelminthes）
　　（2）假体腔，具肛门，体不分节 ·· 线形动物门（Nemathelminthes）
　　（3）真体腔，同型体节，闭型循环系 ··· 环节动物门（Annelida）
　　（4）体柔软，具外套膜及介壳 ·· 软体动物门（Mollusca）
　　（5）异型体节，节肢，具几丁质外骨骼 ·· 节肢动物门（Arthropoda）
　　（6）后生辐射对称，后口 ·· 棘皮动物门（Echinodermata）
　　（7）具背、腹神经索，后口 ··· 半索动物门（Hemichordata）
　（二）脊索动物　有脊索、背神经管和咽部鳃裂 ··· 脊索动物门（Chordata）

*海绵动物体壁虽有内外两层细胞，但并非与腔肠动物的内外胚层同源，严格地说，不是真正的两胚层动物

第二节　生物进化的历程

生物进化的历程，指的是生物进化史。

地质学（**geology**）和**古生物学**（**paleontology**）为探讨生物进化史提供了背景知识。根据地质学的研究，地壳约在 45 亿年前形成。现在地表最古老的火成岩是 42 亿年前形成的，水成岩则是 38 亿年前形成的，当时的地表出现了液体水，开始形成了原始的海洋，成为生命的摇篮。古生物学的资料是生物进化的直接证据，其研究对象是化石。所谓化石，指的是保存在地层中的古代生物的遗体、遗骸及生物活动的遗迹和遗物的总称。地层越古老，保存的化石结构越简单而原

始。因而从不同的地质年代所发现的不同化石，就是在地球演化的不同时期各类生物发生和发展的真实记录。

地质学和古生物学按地质演化和生物进化的历史，将地质年代分为 5 个代：①生命发生和发展的**太古代**（**Archaeozoic era**）；②生物类型渐次增多的**元古代**（**Proterozoic era**）；③古动物、植物类型增多的**古生代**（**Paleozoic era**）；④高等动物、植物演发的**中生代**（**Mesozoic era**）；⑤近代动、植物繁盛的**新生代**（**Cenozoic era**）（图 5-5）。

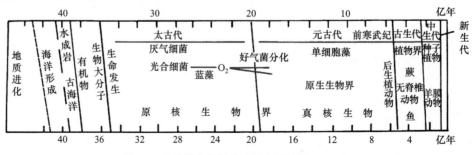

图 5-5　生物进化的历程（引自杨抚华，2007）

太古代是距今最远的一个地质时代，在其初期，地球只有频繁的火山爆发和地震，直到其晚期，地球才开始出现第一批生命。

元古代是单细胞原核生物，即细菌和蓝藻独占鳌头的时代，直到其晚期，自养型的原核生物演进成各种类型的原生藻类，而异养型的原核生物演化为古原生动物类群。

古生代早期（始自寒武纪），真核藻类和多细胞动物大发展，使荒凉的地球响起第一声春雷，在海洋里出现几千种无脊椎动物，包括三叶虫、海绵动物、腔肠动物、软体动物、棘皮动物和原始甲壳类等。古生代中期（始自泥盆纪），昆虫兴起，水里出现了鱼类，蕨类植物繁盛，大地开始披上绿装。到了古生代后期（石炭纪、二叠纪），两栖动物兴盛，蕨类衰落，裸子植物兴起，大地出现大片森林。

中生代裸子植物繁盛，被子植物出现，爬行动物盛行，恐龙称霸于世，并在白垩纪趋于灭绝，鸟类和原始哺乳动物问世。

新生代距离现在最短，大约只有 7000 万年的历史。在这一时期，被子植物大发展，鸟类和哺乳类（如三趾马、剑齿虎、古猿等）兴盛。大自然出现了鸟语花香的景象。到了新生代最晚的阶段，即第四纪，高等哺乳动物盛行，猿人出现，人类发展。

综上所述，可以清楚地认识到，正如宇宙、天体和地球的起源和演化一样，生命也是遵循着一定的规律进化发展的，并不是像宗教所宣扬的那样是万能的上帝创造出来的。在整个宇宙漫长的发展史中，生物的起源和进化只是其中的一小段，而人类的历史更是短暂的一瞬。

现把生物进化的主要阶段概述于下。

一、从化学进化到生命的起源

生命的起源，迄今仍是宇宙之谜。显然，人们无法目睹或重演古代地球上发生过的历史过程，只能凭借某些蛛丝马迹去推测、探索和研究。

早期的地球是炽热的。最初的生命，是在古地球降温以后，通过漫长的化学进化而实现的。化学进化过程可分 4 个阶段。

第一阶段：由无机小分子物质生成有机小分子物质。早期地球经过若干亿年的演变和冷却，火山喷出的气体形成了原始大气，主要含有甲烷、氨、氮、氢、水蒸气、二氧化碳、硫化氢、氰化氢和磷酸根等成分，但尚没有游离氧。这些气体在宇宙射线、紫外线辐射、闪电火花和火山爆发释放能量的触发之下，通过无机胶状物的催化作用，形成了一系列有机小分子，其中包括简单的有机酸、糖类和脂肪等。这些简单的有机物互相反应，进而产生了较复杂的有机物，如各种氨基酸、核苷酸和卟啉等，它们经过雨水的冲刷作用，最后汇集在原始海洋中，使海水成为富含有机物的溶液，即地球早期的"原汤"，从而为生命的诞生创造了必要的条件。

早期地球有机小分子的形成，已有下列三方面的研究成果可资佐证：①从地球外星空寻找到这些有机小分子物质；②从地球外来源的陨石中分析出这类物质；③实验室进行人工模拟实验和合成这类物质获得成功。

第二阶段：由有机小分子物质形成生物大分子物质。原始海洋中的有机小分子物质合成以后，经过长期积累，相互作用，在适宜条件下（如吸附在无机矿物黏土上），核苷酸和氨基酸分别通过聚合作用或缩合作用形成了原始的核酸和蛋白质分子。这种原始的生物大分子再经过若干亿年的进化，最终发展成为具有生物学意义的生物大分子核酸和蛋白质。

第三阶段：从生物大分子到形成多分子体系。生物大分子本身并不能独立表现出生命现象，只有当它们形成多分子体系时，才能演化为原始生命体。在地球早期的"原汤"中，许多有机分子彼此聚集，形成许多微小的由脂类分子或氨基酸形成的球形原泡。随着化学进化的进行，进一步又形成由许多蛋白质分子，或者由蛋白质-核酸，蛋白质-糖构成的大分子，包括由脂类分子在水溶液中形成所谓的"团聚体"。这些团聚体微滴漂浮在原始海洋中，外面包以原始的界膜，使之与周围环境分隔开来，构成独立的多分子体系。

第四阶段：从多分子体系演变为原始生命。从多分子体系演变为原始生命，这是生命起源具决定性意义的阶段。当独立的多分子体系形成以后，再经过几万年的进化，含有核酸和蛋白的团聚体微滴能从无生命的海洋中摄取分子和能量，从而使自身的体积增大到足以分裂出与"亲代"微滴相似的"子代"微滴，并利用有利的性状组合，继续增长和分裂。当出现具有原始新陈代谢和遗传的特征（自复制）时，就标志着原始生命诞生了。据推测，这大致发生在距今约 40 亿年前。

以上所述表明生命起源于地球本身。近年来也有不少学者提出异议，认为生命是发端于天外星球，如火星，是否可信，尚待证实。

二、从非细胞到细胞的发生

细胞发生，是生命发生过程的完成。它包含着两个过程：一是原始生命体如何产生出原始细胞？二是地球表面何时何地完成了细胞的诞生过程？

根据地质史，最古老的化石出现在 39.5 亿～ 34 亿年前形成的岩石中。据此推测，原始细胞的进化时期，约在距今 35 亿前。

在早期地球上 RNA 的基因组出现后，利用"原汤"中的氨基酸合成出第一批蛋白质（或多肽），通过自然选择，这类能够生长和复制，具有原始代谢能力，由膜包裹的 DNA-RNA-蛋白质体系，具有更高的选择效率而保留下来，经过不断进化，终于出现了第一批生物细胞。第一批细胞，可能是以原始海洋表面的有机物为营养的异养型原始生物。原始细胞具有可变形的细胞膜，含有信息系统和蛋白质合成系统，它们由核酸和核糖体整合系统组成。这类原始细胞是厌氧的，因为地球早期地表的大气层是还原态大气，没有游离氧，只能依靠厌氧呼吸获得能量。但是，当原始海洋内的有机物随着异氧消耗而减少时，只靠异养就难以维生。因而在新的条件下，随着细胞形态的分化，终于产生了具有质体的蓝藻一类的原核生物，使原始生命从异氧型发展到自养型。

三、从原核生物到真核生物

原核生物通过什么途径进化为真核生物?大体说来有两种假说:一是分化起源说;二是内共生起源说。

分化起源说认为:生物进化的早期，存在着一类各种生物的共同祖先——祖细胞，由它分出 3 支进化路线。在漫长的自然历史过程中，原核生物与古核生物和真核生物分道扬镳，通过内在的矛盾和自然选择，逐步分化出网膜系统、胞核系统和能量转化系统等，使结构渐趋完善，终于形成真核细胞。

内共生起源说，与分化起源说相反，认为真核细胞内的许多细胞器不是进化产物，而是突然地由内共生结果产生的。许多学者深信线粒体与叶绿体是分别由现代细胞的祖先体内过共生生活的古蓝藻和好气细菌演化而来的，中心体和鞭毛则源自螺旋菌样的内共生体。线粒体的祖先是原线粒体，是一种革兰氏阴性细菌，能利用当时在大气中积累的氧气，把糖酵解产生的丙酮酸进一步分解，从而获得比糖酵解高得多的能量。前真核生物吞噬了原线粒体后所形成的内共生关系，显然对双方都有利。

从形态和功能上看，线粒体、叶绿体和原核生物非常相似。线粒体和叶绿体都具双层膜，都有环状DNA和形状较小的核糖体，其 DNA 的形状和亚微结构与蓝藻、细菌的颇为相似，蛋白质合成体系也和原核细胞的相应系统比较接近。况且自然界中蓝藻和其他生物界共生也不乏实例，可资佐证。可见，内共生起源说颇具说服力，但仍然没有得到公认。

四、从低级到高级、从简单到复杂

真核细胞出现以后，为生物的进化开辟了广阔的天地，特别是从单细胞生物向多细胞生物分化发展，形成了一个三极生态系统，包括动物、植物和真菌。绿色植物为生产者，细菌和真菌为分解者，动物为消费者。从此，生物界就在这三级生态系统的基础上，从简单到复杂、从低级到高级、从水生到陆生，生生息息，进化发展。

（一）植物界和菌物界（真菌界）的演化

植物和真菌是起源于自养的原核生物。元古代原核裸藻经过介核阶段演进成各类型原生藻类，再经细胞分化成为群体或叶状体的其他藻类和真菌。其中的原生单胞鞭毛藻，逐渐演化成细胞间有初步分工的群体绿藻，成为高等植物的先驱。陆生植物的出现是植物界进化的一大飞跃。经过细胞进一步分化，营养体发生假根和茎叶状结构，使苔藓植物能初步摆脱水的束缚。维管束系统的形成，使蕨类植物能在陆地繁殖，而配子形成、受精机制的变化和种子植物最终摆脱水的束缚而登陆，并通过适应性的辐射进化方式形成众多的物种。

植物在进化过程中，其类型分化如下:

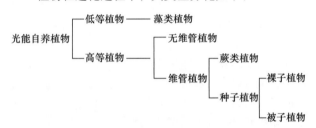

（二）动物界演化的主要阶段

动物界的演化始自元古代异养型原核生物，经过介核阶段演化为古原生生物类群，继而发展为具有细胞分化和组织分化阶段，其中的一支演变为原始的二胚层辐射对称后生动物。古生代后生动物出现中胚层，促使器官系统的分化，引起体制的改变，逐渐发展为三胚层两侧对称动物的祖先。三胚层动物发展出真体腔之后，动物界遂向原口和后口两支分化。循着原口方向的一支演变为高等的无脊椎动物。而向后口方向发展的一支，则成为脊索动物的祖先。脊索和脊椎的出现，为神经系统的变革打开了新局面。鱼类、两栖类，特别是具有羊膜卵的爬行类的相继出现，为鸟类和哺乳类等恒温动物的出现创造了条件。

1. 单细胞动物阶段

单细胞动物是动物界中最低等、原始的类群。现存的原生动物和这一阶段的祖型很相似。当元古代异养型原核生物演化为古原生生物类群，其中有一部分由于外界条件的影响，体内没有叶绿素，营异养型的同化作用，发展成为单细胞动物。

2. 具有组织分化的阶段

单细胞动物在进化过程中，向着两个不同的方向发展。一支是细胞本身的分化，现存的原生动物，就是其后裔;另一支则发展为多细胞动物。

多细胞动物即后生动物。其起源的最基本形式是通过单细胞群体发展而来。所谓群体，是指一群同形的单细胞有机体通过构造上的联系或分泌物质而连在一起，其中每一个细胞都能独立生活，如某些群体的鞭毛纲动物，团藻（Volvox）等。

群体的进一步发展，可能是个别细胞的特化，导致生理上彼此依赖，这些细胞不再是独立生活的细胞，群体也就变成多细胞的有机体。现存的海绵动物，代表着最原始、最低级的多细胞动物类型。

随着多细胞动物的出现，动物体制也相应发生了演变，处于组织分化阶段的动物，多表现为**辐射对称**（**redial symmetry**），这种体制与它们营固着或漂浮的生活方式有关。

3. 具有器官系统分化的阶段

由组织分化阶段向前发展，便进入器官系统的形成和发展阶段。在器官系统形成和发展的过程中，还伴随着其他的变化，如三胚层的分化、两侧对称体制的形成、体腔和体节的出现，以及器官系统的进一步复杂化和完善化等。现存的扁形动物以上的高级无脊椎动物属之。

（1）中胚层的产生及其在进化上的意义　　动物在进化过程中，细胞数目不断增多，形成了排列在内外胚层之间的中胚层。由于中胚层的出现，引起了一系列组织、器官系统的分化和发展，使机体从组织水平达到器官系统水平，从而促进了新陈代谢，为器官系统的进一步分化和发展提供了条件。现存的扁形动物中的涡虫（Planaria），就反映着这一阶段的结构。

（2）两侧对称的产生及其在进化上的意义　　动物从辐射对称体制过渡到更高级的**两侧对称**（**bilateral symmetry**）体制，使动物进入一个更高的分化阶段和获得更广泛的适应性，在进化上具有重要的意义。两侧对称是指通过动物身体的主轴或矢状轴才可把身体分为基本上对称的两部分。现存的扁形动物以上的绝大多数动物类群包括人类，都属于这种体制。

两侧对称的形成，可能与动物由水中漂浮或固着生活过渡到水底爬行的生活方式有关。由于身体沿着一定方向爬行，使身体分化出前后、左右、背腹，从而在形态和功能上有了区别。腹部司运动，背部司保护，神经系统和感受器逐渐向前端集中，运动也就由不定向变为定向，利于适应复杂的环境，为动物从水生过渡到陆生创造了有利条件。

（3）体腔的出现及其在进化上的意义　　原始的三胚层两侧对称动物再向前发展，随着中胚层细胞的不断增加，体层中间可能出现腔道，即体腔，其中充满体腔液。细胞组织所需要的营养物质，可以由营养器官和呼吸器官经渗透作用进入体腔转运，而代谢废物

也可由体腔液带出。

最先出现的体腔位于体壁中胚层和脏壁内胚层之间，称为**原体腔**（**primary coelom**），又称**假体腔**（**pseudocoelom**），相当于胚胎时期的囊胚腔，只有体壁中胚层，而无脏壁中胚层和**体腔膜**（**peritoneum**）。现存的线形动物，属于这种体腔（图5-6）。

另有一些动物的体腔，则位于中胚层和中胚层之间，其体壁和脏壁上都有肌肉层和体腔膜。无论从系统发育或个体发育上看，都比原体腔出现得迟，故称为**次生体腔**（**secondary coelom**），或称**真体腔**（**true coelom**）。现存的环节动物等，属于这种体腔。

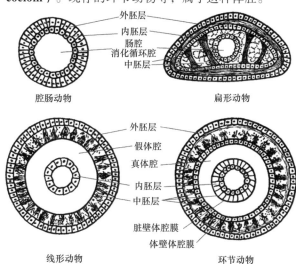

图5-6　4类现存无脊椎动物体层体腔结构示意图

在进化过程中停留在仅具原体腔的一支动物，是进化系统上的一个盲支。而具有真体腔的一支，在进化上则有极重要的意义。首先，真体腔的出现使脏壁形成了来源于中胚层的肌肉层，包围在肠上皮的外面，大大加强了消化管的蠕动能力，加强了食物向消化管后端的移动，使肛门成了消化生理上的重要孔道，促进了消化管本身在形态和机能上的分化，提高了代谢水平。其次，真体腔的形成促进了循环系统的出现，从而加强了氧化机能和运动机能。体腔内充满体腔液，体腔液具有与循环系统共同完成体内运输的功能，从而提高了物质运输的效能。在有些动物中，出现了具有原始心脏功能的器官，现存的某些具开型循环系统的动物，如节肢动物，多少反映了这一发展阶段；而另一些动物，这种原始心脏又通出许多小管，使体腔液更有效地依一定的路线流动，这些小管就是原始的血管。再进一步，心脏和血管内的液体和体腔液分开，血管内的循环不再流到体腔里去。现存的环节动物，反映了这一进化阶段。

（4）体节的出现及其在进化上的意义　　某些动物在进化过程中，胚胎或幼虫期出现分节现象

（metamerism）。分节现象是指动物体内的某些器官或构造沿着中轴重复排列，形成了彼此相似的**体节（metamere）**。最初出现的体节外形相似，某些器官按节重复排列，称为**同型体节（homonomous metamerism）**，如现存的环节动物蚯蚓（*Pheretima* sp.）等。同型体节的出现，使动物体可依纵长方向发展，同时也提供了局部性活动的可能性。体节的进一步发展，是前后端的体节在形状和机能上有了分化而形成了**异型体节（heteronomous metamerism）**。现存的节肢动物等，就反映了这一特征。异型体节的生理分工更为显著，多种器官系统位于一定的体节内，往往相互愈合，分别发展为头部、胸部和腹部。节肢动物由于出现了头、胸、腹的分化，使之对外界的感觉较灵敏，运动更精确，因而适应性更强，成为无脊椎动物中最高级的类群。

（5）后口的出现及其在进化上的意义　真体腔出现之后，动物界就向原口和后口两大支分化。所谓**后口（deuterostoma）**，是指胚胎发育在原肠期的后期，与原口（胚孔）相反的一端，内外两胚层相互紧贴，最后穿成一孔，成为幼虫的口，后口则变为幼虫的肛门。这种在发育过程中胚体另外形成的口，称为后口。现存的棘皮动物、半索动物等属之。其余的都是以原口（胚孔）形成口的原口动物。后口动物与脊索动物口的形成方式是一致的。后口的出现，在进化上反映了棘皮动物和脊索动物可能来自同一祖先。

4. 具有脊索或脊椎的阶段

从单细胞动物发展到有器官系统分化动物的过程，虽然其形态结构千差万别，但并没有在体制水平上发生变革性的重大进展。

当动物进化到更高级阶段时，形态结构的明显变化是动物的支架结构，外骨骼消失了，而出现了高等动物特有的内骨骼。内骨骼在进化上的意义，在于它能有效地支持身体，但又不阻碍动物体积的增大。现存的脊索动物属于这一发展阶段。

脊索动物可分为三个亚门：**尾索动物亚门（Urochordata）**、**头索动物亚门（Cephalochordata）**和**脊椎动物亚门（Vertebrata）**。脊索动物具有区别于所有无脊椎动物的三大特征：①具有支持身体的脊索，至少在胚胎期存在；②具咽部鳃裂，低级水生类型终生保存，高等类型仅在胚胎期出现；③具中空的背神经管。

从进化的规律看，脊索动物是从无脊索动物进化而来，但这过程要经历许多中间类型阶段。原索动物虽然体型各异，但都不同程度地存在着脊索动物的三大特征，而这些特征也是脊椎动物在其个体发育过程中所具有。因此，脊椎动物与原索动物有共同的祖先，

即原始无头类。后来再演化出前端具有脑和感觉器官的原始有头类，成为脊椎动物的祖先。

脊椎动物的演化，与其生活环境息息相关，大致可分三个阶段。

1）水生演化阶段——鱼类的起源和演化：从原始无头类演变为**有头类（Craniata）**，原始有头类在进化中分为两支：一支较原始，无上下颌，称为**无颌类（Agnatha）**，如出现于奥陶纪的甲胄鱼。现存的七鳃鳗（*Lampetra japonica*）等少数种类，营体外半寄生生活。另一支产生了上下颌，能主动地生活，成为鱼类的祖先。

最早的原始有颌类是盾皮鱼类，出现于古生代的志留纪，与此同时，分化出原始软骨鱼类，进而演化为原始硬骨鱼。硬骨鱼类一开始就向两个方向发展。一支是没有内鼻孔，偶鳍基部没有发达的肌肉，不能脱离水生环境，现存的大多数硬骨鱼属之；另一支进化为总鳍鱼类和肺鱼类，具有内鼻孔，有囊状的肺可直接呼吸空气，偶鳍基部有发达的肌肉以在水底支撑身体，或在湿地爬行，可能由于古生代干旱气候的变化，使一部分总鳍鱼类从水中爬到陆上生活，发展成为原始的四足动物。

2）从水生过渡到陆生阶段——两栖类的起源和演化：从水栖生活转入陆栖生活的过程中，动物体结构有极大的变化，如鳃呼吸变为肺呼吸；循环系统由单循环变为双循环；偶鳍变为能支持身体的四肢；脊柱的分化使具有能转动的头部等。古总鳍鱼类身体的结构，就提供了这种演化的内在条件。

3）陆生演化阶段——羊膜动物的起源和进化：脊椎动物从水生过渡到陆生，必须解决陆上生存和种族延续这两个基本问题。两栖类初步解决了一些与陆生生存有关的矛盾，但仍须回到水中繁殖，并没有从根本上摆脱水的束缚。到了古生代石炭纪末期，由于地壳出现了很大的变动，许多地区气候变为干燥和寒冷，松树和苏铁类出现，并取代了湿生植物。动物要适应这样的环境，身体结构就要发生重大的改变，以防止水分的蒸发，胚胎发育方面也要有好的保护机制，从而由古两栖类中演化出一支具有羊膜卵的动物，获得了陆地繁殖的能力，成为真正陆栖的爬行动物。由于爬行动物具有角质化皮肤以防止水分蒸发，有陆上生殖的能力和比较发达的大脑等，在与两栖类的生存竞争中占优势，到了中生代，就成为陆栖脊椎动物。而后，由古爬行动物进一步演化出鸟类和哺乳类两支恒温动物。由于爬行类、鸟类和哺乳类的胚胎都有羊膜结构，统称为**羊膜动物（amniota）**。

羊膜动物都有羊膜卵。卵外包有司保护的卵壳，卵内含有丰富的卵黄，保证了胚胎发育的营养供给。在胚胎发育过程中产生**羊膜（amnion）**，即在胚胎早期胚胎向上发生环状的皱褶，从背方包围胚体之后互

相愈合打通，在胚胎外构成羊膜腔和胚外体腔。羊膜腔的壁，称为羊膜，胚外体腔的壁，称为**绒毛膜**（chorion）（图5-7）。羊膜腔内充满羊水，保证了胎儿在胚胎本身的水域环境中发育，避免了陆地的干燥和机械损伤。羊膜卵的出现，动物才真正取得了向陆地纵深发展的主动权。这也是中生代爬行类在地球上占统治地位的重要原因之一。

原始爬行类不仅演化出爬行纲的各种类型，而且也演化出日后发展为鸟类和哺乳类的古爬行动物。到了中生代末期，地球发生了强烈的地壳运动（造山运动），气候变冷，使植物类型发生了改变，被子植物出现并居于优势，给狭食性的古爬行动物带来严重的威胁，加上鸟类和哺乳类等恒温动物的兴起，使之在生存竞争中处于劣势，导致大量灭绝。

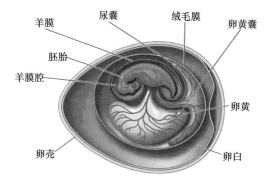

图5-7　羊膜动物图解（引自杨抚华，2007）

鸟类是从中生代侏罗纪的一种古爬行动物进化而来的，其直接祖先尚未查明。化石**始祖鸟**（*Archaeopteryx lithoraphica*）自1861年首次在德国发现，迄今共出土7个标本。其特点是前肢变翼，指端具爪，尾特长，有牙齿，近似爬行动物。近年来，先后又在印度、美国、朝鲜和我国发现类似的古鸟化石。特别是我国山东发现的孔子鸟并有羽毛，更为难得，出土于晚侏罗纪地层中，距今约1亿4千万年。这些资料，可以作为爬行类和鸟类过渡形态的佐证。鸟类与爬行类比较，具有很好的进化特征，其中最重要的是由变温变为恒温，这是进化史上的又一大飞跃。在脊椎动物中，只有鸟类和哺乳类是恒温动物，它们具较高而稳定的新陈代谢水平和调节产热和散热的机制，使之体温保持相对的稳定，大大减少对外界环境的依赖性。

哺乳类的起源比鸟类还早，是在中生代初期从兽形爬行动物演化而来的。其直接祖先是**兽孔类**（therapsid），在进化中分为两支：一支发展为现代的**原兽亚纲**（Prototheria），另一支发展为**后兽亚纲**（Metatheria）和**真兽亚纲**（Eutheria）。真兽亚纲的主要特征是具有真正的胎盘，故又称有胎盘类。最早的有胎盘类是古食虫类，后来发展为现代哺乳动物中的多数目和原始猴类及古猿，最终发展为现代的猴类、类人猿和人类。

现存的哺乳动物有17目。我国常见的有**食虫目**（Insetivora）、**翼手目**（Chiroptera）、**啮齿目**（Rodentia）、**食肉目**（Carnivora）、**奇蹄目**（Perissodactyla）等。哺乳动物是动物界中最高级的类型。其主要特征表现在：具有发达的神经系统和感受器官，尤其以大脑最为发达，表现在质量、体积增加和表面沟回的增多。大脑皮层主要为新脑皮构成，属胎生、哺乳的羊膜动物。胚胎在母体的子宫内发育，胎儿借脐带通过胎盘与母体联系，吸收营养和排出废物。母体有乳头，产后的幼子以母体的乳汁哺育。这就保证能在不同的环境中繁衍后代，大大提高了成活率；恒温，其体毛或皮下脂肪发达，并通过汗腺分泌液来辅助调节体温。恒温与呼吸和循环系统的完善化有关。肺的构造复杂，特别是体腔中具有膈肌。膈的存在，加强了呼吸功能。心脏也为复合式心脏。由于恒温使之大大减少对环境的依赖性。

五、从古猿到现代人

人类怎样起源?大自然的一代骄子如何诞生?这一问题早就困扰着我们的先贤，难怪流传着许多耐人寻味的神话和臆测。在我国古代，传说人类是盘古开天辟地死后的精灵变化而来的，另外一个神话故事则说人是女娲用泥土捏出来的。在古埃及，相传第一批人是神用陶土塑造的。在西方，《圣经·创世纪》说：上帝按照自己的样子，用地上的尘土造成了有灵的活人，名叫亚当。然后，取下他的一根肋骨，造成一个女人夏娃。

然而，神话毕竟不是事实。大量科学研究表明，早在虚构的上帝之前千百万年，在生物进化大军中，就有一支古代猿类，通过长期的进化发展成为人类的初祖。

（一）人在自然界的位置

早在18世纪，英国生物学家赫胥黎首次提出人猿同祖论。1871年，达尔文发表了《人类起源及性的选择》一书，再次肯定人猿同祖论（图5-8）。

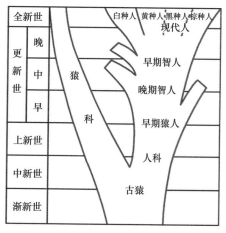

图5-8　人类系谱图（引自杨抚华，2007）

人类由动物分化而来，在分类学上，隶属于动物界的脊索动物门脊椎动物亚门哺乳纲灵长目人科人属。对此，科学上已有大量证据。

1. 人类和动物一脉相承

从进化的观点看，人类是古猿的后裔，具有哺乳动物的基本特征，如恒温、胎生和哺乳。从解剖学上看，人体的器官结构，如骨骼、心脏、神经和消化系统等，与哺乳动物如出一辙。人体一些退化的痕迹器官，如阑尾、耳肌、毛发和尾巴等，偶尔还会出现全身被毛、具有多乳头或长尾巴等返祖现象，这是人类起源于动物的直接证据。从胚胎学上看，人类和脊椎动物一样，都从受精卵开始，经过卵裂、囊胚、原肠胚、神经胚和器官分化等过程。人类胚胎发育的过程就是动物系统发生的重演。从生物化学上看，人类和其他脊椎动物的许多蛋白质和酶类的氨基酸序列有着同源顺序。所有这些，都表明人和动物有着千丝万缕的血缘关系。

2. 现代类人猿提供了旁证

关于人猿同祖，还可以从现代类人猿身上找到蛛丝马迹。现存的类人猿已知有 4 种，即大猩猩、黑猩猩、猩猩和长臂猿，在形态、结构、生理、病理和胚胎发育等方面，都表现出与人类有着密切的血缘关系。从外形上看，类人猿都没有颊囊、臀疣和尾巴，脸无毛，牙齿数目和人类相仿，并具有与人类相似的耳郭和四肢、皮纹和指（趾）甲，前后肢有一定分工，能半直立行走等。在生理生化上，雌猿的月经期和胚胎期与人类相似，ABO 血型也大致相同。黑猩猩和人的基因极为相似。人类的染色体 23 对，3 种猩猩为 24 对。在病理上，人与猿有许多共患病，并有相似的病理过程。在胚胎发育上，都有相似的胎盘和胚胎发育过程，只是在胎儿发育的后期才能分辨出来。凡此种种，都提示了现代类人猿是人类的近亲。

3. 人类超越动物界

从生物学的角度看，人类起源于动物界，具有动物的一般特征，属于动物的范畴，作为一个物种与其他动物相区别。从社会学的角度看，人又不是一种普通的动物。生物学规律在人类的发展过程中，已退居到次要的地位。人与动物既有血缘关系又有本质的区别。人类并非像柏拉图所说的"是长着两条腿的没有羽毛的动物"。人与动物的本质区别就在于：不仅具有生理学的内涵，并且具有社会的和精神的内涵。也就是说，人具有社会性、语言和意识，能进行生产劳动，能自觉地、有目的地参与创造和改变社会生活的活动。

（二）人类发展的阶段

从古猿进化到人，从上古人发展到现代人，是一个有一系列过渡环节的漫长的进化过程（图 5-9）。

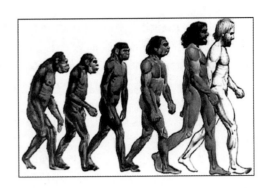

图 5-9 从古猿到人（引自杨抚华，2007）

1. 从猿到人的过渡时期

这个时期开始的标志是猿能两足直立行走，完成的标志是猿开始制造工具，社会形成。关于人猿分道扬镳的时间，目前学界尚有争议。

（1）腊玛古猿的积疑 化石资料表明，灵长类早在 6000 万年前已存在。大约在距今 3000 万年前的古近纪渐新世，灵长目已分化出猴类和猿类。第一批猿类叫古代类人猿，也叫森林古猿，是人类和现代类人猿的共同祖先。按照传统的说法，人类的早期祖先是大约在 1400 万年前，由森林古猿演化而来的腊玛古猿。腊玛古猿化石最早在印度发现，以后在欧洲、非洲也相继发现，但发现的只是牙齿和颌骨。据推测，腊玛古猿是一种地面草食动物，脑容量约 300ml，并能初步直立行走，形态结构不同于古代类人猿和现代类人猿。20 世纪 80 年代，人类学家又先后在巴基斯坦和土耳其发现了较为完整的腊玛古猿化石，显示出它的上颌骨呈 "V" 形，根本不是两足能直立行走的猿，更不是原始的狩猎-采集者。自此，腊玛古猿的人科地位就被彻底否定了。

随着分子生物学的研究进展，近年来，科学家对现代类人猿与人类的基因和血清蛋白的结构进行了比较研究，结果表明：人猿的最初分歧时间在 600 万～500 万年前，这与从腊玛古猿化石资料所得出的 1400 万年前相去甚远。这就提示我们必须重新寻找人猿分歧的证据，因为人们对人类起源的认识总是随着新化石的发现和新思维的发展而改变的。

（2）亦人亦猿的南方古猿 20 世纪初，人类学家曾在非洲南部发现一个似人似猿的头骨化石，定名为南方古猿。进入 20 世纪 60 年代以后，在非洲又先后发现了大批 300 万年以上的南方古猿化石。从化石资料看，已有了前后肢的分工，直立行走，脑量增大，并能利用天然工具和制造简单工具，完成了从猿到人的决定性的一步，认为可能是人类的直接祖先。

美国人类学家又在东非发掘出 50 件骨骼化石，确证那里是距今 440 万年前南方古猿的遗迹，被认为是最古老的原始人化石。但是，一个国际研究小组在中非的乍得发现了人类历史上最古老的头骨"托迈"，被认为可能是开启从古猿到智人的进化之门的最早的人科动物之一，使人类起源向前推至 700 万年前，从而向传统的人类进化的树状结构提出了质疑。

（3）人类的发祥地　　人类的摇篮在哪里?这是长期以来悬而未决的问题。根据各方面资料判断，人类诞生于非洲或亚洲的可能性最大。

早在 19 世纪，达尔文曾根据非洲拥有最接近人类的黑猩猩和大猩猩，推测人类起源于非洲。1901 年，一位荷兰籍的解剖学家，在爪哇发现了一种直立猿人的遗骨化石，但由于爪哇猿人的脑量过小，同时也没有发现共存的石器以资佐证，因此它的归属就成为人类学界争论的焦点。直到 1929 年，中国科学家发现了北京猿人头盖骨化石及同存的石器，从而为人类的亚洲起源说提供了有力的证据。然而，自进入 20 世纪 60 年代以来，在非洲发现了大批 300 万年前的南方古猿化石，特别是在东非发现的距今 440 万年和 400 万年化石的地猿和南方古猿湖畔种，从而又为非洲起源说的论断提供了依据。

然而，也有学者认为人类非洲起源说的结论为时尚早。在亚洲，特别是我国青藏高原东部地区和长江中下游一带，在人类起源的关键时期基本上是温暖潮湿的，已经知道当时有多种古猿在此生存繁衍。从理论上说，那里很可能是亚洲和中国古人类的发祥地。1997 年，我国已开始启动找寻 200 万年前或更早人类的"攀登项目"，此后在安徽繁昌发现了更新世初期的石器和骨器，还在龙骨坡出土了一大批巫山人石器，为证明中国古人类生存最早时间可能在 200 万年前提供了间接证据。

2.人类发展的历程

人类诞生之后，便进入了人类发展的历程。过去一般把人类的发展分为猿人、古人和新人 3 个阶段。近年来，通过对世界各地发现的大量人类化石的研究，对人种各级的分类阶元作了较大的变动，通常把过去各地发现的猿人化石，根据其形态特点都归入一属一种，即直立人。猿人与其之前的南方古猿是属的差异，与其之后的古人和新人则是同属异种。根据人科的种属组成，人类发展的过程大致可分为 4 个阶段。

第一阶段是早期猿人阶段。这一阶段的猿人已具有人的基本特征，能直立行走和制造简单的砾石工具，脑量较大，但尚带有许多原始性质，如吻部突出，无下颌，头盖骨低平，额后倾，外貌似猿。他们大约生存于距今 300 万～150 万年前或更早时期。更新世早期以前能够制造工具的各种类型的猿人也属于此列，如 1960 年陆续在非洲发现的"能人"和 1992 年发现

的"1470 号人"。此外，在我国的下更新统地层也有所发现。

第二阶段是晚期猿人阶段。这一阶段的人类脑量继续增大，已能直立行走。在文化上，已能制造较进步的旧石器，并开始用火，但仍保留着一些原始特征，如眉嵴粗壮，吻部突出等。晚期猿人生存于距今 200 万～20 万年前。这一阶段的化石，在亚洲、非洲和欧洲均有发现。在我国发现的有北京猿人、云南的元谋猿人和陕西的蓝田猿人等。其中，北京周口店的北京猿人遗址是迄今发现的材料最丰富的猿人遗址。

第三阶段是早期智人阶段。这一阶段的人类已具备与现代人更接近的特征，但仍带有某些原始性质，如眉嵴很突出等。在文化上，已能制作标准化的石器，狩猎经验较丰富，并能人工取火。早期智人生存于距今 30 万～5 万年前。其化石在亚洲、非洲和欧洲的许多地区发现。在我国发现的有广东的马坝人、湖北的长阳人和山西的丁村人等。

第四阶段是晚期智人（或新人）阶段。晚期智人已近似现代人。在文化上，已有雕刻和绘画艺术，并出现了装饰品。生产力进一步发展、出现了复合工具。晚期智人出现在 5 万～4 万年前，分布于亚洲、非洲和欧洲的广大地区，美洲和大洋洲也有发现。在我国发现的有广西柳江人、四川资阳人、内蒙古河套人和北京龙骨山山顶洞人等。

3. 现代人种的分化

现代人，指的是近 1 万年来的人类。由于新人所处的地理气候条件不同，从而形成了肤色、发型、发色、眼色等体质特征不同的人类种族（人种）。大多数人类学家把人类分成 3 个或 4 个主要人种，3 个主要的人种为：黄种或蒙古人种（亚美人种）、黑种或尼格罗人种（赤道人种）和白种或欧罗巴人种（欧亚人种）；分为 4 个主要人种，则是从黑种中又分出棕种或澳大利亚人种。人种是在人类历史发展过程中，在一定区域范围内形成的。现存的不同人种，都属于新人阶段的现代人，在分类学上是同属同种。不同人种的智力发展一样，没有优劣之分，相互间可以通婚，并生育出正常的后代。

4. 现代人的起源

当今，人类学研究除了上述的人类起源外，另一个热点则是现代人的起源问题。它是研究现代人（确切地说是晚期智人）最初是在何时何地由上古人变化而来的。

目前，关于现代人的起源，学术界有两种假说。其一，夏娃假说，这是基于分子生物学研究提出的假说，也称为基因说。它是通过对世界各地不同人种妇

女的胎盘中提取 DNA 进行分析研究，认为现代人种都起源于20万年前生活在非洲的共同祖先，其后裔大约在13万年前走出非洲，完全取代了原来居住在亚洲和欧洲的人群。按照这种假说，中国大约在10万年前的古人类已全部灭绝，而今的中国人都是那位非洲"夏娃"的后代。这一假说一经问世就风靡全球，并且得到不少遗传学家的支持。其二，许多古生物学家和人类学家则提出"多地区进化"假说。认为现代人是分别起源于4个不同的地区，是一个相当复杂而多样化的过程。中国人并不是非洲夏娃的后代。这个学说主张以人类化石和遗物、遗迹作为显示现代人起源历史的直接证据。认为夏娃假说毕竟只是采用分子生物学的间接手段，从现代人的变异来推测历史未必可取。主张这一假说的我国学者，曾通过对中国、非洲和欧洲人类化石进行比较和研究，总结出中国古人类的发展模式为"连续进化附带杂交"。研究表明，我国古人类有一系列的共同特征，包括面部较扁平，鼻梁较塌陷，眼眶呈长方形，颧部下缘呈弧形和上门齿呈铲状等。同时，中国旧石器时代中晚期和晚期的文化并没有中断的现象。如果按照夏娃假说，那么，由非洲经西亚至东亚的新移民势必会带来西亚熟用的"莫斯特型技术"，从而必然导致其与中国早期古文化间的巨大反差，但是这种现象并没有发生，这就有力地证明了古人类在我国是土生土长的，是依循着"连续进化模式"进行的。为此，学者们主张，应积极寻找和充实距今10万~4万年的人类化石及遗物，这对于进一步阐明现代人的起源具有重要的意义。

六、生物界的进化系统树

综观上述，生物是循着一定的进化规律进化发展的。为了简明地表示生物的进化历程和亲缘关系，生物学家将各类生物放在一种有分枝的树状图表上，这就是**系统树（phylogenetic tree）**，又称**系谱树（genealogical tree）**。

系统树的最基部，是最原始的类群，沿着树干发出分枝。各枝的末梢，就是现存的类群。分枝越往上，生物越高等。系统树生动地说明，现存的动物和植物都来自共同的祖先，它们之间有或近或远的亲缘关系。现以动物进化系统树加以说明（图 5-10）。

从系统树看出，动物界、植物界都从原始单细胞生物进化而来，然后分道扬镳，原始鞭毛虫一方面演化为原生动物，另一方面则发展为原始多细胞动物。后者又分两支：一支发展为处于细胞水平的海绵动物；另一支发展为两胚层辐射对称动物的祖先。从这种祖先一方面发展为有组织分化的腔肠动物，另一方面发展为三胚层两侧对称动物的祖先，再发展出许多较高等的类群。根据其胚胎发育中口的形成方式，可分为原口动物和后口动物两大支。从原始原口动物演化出扁形动物、线形动物、软体动物、环节动物和节肢动物，其中软体动物和环节动物可能来自共同祖先，而环节动物和节肢动物则可能是由原始环节动物进化而来。原始后口动物分为两支：一支演化为棘皮动物；另一支发展为半索动物和原始脊索动物。后者又进化为两支：一支是原索动物；另一支是脊椎动物。脊椎动物最先出现是原始有头类，进而发展为原始无颌类和原始有颌类，前者演化为圆口类和甲胄鱼，后者演化为盾皮鱼类，并进化为软骨鱼类和硬骨鱼类。原始鱼类中的古总鳍鱼或古肺鱼登陆演化为原始两栖类，进而有一支发展为原始爬行类。原始爬行类一方面辐射进化为现存的各种哺乳动物，其中一支灵长类发展为人类。

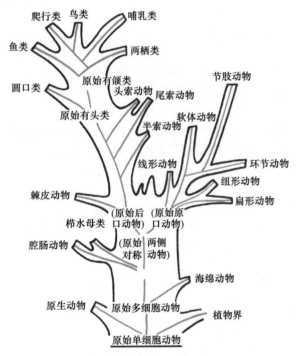

图 5-10　动物进化系统树（引自杨抚华，2007）

以前绘制的进化树主要依据生物比较形态学、地质学和古生物学的资料，未必能反映生物系统的全貌。随着模式生物全基因组测序工作的广泛开展，可以更直接和精确地确定生物的进化关系，近年提出的生命体系的三界学说，即原核生物、古核生物和真核生物，揭示了生命进化树具有三个基本分支，从分子水平反映了生物进化的框架（图 5-11）。

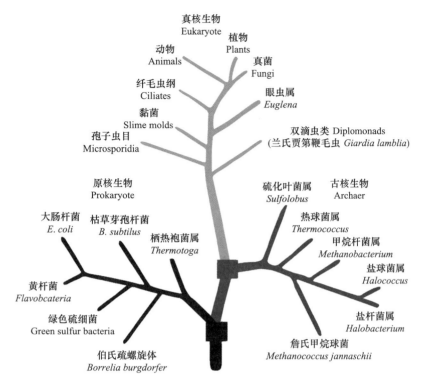

图 5-11 生命分子进化树

第三节 生物进化的机制

生物进化的机制，包括变异的起源、新种形成的步骤及其决定因素和生物进化的方向等。对以上问题，不同学者从不同的角度提出了不同的学说。19 世纪，英国学者达尔文（Darwin）提出了以自然选择为核心的进化学说；20 世纪 30 年代，以 Dobzansky 为代表的现代达尔文主义者，提出了综合性进化理论；60 年代末，Kimura 等提出中性突变进化学说，认为生物进化是中性突变在自然种群进行随机"遗传漂变"的结果，从而使进化论研究由宏观水平进入分子水平。

一、达尔文的自然选择学说

1859 年，达尔文出版了巨著《物种起源》。他提出了以**自然选择学说**（theory of natural selection）为核心的进化论。其基本原理，是在**人工选择学说**（theory of artificial selection）和**生存竞争**（struggle for existence）原理的基础上总结出来的。

（一）人工选择学说

达尔文通过精细观察得出结论：所有栽培植物和家养动物都起源于野生种，是通过长期人工选择而形成的。人工选择的过程，就是人类对那些野生种在家养条件下，产生的各种变异进行挑选，并不断保存积累对人类有利的微小变异，产生新的生物类型的过程。

人工选择的实质，就是人对动植物变异的去劣存优。它包括三个要素：变异、遗传和人对变异的去劣存优。

（二）自然选择学说

达尔文从研究人工选择，特别是无意识的选择中，体会到自然界也有类似的选择过程，即自然选择的作用，从而建立了自然选择学说。其基本论点是如下。

1. 生存竞争和自然选择

达尔文发现，地球上的生物普遍存在高度的繁殖率，但食物和空间又是有限的，因此，就有可能出现**繁殖过剩**（overproduction）现象，而事实上只有少数个体能够发育到成体并留下后代，使各种生物的数量在一定时期内保持相对的稳定性。从这两项前提出发，达尔文推论，生物相互间、生物和无机环境之间，存在着相互依存、相互制约的密切关系，这种关系称为生存竞争。

生存竞争包括三个内容：生物和无机环境的斗争、生物种内斗争和种间斗争。

达尔文认为，在自然界的生物种群里，由于环境条件的改变，会引起生物特性发生连续性的微小变异。变异有一定变异和不定变异之分。**一定变异**（definite variability），是指在同样条件作用下，同一祖先的后代个体基本上都向着一个方向发生相似的变异。**不定变异（indefinite variability）**，是指来自同一亲本或有相似来源的不同个体，在相似条件下发生不同的变异，使生物普遍存在个体差异，有些变异对生存有利，有些则对生存不利。在生存斗争中，有利变异的保存（适者生存），不利变异的淘汰（不适者淘汰）的过程，称为自然选择。

2. 性状分歧和新种形成

生物进化的根本问题，是物种的形成问题。达尔文的物种形成原理是性状分歧，即同一祖先的后代，在不同的条件下，以微小的不定变异为原料，逐渐分化成不同的生物类型。按照达尔文的观点，在自然选择的作用下，不同的变异会逐渐积累起来，成为若干变种（或亚种），变种之间是连续的，即两个极端变种之间有许多中间类型。两个极端变种更能适应环境，在生存竞争中被保存的机会最多，会逐渐发展成为两个不同的物种。

二、现代达尔文主义进化学说

现代达尔文主义（modern Darwinism），又称为**综合性进化理论（synthetic theory of evolution）**，它是20世纪30年代由Dobzansky和Wright根据遗传学的研究成果提出的。这个学说认为，进化是在群体中实现的，进化原材料是突变，生物类型改变的遗传基础在于群体中基因频率的改变，通过突变和自然选择的综合作用，并在隔离的条件下，导致新种的形成，从而把进化论的研究深入到基因水平。

（一）突变是进化的主要原材料

可遗传的变异，是自然选择的基础。其来源主要有两类：一是基因重组合，二是突变。

1. 基因重组合

由于亲本一般具杂合性，通过有性生殖必然会产生基因的重组合。在形成生殖细胞的减数分裂过程中，同源染色体要发生联会和分离，非同源染色体之间要自由组合。在联会过程中，一些同源染色体的非姐妹染色单体之间的基因互换，又增加了生殖细胞中染色体组成的差异。因此，通过受精作用，必然会形成多种多样的基因型，从而产生丰富的可遗传变异，大大增加生物进化的可能性。

2. 突变

突变是遗传物质的变化，包括染色体畸变和基因突变。突变比基因重组合更为重要，因为如果没有突变形成不同的等位基因和复等位基因，就不可能发生基因重组。所以，突变是生物进化的原材料。

（二）种群基因库的变迁是进化的根据

综合性进化理论是对达尔文进化论的重要补充之一，就是认识到物种进化的基本单位是种群而不是个体。

1. 种群基因库的相对稳定性

自然界的生物种群，特别是由有性生殖产生后代的生物种群更具有**杂合性（hybridity）**，是遗传混杂的个体类群。各种群的基因库，是由该种所含基因总数和各位点等位基因总量决定的。物种的系统发生历史越长，则其种群基因库容量越大，总基因数也越多，如病毒只有几个至几十个基因，而人类则有3万多个基因。在一定的条件下，种群的基因库具有相对的稳定性。

2. 种群基因库的变迁

种群基因库的遗传平衡，只能是暂时的和相对的。种群包含着各种基因型的个体，这些个体都在随机交配中实现世代更新，种群基因库里的基因在这过程中进行流动和更新。种群基因库变迁的动因，主要有突变、基因迁移、遗传的随机漂变和选择性生殖。

（1）突变　　突变是新型等位基因产生的源泉，生物进化的主要动因。如果基因A经常突变为等位基因a，那么种群中A基因的频率就会降低，而a基因的频率就会增加。

（2）基因的迁移　　当一个种群的个体迁到另一个种群去时，这两个种群基因库内的各种等位基因的相对频率将会发生改变，改变的大小取决于两个种群间基因频率的差异和每代移入的基因的比例。

（3）遗传的随机漂变　　是指基因频率在小群体里的随机增减现象。由于在小群体里，个体数目少，不可能完全随机交配，基于机遇的关系，群体中基因频率呈较大幅度的变动。随机的遗传漂变，可使中性的基因，即不受选择影响的基因固定或消失。

（4）选择性生殖　　完全随机的交配，是不存在的。选择性生殖表现有：个体之间的杂交不是随机的，而具有性选择；不同个体所产生的后代数目往往不等，即生育力有差别；不同的个体生存的机会不同，不能生存的个体，就不利于生殖。这种因生殖作用具有选择性而引起的基因频率改变，是变异发展的重要因素。

（三）自然选择的主导作用

自然选择的主导作用，是通过增减个体的适合度，定向地改变种群的基因频率，从而改变生物的类型。基因频率的定向改变，主要取决于生殖作用的选择性。自然选择总是保存有利于生存和繁衍的个体和基因组合，而淘汰不利于生存和繁衍的个体和基因组合。自然选择随时随地都在调整着生物与环境的关系，改变着群体内的基因组成。但是，自然选择对于不同的生物种群来说，作用效率和强度是不同的，通常称之为**选择压力（selection pressure）**。环境条件越恶劣，选择压力就越大；一种基因突变越有害，对生物的生存和繁殖越不利，选择压力也越大，其频率就越低。当选择压力减轻时，适应较差和适应较好的基因型都可生存，种群迅速扩大，并在大致相同的条件下进行竞争，导致种内变异增加和物种的分化。

（四）隔离是新种形成的必要条件

种群基因库的变迁，为生物新类型的产生提供可能性。而新种的形成，还必须通过隔离。隔离主要有地理隔离和生殖隔离两种。

1. 地理隔离

地理隔离是指由于某些地理条件，如海洋、河流、高山或沙漠的阻隔，使分布于不同区域的同一物种的不同种群难以互相迁移，造成种群的生殖隔离，不能进行基因交流。由于不同种群所处环境不同，各自通过基因突变、重组和染色体畸变等，在选择作用下形成不同的**地理宗（geographical race）**或亚种，或进一步再分化为不同的物种。

2. 生殖隔离

生殖隔离是指在正常条件下，亲体不能杂交或杂交不育。其原因很多，如性成熟不一致，生殖器有差异、染色体的数目和结构有别等，如马与驴能交配生育，但子代骡却不育。

三、中性突变进化学说

分子生物学迅猛发展，使人们有可能直接从分子水平研究进化过程。日本学者 Kimura（1968）提出中性突变理论，认为生物进化是中性突变在自然种群中随机遗传漂变的结果（图 5-12）。

（一）生物进化是中性突变在自然种群中随机遗传漂变的结果

从分子水平看，绝大多数的突变是中性或近中性的，它不会影响核酸和蛋白质的功能，对生物个体的生存既无害处，也无益处。中性突变包括同义突变、错义突变和非功能性 DNA 序列中发生的突变。分子进化的核心，是中性突变，而并非有利突变。而生物进化，则是中性突变在自然群体进行随机遗传漂变的结果。中性突变所造成的不同基因型，对生物体的生活力和可育性都没有影响，因而自然选择就失去了对象。因此，当一个生物体的 DNA 分子中出现了中性突变，既不提高，也不降低它在一定环境中的适合度。群体里的基因型变化、种群的分化和形成，主要是遗传漂变的结果。

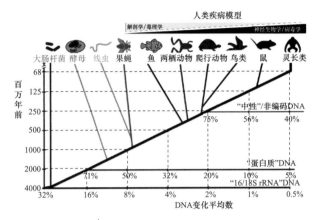

图 5-12　DNA 分子中性突变与进化

（二）进化的速率由中性突变速率决定

中性突变速率，指的是核苷酸或氨基酸的置换率。它对于所有生物几乎都是恒定的。分子种类不同，分子的置换率不同，进化的速率也不同。但是，同一种分子的进化速率在不同物种中都是相同的，而与世代的长短无关。

进化的速率，取决于环境变化的快慢和生物世代的长短，自然选择是一代代起作用的。根据恒定的置换率和不同物种间同种蛋白质分子的差别，可以估计出物种进化的时间，结果同根据化石研究所确定的进化时间十分接近。

Kimura 等从 tRNA 和 5S RNA 的核苷酸组成，计算出真核生物同原核生物的趋异时间为动物和植物趋异时间的 1.5～2 倍，动物、植物是在 12 亿年前分化的，真核生物大约是在 20 亿年前从原核生物分化出来的，这个估计数字同 Hofman 发现的真核微生物化石的年龄是符合的。

小　　结

本章概述了生物的演化历程和进化机制，并从分类学是生物进化的历史总结的观点出发，介绍了生物分类的基本知识。

种是分类学的基本单位，是生物的繁殖单元和进化单元。分类学种、生物学种和多维性种，反映了不同时期、不同学者的不同见解。生殖隔离被公认是区别种的本质属性。种的命名统一采用双名法。学名是由两个拉丁单词或拉丁化的单词组成，其通式如下：

学名=属名+种命+命名人姓氏+命名年份

分类方法有人为分类法和自然分类法两种。

经典分类学侧重于形态学的基础分类。随着生物科学的发展，分类学正深入到亚细胞水平和分子水平。

分类阶元：最基本的有界、门、纲、目、科、属和种 7 级。

生物的系统分类：首先涉及生物分界。本书采用已被广泛接受的 Whittaker（1969）的五界系统和陈世骧等的两总界（六界）系统。

生物演化的总趋势，是从简单到复杂、从低级到高级、从水生到陆生。整个生物发展史，大致分为五个阶段。

生物界的系统发生主要通过两个途径，即多样化和复杂化。多样化是生物种类从少到多，向不同方向发展，分化为众多的物种，即分化进化或称辐射适应。复杂化则是机体水平的提高，是从简单到复杂，从低级到高级的前进运动。随着真核生物的出现，动物界从单细胞到多细胞，从无脊椎动物到脊椎动物，从鱼类到哺乳类，都反映了生物形态和生理机能全面的复杂化。

19 世纪，达尔文提出了以自然选择为核心的进化学说，从表现型水平揭示了生物的进化。20 世纪 30 年代，以 Dobzansky 为代表提出的现代达尔文主义学说，把进化论的研究从表现型水平推进到基因水平。20 世纪 60 年代末，Kimura、King 和 Jukes 等提出了中性突变的进化学说，揭示了基因突变在分子水平上的进化现象及规律。三种进化学说的研究层次不一，其间并不是简单的否定关系，而是互补的关系。

（贵州医科大学 陈汉彬）

复习思考题

1. 什么是种?什么是学名？种与亚种、变种有什么区别？
2. Whittaker 根据什么将生物分为五界?病毒在分类学上处于什么地位？什么是两总界系统？什么是三界学说？
3. 如何区别：①原核生物和真核生物；②原生动物和后生动物；③无脊椎动物和脊椎动物；④原口动物和后口动物；⑤无头类和有头类；⑥无颌类和有颌类；⑦羊膜动物和无羊膜动物；⑧恒温动物和变温动物；⑨猿人和智人？
4. 体制、体层、体腔和体节的形成在动物进化上的意义是什么？
5. 试以生物类型演化的历程，解释生物进化的一般规律。
6. 试述生物进化的机制。

自然界的动物种类繁多，形态千差万别，生活方式各异。但它们都能与所处的生活环境相适应，以保证个体生存与种族延续。器官系统的进化，基本上是沿着分化道路发展的。原来性质一致、机能相同的器官，由于外界条件和内在因素的改变，引起本身机能的分化，产生了构造上的差异，这样就使得这个器官由简单演变到复杂。机能和构造的改变是相互的，机能的改变，促进器官的各个部分相互影响、相互依存的程度加强。使协调各种生命活动的中枢神经系统也分化和发展起来。这样，才能使越来越复杂的动物体在结构和机能上保持完整和统一。

对各种动物的结构和机能进行比较分析时，还应注意**同源器官**（**homologous organ**）和**同功器官**（**analogous organ**）。同源器官，是指那些来源和构造相同，但外形和机能不同的器官，如鸟的翼和蝙蝠的翼膜；马的前肢和人的上肢。同源器官的存在，表明它们是共同祖先发展而来的。同功器官是指机能相同，构造和来源完全不同的器官，如鱼的鳃和陆生脊椎动物的肺；鸟的翼和昆虫的翅。动物的进化，不仅有前进性的从简单到复杂，也有特化或退行性的演化。各类动物的器官系统，如骨骼、肌肉、消化、循环、排泄、生殖、神经等系统的形态结构和生理机能，总的发展趋势是从简单到复杂，不断完善，这是动物前进性发展的主要方向。但是结构的进化，也有趋于简单的，如循环系统中心脏逐渐复杂化和动脉弓逐渐简单化是同时进行的。量的减少不一定就是质的降低，如硬骨鱼类头骨 180 多块，哺乳类头骨仅有 30 多块，数量大大减少，但由于质的提高，对于脑的保护机能反而加强了。因此，必须全面认识动物机体结构和机能的进化关系。

脊椎动物的有些器官，在某些动物中特别发达，而在另一些动物中则显著退化，有时甚至只保留一点痕迹，这些器官称为**痕迹器官**（**vestigial organ**）。这些器官的存在，不仅可以看出各个器官的消长过程，也可以说明该种动物过去的历史，以及和其他动物的亲缘关系。

第一节 体 被 系 统

体被（integument）是指覆盖于整个脊椎动物身体外面的皮肤（skin）及其附属结构。

一、皮肤的结构及其衍生物

皮肤从组织学上可以区分为表皮和真皮两部分。①**表皮**（**epidermis**）为复层上皮组织，位于皮肤的表层，是由外胚层分化而成的。最浅层的表皮细胞角质化死亡而不断脱落，但最深层细胞具有活跃的增殖能力，不断产生新的细胞，并向浅层推移，补充已死亡和脱落的细胞。②**真皮**（**dermis**）位于表皮下面，由致密结缔组织组成，富有胶原纤维和弹性纤维，使皮肤具有较大的弹性和韧性，是制成皮革的主要部分。在真皮内含有较多的血管、神经、色素细胞及各种皮肤腺，包括汗腺、皮脂腺、乳腺和臭腺。**汗腺**（**sweat gland**）为管状腺，下陷入真皮深处，盘曲成团，外包以丰富的血管。**皮脂腺**（**sebaceous gland**）为一种泡状腺，分布于毛囊边，开口于毛囊，分泌油脂经毛囊排出体外。**乳腺**（**mammary gland**）为管泡状腺，开口于乳头。

皮肤衍生物是高等动物的皮肤在进化过程中衍生出的不同形态的附属构造，包括毛、爪、蹄、指（趾）甲等。**毛**（**hair**）是哺乳动物角质化表皮产生的保温结构，分毛干和毛根两部分。毛干露出皮肤外面，毛根埋于皮肤内，毛根末端膨大部分称毛球，是毛的生长点。毛根外被圆筒状的毛囊所包围，毛囊开口于皮肤表面，近开口处有皮脂腺的导管通入。也有人将腺体看做皮肤的附属构造。

二、皮肤的功能

皮肤有保护、分泌、排泄、调节体温和感受刺激等重要生理功能，同时还有吸收、渗透和参与免疫等作用，对维护机体健康具有重要意义。皮肤包被全身，能防止外界物理、化学及微生物对机体的侵害。皮脂腺分泌油脂，用以润滑皮肤和毛发。乳腺分泌乳汁，用以哺育幼体。汗腺可协助肾脏排泄体内新陈代谢的废物。皮肤中分布着丰富的感觉神经末梢和各种特殊结构的感受器，能感受外界环境中冷、热、触和痛等刺激，是重要的感觉器官。皮肤对保持体温的相对恒定起着重要作用。要使体温维持恒定，必须使体内产热和散热两个过程保持平衡，当产热超过散热时，皮肤中血管发生反射性扩张，使流入皮肤的血量增加，通过辐射和传导作用增加热量的放散。但辐射和传导所放散的热量随气温的升高而减少，在炎热的夏天，机体通过汗液的大量蒸发而放散热量，从而使体温保持恒定。

圆口类的皮肤没有角质层，有丰富的皮肤腺。鱼类适于水生生活，皮肤薄而柔软，皮肤腺丰富，分泌大量黏液形成表面光滑的胶质膜，减少了游动时的阻力，真皮鳞发达，加强了保护作用。两栖类皮肤裸露，富于腺体，体表轻微角化，皮肤通透性强，有利于皮肤呼吸。爬行类是真正的陆生动物，皮肤干燥，缺乏腺体，具有来源于表皮的角质鳞片或兼有来源于真皮的骨板。鸟类皮肤薄而松软，缺乏腺体，表皮角化成羽，适于飞翔生活。哺乳类的表皮和真皮均加厚，体表被毛，皮肤腺特别发达，且种类很多。

第二节 骨骼系统

脊椎动物的骨骼系统（skeletal system）是指动物体除体被以外的坚硬部分，可分为**中轴骨骼（axial skeleton）**和**附肢骨骼（appendicular skeleton）**。骨骼具有支持躯体、保护体内柔软器官的功能；它还是肌肉的附着点，能与肌群一起产生杠杆运动。此外，骨腔中的骨髓是动物的造血器官，骨骼对于维持体内无机盐的平衡也有重要意义。

中轴骨骼包括头骨、脊柱、肋骨和胸骨。附肢骨骼包括肢带和肢骨。下面重点介绍头骨、脊柱和附肢骨骼的演化。

一、头骨

头骨（skull）又称**颅骨（cranium）**，主要包括**脑颅（neurocranium）**和**咽颅（splanchnocranium）**两部分。颅骨是包藏和保护脑及感受器的部分，由许多骨片组成。咽颅是包围在消化管前端两侧的骨片，包括上颌骨、下颌骨、舌骨、鳃骨或喉头上的一部分骨骼，以支持口腔、舌和鳃。

（一）脑颅的演化

软骨鱼类，如鲨鱼的脑颅为一软骨匣，相当于脊椎动物胚胎中的软颅（图6-1）；硬骨鱼类头骨大部分骨化成硬骨，骨块数目多达180余块。两栖类则大为减少，而哺乳类的头骨几乎全部骨化，块数更少，如灵长类只有30多块。这是由于进化过程中，一部分的软骨骨化相互愈合，而一部分的膜骨完全消失。

（二）咽颅的演化

咽颅位于咽的两侧，来自中胚层的脏壁层，是许多对同形的软骨弧，包围在消化管前端两侧，位于鳃裂之间，作为呼吸器的支柱，供肌肉附着。在低等脊椎动物中，咽颅与脑颅的关系不密切；在高等脊椎动物中，咽颅和脑颅的关系密切，甚至愈合在一起。咽颅有7对**脏弓（visceral arch）**，每对脏弓的形状呈弓形，原始的功能为呼吸器的支柱。后因各个脏弓具不同功能而发生分化。第一对脏弓支持口腔的上下颌，用以摄取食物而变成**颌弓（mandibular arch）**；第二对脏弓支持舌而变成**舌弓（hyoid arch）**；其他脏弓，作为鳃的支持物成为**鳃弓（branchial arch）**（图6-2）。各纲脊椎动物脏弓的演化，如表6-1所示。

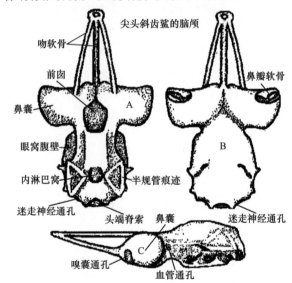

图 6-1 鲨鱼的脑颅（引自杨抚华，2011）

A. 背视；B. 腹视；C. 侧视

总之，头骨的演化趋势，是由软骨到硬骨，骨块数目由多到少，骨与骨的连接也从平面缝合到锯齿状嵌合，并进一步愈合，使其结构更加坚固，保护脑的机能进一步完善，脑颅也随之由小变大，咽颅逐步退化。

表6-1　各纲脊椎动物脏弓的演化

咽颅的脏弓	软骨鱼类	硬骨鱼类	两栖类	爬行类	鸟类	哺乳类
第一对脏弓（颌弓）	腭方软骨（上颌）；米克耳氏软骨（下颌）	方骨、关节骨	方骨或方软骨、关节软骨鼓环、颐骨（蛙）	方骨、关节骨	方骨、关节骨	砧骨、锤骨
第二对脏弓（舌弓）	舌颌软骨、角舌软骨、基舌软骨	舌颌骨、接合骨（续骨）、舌骨	耳柱骨、舌器	耳柱骨、舌器	耳柱骨、舌器	镫骨、外耳骨、茎突、舌器
第三对脏弓	第三对	舌器	舌器	舌器		
第四对脏弓	第四对		消失	消失	消失	甲状软骨
第五对脏弓	第五对		消失	消失	消失	
第六对脏弓	第六对		消失	消失	消失	会厌软骨
第七对脏弓	第七对		气管软骨环	气管软骨环		

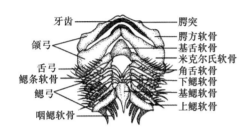

图6-2　鲨鱼的咽颅（引自杨抚华，2007）

二、脊柱

脊椎动物的脊柱由一连串的**椎骨（vertebra）**所组成，位于动物体背部中央线上，作为支持身体的中轴和保护脊髓的器官。

（一）椎骨的结构

典型的椎骨包括**椎体（centrum）**、**髓弓（neural arch）**和**脉弓（haemal arch）**三部分（图6-3）。中央圆柱体为椎体，它包围着脊索，高等种类脊索退化消失。椎骨就依靠椎体前后两个关节面相关节。椎体背面为髓弓。各个椎体上的髓弓串连成髓管，为脊髓所在处。椎体腹面有脉弓，脉弓组成脉管，脉管是血管通道。髓弓与脉弓都有延伸的棘，形成髓棘和脉棘。

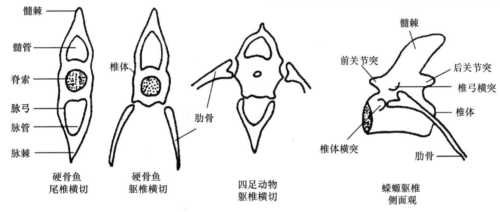

图6-3　脊椎骨的模式图

（二）脊柱的分化

圆口类只是在脊索两侧有成对的软骨。鱼类适应水中生活，椎骨已经形成，其脊柱分化为**躯椎（trunk vertebra）**和**尾椎（caudal vertebra）**两部分，前者与肋骨（rib）相关节。两栖动物由于四肢和头部活动增加，脊柱分为**颈椎（cervical vertebra）**、躯椎、**骶椎（sacral vertebra）**和尾椎4部分。颈椎只有一个，称为寰椎（atlas），与头骨的**枕髁（occipital condyle）**相关节，可使头部在背腹方向活动；骶椎一个，其横突变大，与腰带相接。羊膜动物适应陆生生活，脊柱分化为颈椎、**胸椎（thoracic vertebra）**、**腰椎（lumbar vertebra）**、骶椎和尾椎5部分。颈椎两个以上，第一颈椎（寰椎）和第二颈椎[枢椎（axis）]形成左右活动的关节，使头部的活动更加灵活。颈椎无肋骨，即使有也很短（如鸟类）。胸椎部分有显著的肋骨伸向两侧，与腹面的胸骨一起构成陆生脊椎动物特有的**胸廓（thorax）**，以加强呼吸，保护内脏。腰椎粗大，通常没有肋骨，如果有则胸腰不分，合称背腰部。骶椎有两个以上，和腰带的髂骨相关节，加强了支持身体的能力，但后肢退化的蛇类和鲸类都无骶椎。尾椎数目变化很大，与尾的长短有关。哺乳动物颈椎为7块。骶椎数目不一，但都愈合成一块，与腰带构成骨盆。

三、附肢骨骼

附肢骨骼可分为肢带和肢骨两部分,支持附肢运动。

(一)肢带

肢带包括**肩带**(**shoulder girdle**)和**腰带**(**pelvic girdle**),前者支持胸鳍或前肢,后者支持腹部或后肢。

1)典型的肩带由**肩胛骨**(**scapula**)、**前喙骨**(**procoracoid**)或**锁骨**(**clavicle**)和**喙骨**(**coracoid**)组成。软骨鱼类(鲨鱼)的肩带呈弧形,是一个强大的软骨棒,由肩胛骨、乌喙骨组成。硬骨鱼类的肩带,除了肩胛骨和乌喙骨之外,还增加了一些膜原骨。软骨棒本身亦特化,以增强肩带的坚固性。两栖类的肩带,一般由肩胛骨、锁骨和喙骨组成。羊膜类多为典型肩带。但哺乳类除少数外,喙骨退化,成为肩胛骨上的喙突。锁骨发达的程度和前肢的运动方式有关。

2)典型的腰带由**髂骨**(**ilium**)、**坐骨**(**ischium**)和**耻骨**(**pubis**)构成。软骨鱼类(鲨鱼)的腰带,仅是一块未分化的软骨棒。硬骨鱼类的腰带退化消失。两栖类为典型的腰带(图6-4),并与荐椎相连,支持身体,有利于运动,是对陆生环境的适应。爬行类腰带均向后延长,髂骨与荐椎愈合,耻骨细长,左右耻骨在腹面不联合,这与鸟类的飞翔生活有关。哺乳类的腰带三块骨相互愈合成为**髋骨**(**coxa**),与荐骨相连成为**骨盆**(**pelvis**)。

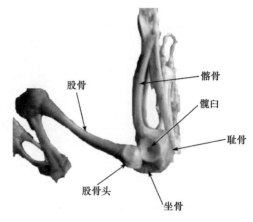

图6-4 大蟾蜍的腰带侧面观

(二)肢骨

肢骨有两种形式:一是鱼类的鳍;二是四足类的肢。肢是由鳍发展而来的。

鱼类偶鳍中的鳍骨,是原始的肢骨。陆生脊椎动物的四肢骨骼,是由总鳍鱼的偶鳍骨骼进化来的。四足动物的肢骨,分为前肢骨和后肢骨。前肢骨由**肱骨**(**humerus**)、**桡骨**(**radius**)、**尺骨**(**ulna**)、**腕骨**(**carpals**)、**掌骨**(**metacarpus**)和**指骨**(**phalanx**)组成。后肢骨由**股骨**(**femur**)、**胫骨**(**tibia**)、**腓骨**(**fibula**)、**跗骨**(**tarsus**)、**蹠骨**(**metatarsus**)和**趾骨**(**phalanx**)组成(图6-5)。

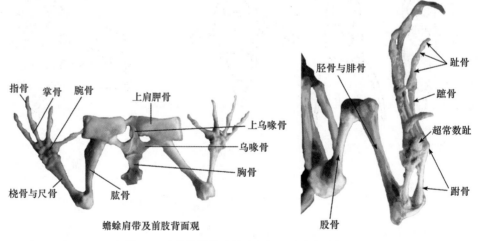

蟾蜍肩带及前肢背面观

图6-5 大蟾蜍的前肢骨(左)和后肢骨(右)

第三节 肌 肉 系 统

脊椎动物的肌肉组织由高度特化的、有收缩性的肌细胞组成。按照发生来源、组织结构、生理作用和分布位置不同,可分为**平滑肌**(**smooth muscle**)、**横纹肌**(**striated muscle**)和**心肌**(**cardiac muscle**)三大类。肌肉系统在神经系统的支配下,参与动物体的各种生理活动,如运动、防御、摄食、生殖、呼吸、血液循环等。脊椎动物的肌肉系统,分为体肌、脏肌和皮肌三部分。

体肌（somatic musculature）是横纹肌，来自中胚层肌节，有明显的分节现象。圆口类、鱼类和部分有尾类，体肌仍保持分节状态。由于运动方式的复杂化，肌肉由整齐规则状态逐渐变为不整齐、不规则，有些由若干条合为一条，有的迁移了位置，有些改变了方向，因而在高等脊椎动物中变得十分复杂。

脏肌（visceral musculature）是分布于各种脏器中的平滑肌，不分节，分为环肌和纵肌，大都无专门名称。从低等到高等的脊椎动物，躯干部的脏肌变化不多，头部的脏肌有明显的发展。

皮肌（integumental musculature）是一种骨骼肌，其来源有两种，位于头部的起源于脏肌，其他部分的一般从体肌的表层分离出来，止于皮肤或一端固着于骨骼，一端止于皮肤。鱼类无皮肌。两栖类皮肌不发达，只有微小的肌肉用以控制眼睑和鼻孔的开闭，爬行类的皮肌逐渐发达，鸟类有胸肌、斜方肌和背阔肌等分离的皮肌。哺乳类皮肌十分发达，而且有高度的分化，其作用由简单的防御敌害发展为复杂的表达情感。人类皮肌限于颜面部分，人的喜、怒、哀、乐等各种表情均来自皮肌的运动。

第四节　消　化　系　统

脊椎动物消化系统包括**消化管**（digestive tube）和**消化腺**（digestive gland），完成摄取食物，消化和吸收营养物质，以及将未经消化或不能消化的残渣排出体外等功能。因生活方式、摄食方法及食物种类的不同，各种动物消化系统的某些结构发生了变化。

一、消化管

（一）口与口腔

口是消化管前端的开口，口内的空腔称为口腔（cavitas oris）。口腔的大小和形状与食性有关。鱼类、两栖类、爬行类颌边的唇仅为很小的皮肌褶，某些种类的唇特化为喙，哺乳类的口周围有肉质唇。

（二）咽

咽（pharynx）位于口腔与食管之间，是食物和空气共同的通道。

（三）食管

食管（esophagus）位于咽与胃之间，管径较小，其长短随动物颈部的长短而异。从两栖类开始，食管和胃有明显的区别。

（四）胃

食管后端膨大而成胃（stomach），肌肉非常发达，是储存和消化食物的器官。大多数脊椎动物的胃为囊状。圆口类没有真正的胃。鱼类的胃多为直管状，构造简单。两栖类和爬行类的胃较发达。鸟类的胃分化为前胃（proventriculus）和砂胃（gizzard）。前者能分泌消化液，与食物混合送入砂胃。后者主要用于机械研磨食物，这种结构对于没有牙齿的种类是很有用的。哺乳动物胃的形状随种类而异，胃内有丰富的腺体，分泌大量胃液进行消化作用。

（五）肠

肠（intestine）分为小肠和大肠两部分。食物的最后消化和吸收是在小肠进行的。小肠上有胆管和胰管的开口，胆汁和胰液由此进入小肠，肠壁上肠腺分泌的肠液和食物在此混合进行消化。小肠管壁黏膜表面皱褶，其上有许多微小突起，称为绒毛。它可以通过扩散和主动运输方式进行吸收。大多数硬骨鱼类的胃与肠之间有幽门盲囊，具有扩大吸收面积和分泌黏液的作用。一些硬骨鱼类和陆生脊椎动物，常以增加长度来扩大小肠的吸收面积。大肠是消化管的最后一段，从爬行类开始，多以盲肠（caecum）和小肠为界，其主要功能是吸收水分和形成粪便。羊膜动物的大肠，可分为结肠（colon）和直肠（rectum）两部分。鸟类的大肠退化，粪便能随时排出体外，减轻了飞行负担。

二、消化腺

脊椎动物的消化腺，包括肝脏（liver）、胰脏（pancreas）、口腔腺（salivary gland）、胃腺（gastric gland）和肠腺（intestinal gland）等。

（一）肝脏

肝脏是动物体内最大的消化腺，主要功能是分泌胆汁乳化脂肪和刺激肠蠕动。此外，还能解毒、储存糖原、调节血糖平衡。肝脏的形状、大小、颜色及分叶情况因种而异。

（二）胰脏

胰脏是动物体内第二大消化腺，能分泌多种消化酶来消化蛋白质、脂肪和糖类。高等脊椎动物的胰脏，还兼有内分泌作用，内分泌部分分散于消化腺之间，称为胰岛（pancreatic island），胰岛能分泌胰岛素，调节血糖代谢。

（三）口腔腺

口腔腺是位于口腔或口腔周围的腺体。鸟类有舌腺（tongue gland）、舌下腺（sublingual gland）、腭腺（palatine gland）及口角腺（oral angle gland）。哺乳类的口腔腺最为发达，除了唇腺（labial gland）、颊腺

（buccal gland）、舌腺和颌腺之外，还有特别发达的唾液腺（salivary gland）（颌下腺、舌下腺、耳下腺），

能分泌唾液帮助消化。

第五节 呼 吸 系 统

脊椎动物的呼吸器官，都是从消化管前部分化出来的。由于生活方式不同，有水生动物的鳃（gill）和陆生动物的肺（lung）。虽然它们的结构差别很大，但机能相同，都有交换气体的作用，这种作用必须通过循环系统来共同完成。

一、水生脊椎动物的呼吸器官

鳃是圆口类、鱼类、两栖类的幼体和低等有尾类成体的呼吸器官，由咽部后端两侧发生，位于咽腔侧壁，其上有若干裂孔，裂孔自咽腔通到体外，称为鳃裂（gill slit）。气体在鳃丝的毛细血管外进行交换，可与吞咽食物同时进行，互不干扰（图 6-6A）。羊膜动物的成体虽然没有鳃，但在胚胎时期，仍然经过具鳃阶段。

二、陆生脊椎动物的呼吸器官

肺脏是肺鱼类、两栖类成体和羊膜动物的呼吸器官，来自内胚层。两栖动物的肺，仅是一对薄壁的囊，以短管开口于喉气管腔，经由喉门与口腔相通，呼吸效果较差，需要皮肤来补充。两栖动物口腔的前方为内鼻孔的开口，喉气管开口于腹侧，食管开口于咽的背侧，所以呼吸空气和吞咽食物的通道便在口腔内交叉，即口腔交叉（图 6-6B）。

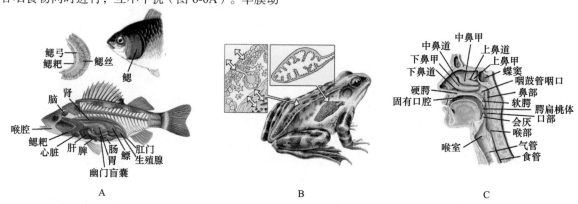

图 6-6　鱼类（A）、两栖类（B）、哺乳类（C）呼吸与摄食的关系

爬行类体表已角质化，完全失去辅助呼吸的机能。肺的构造复杂，有褶壁，呈蜂窝状，增加了气体交换面积。同时出现了胸廓，借助肋间肌的收缩改变胸廓的大小，加强呼吸动作，所得的氧气已够全身需要。

鸟类由于适应空中剧烈的飞行生活，需要大量的氧气，除了有发达的肺之外，还有与肺相通的气囊（air sac），气囊又与骨内的气腔（air cavity）相通。鸟类在吸气时，胸腹壁向腹前方移动，胸腔因而增大，空气经由气管进入肺内，然后进入气囊；呼气时，因胸腹壁的收缩，气囊受压，空气再度通过肺经气管排出体外，这样就在肺内交换气体两次，即鸟类特有的双重呼吸。

哺乳类的肺极为发达，产生了肺泡（alveolus），成年人肺泡多达 4 亿个，其表面积共约 $100m^2$，约为身体表面积的 50 倍，大大提高了气体交换的面积。同时，由于膈的存在，呼吸作用更为加强。呼吸器官发达和呼吸机能的加强，是哺乳动物保持恒温的条件之一。哺乳类由于硬腭产生，使口腔和鼻腔分开，形成较长的鼻腔道，内鼻孔后移至咽部，呼吸和吞咽食物在咽部形成交叉，即咽交叉（图 6-6C），故其在咀嚼食物时，仍能进行呼吸；当吞咽时，会厌软骨就盖住喉门，防止食物误入气管。

第六节 循 环 系 统

脊椎动物的**循环系统**（circulatory system）是由**心脏**（heart）、**血管系统**（blood vascular system）、**血液**（blood）和**淋巴系统**（lymphatic system）组成，从而把从外界吸收来的养料和氧气输送到有关器官。

一、心脏的演化

心脏位于机体前部消化管腹侧的心包腔内，主要由心肌构成，其收缩使血液在血管内不断地流动（图 6-7）。

（一）静脉式心脏（单泵）

圆口类心脏已经从血管分化出来，由**静脉窦**（sinus venosus）、**心房**（auricle）和**心室**（ventricle）三部分

组成。鱼类的心脏与圆口类大致相同，但在心室之前还有**动脉圆锥**（conus arteriosus）。

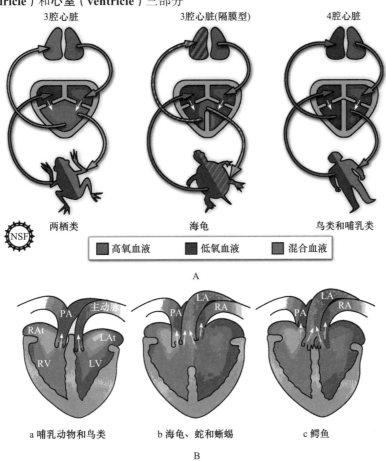

图 6-7　各类脊椎动物心脏的进化图解

A. 具有 3 个心腔的两栖类（两个心房和一个心室）导致心室里得到了肺静脉的动脉血和体静脉的静脉血，因此该类动物的机体永远不能得到完全的动脉血（得到的是动脉血和静脉血的混合血）。而对于海龟来说，心室开始形成了隔膜，机体能够得到含氧量高一些的血液。只有恒温动物，如鸟类和哺乳类，两个血液循环系统是完全分开的，低压泵向肺循环，高压泵向机体其他部位，这样肌肉就得到了充足的动脉血。B. 哺乳动物和鸟类心脏的 4 个心腔中的高氧血液（红色血）和低氧血液（蓝色血）是彼此分开的，并能够适应于不同压力的血液，通过肺动脉（PA）到肺部及通过主动脉泵到机体的其他部位（a）；对于具有 3 个心腔的大多数爬行动物而言，可以有高氧血液和低氧血液的混合，但是却不允许肺动脉系统和主动脉系统之间存在太大的压力差（b）；如今的鳄鱼有 4 个心腔，但却可以通过帕尼扎孔"分流"两个系统的血液，这样就能假设其祖先可以保持较大的血压波动（c）。RAt. 右心房；LAt. 左心房；RV. 右心室；LV. 左心室；RA. 右主动脉；LA. 左主动脉

静脉窦接受身体各部分回心的缺氧血，再由心房回到心室。心室收缩时，将血液压入动脉圆锥，再进入**腹主动脉**（ventral aorta），腹主动脉向前分出若干对**入鳃动脉**（afferent branchial artery）进入鳃中，血液就在此进行气体交换，然后汇合成为出鳃动脉（efferent branchial artery），在咽的背侧形成背主动脉（dorsal aorta），通过其分支把动脉血输送到身体各部。这种血液循环全身一次，只通过心脏一次的循环，称为单循环。流经心脏的全是静脉血，这种心脏称为静脉式心脏。

（二）过渡式心脏（三腔）

两栖类由于从水生过渡到陆生，产生了肺，形成了双循环，即除了体循环外，还有肺循环。心房已分隔为左右两部分，来自身体各部分的静脉血汇入静脉窦，然后进入右心房。来自肺部的动脉血，经肺静脉进入左心房。虽然心脏只有一个，但心室壁上的肌肉柱使两个心房来的血液不完全混合，由于动脉圆锥偏向心室的右方，因此当心室收缩时，心室右部的静脉血首先压出，经肺动脉到肺。其次是心室中部的混合血进入主动脉弓到身体躯干部及内脏。最后是心室左

部的动脉血，进入颈总动脉弓循环到头部。

爬行类的心脏，与两栖类相似，但静脉窦并入右心房，动脉圆锥消失，除心房分隔外，心室也分隔为左、右心室。除鳄鱼外，心室分隔不完全，左、右心室之间仍有室间孔相通，动、静脉血在心室混合，这种心脏称为过渡式心脏。其特点是动、静脉血不能完全分流，这种循环方式，称为不完全的双循环。

（三）复合式心脏（双泵）

鸟类和哺乳类的心室完全分隔，心脏形成4室，即左、右心房和左、右心室。心室里的动、静脉血不再混合。当心脏收缩时，右心室把血液推向肺循环，左心室把血液推向体循环。全身各部来的静脉血，由前、后腔静脉流回右心房，来自肺部的动脉血进入左心房，再到左心室。房、室间有瓣膜附着，右侧为三尖瓣（tricuspidvalve），左侧为二尖瓣（bicuspid valve）。当心室收缩时，瓣膜关闭，可阻止血液向心房逆流。主动脉与肺动脉周缘有半月瓣（semilunar valve），可阻止血液由动脉返回心室。心脏分隔完全，动、静脉血彻底分流，这种心脏称为复合式心脏。

血液循环全身一周，经过心脏两次，由心室发出的肺动脉带着静脉血送入肺，在肺泡里进行气体交换后变成动脉血，经肺静脉进入左心房，然后返回左心室，完成肺循环。从左心室发出的主动脉，将动脉血送到身体各部，然后通过毛细血管和组织细胞交换气体和其他物质后，变成静脉血，再汇集成前、后腔静脉流向右心房而进入右心室。这样的循环，称为完全双循环。完全双循环加强了对身体各部分血液的供应，提高新陈代谢效率，也使身体有足够热量来维持其恒定的体温。

二、动脉弓的演化

动脉弓（aortic arch）是连接腹主动脉和背主动脉之间的血管，呈弓形。在脊椎动物的胚胎期或原始种类中，一般都有由前到后依次排列的6对动脉弓（图6-8）。

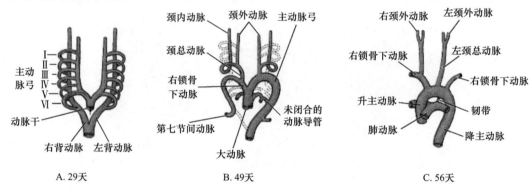

图6-8　人类胚胎的动脉弓的演化图解（www. ncbi. nlm. nih. gov/bookshelf/br. fcgi?book=d. . ）
A. 在人胚胎发育的29天，动脉干泵血进入动脉，分支走行在前肠两边，6条主动脉弓由动脉干流入背动脉；B. 动脉弓开始裂解或被改建（图中虚线代表了被分解的结构）；C. 最后，留下了被改建的动脉弓，并形成了成人的动脉系统

圆口类和鱼类的动脉弓，由入鳃动脉和出鳃动脉构成，它们之间以毛细血管相通连。软骨鱼类的第一对动脉弓，除部分变为颈动脉外，完全消失，因此，动脉弓只有5对。硬骨鱼类的第二对动脉弓，除部分参加颈动脉外，亦行消失，因此，动脉弓只有4对。

两栖类的第一、第二对动脉弓，除部分成为颈动脉外，完全消失。第三对动脉弓变细，成为颈动脉的一部分。第五对动脉弓在有尾类变细，在无尾类则完全消失。第六对动脉弓在有尾类中，其腹部成为肺动脉，背部变细，称为动脉导管，仍与第四对动脉弓相通连。在无尾类，动脉导管完全消失；第四对动脉弓成为唯一把心室血液输送到背主动脉去的管道，即为主动脉弓。

爬行类的第一、第二、第五对动脉弓都已退化，第三对动脉弓变成颈动脉的一部分，第四对动脉弓成为主动脉弓，第六对动脉弓成为肺动脉，但腹主动脉纵分为三，成为肺动脉及左、右主动脉弓的基部。鸟类的左动脉弓退化，只有右主动脉弓存在；而哺乳类与之相反，右主动脉弓退化，保留了左主动脉弓。

三、主要静脉的演化

静脉系的演化，主要表现在集中和简化，从而加强了血液循环的效率（图6-9）。头索类、圆口类和鱼类的静脉系比较原始，身体前部的静脉血，汇集于前主静脉。后部的汇集于后主静脉，前后主静脉汇合成一对总主静脉，回到腹主动脉（头索类）或静脉窦中。消化管的血汇集于肝门静脉通入肝脏，再汇合于静脉通入静脉窦。肾门静脉在鱼类才开始出现。

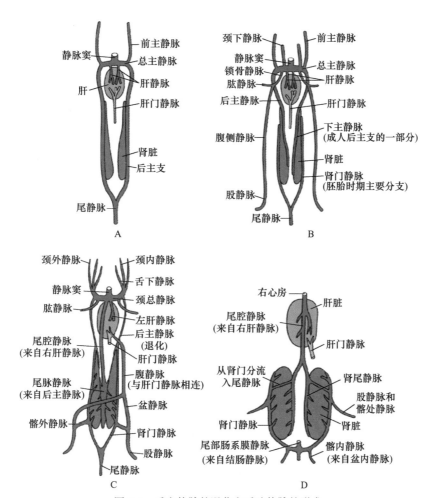

图 6-9 后主静脉的退化和后腔静脉的形成

A. 七鳃鳗或胚胎软骨鱼；B. 成年软骨鱼；C. 有尾类；D. 鸟

无尾两栖类的前主静脉和总主静脉合成前腔静脉，后主静脉逐渐退化，由后腔静脉取而代之。腹静脉向前分为两支，一支通入肾门静脉，另一支（骨盆静脉）则与他侧的静脉合并成腹静脉，向前进入肝中。肺静脉已出现，但送回心脏的动脉血不能满足身体需要而由皮静脉加以补充。

爬行类的静脉系，与无尾两栖类大致相同，但后腔静脉更加发达，肾门静脉开始退化，后肢的静脉血大部分由腹静脉通入肝中，由于皮肤呼吸已不存在，皮静脉消失。鸟类的腹静脉消失，肾门静脉更加退化，只有细支进入肾中。身体后部的静脉血主要由髂静脉通入后腔静脉，返回心脏。

哺乳类的静脉系有两个显著的改变，一是肾门静脉完全消失；二是胚胎时期后主静脉的残留部分成为奇静脉（右）和半奇静脉（左）。在灵长目中，其左侧前腔静脉已经部分退化，不能直接通入右心房，改道由无名静脉通入前腔静脉中。

第七节 排 泄 系 统

脊椎动物新陈代谢所产生的废物，除了一部分由汗腺和肺等排出外，主要是随血液循环送到肾脏（kidney），经排泄系统排泄出去。排泄系统一般由肾脏、输尿管（ureter）和膀胱（urinary bladder）等部分组成。

一、肾脏的演化

由于肾脏的发生部位和顺序的不同，可以分为前肾、中肾和后肾三种，脊椎动物各纲排泄器官的比较见表 6-2。

前肾（pronephros） 是脊椎动物最原始的排泄器官，位于胸腹腔背面的前部，由前肾小管组成。前肾小管的内端开口于胸腹腔，外端与前肾相通。前肾小管从体腔中收集到的排泄物，即经前肾管排出体外，前肾存在于所有脊椎动物胚胎中。

表 6-2　脊椎动物各纲排泄器官的比较

脊椎动物	前肾	中肾	后肾	前肾管	中肾管	后肾管
鱼类	胚胎时期的肾脏	成体的肾脏		胚胎时期用作输尿管	成体用以输尿	
两栖类	胚胎时期的肾脏	成体的肾脏			分为两管；外侧为米勒氏管，用以输卵；内侧为中肾管，用以输精	
爬行类鸟类哺乳类	出现于早期的胚胎	胚胎时期的肾脏	成体的肾脏		外侧生出的新的米勒氏管，用以输卵；内侧为中肾管，用以输精	两中肾管后端各发生一管向前伸，连接后肾，成为真正的输尿管

中肾（mesonephros）紧接在前肾之后，位于胸腹腔背面的中部，由中肾小管组成。部分具有肾口，但排泄物是由血液经肾小球进入中肾小管中。中肾是圆口类、鱼类和两栖类的排泄器官，当它发生时，前肾即行退化，中肾小管与前肾管的后部相连，这一部分的前肾管即改称为中肾管（伍尔夫氏管），此管在圆口类及多数硬骨鱼中专供输尿之用，但在其他鱼类及两栖类，则兼有输尿和输精的功能。

后肾（metanephros）是羊膜动物的排泄器官，位于腹腔背面的后部，紧接中肾的后方，由许多卷曲的后肾小管组成。无肾口，排泄物亦从血液经肾小球进入后肾小管中。当后肾形成时，中肾管的后端有一部分向前突出，伸入后肾，再分支成为后肾的集合小管，这一突出部的主干则成为输尿管，这时中肾除与生殖有关的部分外，均退化消失。

二、输尿管和膀胱的演化

输尿管通常为一对。低等脊椎动物的输尿管右端直接通入泄殖腔，再由泄殖腔孔开口于体外。但哺乳类的输尿管则先开口于膀胱，再以尿道（urethra）通出体外。

膀胱是临时储存尿液的器官，在少数种类（如无尾两栖类）有重吸收水分的作用。

第八节　生殖系统

脊椎动物的生殖系统是由生殖腺（gonad）、生殖导管及一些附属腺构成的。大多数营体内受精的脊椎动物，还具有交配器官（copulatory organ），以提高受精率。生殖腺是产生配子的器官，在雄性个体称为精巢或睾丸（testis），它产生精子并分泌雄性激素；雌性个体的生殖腺称为卵巢（ovary），产生卵并分泌雌性激素。

一、雄性生殖系统的演化

雄性生殖系统包括外生殖器和体内的内生殖器两部分。外生殖器又称交接器。内生殖器包括精巢、输精管和附属腺等。

脊椎动物运输精子的管道，与中肾有密切关系。用前肾泌尿的动物，不论雌雄都没有输出管道，生殖细胞成熟后，经体腔由腹孔排出体外。用中肾泌尿的动物，如板鳃类（鲨鱼）与两栖类，其雄性生殖器官和中肾关系密切，前部的中肾小管与睾丸相连，成为睾丸的输出小管，精子由此经中肾管而入泄殖腔。哺乳动物用后肾泌尿，中肾退化，前部中肾小管成为睾丸的输出小管及附睾管。中肾管变为专用的输精管

（spermatic duct），输精管的远端形成精囊和射精管，最后通入尿道而开口于体外。

鱼类（除鲨鱼等外）与两栖类行体外受精，无交接器。羊膜动物都行体内受精，精子与卵在输卵管内汇合，因此，雄体常具有交接器——阴茎（penis），把精子输入雌体，这样就提高了受精效能。鸟类除少数种类外，雄体均无交接器。

二、雌性生殖系统的演化

雌性生殖系统包括外生殖器和内生殖器两部分。雌性生殖器官包括卵巢、输卵管（oviduct）和附属器官，如胎生动物的子宫（uterus）及附属的腺体等。

卵巢除产生卵细胞外，还能分泌激素，促进雌性副性征的发育，激发性欲和调节性周期等。低等动物卵巢有多对，排列在腹腔两侧。高等动物仅有卵巢一对，悬于腹腔背壁，但人类的卵巢下降至骨盆部位。

输卵管又叫米勒氏管（Mullerian duct），前端开口于体腔，与卵巢直接通连，开口处常扩大成喇叭状，后端通入泄殖腔或尿生殖窦。

第九节 神经系统

神经系统是动物特有的感应调节系统，是动物感应活动的中心。根据其起源和功能的差异，可分为中枢神经系统和周围神经系统两大部分。

一、中枢神经系统

（一）脑

1. 脑的发生

脊椎动物的脑在结构上有很大差别，但在胚胎发育上都是由**神经管**（neural tube）膨大部分形成的。在胚胎发育过程中，神经管先分化为**前脑**（prosencephalon）、**中脑**（mesencephalon）和**菱脑**（rhombencephalon）三部分。随着胚胎继续发育，脑壁部分加厚，遂成许多突起，于是脑的各部明显分开，脑内的空隙亦随各部分发展情况的不同而分为许多脑室。

前端发展成**端脑**（telencephalon）和**间脑**（diencephalon）两部分（图6-10）。在端脑内有端脑室，以后端脑两壁向两边突起，由一沟中分为二，遂形成**大脑半球**（cerebral hemiphere）。每个大脑半球内的脑腔，称为**侧脑室**（lateral ventricle）。大脑半球的前端发展为嗅叶。间脑的发展较为复杂，先在两侧壁上加厚，突起成为一对球状的**视丘**（thalamus opticus），此外又向外侧生出**视杯**（optic cup）。在间脑上部有**颅顶眼**（parietal eye）和**松果体**（pineal body）。间脑的底部中央发展成**漏斗体**（infundibulum），在漏斗体后下端发生脑下垂体（hypophysis），间脑的脑腔即成为第三脑室（ventriculus tertius）。

中脑的变化较小，仅在两旁突出形成一对球状的**视叶**（optic lobe）。中脑底部有两条带状物，即**大脑脚**（crus cerebri）。

菱脑形成**后脑**（metencephalon）和**延脑**（myelencephalon）。后脑背侧突起形成小脑（cerebellum），腹侧在哺乳动物膨大形成**脑桥**（pons），延脑发育成延髓。

胚胎时期，脑的这5个主要组成部分——端脑、间脑、中脑、后脑和延脑，一直保留到成体。不同种类动物的脑，都是在这个基础上特化而成的（图6-10）。

2. 脑的演化

圆口类的脑仅分为前脑、中脑和后脑三个部分。前脑很小，主要为嗅叶，大脑半球小，视叶特别发达，有松果体和脑下垂体。小脑成一狭窄的横带（图6-10）。

鱼类的视叶和小脑比较发达，大脑半球很小，背壁上只有上皮细胞，称为**原脑皮**（archipallium），有嗅觉功能。有些淡水鱼类，小脑不发达，但大脑半球较为显著，并在其背壁出现了神经细胞，称为**旧脑皮**

（paleopallium）（图6-10），其主要功能仍为嗅觉。

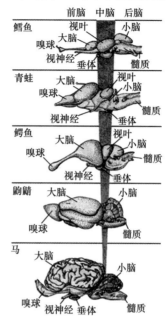

图6-10 各类脊椎动物脑的发育与结构图解

两栖类脑分为端脑（嗅叶、大脑半球）、间脑、中脑（视叶）、后脑和延脑等。嗅叶和视叶发达，小脑极小。大脑半球可分为三区：侧壁为原脑皮，主要管嗅觉，接受来自嗅球的神经冲动；背壁为旧脑皮，是高级的嗅觉中枢；腹壁为基核或称**纹状体**（corpus striatum），也与嗅觉有关，相当于高等脊椎动物的纹状体（图6-11）。

爬行类脑的变化较大，大脑更为发达，大脑半球已有皮质部和髓质部的分化。视叶比较退化，中脑为低级中枢。大脑表面有一层薄的灰质结构，称为**新脑皮**（neopallium）（图6-11）。新脑皮司除嗅觉以外的一切感觉，具有分析、综合、发布信息的功能。从爬行类开始，最高级的中枢逐渐移向新脑皮（大脑皮质），大脑皮质的神经细胞移向脑的表面。

鸟类脑的形状短而宽，嗅叶小，间脑略下陷，视叶发达，这与其视觉敏锐有关。小脑发达，与空中飞翔生活有密切关系，延脑短小（图6-11）。

哺乳类大脑半球与小脑特别大。间脑小，背面为大脑半球遮盖，有松果体和脑下垂体。视叶形成四叠体，背面被大脑半球覆盖。小脑分化为5部分，其腹面有脑桥。延脑短，为小脑所遮盖。新脑皮特别发达，几乎占大脑半球的整个表面（96%）；旧脑皮被挤到大脑半球背面内侧，称为**海马**（hippocampus）；原脑皮被挤到大脑半球的腹面内侧，称为**梨状叶**（pyriform lobe）；纹状体仍存在，它在动物本能运动的调节中起重要作用（图 6-11）。因此，哺乳动物，尤其是人类的大脑半球成为神经活动的最高中枢。

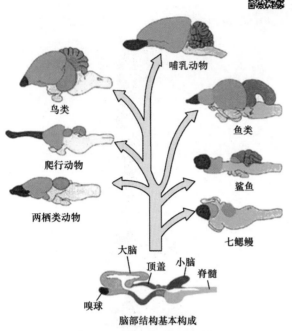

图 6-11　大脑半球进化图解

（二）脊髓

脊髓前端接延脑，后端至骶椎处变细，成为细长

的**终丝**（filum terminale）。从脊髓的横切面可见脊髓分为灰质和白质两部分。灰质由神经元的细胞体组成，位于中央管周围，呈蝶状；白质位于外周，由大量神经纤维构成。

圆口类和鱼类的脊髓全长的直径完全一致，两栖类、爬行类、鸟类和哺乳类的脊髓全长有两个膨大：一个在颈胸交界处，称为**颈膨大**（cervical enlargement）；一个在胸腰处，称为**腰膨大**（lumbar enlargement）。颈、腰膨大分别是前后肢脊髓反射的中枢，也是颈臂神经丛和腰骶神经丛分出的部位。

脊髓的机能主要有两个方面：一方面是传导兴奋，即周围神经与脑之间的神经传导通路；另一方面是实现反射活动，为低级的反射中枢。

二、周围神经系统

周围神经系统由中枢神经系统发出的神经节组成，包括脑神经、脊神经和植物性神经，中枢神经由此类神经与皮肤、肌肉、内脏器官相连接。其作用是传导感觉冲动到中枢神经，或由中枢神经向周围神经传导冲动。

从脑发出而分布于头部和内脏的神经，称为脑神经。无羊膜类有脑神经 10 对，而羊膜类则有 12 对。它们有的是感觉性神经，仅由输入纤维构成，有些是运动性神经，还有一些则为混合性神经，兼有运动和感觉两种纤维（表 6-3）。

表 6-3　脑神经的起点、分布及功能

序号	名称	起点	分布	功能
1	嗅神经	嗅叶	鼻腔黏膜上	感觉：嗅觉
2	视神经	间脑	眼球视网膜上	感觉：视觉
3	动眼神经	中脑腹面	眼肌（上直肌、下直肌、下斜肌、内直肌）	运动：眼球活动
4	滑车神经	中脑背面	眼肌（上斜肌）	运动：眼球活动
5	三叉神经	延脑腹侧面	头部与口的皮肤、咀嚼肌、舌、腭、上下唇、上下眼睑、鼻腔黏膜、齿、颊、唾液腺	运动：舌颌活动
6	外展神经	延脑腹面	眼肌（外直肌）	运动：眼球活动
7	面神经	延脑侧面	面部肌肉、舌及颌肌唾液腺	感觉：味觉 运动：面部表情及咀嚼
8	听神经	延脑腹面	内耳	感觉：听觉与平衡
9	舌咽神经	延脑腹面	咽、舌后部、腮腺、咽壁肌肉	感觉：味觉和触觉 运动：咽部运动
10	迷走神经	延脑侧面	咽喉、气管、食管、胸腹部及各脏器	感觉：内脏的感觉 运动：内脏的运动
11	副神经	延脑腹面	咽、喉及肩部肌肉	运动：咽喉肩运动
12	舌下神经	延脑腹面	舌肌及颈肌	运动：舌的运动

脊神经是由脊髓背根和腹根合并而成的混合神经，通过椎间孔分布于身体各部。背根连于脊髓背面，而腹根发自脊髓的腹面。背根主要包括感觉神经纤维，而腹根主要包括运动神经纤维。

植物性神经由中枢神经发出，发出后不直接到达

所支配的器官，而中途须先通过神经节的神经元，再到达各器官。它是专门管理内脏平滑肌、心肌、各种腺体的分泌、血管的扩张和收缩等活动的神经系统。

现将脊椎动物器官系统的主要演化列于表 6-4。

表 6-4　脊椎动物器官系统的主要演化

			鱼类	两栖类	爬行类	哺乳类
体被	皮肤腺		简单，只有黏液腺	简单，除黏液腺外还有毒腺	减少	有乳腺、汗腺、皮脂腺、眼睑腺、耳后腺
	爪甲		无	无	有爪	有爪，灵长目爪扁平（指甲）
	牙齿		无咀嚼作用，都为同形齿，多换齿			由于咀嚼变为异形齿，一换齿（少部分为不换齿）
骨骼系统	中轴骨骼	脊柱	分两部分：颈椎、尾椎、无胸椎	分4部分：颈椎（1）、躯椎、荐椎、尾椎。有原胸骨	分5部分：颈椎（＞2）、胸椎（肋）、腰椎、荐椎、尾椎。有真胸骨形成胸廓	
		头骨	（鲨）软骨颅一块软骨，咽颅7个鳃弓组成（硬骨鱼），块数很多	块数较硬骨鱼少，舌颌软骨（鲨）→耳柱骨	无显著变化	块数越来越少，下颌一对齿骨组成。腭方软骨→方骨砧骨，米克耳氏软骨→关节骨→锤骨，耳柱骨→镫骨
	附肢骨骼	肢带 前肢带	软骨棒（鲨）	基本组成：肩胛骨、喙骨、前喙骨（锁骨）	锁骨代替了前喙骨	锁骨代替了前喙骨，肩胛骨发达，喙骨退化为喙突
		肢带 后肢带	软骨棒（鲨）	基本组成：髂骨、坐骨、耻骨与脊柱相连		愈合成髋骨与脊柱相连
		肢骨 前肢骨	鳍骨	基本组成：肱骨、桡骨、尺骨、腕骨、掌骨、指骨	无显著变化，基本相似	基本相同
		肢骨 后肢骨	鳍骨	基本组成：股骨、胫骨、腓骨、跗骨、蹠骨、趾骨	出现髌骨	基本相似，有髌骨
呼吸系统	呼吸器官		鳃	肺囊状，内部只有简单褶皱，需皮肤呼吸补充	构造复杂，肺内有隔膜	肺发达，隔膜相连，形成肺泡
	呼吸方式		鳃呼吸	皮肤呼吸、肺呼吸	肺呼吸	
循环系统	循环方式		经鳃循环	经肺循环		
	心脏		静脉式心脏	过渡式心脏	过渡式心脏	复合式心脏
			一心房、一心室，动脉圆锥，静脉窦	二心房、一心室，动脉圆锥，静脉窦	二心房、二心室，分隔不全，动脉圆锥消失，静脉窦萎缩	二心房、二心室，分隔完全，静脉窦退化
	动脉系（动脉弓）		鲨鱼有5对（Ⅰ对退化），硬骨鱼4对（Ⅰ、Ⅱ对退化）	Ⅰ：部分形成颈总动脉弓 Ⅳ：部分组成主动脉弓 Ⅵ：肺皮动脉弓 Ⅰ、Ⅱ、Ⅴ对退化	与两栖类相同	与两栖类相同，但主动脉弓只有左侧存在，右侧退化
	静脉系		有前主静脉，后主静脉，总主静脉	前主静脉 ⎱前腔静脉 总主静脉 ⎰ 后主静脉退化，由后腔静脉代替，皮静脉发达	皮静脉退化，后腔静脉发达，肾门静脉开始退化	肾门静脉全部退化
神经系统			大脑半球很小，嗅叶发达，（鲨）小脑发达	大脑较鱼类发达，嗅叶仍较发达，小脑很小	大脑半球发达，嗅叶较小，中脑较大，小脑发达	大脑半球很发达，中脑为四叠体，小脑分蚓部、小脑半球与小脑鬈
听觉平衡器			只有内耳球囊，突出一部为听壶（包括低等两栖类）	有内耳、中耳、听壶发达，中耳包括鼓膜、鼓室（第一鳃裂变来）、耳柱骨（舌颌软骨变来）	有内耳、中耳，大多数有外耳道，少数有耳郭，听壶更发达	有内耳、中耳；中耳有3块听小骨（砧骨、锤骨、镫骨），外耳道、耳郭发达

小　结

动物界进化发展的历程，总的来说是从简单到复杂、单细胞到多细胞、低级到高级、水生到陆生，这样前进性地螺旋式上升。同时，动物与环境是统一的。外界环境条件的改变，使动物和环境之间的统一遭到破坏，动物的结构和功能必将适应变化了的环境，在新的基础上达到新的统一。

动物机体各器官系统的发展不是孤立的，而是作为整体的一部分，随着整个机体的发展而演变。一个器官系统受到环境的影响会有所改变，往往会引起其他系统的一系列变化。例如，由水生发展到陆生的过程中，首先是呼吸器官的改变，它又与循环途径的改变息息相关，循环系统的改变又引起了心脏的分隔；呼吸和循环的提高又为恒温创造了条件。同时，还与代谢水平、消化、排泄机能的提高密切相关。又如，复杂的陆地环境促进了运动能力的加强，从而使整个机体结构和功能复杂而完善。环境的多样化，必然促进神经系统和感受器的发展。

在动物界进化发展过程中，因内外环境的改变，也有一些器官趋向特化和退化，如在人体中就有一百多处退化器官的痕迹。

（遵义医科大学　李学英　张志敏）

 复习思考题

1. 脊椎动物从水生到陆生的进化过程中，哪些器官系统发生了改变？这些改变与生活环境有什么关系？
2. 从低等的圆口动物到最高等的哺乳动物，神经系统是怎样演变的？
3. 脊椎动物的心脏和动脉弓是怎样演化的？这在动物进化上有什么重要意义？
4. 学习了本章内容后，请总结出几条器官系统进化的规律，并以实例说明。

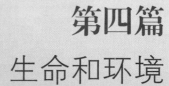

第四篇
生命和环境

　　生物是自然环境的产物，任何生物的生存都离不开一定的环境条件，生物又是环境的组成部分，各种生物在其生命活动过程中，都不同程度地、直接或间接地影响甚至改造着它们生存的环境。在漫长的自然演化历史中，生物与环境形成了紧密的联系，构成了一个统一的整体。因此，生物及其环境的统一是生命的基本特征之一。

　　从人类的出现到现在，对环境的利用，继而对环境进行改造，已取得了巨大的成就。创造出超越所有其他生物所不能及的物质文明和精神文明，大大改善了人类的生活环境，人类已从处于适应环境的地位，逐渐在环境中跃居主导地位。但是自20世纪以来，由于人类的某些生产活动和生活活动，对环境造成了极大的破坏，带来了严重的生态问题。当前，人类正面临环境污染、自然资源破坏、粮食匮乏、能源枯竭及人口爆炸等重大的社会问题，这些问题都是环境问题，它的产生导致生态平衡失调，直接威胁到人类的健康与生存。其中，尤以人口盲目激增最为突出，是人类与环境的主要矛盾。

　　生态平衡是生物和环境长期互相适应所形成的客观规律。人类只有根据生态规律进行生产和生活，才能真正成为环境的主人，也才能解决所面临的许多环境问题。因此，研究生物与环境的关系，已成为当前生命科学的前沿学科之一，越来越受到人们的关注。

　　近年来，由于自然科学突发猛进的发展，特别是生命科学的新成就、新成果不断涌现，为生物和环境的研究开辟了更为广阔的途径。生态学已由粗放的定性描述深入到建立一定的实验模型，从而进行精确的定量研究。此外，生态学的研究不仅向宏观领域扩展，同时也向微观世界深入。近来兴起的微生态学，即表明这一发展趋势。特别是人类生态学的研究，涉及

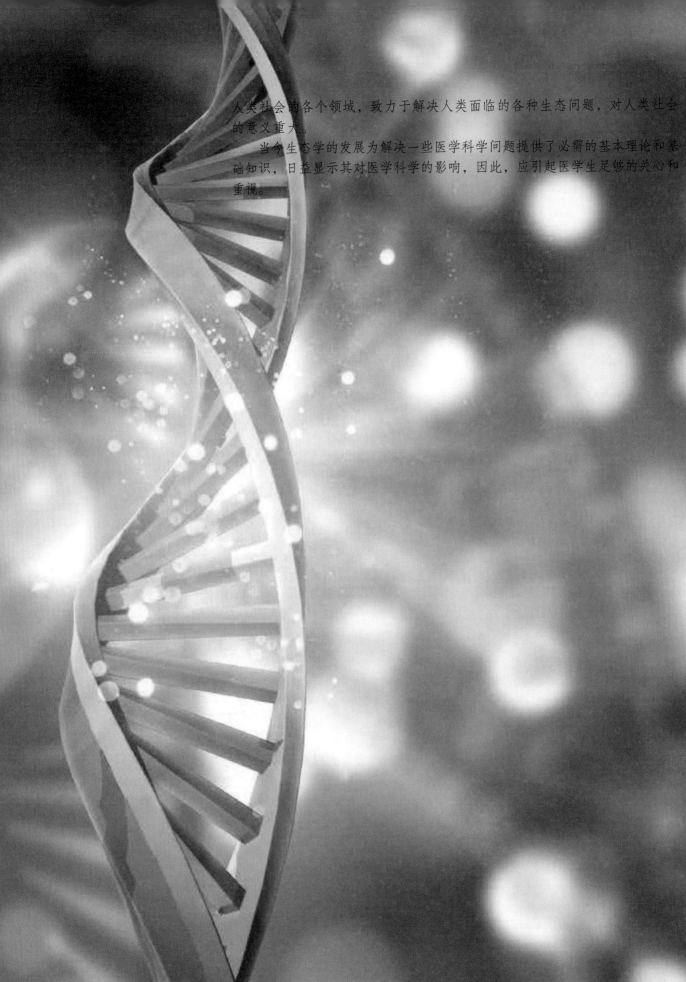

人类社会的各个领域，致力于解决人类面临的各种生态问题，对人类社会的意义重大。

当今生态学的发展为解决一些医学科学问题提供了必需的基本理论和基础知识，日益显示其对医学科学的影响，因此，应引起医学生足够的关心和重视。

第七章　生物与环境

生物与环境是对立的统一体。生物是环境的产物，环境是生物生存的条件，二者相互依存、相互作用，共同创造了地球上生命的历史，推动了生物的进化。

研究生物与其环境之间相互作用的科学称为**生态学**（ecology）。生态学的研究对象是生物与其生活环境之间的关系，从有机体、种群、群落、生态系统、生物圈多层次认识生态，研究核心是生态平衡和生态失调。经典的生态学以有机体为研究对象，称为**个体生态学**(autoecology)。以生物和环境为研究对象，称为**宏观生态学**（macroecology）。以微生物与微生物、微生物与宿主之间的关系为研究对象的称为**微生态学**（microecology）。

种群（population）是指栖息在某一地域中同种个体的集合。**种群生态学**（population ecology）是在种群水平上研究一系列新的种群特征，如种群的出生率、死亡率、增长率，年龄结构、性别比，种内关系和空间分布等。20世纪60年代以前，动物种群生态学是动物生态学的主流。

生物群落（biotic community）是指在某一地域内所有种群的综合。当群落由种群组成为新的层次时，产生了一系列新的特征，如群落的结构、外貌、多样性、稳定性等。

生态系统（ecosystem）是指在同一地域中生物群落和非生物环境的复合体。20世纪60年代以后，由于人类生存环境、人口、资源等重大问题的挑战，生态系统的研究已经发展为生态学研究的主流。

生物圈（biosphere）是指地球上的全部生物及其栖息的一切场所。它包括岩石圈的上层，全部水圈和大气圈的下层。岩石圈含有生物生存所必需的各种元素，是所有陆生生物的栖息地。在水圈中几乎到处都有生命，但主要集中在表层和底层。最深的海洋深度可达到11 000m以上，在这样的深海中，也有生物生存。在大气圈中，生命主要集中在最下层，也就是和岩石圈交界处。有的鸟类能在数千米的高空飞翔，一些昆虫和小动物能被气流带到更高的地方，甚至在22 000m的平流层中也发现细菌和真菌。

随着全球性环境问题、生态保护越来越受到重视，如全球性的气候变化、臭氧层破坏、酸雨、荒漠化、生物多样性减少，**全球生态学**(global ecology)已应运而生。这些重大问题的解决，必须依赖于生态学的原理，用科学严谨的方法处理人类面临的生态困境，包括生态保护、生态管理和生态建设，使人与自然协调发展，于是**应用生态学**(applied ecology)应运而生，推动了生态学的发展；又由于新的系统论，计算机及网络技术的发展、测序技术和微量物质分析方法的渗透和应用，更使生态学的内容和方法为之一新，出现了**系统生态学**(system ecology)和**分子生态学**(molecular ecology)。在21世纪，生态学已经成为生命科学的前沿学科之一，成为令世人瞩目的学科。

第一节　环境分析

一、环境和环境因子

环境（environment）是指生物有机体周围一切事物的总和。它包括空间，以及其中可以直接或间接影响生物有机体生活和发展的各种因素。组成环境的因素称为**环境因子**（environmental factor）或**生态因子**（ecological factor）。环境因子一般分为**非生物因子**（abiotic factor）和**生物因子**（biotic factor）两大类。非生物因子又称为自然因子或物理化学因子，包括温度、光、水、湿度、大气、盐分、岩石、土壤等；生物因子包括环境中的动物、植物和微生物等生命有机体。

（一）非生物因子

1. 温度

温度是一种重要的生态因子，没有一种生物能完全不受外界温度的影响。在适当的温度范围内，生物进行正常的生理活动，相对来说生物能够生存的温度范围是比较狭窄的。生物有其能够适应的最高极限温度、最低极限温度和最适温度范围。生物对高、低温的耐受限度是因种而异的，甚至同一种生物在不同生理条件下也有所不同。这说明生物在不同地区分布是与其适应的温度范围有关。一般动物能够耐受的最高温度是不高的。多数昆虫在高于45℃就死亡，鸟类可耐受 46～48℃，哺乳类一般在 42℃以上就死亡；植物比动物更耐受高温；现在知道能够耐受最高温度的生物是取自 2500m 深海的某些细菌，它们在 250℃和 265 个标准大气压①的容器内，还能生长和繁殖。高温致死的原因一般认为可能是：蛋白质凝固变性，酶活性破坏，机体脱水和氧供应不足等。生物对低温的耐受极限差异很大。某些生物能够忍受一定程度的机体冻结，如摇蚊幼虫可以反复进行－25℃的冻结而没有生命危险；某些动物甚至能在－196℃的液氮中存活；而另一些动物对低温异常敏感，如某些热带鱼，水温下降到 10℃就会死亡。一般认为低温致死的原因可能是：冰结晶使原生质破坏，损坏细胞结构，结冰时电解质浓度改变，引起细胞渗透压变化，造成蛋白质变性，代谢失调。

温度在不同程度上直接影响生物的新陈代谢、生长、发育、生殖、遗传、行为、生存和分布等，同时温度通过其他环境因子对生物能产生间接影响，如温度影响气候、氧在水中的溶解度等，从而影响生物的生存条件。

2. 光

光是一种重要的环境因子。自然界的光源包括太阳光、月光和星光等，其中太阳光最为重要。太阳光是太阳辐射到地球上的辐射能的形态，生物生命活动所需要的全部能量，都直接和间接地来源于太阳光。绿色植物利用太阳光进行光合作用，制造有机物，动物直接或间接地从植物得到食物和营养，因此离开了太阳的光能，地球上的生命就不能生存。

昼夜交替中日照的长短称为光照周期。光照周期的变化是地球上最严格和最稳定的周期性变化，是生物节律最可靠的信号系统。例如，动物的昼夜活动、生长、发育、繁殖、换毛、迁徙、昆虫的冬眠和滞育等都与光照周期密切相关。当然，太阳光并非都是有益处的，如较强的紫外线照射，对生物机体就是有害的。

3. 水与湿度

没有水就没有生命，水是生命有机体的重要组成部分，生物体的含水量一般为 60%～80%，有一些生物甚至可达 90%以上。生物的一切新陈代谢活动都必须以水为介质，生物体内的营养运输、废物排除、生理和生化过程都必须在水溶液中进行。生命起源于水，在进化过程中，90%以上的时间都在海洋中，生物登上陆地以后所面临的主要问题是如何减少体内水分蒸发，现在大部分的动物和植物都已适应了陆生生活，它们在怎样获取更多的水、减少水消耗和储存水三个方面都具有特殊的适应。同时蒸发散热对陆生生物降低体温和调节体温有重要的意义。

湿度表示空气、土壤等环境介质中的含水量，是影响生物分布及生长、发育等生命活动的重要环境因子。

---

① 1标准大气压=1.013×10⁵Pa

4. 大气

大气层厚约 35km，覆盖在地球的表面。大气中含有氧气、二氧化碳、氮气和蒸汽等成分。氧气是动物体内氧化过程所必需的，只有通过氧化，动物才能获得生命活动所需要的能量，绝大多数动物都需要氧气才能生存；大气中的臭氧层，能够有效地吸收紫外线辐射，保护生物的生存。二氧化碳是绿色植物进行光合作用合成有机物的原料。氮是蛋白质的基本组成成分，是一切生命有机体结构的原料，但是大气中的氮，一般生物不能直接利用，而是通过固氮等转换才能利用。大气中的蒸汽，影响气候，提供淡水；大气的压力、流动对生物的活动、分布等均有重要的影响。

5. 岩石和土壤

在陆地上，岩石和由它衍生的土壤是最重要的基底，在其中沉积和储存了生物生存所必需的多种元素和营养物质。所有陆生生物的生存都直接或间接地同它们相联系。土壤是植物生长的基地和营养与水分的来源，是陆生动物的栖息地和活动场所。土壤的结构、温度、含水量、通气性、盐分和 pH 等物理和化学性质直接或间接通过植被对动物的生长、分布和数量变动发生影响。

6. 其他

风、海浪以及水流的物理力量、极端事件、环境污染、工业废气、温室效应这些非生物性环境因素都能直接或间接影响生物的生存状态。

（二）生物因子

任何一种生物的周围环境中，都有其他种类的生物生存。它们彼此之间相互影响、相互作用，关系复杂。这种相互作用和影响包括种内关系和种间关系。

1. 种内关系

种内关系是同种生物之间的相互作用和相互影响，它包括三种类型，即群聚效应、拥挤效应和种内竞争。群聚效应有利于动物的觅食、御敌、越冬、抗寒和繁殖等活动，是一类种内的互助现象。在许多动物中可见，如群聚的美洲野牛能够反抗猛兽的袭击；一些鸟类在寒冷季节群聚越冬，相互取暖，减少死亡。有许多动物只有在种群有一定数量的情况下，才能正常生存和繁殖。例如，非洲象要能够存活，每群至少要有 25 头，北方鹿群不少于 300 头，这就是"最小种群原则"，也说明了稀有动物易于灭绝的原因。拥挤效应是指同一环境中个体数量过多，密度过大，就会出现个体发育不好，繁殖率下降等有害影响。种内竞争是指同种个体之间为争夺食物、栖所、配偶或其他生存条件，而相互竞争和自相残杀的现象。种内竞争也是生物适应环境的一种方式。

2. 种间关系

种间关系是指不同物种之间的相互作用，这种相互作用可以是间接的，也可以是直接的影响；这种影响可能是有利的，也可能是有害的，是错综复杂的。种间的基本关系是营养关系，表现在空间占有及分布、种间竞争、捕食、寄生、偏害、偏利和互利共栖等方面。种之间的所谓有利和有害关系，只是一种表面的划分，实际上不同物种都是生态系统的组成成分，它们在生态系统的物质循环、能量流动和信息传递过程中互有联系、互为依赖。

二、耐受律与限制因子

美国生态学家 Shelford（1913）提出：任何一个生态因子在数量或质量上的不足或过多，即当其接近或达到某种生物的耐受限度时，就会影响该生物的生存和分布，这就是著名的**耐受律（law of tolerance）**。每种生物对任何一种生态因子都有一个能够耐受的范围，耐受的上限（最高点）与耐受下限（最低点）之间的幅度，称为**生态幅（ecological amplitude）**（图 7-1）。在耐受范围之中包含着一个最适范围，在最适范围区内，该物种具有最佳的生理或生殖状态。不同生物对各种生态因子的耐受范围不一样，对同一种生态因子的耐受极限也不相同。那些对生态因子有较大耐受范围的种类，适应性强，分布就比较广泛，称为**广适性生物（eurytropic organism）**或广幅种，反之则称为**狭适性生物（stenotropic organism）**或窄幅种。

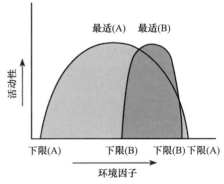

图 7-1　生态幅曲线

目前生态学家结合前人的思想提出了**限制因子（limiting factor）**的概念。所谓限制因子是指一个或相关的几个生态因子，接近或超过某种生物的耐受极限而阻止其生存、生长、繁殖、扩散或分布时，这些因子就称为限制因子。例如，在一个靠水泵不断使水流动更新的高密度养鱼池中，鱼可以饲养得很好，产量很高，但是只要水泵一停，水的更新一停止，很快鱼就会"浮头"，不及时处理，就会造成鱼大量死亡。在这鱼池中，溶氧量就成为限制因子。

三、生态因子之间的相互关系

构成环境的各种非生物因子和生物因子，它们对生物产生的作用，不是孤立的、单独的，而是相互影响，相互作用，综合起作用的，这就是生态因子的综合作用和相互作用。在自然环境中，多种生态因子的相互影响，使得生物对它们的耐受范围不同于单一生态因子。生态因子的这种相互影响可以发生在非生物因子之间，也可以发生在生物因子和非生物因子或生物因子之间。因此，在进行生态因子分析时，不能只片面地注意某一生态因子，而忽略了其他因子。但是生态因子的综合作用并不等于一切生态因子的作用都是等同的。在一定条件下，生态因子的重要性有不同，存在主次之分，即根据生态因子的相对重要性，将它们分为主要生态因子和次要生态因子。此外，生态因子的作用方式和重要性不是固定不变的，而是随着时间、地点和各种条件发生相应的改变。例如，鸟卵在孵化期间，环境中的温度、湿度、氧气等生态因子都对其胚胎发育起影响作用，其中温度和湿度是主要生态因子；但是到胚胎破壳时，由于胚膜呼吸转变为肺呼吸，这时充足的氧气就特别重要，氧气就变为主要生态因子。

生物和生态因子之间的关系是相互的、辩证的，生态因子能够影响生物的生存和生活，而生物的生活也能够改变生态因子的状况。

第二节　种群与环境

一、种群概念及其属性

（一）种群概念

种群是指在某一地域中，相互之间可以进行自由交配并产生能正常生育后代的同种个体的集合。这种组成并不是简单的个体相加，种群作为一种新的生物系统，其研究对象比个体有新质产生。一般来说，种群有三个基本特征：①数量特征，是指每单位面积或空间内的个体数量，是随时间而变动的，这是所有种群都具有的基本特征；②空间分布特征，包括种群的地理分布和种群内的分布格局，即种群内部个体是群聚分布、随机分布或是均匀分布；③遗传特征，种群是一个基因库，具有一定的遗传组成，种群的遗传特征是种群遗传学和进化生态学的主要研究内容。

（二）种群属性

1. 种群密度

种群密度（population density）指单位面积或空间内的生物个体数量。通常以个体数目或生物量来表示。

例如，每亩^①100棵杉树，每平方千米水面500kg草鱼等。这种表示方法称为种群的**绝对密度（absolute density）**。在很多情况下，我们难以确定种群的绝对密度，而往往用种群的**相对密度（relative density）**来代替。例如，每小时见到飞过的鸟类数量，每昼夜100个鼠夹捕获鼠类数量。对于确定的种群，单位时间内迁入或迁出的个体数占种群个体数的比例，即**迁入率（immigration rate）**和**迁出率（emmigration rate）**，可影响种群的数量和基因频率。大量个体的迁入或迁出会对种群密度产生显著影响。

2. 出生率

出生率（natality）指单位时间种群出生的个体数与种群个体总数的比值。它表示种群的平均生殖能力，是种群数量增长的因素，直接影响到种群密度。出生率也反映了繁殖季节、性成熟速度、每年的产仔数、妊娠期长短等。

3. 死亡率

死亡率（mortality）指一定时间内死亡的个体数目与这段时间种群总数的比值。这是一个瞬间率，可以用来估计整个种群的死亡率或特定年龄期的死亡率。死亡率是种群数量减少的因素，它影响到种群密度。

4. 年龄结构

年龄结构（age structure）指种群中各年龄期个体在种群中所占的比例。种群各年龄期的死亡率和出生率相差很大，所以研究种群的年龄结构对了解种群的发展趋势，预测种群的兴衰有实际意义。根据生态年龄，即生物的繁殖状态，通常将生物的年龄分为三个时期：繁殖前期、繁殖期和繁殖后期。在同样的条件下，繁殖期个体的比例越大，种群的出生率就越高；而繁殖后期的个体比例越大，则死亡率越高。年龄锥体可以划分为三种基本类型，如图7-2所示。

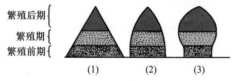

图7-2 年龄锥体的基本类型

1）增长型锥体，呈典型的金字塔形。表示种群的幼体数量大，而老年个体数量少。这种年龄结构反映出该种群有高出生率和低死亡率，种群处于增长时期。

2）稳定型锥体，呈倒钟形。表示种群的幼年、中年和老年的个体数量大致相等，种群的出生率和死亡率基本平衡，种群处于稳定状态。

3）下降型锥体，呈壶形。表示种群幼体的数目少于老年个体的数目，群的出生率小于死亡率，种群处于下降时期。

---

① 1亩≈667m²

5. 性别比

性别比(sex ratio)指种群中雌雄个体的相对比率。在自然界中，不同种群的正常性别比例有很大的差异。高等动物大多雌雄相当，人工控制的种群（如奶牛）雌多雄少，社会性生活的昆虫（如蜜蜂）雄多雌少。当性别比例失调，将会直接影响种群个体的出生率。例如，用性诱剂大量诱杀害虫的雄性个体，会使很多雌性害虫无法完成交配，繁殖率降低，导致种群密度下降。

二、种群的数量变动和种群调节

（一）种群的数量变动

研究生物种群的数量及其变动，不管是利用有益的生物种类，还是防治有害的生物种类都具有理论和实际意义。一般来说，种群的数量变动，取决于种群的出生、死亡、迁入和迁出；出生和迁入增加，种群增大；死亡和迁出增加，种群减少。种群的数量变动有两个重要特征：一个是波动性，种群的数量随着时间和空间而波动；另一个是稳定性。尽管种群数量有波动，但大多数种群不会无限制的增长或无限制的下降，种群数量在某种程度上维持在一个特定的水平，这称为种群平衡。种群平衡和稳定是相对的，而种群数量变动是绝对的。近年来生态学家还注意到，如果仅从种群数量上的变化进行研究，那就意味着种群内的所有个体都是同质的，还应该注意种群质的变化，如种群遗传组成的变化，种群内生理、行为特征的异质性等。

（二）种群的调节

种群具有稳定性，能够减少波动，这对种群是有利的，因为当种群数量波动到种群最小值或最大值时，该物种都容易出现灭绝的危险。在自然环境中，种群密度的极端值是很少见的，因为有一系列的种群调节机制。决定种群数量变动过程的是多个因素的综合作用，而不是单个因素的作用。因此，种群数量变动的调节机制是相当复杂的，有许多不同的观点和学派。一般分为内源性（endogenous）和外源性（exogenous）两大类，即内因和外因。内因是指调节种群密度的动因在种群内部，包括内分泌调节、行为调节和遗传调节。外因是指调节种群密度的动因在种群外部，包括气候因素、种间因素等。

1. 内源性因素

（1）内分泌调节学说　该学说认为，当种群数量上升时，种群内部个体之间心理紧张，加强了对神经内分泌系统的刺激，引起生长激素和促性腺激素分泌减少，而促肾上腺皮质激素分泌增加，导致出生率下降，死亡率上升，从而抑制了种群数量的增长。

（2）行为调节学说　该学说认为，种群中的个体通常选择有利环境作为自己的领域，以确保居住、觅食和繁殖。随着种群密度的增加，有利环境被占满，余下等级较低的个体，只好生活在或迁往不利环境。在不利环境下，这些个体的死亡率较高，而出生率较低，这种高死亡率和低出生率及迁出，也就限制了种群的增长。

（3）遗传调节学说　该学说认为，在种群中由亲代遗传下来的个体遗传素质的不同是决定它们的适应能力及死亡率的主要原因。在种群中有两种类型的遗传素质，一种是繁殖力低、适合高密度条件下的基因 A 型；另一种是繁殖力高，适合低密度条件下的基因 B 型。在种群密度低的条件下，自然选择有利于基因 A 型，于是种群数量上升；当种群数量达到高峰时，

自然选择有利于基因 B 型，于是种群数量下降，种群就是这样进行自我调节的。

2. 外源性因素

（1）气候因素　该学说认为，种群数量是气候因素的函数，气候改变资源的可获得性，从而改变环境容纳量。该学说强调种群数量变动与天气条件有关，认为气候因素是影响种群数量变动的首要因素。

（2）种间因素　该学说认为，各个物种都是相互联系、相互制约的。种间因素包括捕食、寄生和种间竞争共同资源等，这些因素的作用通常是密度制约性的，使种群数量处于相对平衡状态；当种群数量增加时，就会引起种间竞争加剧，结果导致种群数量下降。

第三节　群落与环境

一、群落概念和基本特征

群落（community）是种群的集合，指在相同时间聚集在一定区域内所有各个生物种群所形成的自然集合体。一个自然群落就是生活在一定空间内的各种动物、植物和微生物的集合体。例如，小到一块草地，大到一片森林中的各种生物，甚至整个生物圈的全部生物都可以看作一个群落。群落内各种生物由于彼此之间的相互影响、紧密联系和对环境的共同反应，构成了一个具有内在联系和共同规律的有机整体。

群落有 7 个基本特征：①具有一定的物种组成；②不同物种之间相互影响、相互联系，有规律地共处，即在有序状态下共同生存；③具有形成群落环境的功能，生物群落对其居住环境产生重大影响，并形成群落环境；④具有一定的群落外貌和结构，包括形态结构、生态结构和营养结构，如生活类型组成、种的分布格局、捕食者和被捕食者的关系等；⑤具有一定的群落动态，包括季节动态、年际动态、群落的演替与演化；⑥有一定的分布范围，不同生物群落都按照一定的规律分布；⑦群落的边界特征，在自然条件下有的群落没有明显的边界，有的则不具明显边界，而处于连续变化之中，群落的边界是模糊的。在大多数情况下，不同群落之间都存在过渡带，被称为群落交错区，并导致明显的边缘效应。

生物群落总是在不断变化之中，既与环境的变化相关，又与生物对变化环境的适应能力密切相关，二者相互影响、相互作用，影响种群的数量，使得部分种群繁盛或衰落甚至消失。群落的这种随时间推移而发生的有规律的变化成为**演替（succession）**，最后形成与环境相适应的相对稳定的群落，即**顶级群落（climax）**。

二、生态系统

生态系统就是在一定空间中栖居着的所有生物与其环境之间，不断地进行物质循环和能量流动而形成的一个整体功能单位。简单地说，生态系统＝生物群落＋非生物环境。地球上有无数大大小小的生态系统，大到整个陆地，整个海洋，整个生物圈，小至一片森林，一个池塘等。任何一个生态系统都具有以下共同特征：①是生态学上的一个结构和功能单位；②具有物质循环、能量流动和信息传递三大功能；③具有内部自我调节、自我更新的能力；④营养级的数目有限；⑤是一个动态系统。

（一）生态系统的基本结构

尽管在自然界生态系统的类型多种多样，但是它们还是由相同的 4 个基本部分组成（图 7-3）。

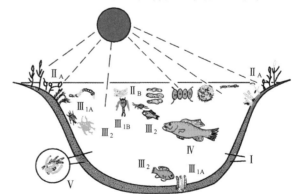

图 7-3　池塘生态系图解

Ⅰ. 无生命物质；ⅡA. 生产者（根生植物）；ⅡB. 生产者（浮游植物）；ⅢⅠA. 初级消费者（草食、底栖动物）；ⅢⅠB. 初级消费者（草食、浮游动物）；Ⅲ₂. 次级消费者；Ⅳ. 三级消费者（肉食）；Ⅴ. 分解者

1. 非生物环境

非生物环境（abiotic environment）包括生物生长的基质和媒介：岩石、沙砾、土壤、空气和水体等；生物新陈代谢的材料：太阳能、CO_2、O_2、N_2、水和无

机盐等；以及气候因子：风、温度、湿度等。

2. 生产者

生产者（producer）包括所有的绿色植物和利用化学能的微生物等。生产者，特别是绿色植物能够利用太阳光把 CO_2 和水转变成碳水化合物，太阳能才能源源不断地输入生态系统，消费者和还原者才能赖以生存。

3. 消费者

消费者（consumer）是指所有直接或间接以生产者为食的各种动物。一般分为若干等级：一级消费者也称**初级消费者（primary consumer）**，主要是指以植物为食的食草动物，如牛、马、羊、兔等；以食草动物为食的动物称为次级消费者或**二级消费者（secondary consumer）**，如某些鸟类、蜘蛛、蝙蝠等；以二级消费者为食的动物称为**三级消费者（tertiary consumer）**，并且还可以划分出四级、五级消费者等。

4. 分解者

分解者（decomposer）又称还原者，主要是指细菌、真菌、某些营腐生生活的原生动物和某些无脊椎动物等。它们将动植物的尸体、碎屑等分解为简单化合物，最终分解为无机物质，归还到环境中，以供给生产者再利用。分解者在生态系统中的作用极为重要，如果没有它们，动植物的尸体会堆积成灾，物质不能循环，生态系统将毁灭。

（二）生态系统的功能

生态系统的功能包括能量流动、物质循环和信息传递三个方面，三者不可分割，成为生态系统的核心。

1. 生态系统的能量流动

（1）食物链、食物网、营养级　一般把生态系统中生物之间依赖营养关系所形成的联系称为**食物链（food chain）**。无论能量、物质和信息，都是通过食物链转移和流通的。食物链有 4 种类型。

1）捕食食物链：**捕食食物链（grazing food chain）**从绿色植物开始，植食性动物吃植物，小型食肉动物吃植食性动物，以此类推，所形成的食物链称为捕食链。例如，在草原上：青草→野兔→狐狸→狼。

2）碎屑食物链：**碎屑食物链（detrital food chain）**是以碎屑为基础，高等植物的枯枝落叶被分解者所利用或分解为碎屑，然后再被多种动物所食用的食物链。其方式为，枯枝落叶→分解者或碎屑→食碎屑动物→小型食肉动物→大型食肉动物。例如，枯枝落叶→真菌→昆虫幼虫→蛞蝓。

3）寄生食物链：**寄生食物链（parasitial food chain）**是由宿主和寄生虫构成的食物链。例如，哺乳动物、鸟类→跳蚤→螨→细菌→病毒。

4）腐生食物链：**腐生食物链（saprophagous food chain）**是从动物尸体到微生物的食物链。

生态系统中有许多种食物链，各种食物链并不是孤立的，它们往往纵横交错形成复杂的、多方向的**食物网（food web）**（图 7-4）。

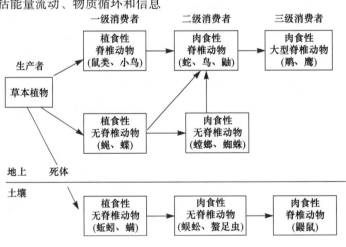

图 7-4　草原生态系部分食物网

生态学中把食物链上的一个个环节称为**营养级（trophic level）**；这样生产者为第一营养级，食草动物为第二营养级，食肉动物为第三营养级，还有第四、第五、第六营养级。食物网是自然界中普遍存在的现象，是生态系统长期发展形成的，如果人为的除去其中的某个环节，将导致生态平衡的失调，甚至生态系统的崩溃。

（2）能量流动过程和生态锥体　地球上几乎所有生态系统所需要的能量，都直接或间接地来源于太阳。如果没有太阳能的输入，地球上的生命将不能生存。太阳能通过地球的大气层时，由于大气层的反射和吸收，到达地面的只有 47% 左右，进入生态系统为绿色植物光合作用所固定的太阳能只有 10% 左右。通过植物光合作用所制造的有机物称为**总初级生产量**（gross primary production，P_g），其中一部分直接由植物本身的呼吸作用消耗，这部分可以通过呼吸作用（R）加以测定，余下则为**净初级生产量**（net primary production，P_n），即 $P_g = P_n + R$。

地球上的生态系统有各种各样的类型，它们的净初级生产量有很大的差别，如表 7-1 所示。

表 7-1 地球上部分生态系统的净初级生产量

生态系统类型	净初级生产量 / [g/(m²·年)]	正常范围 / [g/(m²·年)]
热带雨林	2200	1000～3500
常绿阔叶林	1300	600～2500
落叶阔叶林	1200	600～2500
北方针叶林	800	400～2000
温带草原	600	200～1500
干荒漠	90	10～250
极地	3	0～10
沼泽和湿地	2000	800～3500
湖泊和河流	250	100～1500
大洋	125	2～400
大陆架	360	200～600
河口湾	1500	200～3500

如图 7-5 所示，生产者以后的各营养级，其能量流动的过程有其共同的特点。以食草动物为例，当它们吃植物时，有一些是没有被触动和利用的（N_u），被吃掉的部分称为消耗量或摄食量（C）。被吃的食物，大部分被动物同化（A），未被同化的部分被排出体外（F_u）。被同化的一部分用于维持消耗（R），另一部分为次级生产量（P），可供食肉动物消耗。食物链以后的各级，其能量流动情况与食草动物大致相同。这种能量的流动，是单方向、逐级流动的，它不会循环，只有消耗和变为其他形式的能量。

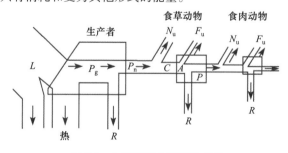

图 7-5 生态系统中能流模式图

L. 太阳总辐射；P_g. 总初级生产量；P_n. 净初级生产量；R. 呼吸量；A. 同化量；P. 次级生产量；N_u. 未利用量；F_u. 粪尿量

由于能量在通过逐个营养级时迅速减少，所以食物链不可能太长。营养级一般只有 4～5 级。当能量通过食物链由低向高流动时，高一级的生物不能全部利用低一级生物储存的能量，这样营养级越靠后，其所获得的能量越少。从上一营养级到下一营养级能量的转化效率一般在 10%，这就是著名的"十分之一法则"。从质量上来说，大约 1000kg 浮游植物只能产生 100kg 的浮游动物，100kg 的浮游动物能产生 10kg 的鱼，而 10kg 的鱼正好够人长 1kg 的肉。如果把各营养级的能流量，由低到高绘成图，就成为一金字塔形状，称为能量锥体或能量金字塔（pyramid of energy）（图 7-6）。

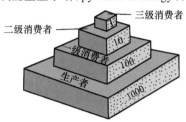

图 7-6 能量锥体图

能量通过食物链的营养级逐渐减少，而环境中的有毒物质却通过食物链逐渐富集。例如，杀虫剂 DDT 不容易分解和易于扩散，大量使用的 DDT 可以通过低层大气、土壤进入水体，流入海洋。DDT 在化学性质上是亲脂肪的，很容易在生物体中积累，通过食物链，就会逐渐浓缩。如图 7-7 所示，从海水到银鸥，DDT 浓缩了百万倍，营养级越高，DDT 的含量越高，银鸥等鸟类是此食物链的顶环，DDT 含量最高，虽不至于直接毒死，但卵壳软化，孵化时易碎裂，出生率几乎为零，这是许多鸟类数量大减的原因。有毒物质还能够随着食物链而扩散。据报道，在北极生活的因纽特人和在南极生活的企鹅，都没有接触过 DDT，但体内却检出了 DDT，这说明生态系统的影响有多么深远。

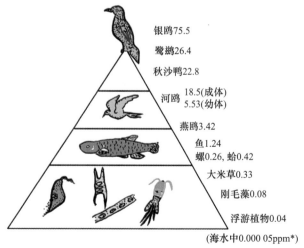

图 7-7 DDT 在生态系统中的浓集作用

*ppm = 1×10^{-6}

2. **生态系统的物质循环**

生命的维持不仅需要能量的供应，也需要各种营养物质的供应。生态系统中的物质，主要是指生物为维持生命所需要的各种元素，包括 C、H、O、N、P、S、K、Ca、Mg、Na 等常量元素和 B、Cu、Zn、Mn、Mo、Co、I、Si、Se、Al、F 等微量元素。它们在各个营养级之间不断传递和反复再利用，就构成了物质循环（nutrient cycle），又称为生物地球化学循环（biogeochemical cycle）。一般分为三类循环，即水循环、气体循环和沉积型的生物地化循环。例如，C、N 等元素，主要储存库为大气，属于气体循环；而 P、S 等元素，主要储存库是岩石、土壤、沉积物等，属于沉积型循环。

（1）水循环　　没有水，生命就不能维持；水是生态系统中各种生命元素得以无限运动的介质，没有水循环，生物地球化学循环就不能进行，生态系统就不能运动。地球表面的江河湖海和陆地上的水，通过蒸发进入大气，大气中的水蒸气通过降雨（雪），又返回地球表面，如此不断循环。水循环受着太阳辐射、大气环流、洋流及陆地、海洋之间水平衡等的影响。此外，生物可以通过对水的吸收、利用，一部分变成原生质的成分，另一部分以代谢水的形式，通过它们的呼吸和蒸腾作用参与水循环过程。

（2）碳循环　　碳是生命的重要元素。碳的循环主要在大气、水（在水中溶解的 CO_2 和碳酸盐）和生物体之间进行。在太阳光的作用下，绿色植物吸收大气中的 CO_2 和水，进行光合作用合成有机物，而水生植物利用碳酸氢钠中的碳源，进行光合作用。这些有机物又被各营养级的动物、微生物所消耗、分解，这些生物和绿色植物的呼吸作用所释放的 CO_2 进入大气，煤、石油、天然气燃烧所释放的 CO_2 也进入大气，进入大气的 CO_2 再供绿色植物使用，如此反复循环。

（3）氮循环　　氮也是生命的重要元素，是各种蛋白质和核酸的主要组成成分。大气中的氮气含量占79%，但是氮气不能被植物直接利用。首先必须通过固氮菌、蓝绿藻和根瘤菌等微生物把氮气转变为氨，再把氨氧化成亚硝酸盐和硝酸盐，植物才能吸收并在植物体中形成氨基酸、蛋白质、核酸等有机物，氮经食物链随之转入动物体内被利用。生物死后蛋白质等被分解为氨、CO_2 和水，又返回环境中，一部分进入大气，而进入土壤中的氨可再一次被植物利用。

（4）磷循环　　磷是生命有机体不可缺少的重要元素。磷在生态系统中的循环是典型的沉积循环。磷的主要储存库是岩石和天然的磷酸盐沉积。岩石和沉积通过风化、侵蚀、淋洗而释放出可溶性磷酸盐，被植物吸收，进入食物链，供一系列消费者利用。当动植物死亡或其排泄的废物，通过还原者的一系列分解作用后，转变为可溶性磷酸盐，又可供有机体再利用。磷随水循环由陆地到海洋，但从海洋返回陆地是比较困难的，所以这种循环属于不完全循环。

3. 生态系统中的信息传递

在生态系统中，种群与种群之间，同一种群的个体与个体之间，甚至生物与环境之间都可以表达、传递信息。通过多种方式传递的信息把生态系统的各个组分联系成为一个整体，对于维持生态系统的稳定和平衡，具有重要的作用。生态系统的信息具有如下三个特点：①生态系统信息具有多样性，生态系统中生物的种类成千上万，它们包含的信息非常复杂，有生物的、非生物的；有物理的、化学的；有液相、气相、固相不同状态；②信息通信具有复杂性，生态系统中的生物以不同方式进行信息通信；③信息种类多，储存量大。

我们一般把信息分为 4 种类型。

（1）物理信息　　声、光、颜色等是生态系统的物理信息。例如，蛙鸣、鸟叫、虎啸，花的颜色等都有吸引异性、种间识别、威吓警告等信息作用。

（2）化学信息　　生物代谢产生的一些物质，如酶、维生素、性引诱激素、酚及其衍生物、生物碱等均为传递信息的化学物质。雌性蚕蛾释放一种性引诱剂，虽然剂量不到 0.01μg，但可以把 3km 以外的雄性蚕蛾吸引过来。

（3）营养信息　　食物和营养也是一种信息。例如，老鼠是猫头鹰的食物，老鼠也就是猫头鹰的营养信息，老鼠多的地方猫头鹰自然也就多。因此，在某种意义上，食物链、食物网就代表着一种营养信息的传递系统。

（4）行为信息　　当同一种群中两个个体相遇时，可能表现出识别、威胁、挑战、求偶等行为信号。

（三）生态系统的平衡和调节

物质、能量代谢和信息传递，不仅是生态系统功能的具体体现，而且也是维持生态系统功能结构的最基本要素。

在一般情况下，能量和物质的输入大于输出，生物量增加，反之生物量减少，严重者会导致系统衰竭、崩溃。如果输入和输出在较长时间趋于相等，生态系统的结构和功能长期处于稳定状态，并且在外来干扰的情况下，能够通过自我调节恢复到最初的稳定状态，这种情况就称为**生态平衡（ecological balance）**。生态系统的平衡不是固定不变的。在一个生态系统中，没有任何成分是持久不变的，能量在不断地流动，物质在不断地循环，这种平衡是相对的、动态的平衡，而不是静止的平衡。因为尽管生物的种类和数量较长时间看不出变动，但经过一定的时间以后，个体已经不再是原来的个体。

在一个达到平衡的生态系统中，物种达到最大量和最适量，物种之间互相适应、互相制约，各自在系统中正常的生长发育、繁殖后代，保持一定的种群数量，并且能够抵御其他物种的入侵。生物种类最多、数量最大、结构复杂、生物量最大，环境的生产潜力得到充分发挥，这些往往是衡量一个生态系统是否平衡的客观指标。

生态系统是一个开放的耗散结构功能系统，它所进行的物质、能量代谢，推动着体系的功能运转；而信息传递则使系统的结构与功能运转得以协调，保证了其整体结构与功能的有序性。生态系统不断地接受太阳的能量，固定它、利用它，最后又通过不同的形式释放出系统。生态系统又是一种控制系统，通过系统的反馈调节，使其稳定。生态系统中能量和物质在流动和循环过程中的每一种变化，反过来又影响其变化的本身，这种能力称为自我调节能力，是一种负反馈机制。例如，在草地发生干旱时，植物的生长受到限制，结果导致草地鼠类的营养不良，以致其生育率下降，出生率降低，有的鼠类可进入洞穴休眠。由于草地鼠类的出生率下降，也减轻了对草地的压力，雨季到来，草地又可以迅速地恢复。

一个能够保持平衡的生态系统是稳定的系统，稳定性往往与复杂性相关联，也就是说，系统越复杂，它就越稳定，自我调节能力就越强。因为复杂的生态系统，其食物网也复杂，能量流动和物质循环可以通过多种途径进行流通，如果一个途径出了问题，可以通过其他途径来代替，逐渐又会达到一个新的平衡。

生态系统的自我调节能力具有一定的限度，只能在某一限度内可以进行自我调节，这个限度称为生态阈限。超过了生态阈限，生态系统的自我调节能力就会降低甚至消失，系统中的生物种类和数量就会减少，生物量下降，生产力衰退，能量流动和物质循环发生障碍，最终导致生态平衡的破坏。

生态系统在地球数十亿万年的进化中支持着全球的生命物质体系，为人类提供了经济发展的物质基础和良好的生存环境，然而长期以来人们以掠夺式的开采方式威胁生态系统，破坏生态平衡。人类活动应该利用生态系统结构和功能相互协调的原则，保持生态系统的健康。

（四）生态系统中的外来种

在生态系统的演化过程中，生态系统中的物种不断扩散迁移是导致生态系统结构变化和物种多样性的重要因素。外来种有的给人类社会经济带来利益，有的则带来灾难，威胁人类的生存安全。

外来种（exotic species）是相对于土著种（native species）或**本地种**（indigenous species）而言的。外来种泛指以任何方式进入生态系统的外域物种，并能在新栖息地定居繁衍，建立自然种群，包括自然入侵的物种、引进的物种，以及通过人工培育和基因工程获得的"人造物种"（或称遗传饰变体）。由于外来种具有"入侵、殖民"的特性，与一般生物类群相比，它们具有繁殖能力强、传播能力强和对环境适应性强等方面的共同生态特征。例如，19世纪中期，澳大利亚墨尔本动物园从英国运来 24 只本土没有的兔子供人观赏。1863年，动物园失火，幸免于难的兔子逃到草原上，由于缺乏天敌，又有温暖的气候和丰富的牧草，这些兔子迅速繁殖，吃掉了大量牧草，同羊争食，

从而影响了牧羊业，造成了澳大利亚严重的生态灾难。20世纪30年代，原产于南美洲的凤眼莲（*Eichhornia rassipes*），俗称水葫芦，被引入我国，作为禽畜饲料和观赏净化水质植物推广种植，现已广泛分布于我国南方数省（直辖市）。由于凤眼莲在我国缺乏天敌，繁殖能力和适应性强，在我国湖泊等水体生态系统中蔓延疯长，成为优势种群，对当地生物多样性构成威胁，致使许多本地水生生物处于灭绝的边缘。

外来种导入新栖息地有各种不同的具体途径，归纳起来无外乎有两大类：自然传播途径和人为传播途径。自然传播途径是指借助气候、生物等自然因子将物种传播到新栖息地。例如，植物种子借助气流的散播、动物的迁移等。自然扩散一直是生态系统在无人为干扰状态下的主要演化途径，而人为传播途径是通过人类的社会经济活动将外来种传播到新栖息地。例如，人类有目的地引进各种农作物或禽畜优良品种、观赏动植物和害虫的天敌等；或者借助进出口货物、交通工具等载体，人类将外来种偶然传入新的栖息地。随着国家和地区间的交流日益频繁，外来种随之跨越地理屏障扩散到世界各地。目前人为传播已成为外来种传播的主要途径。

一旦有外来种入侵新的区域，就会对入侵区域产生一系列的生态、社会效应。一般根据生态经济价值标准可将外来种分为三种类型。①有益外来种，常常是那些优良的**引进种**（introduced species），能产生明显的社会和经济效益。例如，玉米（*Zea mays*）、花生（*Archis hypogaea*）、马铃薯（*Solanum tuberosum*）、陆地棉（*Gossypium hirsutum*）等传入我国已经有几个世纪，已融入我国的生态系统，目前都是我国主要经济农作物。②中性外来种，一般是那些进入新生态系统而没有产生明显生态干扰的物种。③**有害外来种**（**harmful exotic species**），也称为**入侵种**（**invasive species**）。它们侵入新区后干扰那里的生态平衡，直接危害畜牧业、农业和林业及人类的卫生健康，即所谓的**生物入侵**（**biological invasion**）现象。

生物入侵对入侵区域的影响主要表现为以下几方面。

1）干扰入侵区域的生态系统的生物多样性。入侵种通过直接竞争或占据本地物种的生态位，威胁、排挤本地种，导致生态系统物种多样性的退化，从而改变本地生态系统的结构或功能。同时入侵种也导入外源遗传物质，影响入侵区域生态系统的遗传多样性。例如，我国新疆的博斯腾湖引进了河鲈（*Perca fluviatilis*），从而导致该湖的土著鱼种新疆大头鱼（*Aspiorhynchus laticeps*）灭绝。目前研究表明，生物入侵已成为导致物种濒危或灭绝的第二因素，仅次于生境的丧失。在全世界濒危植物中，有35%~45%是由于外来入侵种引起的。

2）对社会经济的危害。入侵种在入侵区内往往占

据适宜的生态位，由于缺乏天敌，种群迅速增殖成为优势种，从而对社会经济产生危害。我国是遭受生物入侵严重的国家之一。据不完全统计，入侵我国各种生态系统的外来有害物种达 520 余种，包括 268 种植物和 198 种动物，以及 61 种微生物。每年生物入侵给我国带来的经济损失高达 1000 多亿元，仅其中的 13 种主要农林入侵物种，造成的直接经济损失就高达 574 亿元。若再考虑防治费用的话，给我国造成的经济损失将是无可估量的。

3）危害人类健康。有的入侵种在入侵区域内可以成为病原或携带病原，威胁人类健康。例如，三裂豚草（*Ambrosia trifida*）原产于北美洲，其花粉是引起人花粉过敏的主要致敏原，严重危害健康。三裂豚草传入我国后，目前已分布于我国 15 个省（自治区），仅沈阳市 1983 年豚草花粉过敏人群发病率已达 1.52%。

第四节　肠道微生态与人类健康

我们每一个人就是一个生态系统，其中就包括口腔、皮肤、泌尿、胃肠道四个微生态系统，以肠道微生态系统最主要，也最复杂，其功能相当于人体的一个重要"器官"，不仅可影响宿主的组织学和解剖学结构，还具有为宿主提供营养、参与机体代谢和吸收、调控肠道上皮发育和免疫调节等功能。

人体肠道微生物的总重量能达到 2kg，约有 1000 万亿个细菌。在世界上已知的细菌之中，人体内含量最多的是拟杆菌门和厚壁菌门，其次是放线菌门、变形菌门和疣微菌门，占了人体内细菌总量的 99.9%。经过长期的选择和进化，肠道菌群和人体形成了生理性的动态微生态平衡。出生后至 7 天左右，肠道从无菌到有菌，从最初出现的需氧菌与兼性厌氧菌占优势的状态转化为专性厌氧菌占优势的状态，这个转变时期也是正常菌群定植时期。这个时期完成以后，菌群就趋于稳定，形成具有婴儿特点的肠道菌群。第二次大的微生物群落变革时期在离乳期，离乳期儿童要经混合喂养期转向成人饮食。成年人最多的菌是拟杆菌、真杆菌、消化球菌与双歧杆菌，青春双歧杆菌代替了婴儿双歧杆菌，完成菌种代替。一个成年人的肠道菌群在正常情况下是相当稳定的，能保持肠道微生态平衡，只有在外源性的环境因素（如外袭菌、食物、辐射、刺激等）或内源性的宿主因素（如患病、用药、营养、免疫等）的作用下才会发生紊乱。进入老年，肠道菌群又要从青壮年期向老年期过渡，主要表现在梭菌、乳杆菌与大肠杆菌的增加，而代之以双歧杆菌减少。

当肠道微生物之间以及肠道正常微生物群与其宿主之间的微生态平衡，在外环境或宿主因素的影响下，由生理性组合转变为病理性组合的状态时，就会出现肠道微生态失调，包括菌群失调、定位转移、血行感染和易位病灶四种。

研究发现，肠道微生物群与多种疾病有关联，并且有一定的促成作用。例如，肠道微生态参与了临床肝移植患者术前和术后的潜在感染的发生，肝移植受体者在移植后的第 1 个月对细菌尤其是革兰氏阴性细菌感染极为敏感；小肠细菌过度生长与小肠梗阻、肠易激综合征、乳糜泄、Crohn's 病、短肠综合征相关；厚壁菌的增加，相对低富足的拟杆菌，都与肥胖有关；Ⅱ型糖尿病患者肠道中的厚壁菌的比例和梭状芽孢杆菌的种类大大地减少；临床上大剂量广谱抗生素的应用可导致许多抗生素相关性腹泻、难治性腹泻等感染性疾病的发生。

根据微生态学基本原理开发的微生态制剂可以调整微生态群落，纠正微生态紊乱，恢复微生态平衡，使人体处于最佳健康状态。目前使用的微生态制剂包括益生菌、益生元和合生素，以及新近研究的代生素，其中双歧杆菌和乳酸杆菌是人体最常用的益生菌。临床上，微生态制剂对肝性脑病、炎症性肠病、肠易激综合征（irritable bowel syndrome，IBS）等的治疗取得了较好的效果。

小　　结

生态学是研究生物和环境之间相互关系的科学，是研究以种群、群落和生态系统为中心的宏观生物学。

生物与外界环境息息相关，二者之间的关系是错综复杂的，它们既互相联系，又互相影响。环境是指生物有机体周围一切事物的总和。它包括空间，以及其中可以直接或间接影响生物有机体生活和发展的各种因素。

环境因子一般分为非生物因子和生物因子两大类。

种群是指在某一地域中同种个体的集合。种群有其基本特征和属性。种群生态学的核心内容是研究种群数量在时间上和空间上的变动规律及其调节机制。

群落是种群的集合。一个自然群落就是生活在一定空间内的各种动物、植物和微生物的集合体。群落内各种生物由于彼此之间的相互影响、紧密联系和对环境的共同反应，构成了一个具有一定形态结构、营养结构和共同规律的有机整体。

生态系统就是在一定空间中栖居着的所有生物与其环境之间形成的一个整体功能单位。生态系统由非生物环境、生产者、消费者和分解者 4 个基本部分组成。生态系统的功能包括能量流动、物质循环和信息传递，三者紧密联系，不可分割，是生态系统的核心。

生态系统是一个开放系统和控制系统，具有达到生态平衡的特征，但这种平衡是相对的、动态的，而不是静止的。生态系统的自我调节能力具有一定的限度。超过这个限度，将导致生态平衡的破坏。

肠道菌群是人体最为重要、复杂的微生态系统，与机体健康和多种疾病相关。人体的肠道微生态处于动态、生理性平衡，不同的生理时期、发育阶段，肠道菌群的组成有所不同，也很稳定。肠道微生态失调可诱发临床部分感染性疾病。

人类与环境存在着既对立又统一的特殊关系。人类既是环境的产物，也是环境的塑造者。只有尊重自然、顺应自然、保护自然，才能真正实现人类与自然环境的协调发展。

（贵州医科大学　张迎春）

？ 复习思考题

1. 简述生态因子之间的相互关系。
2. 什么叫种群?种群的属性有哪些?控制和影响种群密度大小的主要因素是什么?
3. 什么是生态系统？生态系统包括哪些组成成分?如何保持生态平衡?
4. 试述生态系统的能量流动过程及其规律。

第八章 人类和环境

近代工业革命使人与自然环境的关系发生了巨大变化。特别是从 20 世纪中叶开始，科学技术的飞跃发展和世界经济的迅速增长，使人类"征服"自然环境的足迹踏遍了全球，人成为主宰全球生态系统的至关重要的一支力量。在第二次世界大战后短短几十年中，环境问题迅速从地区性问题发展成为波及世界各国的全球性问题，从简单问题（可分类、可定量、易解决、低风险、短期性）发展到复杂问题（不可分类、不可量化、不易解决、高风险、长期性），出现了一系列国际社会关注的热点环境问题，并且越来越影响着一个国家和国际社会的经济、政治、技术和贸易。在 20 世纪前期，排在疾病谱首位的是传染病，营养不良性疾病、寄生虫病等紧随其后；现在，传染病已排到第四位，心脑血管疾病、癌症、慢性病等非传染性疾病排到了它的前面。人类正面临着全球自然环境和生态平衡被破坏的严酷现实，人类的生存正受到大自然的挑战、报复和威胁。

生态平衡是指生态系统的结构和功能处于相对稳定的状态。其基础是生物与环境的关系，即生态系统中的植物、动物和微生物之间，能量流和物质流的输入和输出之间，都保持着相对平衡的关系。这种平衡如果遭到破坏，超过了生态系统本身的自我调节能力，其结果就会导致生态系统的平衡失调。

引起生态平衡失调的原因，主要来自人为因素和自然因素两个方面，而人为因素是当前生态平衡失调的主要原因。自然资源的快速衰减、环境的污染、人口的盲目增长、粮食的匮乏、能源的短缺等一系列问题已对人类生存构成严重威胁。在整个地球生物圈中，空气、水源、土地、森林、草原及各种生物无一不受到侵害。目前，全世界每年有超过 30% 的人因环境污染而患病。因此，人类必须正视现实，重新考虑与大自然建立和谐的关系，形成正确的环境理念，逐步建立起环保型生产方式和生活方式，建立起**"可持续社会"**（sustainable society）。

第一节　自然资源的快速衰减

自然资源（natural resources），是指在一定时间条件下，能够产生经济价值以提高人类当前和未来福利的自然环境因素的总和。由于科学技术的发展，现在人类对地球的资源利用，不论在数量上还是种类上远比过去任何时候都多，从而使自然环境遭到不同程度的破坏，自然资源出现了快速衰减，有些资源已到了枯竭的程度。自然界供人类生存的资源，按其性质可分为生物资源、生态资源和矿物资源三大类，这里就这三类资源的作用和破坏情况介绍如下。

一、生物资源

（一）生物物种资源

生物物种资源是人类繁衍和发展最基本的物质基础，是地球上最宝贵的财富。目前人类所认识和研究的动植物约 200 万种，是人类的巨大财富。它们不仅给人类提供极为丰富的物质资源，还为人类的科学研究提供了极为丰富的基因库。

我国生物物种资源种类多、数量大、分布广，是世界上生物物种资源最丰富的国家之一。我国有高等植物 3 万多种，仅次于巴西和哥伦比亚，居世界第三。据初步统计，中国的植物种数占世界总数的 11%，哺乳类、鸟类、爬行类和两栖类动物的拥有量也占世界总量的 10% 以上。同时，我国生物物种资源的特有程度高，在 3 万多种植物中，特有属就有 246 个，特有种约 17 000 种；在 600 余种栽培作物中，起源于中国或在中国种植 1000 年以上的就有 289 种。

目前，作为人类社会生存和发展物质基础的生物物种受到越来越严重的威胁，大量生物物种资源面临濒危或灭绝，这对构建人与自然和谐社会是一个巨大的挑战。世界自然保护联盟（IUCN）发布的"2016 年濒危物种红色名录"表明，1/3 的两栖类动物、1/2 以上的龟类、1/8 的鸟类和 1/4 的哺乳动物正在面临生存威胁。在红色名录收录的 82 954 个物种中，有 23 928 种正遭受灭绝的威胁，占比 28.8%。

我国濒危或接近濒危的高等植物达 4000～5000种，占高等植物总数的 15%～20%。联合国《濒危野生动植物种国际贸易公约》列出的 740 种世界性濒危物种中，我国占 189 种，约为总数的 1/4。据估计，目前我国的野生生物物种正以每天一个种的速度走向濒危甚至导致物种灭绝，农作物栽培品种数量正以每年15%的速度递减，还有大量生物物种通过各种途径流失海外。按照这种估计，留给我们这一代人对生物物种资源进行抢救和保护的时间已经不多。

近百年来，生物物种资源的严重丧失，主要是人类不当活动造成的。由于人口的急剧增长、现代社会和经济的发展、气候的变化、环境的污染、不合理的资源开发活动和生态破坏，全球物种灭绝速度加快，生物物种及遗传资源多样性损失严重。首先，环境污染和有毒物质过量排放使许多生物物种的生境遭到破坏。其次，由于人口增加，往往出现滥伐林木、盲目猎杀、超限采摘、过量捕捞等，造成多种生物物种濒危。再有，发展城镇、修筑水库、道路、围湖（海）造田等，使一些野生生物物种的栖息地减少。

任何一个物种或基因一旦从地球上消失，是不能用任何方法再创造出来的。这将大大增加自然生态环境的脆弱性和大大降低自然界满足人类需求的能力，人类就不可避免地在改善生态环境和持续发展工农业生产的进程中遭受一次又一次灾难性的打击。

（二）森林资源

森林是陆地生态系统的重要组成部分，而它本身又构成森林生态系统。森林对整个自然界生态系统的作用很大，它不仅能净化大气、调节水体、保持土壤、调节气候、防风固沙、保存森林生物物种，而且为人类提供木材和各种林业副产品及食物、药材等。在人类历史上，森林曾覆盖地球陆地面积的 2/3，达到过 76 亿 hm²。随着地球上人口的增加，毁林日益严重，以致到 1862 年森林面积减少到 55 亿 hm²。进入 20 世纪，毁林速度进一步加快，到 1975 年世界森林面积已减少至 26 亿 hm²。据世界自然基金会 2009 年 10 月调查统计，全球的森林消亡速度惊人，每分钟消失的森林面积相当于 36 个足球场。对地球气候及碳循环起着重要作用的热带雨林，亦遭大量砍伐，使其消失速度几乎达到每分钟 50hm²，如不改变这种趋势，估计 50 年以后，热带雨林将从地球上消失。截至 2018 年，我国森林覆盖率已达 21.66%，但与世界平均水平仍有不小差距。

森林遭到破坏的原因是：无计划地过度砍伐、毁林开荒、工业生产造成的污染如酸雨等有毒物质危害森林、病虫害、火灾等自然的或人为的灾害，使大面积森林被毁，加之缺乏更新，致使森林面积减少。其中人为因素占主要地位。

森林大面积减少造成的后果极为严重，不仅动物、植物资源越来越少，而且造成水土流失、气候干燥、

土壤侵蚀，严重影响生态系统的平衡。例如，美国在工业化时期大面积毁林，180 年中失去 30%的表土；前苏联在中亚大开荒，招致"黑色风暴"，3200 万 hm²垦地沦为荒漠沙丘。

目前人工生态系中城市绿化水平还不高。从人均占有绿化面积来看，世界几个大城市的情况是：华盛顿 45.7m²，莫斯科 44m²，巴黎 24.7m²，北京 16.2m²，上海 8.2m²。近 20 年来，中国在植树造林和集约农业等方面表现突出，其贡献占全球绿化增量的约 1/4，城市绿化水平正在逐渐提高。

（三）草原资源

草原是将太阳能转化为生物能的绿色能源库，也是丰富宝贵的生物基因库。它适应性强、覆盖面积大、更新速度快，具有维持生态平衡、保持水土、防风固沙等环境效益，以及生产饲料、燃料、工业原料等多种经济效能。全世界有草原 32 亿 hm²，占陆地总面积的 20%，比耕地面积约大 1 倍。每年净初级生产力为 28.2×10⁹t 有机物，饲养了大约 30 亿头家畜，是人类所需肉类、奶品和皮毛的主要生产基地。我国有草原 4 亿 hm²，占全国土地面积的 40%以上，4 倍于全国耕地面积。

草地在维持生态平衡中的作用与森林相似，一旦被毁也会产生与森林被毁同样的结果。在我国历史上，西北草原的丝绸之路上，有许多曾经经济发达和人口稠密的城市，现在已因土地沙漠化而被埋在沙漠下面。现在，我国草场生产力较 20 世纪 50 年代又普遍下降 30%～50%。草场退化、沙化和碱化现象十分严重。全国草原退化面积占草原总面积的 85.4%，沙化面积占 36.5%，碱化面积占 55.7%，水土流失面积占 100%，虫害面积占 80%以上，鼠害面积占 46%～55%。目前在可利用草场中，明显退化的占总数的 1/3，并以每年 200 万 hm² 的速度扩展，给我国畜牧业的发展和西部经济发展提出了严重挑战。草地覆盖度降低后，裸露的地表面明显增加，为风力侵蚀创造了条件，而风的侵蚀又加剧了草地的退化过程，从而形成恶性循环。草地的退化是形成沙尘暴天气的最主要原因之一。

草原荒漠化的原因通常可以归结为以下几点，即气候变暖、干旱与大风频繁，人畜增加、超载利用，草原虫鼠害频繁发生和草原建设（特别是水利建设）投入不足等。气候变暖、干旱与大风频繁是使草原退化的自然原因，是人类难以改变与克服的因素。人畜增加、超载利用和草原建设（特别是水利建设）投入不足则完全是人类不合理的活动所引起的，是人类可以改变的。

（四）水产资源

人类需要的蛋白质，有22%来自水产品，其营养价值和含量高于陆生动物和其他来源。由于人类的过度捕捞和水域污染，水产资源遭到严重破坏，无论海水产资源还是淡水产资源，在数量上、质量上和种类上都大大减少。全世界渔获量每年减少700万t，至少有25种经济价值高的鱼类已明显减少。我国水产资源比较丰富，近年来也大幅度下降。淡水产资源减少的另一个原因，是水域面积减少，全国被围垦的水面约有300多万hm²，洞庭湖原有水面43.5万hm²，到1976年只剩下18.4万hm²，鄱阳湖现也只有原来的一半大小。有资料表明，我国30年间湖泊大量减少，仅面积在1km²以上的湖泊就减少了543个。号称"千湖之省"的湖北省，新中国成立初期有1066个湖泊，现在只剩下325个，水面缩小了2/3以上。

二、生态资源

（一）水资源

水是生命之源，是人类和一切生物赖以生存的物质基础。水是可以更新的自然资源，通过自然过程，在陆地—海洋—空间—陆地之间不断循环。在生生不息的生物圈中，生物地球化学循环是靠水进行调节的。能量的传递离不开水，物质的循环也离不开水。就全球范围讲，水是充足的，总量有13亿km³，但其中97%是海水，淡水只占3%，而其中2%还是南北极的冰，可供人类直接利用的淡水，还不到总量的1%。

淡水资源的缺乏不是个别国家所独有的问题，而是全球发展中面临的普遍问题。1972年联合国人类环境会议、1977年联合国水事会议都提出了水危机不久将成为继石油危机之后另一项严重的社会危机。世界银行在1995年的调查报告中指出，占世界人口40%的80个国家正面临着水危机；发展中国家约有10亿人喝不到清洁的水；17亿人没有良好的卫生设施，每年约有2500万人死于缺水和饮水不卫生。在今后几年内，包括非洲大部、我国北方、印度、墨西哥及中东的小块地区和北美西部一些地区在内的不少地方，都会进入漫长的缺水期。预测到2025年，全世界将有2/3的人口面临着严重缺水的局面。

引起缺水的原因很多，其中工农业生产和人口的增长，是造成水资源短缺的主要原因。根据我国工业用水量定额，电炉炼钢中每生产1t钢需水18~25m³，每生产一辆汽车需水46m³，用草浆造纸每生产1t纸需水130~165m³，生产1t人造丝需水2000~2100m³，生产1t维生素E需水36万m³。我国华北地区种1亩蔬菜需水25~35m³，种1亩小麦需水40~50m³。据我国180个城市统计结果，1976年用水量为1949年的10倍，局部地区如北京就增加了100倍。就个人耗水量而言也在逐步提高。公元前，每人每天耗水12L，到了中世纪增加到20~40L，18世纪增加到60L，当今欧美一些大城市每人每天耗水量达500L，一年人均耗水量超过104m³。现在，世界每年增加用水量800亿~900亿m³，全年总用水量接近30 000亿m³。如此巨大的用水量，难以及时充分补充，出现地下水位下降，农田机井抽不出水，甚至导致一些城市地面下沉。另外，雨水分布不均、人为的工农业布局不合理、水土流失、草原森林破坏、水域面积减少、水域污染而不能利用等，也是造成缺水的原因。

随着世界人口的增长和人们生活水平的提高，全球水资源短缺的问题将日益严重，人均可利用的淡水资源将越来越少。新的水资源开发工程越来越复杂，成本越来越高，对环境的破坏越来越严重。要实现水资源的可持续利用，唯一的出路在于节约用水，采取各种手段和措施提高水的利用效率，这是世界大多数地区可以选择的最经济、最能保护环境的供水方案。

（二）土壤资源

对人类来说，土壤资源最重要的是作为人类生产粮食的基地。"民以食为天"，可以说是古今通则，亘古不变。但是，由于人类对耕地的过分榨取及不合理使用，使大片土壤退化或破坏，人类的土壤资源正在被侵蚀。

据联合国环境规划署组织的最新调查研究估计，当前全世界有1965万km²土地的土壤发生退化，其中1218.3万km²遭到中等至极强度的退化，大约相当于中国和印度的面积之和。由于土壤的退化，使土地肥力下降，加上耕地大量被侵占及人口盲目增长，使得当今世界每年损失耕地面积达600万hm²，造成全球人均耕地面积逐年减少。据调查，1950年全球人均耕地为0.567hm²，1960年减至0.473hm²，1968年为0.407hm²，1974年为0.373hm²，1979年为0.320hm²，1991年为0.267hm²，2005年为0.192hm²。

我国9.6亿hm²土地面积中，可用于农、林、牧的面积只有4.5亿hm²，占46%，其余54%的土地，大多数是目前还不能利用的沙漠、荒山和沼泽等。目前全国人均占有的耕地还不足0.08hm²（约1.2亩），不到世界平均水平的1/3，排在世界第67位。我国的水土流失情况也非常严重，全国每年损失土壤总量达50亿t之多，相当于全国的耕地每年被剥去1cm厚的肥沃表土。其中最严重的是黄土高原区，每年流失土壤达16亿t。照此发展下去，在不远的将来，我们的子孙后代将面临无地种粮的困境。

土地沙漠化是社会、经济与文化等落后的表现，是由社会因素和经济因素共同引起的。有资料报道，全球 35% 的陆地，20% 的人口，100 多个国家正受到沙漠化的威胁。非洲 2/5 的土地，亚洲 1/3 的土地，拉丁美洲 1/5 的土地面临沙漠化的危险，而且全世界每年仍以 5 万～7 万 km² 的速度在扩展。我国共有沙漠及沙漠化土地 263.6 万 km²，占国土总面积的 27.5%，目前每年形成沙漠化土地约 2460km²。

造成土地退化的主要原因是人类的活动。据估计，在全部退化土地中，因砍伐森林引起的占 30%，过度开发造成的占 7%，过度放牧造成的占 35%，农业活动引起的占 28%。可见保护地表植被、合理利用土地、减少土壤侵蚀已刻不容缓。

三、矿物资源

矿物资源，指天然赋予地球内部或表面，由地质作用所形成的，呈固态（煤及各种矿石）、液态（石油）或气态（天然气）的具有经济价值或潜在经济价值的元素富集物。这些资源在地层中储量各不相同，有的储量原是相当大的，但都不能再生。矿物资源中含有人体生命活动的许多必需元素，同时也是人类现代工业社会生产的基本物质基础。由于人类长期以极高的增长速度利用这些资源，使得一些资源的枯竭为期不远。人类已不得不把注意力转移到海洋中去，从海洋中获取更多的矿物资源。矿物资源如此快速地被消耗，除了人类的需求量快速增大外，还与人类狂挖乱取、利用率不高、浪费惊人，以及不能回收和再利用有很大关系（表 8-1）。而人类的需求量增大，不仅因为人类本身要求提高，还与人口数量快速增长有关。矿物资源大量的被消耗，大大地改变了生态系统的物质循环和能量流动，产生了严重的生态破坏和环境污染，是酿成资源和环境危机的重要原因。

表 8-1 几种矿物的产量高峰期和枯竭期（引自曲格平等）

矿物名称	产量高峰年份	枯竭年份
铅	2060	2215
铬	2150	2325
金	1980	2075
铝	2030	2165
锡	2020	2100
锌	2065	2250
石棉	2015	2150
煤	2150	2405
原油	2005	2075

第二节 环 境 污 染

环境污染是指人类活动所引起的环境质量下降而对人类及其他生物的正常生存和发展产生不良影响的现象。当物理、化学和生物因素进入大气、水、土壤环境，如果其数量、浓度和持续时间超过了环境的自净能力，以致破坏了生态平衡，影响人体健康，造成经济损失时，称为环境污染。

在工业革命以前，世界上地广人稀，人类的生产、消费和社会活动能力都很低下，排量不大、范围有限的污染物能及时地被完整、强大的自然生态系统所自净，因而没有对环境造成明显影响。但自工业革命以后，随着工业技术的飞速发展和生产力水平的提高，人类社会活动能力增强，活动范围扩大，消费水平提高，使污染物的排放数量和强度以及污染范围得以大大增加和迅速延伸。如发生在比利时、美国、英国和日本的八大公害事件，曾令世界震惊（表 8-2）。

表 8-2 20 世纪八大著名公害事件（引自吴彩斌等）

公害事件名称	公害污染物	公害发生地	公害发生时间	中毒情况	中毒症状	致害原因	公害成因
比利时马斯河谷烟雾事件	烟尘 SO₂	比利时马斯河谷（长 24km，两侧山高约 90m）	1930 年 12 月	上千人发生中毒，一周内有 60 多人死亡，许多家畜也纷纷死去	咳嗽、呼吸短促、流泪、咽喉痛、恶心、呕吐、胸痛	SO₂ 和 MgO 微粒作用下，SO₂ 转化成 SO₃，进入肺部深处	1. 山谷中重型工厂多；2. 遇逆温天气；3. 工业污染物积聚；4. 遇雾日

续表

公害事件名称	公害污染物	公害发生地	公害发生时间	中毒情况	中毒症状	致害原因	公害成因
美国多诺拉烟雾事件	烟尘 SO_2	美国多诺拉（马蹄形河湾，山高120m）	1948年10月	4天内42%（约6000人）患病，其中17人很快死亡	咳嗽、喉痛、胸闷呕吐、腹泻	SO_2同烟尘作用生成硫酸盐，吸入肺部	1. 工厂多；2. 遇雾天；3. 遇逆温天气
伦敦烟雾事件	烟尘 SO_2	英国伦敦	1952年12月	5天内死亡4000多人，历年发生共12起，死亡近万人	胸闷、咳嗽、喉痛、呕吐	粉尘中的Fe_2O_3使SO_2形成硫酸沫，附着在烟尘上，吸入肺部	1. 居民烧煤取暖，煤中硫含量高，排出烟尘量大；2. 遇逆温天气
美国洛杉矶光化学烟雾事件	光化学烟雾	美国洛杉矶	1943年5~10月	大多数居民患病，65岁以上老人死亡400人	刺激眼、喉、鼻，引起眼病、喉头炎	石油工业和汽车废气在紫外线作用下产生光化学烟雾	1. 本城有汽车400多万辆，每天耗汽油2400万L，每天1000多吨碳氢化合物进入大气；2. 三面环山的山城，空气流动缓慢
日本水俣病事件	甲基汞	日本熊本县水俣镇	1953年	水俣病患者180多人，死亡50多人	口齿不清、步态不稳、面部痴呆、耳聋眼盲、全身麻木、最后神经失去正常	甲基汞被鱼吃后，人吃中毒的鱼而生病死亡	氮肥生产中，采用氯化汞和硫酸汞作催化剂，含甲基汞毒水废渣排入水体
日本富山骨痛病事件	镉	日本富山县神通川流域	1931~1972年	患者280多人，死亡34人	开始关节痛，后神经痛和全身骨痛，最后骨骼软化萎缩，自然骨折，饮食不进，在衰弱疼痛中死去	吃含镉的米，喝含镉的水	炼锌厂未经净化处理的含镉废水排入河中
日本四日市哮喘事件	SO_2、煤尘、重金属粉尘	日本四日市	1955年后	患者500多人，死亡36人	支气管炎、哮喘、肺气肿、肺癌	有毒重金属微粒及二氧化硫吸入肺部	工厂向大气排出SO_2和煤粉尘数量大，并含钴、锰、钛等重金属粉尘
日本米糠油事件	多氯联苯	日本九州爱知县等23个府县	1968年	患者5000多人，死亡16人，实际受害者超过1万人	眼皮肿，常出汗，全身起红疙瘩，重者恶心呕吐，肝功能下降，肌肉痛，咳嗽不止，甚至死亡	食用含多氯联苯的米糠油所致	米糠油生产中，用多氯联苯作载热体，因管理不善，毒物进入米糠油中

一、污染物的性质

按照污染物的性质，可将污染物分为三种类型。

（一）化学污染

工业生产产生的"三废"、农药和地球化学物质对环境产生的污染称**化学污染（chemical pollution）**。工业"三废"，是工业生产和交通工具所产生的废气、废水和废渣。废气中主要成分有 CO_2、SO_2、氮氧化物、碳氢化物和烟尘等，还可见氟化物和各种金属及其化合物。这些化学物质，在大气中的含量超过一定的标准（环境质量标准），则会导致人类的疾病，甚至死亡。未经处理的工业废水和废渣，内含多种有毒物质，如酚、苯、醛等有机化合物，汞、铬、铅等重金属，还有油污、酸、放射性物质等，流入江河湖海形成水污染，影响水体平衡。废渣的堆积，不仅占用大量土地，而且粉状废物随风飘扬，污染大气，有的还散发臭味和毒气，影响生物生长，危害人体健康。农药的喷洒，不仅污染环境，而且还会随着果实、种子在人体内富集而产生危害。此外，还有某些食物添加剂甚至人类的某些治病药物等，也是对人体有害的物质。

（二）物理污染

物理污染（physical pollution）包括热污染、固体污染、噪声污染、放射性污染（辐射污染）、恶臭污染以及近年来出现的光污染等。人类活动通过 3 个方面影响环境，形成热污染：第一是改变大气组成，使太阳辐射的透过率改变；第二是改变地表状态，改变了反射率，从而改变了地表和大气之间的换热过程；第三是直接向环境放热。大气热污染可引起气候异常和持续干旱，水体热污染可造成水产资源的大量减产。20 世纪 60 年代末，非洲下撒哈拉牧区发生持续 6 年的干旱，因饥饿致死者超过 150 万人，这是热污染给人类带来灾害的典型事例。人为的噪声，主要包括工业噪声、交通噪声、建筑施工噪声和社会生活噪声等 4 个方面。噪声影响人们的休息和工作，降低劳动生产率，影响语言的清晰度和通信联络。人长时间在超过听力极限的地方工作和生活，会使听力受到损伤并且还会引起如高血压、心脏病、肠胃功能紊乱和溃疡以及听力减退、神经衰弱等多种疾病，甚至可直接导致人的死亡。环境中的放射性污染，主要来源于核工业废水、废气和废渣的排放，核武器的试验和使用，也会使较大范围的环境受到放射性污染。人体受到一定剂量的放射性照射会出现放射性损伤，导致皮炎、皮癌、白血病、再生障碍性贫血等疾病的发生，甚至死亡。不可忽视的是，大气臭氧层的变化，削弱了对太阳紫外线辐射的屏蔽作用，甚至家用电器中亦有辐射发生，这些都对人类健康生存存在潜在的威胁。随着人类生活水平提高，大量的固体废弃物，大到大型机械、汽车等，小到装食品的塑料袋（白色污染），越来越多地占据了人类生活的空间，越来越严重地影响人类的生活环境。

（三）生物污染

生物污染（biological pollution）是指对人类和生物有害的微生物、寄生虫等病原体污染水、空气、土壤和食品等，影响生物产量和质量，危害人类健康的现象。有害生物主要来源于城镇、乡村人类生活污水、医院污水、屠宰、食品加工厂污水、未经无害化处理的垃圾和人畜粪便以及大气中的飘浮物等。其中主要含有危害人与动物消化系统和呼吸系统的病原菌、寄生虫，引起创伤和烧伤等继发感染的溶血性链球菌、金黄葡萄球菌等，以及可引起呼吸道、肠道和皮肤病变的花粉、毛虫毒毛、真菌孢子等。这些有害的生物通过空气、水、土壤和其他生物与人的直接接触，或

通过中间宿主与人的接触来感染和危害人类。

以上三方面的污染源综合地、立体地污染着地球各个部分，甚至连人迹罕见的南极也不例外。

二、环境污染的类型

按受污染物影响环境要素的不同，可将环境污染分为大气污染、土壤污染和水体污染三种类型。

（一）大气污染

大气中污染物及其转化成的二次污染物的浓度达到了有害程度的现象，称为**大气污染（atmospheric pollution）**。污染物主要有有毒气体（如 SO_2、HF、HCl、氮的多种氧化物等）、烟尘、固体粉尘及飘浮于空气中的有害微生物。污染物进入大气，扩散很快，污染物对人体的危害，主要取决于其浓度和毒性的大小。成年人平均每天需十几千克空气，比水和食物的需要量高几倍，受污染的大气进入人体，可导致呼吸、心血管、神经系统疾病，甚至死亡。更多的情况是，人群生活在低浓度污染环境中，体质下降或导致某些慢性病。大气污染使人精神抑郁，也会影响工作效率和健康。

据统计，全世界每年排入大气的 CO_2 有 100 多亿吨，SO_2 有 2 亿多吨。其他各种有害气体（如 HF、HCl、氨等）在大气中的含量也越来越高。美国耶鲁大学的一项分析研究表明，在 8000 万年前，空气中氧含量为 30%，而现在只有 21%；19 世纪中叶，空气中 CO_2 的浓度为 260ppm，目前已达 350ppm，并且还在增加。我国废气排放总量亦呈逐年增加趋势，1995 年全国 SO_2 排放量已达 2370 万 t，超过了欧洲和美国，居世界首位。全国 600 多个城市中，大气环境质量符合国家一级标准的城市不到 1%。

大气 CO_2 浓度的上升，使得地面发出的辐射不能全部回到太空中去（其中一部分被大气中的 CO_2 和水汽等吸收），导致"温室效应"。SO_2 浓度增加，除直接危害人和生物外，还形成酸雨，腐蚀各种建筑物，造成森林荒芜、水质和土壤酸化、土壤含硫量增加，并导致生物量减少，农作物减产等。例如，加拿大因酸雨污染，4000 多个大小湖泊成了没有生命的"死亡之湖"；瑞典有 18 000 多个湖泊的生态平衡遭到破坏，有的湖中生物几近绝迹；1980 年，加拿大和美国就有 51 000 多人因酸雨而丧生。1952 年 12 月 5 日，英国伦敦烟雾事件，致使 4000 多人丧生和近万名市民出现呼吸道疾病，就是因为大气受烟尘及 SO_2 的污染引起。世界卫生组织 2013 年 10 月首次认定高指数的 $PM_{2.5}$ 致癌。

世界上现有 8 亿多辆汽车在行驶，而且还在不断增加，每年排出的总铅量达 40 多万吨，形成铅污染。排出的废气中还含有烃类物质，进入大气后在阳光的

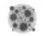

作用下形成二次污染物，产生光化学烟雾，危害人和生物。20 世纪 40 年代，美国加利福尼亚州洛杉矶市就发生过这种光化学烟雾事件。大气污染还导致臭氧层的破坏，这不仅直接危害人类健康，而且还危及人类的生存和未来。

（二）土壤污染

土壤污染（soil pollution） 是指人类活动产生的污染物进入土壤，并积累到一定程度，引起土壤质量恶化的现象。污染物主要有化肥、农药、工业矿山废物和废水中含有的重金属、生活垃圾中的有害生物及其他物质等。危害人类的途径有：食物、饮水和与人体直接接触等。

目前人类生产的各种杀虫剂、除草剂有 6 万多种，年产量达 200 万 t 以上，其中有机氯农药如 DDT、六六六等，在许多国家已经禁用。这些农药在土壤中残留量大，而且很难分解。例如，DDT 喷施 1 年后，残留量还有 80%，需要 15 年才能分解完；六六六喷施 1 年后，残留量也还有 65%，10 年后才能分解完。有机氯农药易溶于脂肪，可通过食物链在动物体内富集起来。例如，在污染的水体中，可从浮游植物→浮游动物→小鱼→肉食鱼类→水鸟或人，毒性逐级增高而富集。在第二次世界大战中，穆勒由于发明 DDT 而获诺贝尔奖，现在一些国家已禁止使用，这是一个极大的讽刺。这说明，人类对自己的活动有时是何等的无知，以致铸成不易挽回的错误。尽管这些药物毒性大，残效高，人们施用得又多，但迄今尚无一种昆虫是因为人的施药而灭绝的。这是因为昆虫有很强的适应性，表现在产生抗药性，甚至嗜药性，而且往往是可遗传的。一般来说，天敌对农药比昆虫更敏感，当蛙、蟾蜍、鸟类、蝙蝠等食入大量农药时，轻则减低繁殖力，重则死亡。污染土壤的重金属主要有汞、镉、铬和类金属砷等。从来源看，汞主要来自含汞废水，镉、铬主要来自冶炼排放和汽车废气沉降，而砷则主要来自杀虫剂、杀菌剂、杀鼠剂和除草剂。近百年来，单美国国内就有 75 000t 汞被耗散到环境中。目前还发现土壤中有 100 多种可引起人类疾病的病毒，如脊髓灰质炎病毒等。

土壤污染物还可以通过水系进一步流传到草原，传递到牛、羊、兔等，并转移到肉食动物或人类。有调查表明，残留农药可以从蛋类、奶类、肉类、妇女母乳中和婴儿体内检出，至于蔬菜、水果、粮食等食物中自不待言。

（三）水体污染

水体污染（water body pollution） 是指由于人类活动排放污染物进入河流、湖泊、海洋或地下水等水体，使水和水体底泥的物理、化学性质或生物群落组成发生变化，从而降低了水体的使用价值的现象。水污染主要来自工业废水，主要污染物是氨氮，其次是耗氧有机物和挥发性酚。生活污水、工业废渣、矿业开采、农业生产等也对水体造成一定程度的污染。水体污染分淡水污染和海洋污染。水体污染物作用于人体的途径，主要是通过饮水、与水源接触及食物链等。

据调查，全世界河流稳定流量的 40% 左右被污染。我国城市地面水的污染范围约 80%，北方城市的污染普遍高于南方。由于水源的污染，加剧了缺水城市的供水矛盾，全国有 60%～70% 的城市存在不同程度的缺水。据环境部门监测，全国有 1/3 的水体不适于鱼类生存，1/4 的水体不适于灌溉，50% 的城镇水源不符合饮用水标准。由于多数污水（80% 左右）不经处理任意排放，使江河、湖泊、海洋及地下水普遍受到污染，尤其是城市与工业区附近的水体污染更为严重，这不仅降低了水资源的使用价值，制约了一些地区的经济建设和城市发展，而且毒化了环境，危害人民的健康。例如，1848 年和 1854 年英国两次霍乱流行，各死亡万余人；1892 年德国汉堡霍乱流行，死亡 7500 余人；1953～1956 年日本熊本县"水俣病事件"（甲基汞中毒）及 1955～1972 年日本富山县神通川流域"骨痛病事件"（食用含镉稻米和饮用含镉水），分别造成数十人死亡，上百人出现症状。这些都是由水污染引起。

有资料报道，现在全世界每年约有 1000 万 t 石油、近万吨汞和上亿吨垃圾及废弃的放射性物质被倒入海洋，使全球水产资源受到严重破坏。在太平洋等大洋海域，塑料垃圾也泛滥成灾。据统计，每年至少有 660t 塑料制品（包括塑料渔网和钓具）被扔入大海，每年因塑料网缠身或吞食塑料制品而死的海鸟和巨鲸、海豚等哺乳动物有几百万之多。

环境污染从总体上说，第一是受庞大的人口数量及其相关人口因素对环境的冲击和压力而造成的；第二是受粗放的经济类型、严重的资源浪费和不合理的工业布局的影响而加剧；第三是由于科学技术水平不高，防治环境污染和生态破坏的技术力量及支持能力不足，不能使受到污染的环境复苏，也不能杜绝污染源对环境的继续污染；第四是以煤炭为主的能源结构，对环境的污染和破坏必然十分严重。以上状况若不加以改变，环境污染的状况就不会好转。

第三节　人口的快速增长

人口是生活在一定历史过程中和一定社会范围内的人口种群的总体。人口问题一方面是社会学和经济学的问题，应遵循社会学和经济学的规律，另一方面人口的增长又有生物学的规律，应遵循生态学的规律。环境对各种生物都有一定的负载容量，当种群增长达到一定数量，达到环境负载容量的限度时，该种群就会受到环境的"抗拒"，从而迫使该种群繁殖力减缓，密度降低。

1910 年，有人在圣保罗岛做了一个实验：将 25 只鹿放在这个岛上驯养。岛上丰富的植物和良好的生态环境使鹿繁殖很快，到 1938 年已增殖到 2000 只。由于数量的激增，岛上能维持生存的食物几乎被吃光，结果，大量的鹿被饿死，到 1950 年只剩下 8 只。遥远的地方发生的遥远的故事，对今天的人们却是一个强烈的预警信号。

一、世界人口的增长及发展趋势

人类出现以后，在很长的一段时间里人口增长是很缓慢的，直到 1804 年全世界只有 10 亿人口。此后，增长速度越来越快，每增加 10 亿人口的间隔也越来越短。1927 年达到 20 亿（间隔 123 年），1960 年达到 30 亿（间隔 33 年），1974 年为 40 亿（间隔 14 年），1987 年为 50 亿（间隔 13 年），1999 年增至 60 亿（间隔 12 年），2011 年增至 70 亿（间隔 12 年）。预计 2028 年达到 80 亿，2054 年达到 90 亿，2183 年达到 100 亿。目前，世界人口正以每分钟 148.4 人的速度增长，即每天增加 21.4 万人，一年增加 7800 万人。全世界人口年增长率为 13‰。

我国从来就是人口大国，近几十年人口增长速度更是惊人。在公元 1 年至公元 1600 年，人口变动为 4000 万～6000 万。1600 年以后，人口增长速度加快，到 1764 年已超过 2 亿，达 205 591 017 人；1849 年已超过 4 亿，达 412 986 149 人；1949 年中华人民共和国成立时，人口已达 5.4 亿。此后，经过 20 世纪 50 年代和 60 年代两次人口增长高峰，人口数量又有大幅度增长。至 2000 年第五次全国人口普查时已达 12.66 亿（不包括香港、澳门特别行政区和台湾省），占世界人口总数的 21%。2018 年我国人口接近 13.9 亿；预计 21 世纪 30 年代，全国人口总量达到峰值（接近 14.4 亿），然后缓慢下降。

我们应清醒地认识到，我国人口与发展的矛盾是非常尖锐的，面临着诸多困难和挑战：①人口数量将在一段时期内继续增长，预计未来几年每年平均净增 1000 万人左右，给经济、社会、资源、环境和可持续发展带来巨大的压力；②人口总体素质较低的状况在短时期内难以根本改观，与科学技术迅猛发展的要求不相适应；③劳动年龄人口大量增加，就业压力居高不下；④在经济尚不发达情况下进入老龄社会，给建立完备的社会保障体系增加了难度；⑤地区间经济和社会发展不平衡现象将长期存在，消除贫困的任务依然艰巨；⑥流动人口增加、农村人口进入城镇以及人口在不同地域间的重新分布，对传统的经济社会管理体制及相关人口政策产生重大影响；⑦在完善社会主义市场经济体制的过程中，各种矛盾和问题将进一步显现，人口与发展问题面临的复杂性依然存在。随着我国人口老龄化的日益加剧，人口政策的调整成为社会各界关注的热点。2017 年，我国人口出生率和出生数双降，折射出低生育率和少子化的潜在风险。人口问题的转向，关乎人口政策和社会政策的未来走向，与国家和民族的前途命运密切相关。

二、人口增长与环境的关系

面对快速增长的世界人口，联合国将 1999 年 10 月 12 日定为"世界 60 亿人口日"，旨在再次敲响人口问题的警钟，提示各国政府和全世界人民关注人口问题。

人口问题并不在于人口本身，而是由于人口增长所引起的粮食、土地、能源及环境污染等问题。人是生产者，同时又是消费者，粮食消费是最基本的消费。新中国成立后，我国粮食总产量增加很大，但由于人口增长过快，人均粮食产量与发达国家相比差距还很大，只基本解决了温饱问题。

人口增长使土地问题更加突出，人类生活不仅要解决吃的问题，在住、行等方面都需要一定的空间，如对人口不加控制，则总有一天地球上人类会拥挤到无立足之地。

人类生产生活都离不开能源消耗，如果人口无限制地增长下去，能源逐渐枯竭，连最低生活要求的能源都不能获得，人类的生存都将发生问题，更谈不上生活水平的提高了。

环境污染物质主要是人类自己制造的，人口增加使环境污染问题也更加严重。污染物的增加直接危害人类身体健康，如肺、呼吸道疾病和癌症的增加，主要与环境污染有关。据报道，大约有 60% 的癌症是由于污染引起的。

人口问题可以说是当今世界土地、粮食、能源、环境和自然资源等重大问题的焦点，目前越来越多的国家认识到了这个问题的严重性，至少已有 64 个国家采取了计划生育措施。实现人口的零点增长是全人类的共同奋斗目标。

第四节　食物资源危机

地球是人类生存繁衍的家园，粮食是人类赖以生存和繁衍的前提。尽管人类社会随着科学技术的进步大大扩展了开发利用自然资源的范围，然而由于世界人口过度增加，对粮食的需求量已超过了生态系统的现实负载能力，同时也由于粮食生产和消费的不平衡，进一步加深了人类粮食危机的严重性，因此粮食问题成为当今人类社会的五大社会问题之一。美国著名学者莱特·布朗依据当前世界粮食形势，对发展前景进行了分析，认为 21 世纪困扰人类的最大问题将不是战争，而是比战争更可怕的世界性饥饿和对人类生存环境的破坏。

20 世纪 50～70 年代，世界粮食曾有大幅度增长，1950 年为 6.23 亿 t，1973 年近 15 亿 t，几乎增加 9 亿 t。然而在这个时期人口增长率也是破纪录的，几乎增加了 2/3。1973 年以来，世界粮食增长率已低于 2%，粮食产量普遍呈下降趋势，几年来世界人均粮食产量一直徘徊在 325kg 左右。80 年代中期，世界谷物储备达 4 亿 t 后，粮食库存结转量一直呈减少趋势。近 10 年来的世界粮食安全系数有 3 年达到了 17%～18% 的临界点，而 1995～1996 年度则降为 14%～15%。1996 年世界粮食周转储备下降至 2.58 亿 t。从 1987 年的 104 天降至 1995 年的 53 天，已接近危险的水平，世界粮食价格也达到创纪录的水平。有关专家根据 1973 年粮食储备下降而引起的粮食价格上涨从而引起世界性的恐慌指出，一旦世界粮食周转储备降至 60 天以下时，世界粮食市场就会出现高度不稳定状态。如果生产、贸易和运输状况稍有些恶化，就可能出现粮食危机。问题的严重性在于，由于土地状况继续恶化，所有上述数据全面处于下降的趋势。造成粮食短缺最主要的原因，是人口增长过快。根据目前情况估计，从现在到 2050 年，全世界将有 10% 左右的人口处于饥饿状态，约 1/3 的人营养不良，仅亚洲就有 5000 万人挨饿。

众所周知，我国的耕地面积只占世界耕地面积的 7%，却供养着占世界 22% 的人口，因此，我国粮食供需矛盾是极为突出的，一些农产品，如大豆、玉米、稻谷等还需要进口，这是人口激增的直接后果。从 1949～1982 年，33 年增加了 4.5 亿人口，每年递增约 2%，共增长了 80%。与此同时，粮食增长的情况是：1949～1981 年粮食产量每年递增 3.4%，高于世界同期水平（2.8%），1981 年粮食总产量达 3252 亿 kg，居世界首位。但粮食的增加却被激增的人口所抵消，我国人均占有粮食数量仍然很低，约为美国的 1/4，前苏联的 1/2，只是勉强够吃。2018 年，全国粮食总产量 6579 亿 kg，人均 469kg，一般认为，人均粮食占有量应有 600kg 以上才算较好解决粮食问题，如按这一标准衡量，我国目前人均粮食占有量还相差 22%。据预测，到 2050 年，全国人口总量将达到 16 亿，而耕地面积将下降至 7300 万 hm²。为保障粮食供应，我国科学家正夜以继日地工作，努力提高粮食单产。因此，粮食需求远大于供给将成为今后几十年我国面临的最大问题。

当然，不能说人类社会发展生产力水平已达到极限，对地球上的资源的利用已很充分，没有潜力可挖了。但是，人满为患的现象已经或多或少地在不同地区出现。人们不得不考虑一个问题，就是地球究竟能养活多少人？人类的最佳人口数量是多少？对这个问题现在是众说纷纭。乐观者认为可养活几百亿人口，悲观者认为只能养活 5 亿人。若从地球目前实际情况看，据研究认为，人类维持正常生存每人每天需要能量为 2400kcal（1cal=4.2J），一年需要 8.76×10^5 kcal，而地球植物的生物生产总量为 6.7×10^{17} kcal，如此计算地球可养活 8000 亿人口，但实际上植物生产量只有 1% 可以被人类食用，而食用这些植物的还不仅仅是人类，因此，单从食物供应来看，在目前生产力水平下，地球只能养活 80 亿人口。如果用平均用水标准来推算，按发达国家（即使这样，还未达最佳状态）的平均用水标准来推算，我国总人口数应控制在 6.3 亿～6.5 亿。参考综合因素，一般认为，我国人口应是 7 亿为宜，百年后人口总数应保持在 7 亿～10 亿。人类要提高生活水平，起码应该力求在现有人口基数上合理控制增长水平，以保持与环境之间的生态平衡。

第五节　能源危机

人需要从食物中获取热能，以从事活动和工作。人类社会也一样，要发展、进步也需要不断获取能量。所以有人把煤、石油、天然气、铀等能源比喻为现代社会的米、麦和面包。离开能源供应，社会就会停滞不前，甚至灭亡。近 20 多年来，人们普遍意识到诸如煤、石油、天然气等化石燃料储藏的有限性；并且随着人口的增长和消费水平的提高，能源消耗量也不断增加，当今世界的现用能源正面临着短期内枯竭的危险，人们不得不对人类未来的能源供应感到担心。

能源是能够转换成人们所需的电能、热能、机械能等形式的能的资源。总的来说，能源可分为两大类：一类是永久和可更新能源，如太阳能、生物能、风能、海洋能、地热能、氢能、水能等，这类能源要么随地球形成及其运动而存在，要么能够不断得到补充使用，因而总量相对稳定，永远存在，用无止境；另一类是不可更新能源，如煤、石油、天然气、核裂变燃料等，这类能源被消耗后不能再生，总量在不断减少，总有耗尽之时。

随着生产和科学技术的发展，人类对能源的消耗量也在急剧上升。1900～1924 年，世界能源消费大致增长了 11 倍，若换算成石油，即由 5.08 亿 t 增长到 56 亿 t；1925～1990 年，世界能源消费量平均每年以 30% 的速度增长。20 世纪末，能源使用量比 1900 年增长了 30 倍。今天，许多发达的工业化国家，其经济速度的连续增长都是通过加大对能源的使用和浪费速度来实现的。随着今后人口的增加和生活水平的提高，对能源的需求量也必将猛增，能源供应将成为人类面临的一大难题。

当前世界能源主要来自不可更新能源。在能源消耗结构中，石油占 38%，煤占 30%，天然气占 20%，核电占 5%，水电占 7%。由此可见，世界能源消耗结构是极不合理的。这种传统的能源结构造成了对常规能源的严重依赖，特别是石油，所以当石油资源锐减或石油输出国提高油价时，整个世界经济都会为之而动摇。

面对今日的能源危机，人类正在为自己寻找新的出路。许多国家制定了汽车燃料标准，不断改进车型和发动机，以减少耗油量。同时不断研制新能源交通工具，如德国奔驰汽车公司研制的以氢为燃料的小型客车和货车已接近实用阶段。一些地区还大力推广具有良好绝热性能的节能型建筑，配以各种高效节能电器，从而大大降低供暖、制冷方面的能源需求。荷兰皇家壳牌石油公司最近一份报告称："21 世纪中叶，太阳能和其他再生能源可能占世界能源的一半"。而今太阳能发电已超过风力发电，成为世界发展最快的能源；水力发电最具经济意义，全世界有 7 个国家几乎完全依靠水电，世界银行在对 100 个发展中国家调查中发现，有 31 个国家在 1980～1985 年将水电能力提高 1 倍以上；从 20 世纪 80 年代起，风力发电呈增长趋势，目前世界上已有数百万台风力发电机在运转，如果将全球陆地上的风能充分利用起来，产生的电力将相当于目前火力发电总量的一半；在开发地热能、生物能、潮汐能、氢能等方面，人类也发现其潜力无限。《中国 21 世纪议程》把可再生能源技术发展列为中国 21 世纪行动的优先领域，可以预测，新能源和可再生能源的开发和利用必将对中国可持续发展发挥重要作用。

小　　结

人是自然界的产物，人类社会是自然界这个巨系统中的一个子系统，人类的生存和发展受到自然规律的制约，因此人类应与大自然和谐共处。但人类一度忽视这一客观事实，并随着科学技术的发展和生产力水平的提高，大范围开发和利用自然资源，远远超出了生态系统的自我调节能力，结果使自然生态环境遭受严重破坏，人类也因此尝到了自己种下的苦果。

人口问题是当今世界五大社会问题的焦点，自然资源的破坏、环境的污染、粮食的匮乏、能源的短缺无不与人口问题密切相关，因此必须引起高度重视，应合理控制人口数量，不断提高人口素质。

环境意识和环境质量如何，是衡量一个国家和民族文明程度的一个重要标志。只有尽快提高全民环境意识，形成一个全社会都来关心环境，全民都来参与保护环境的局面，生态环境才能得到改善，环境质量才能不断提高，天更蓝、地更绿、水更清、山川更秀美的景象才能永驻大地。

（成都中医药大学　许　勇）

? 复习思考题

1. 为什么说环境的恶化已对全人类构成威胁？
2. 为什么说人口的盲目增长是影响生态平衡的关键问题？
3. 如何保护人类环境，造福于子孙后代？

第五篇
生命科学和现代生物技术

　　20 世纪生命科学有了突飞猛进的发展，出现了一系列新理论、新知识和新技术，使生命科学成为自然科学中进展最为迅猛的科学，展现其作为自然科学中带头学科的位置。特别是 20 世纪 70 年代以来，重组 DNA 实现了突破，因而可以按工程设计的蓝图定向改变生物的结构和功能，并创造新的生物；通过细胞融合获得了杂交瘤，用以生产单克隆抗体；通过动物、植物细胞的大量培养，可以像微生物发酵那样大量生产人类所需要的各种物质并使之产业化等，这一切成就都是由于现代生物技术的发展而取得的。

　　现代生物技术是在现代自然科学诸多学科研究成果的基础上发展起来的一门综合性很强的新兴学科。其所涉及的理论知识和技术与化学、物理学、数学以至工程技术科学都息息相关。根据其研究对象及所运用的技术不同，将现代生物技术分为基因技术、基因酶技术、细胞技术、发酵技术和蛋白质技术等。从应用角度又可将其分为：基因工程、基因组工程、细胞工程、酶工程、发酵工程、蛋白质工程及环境工程等。但这种划分只是相对的，因为它们之间是相互渗透、彼此促进，存在极为紧密的内在联系。

　　现代生物技术能广泛应用于医疗、制药、食品、化工、能源环保和农业等方面，为解决食品与营养、环境与健康及资源等重大问题，开辟了广阔的新途径。它的发展不仅仅局限于地球上有限的资源和能源，而是建立在可再生资源的基础之上。同时，由于它无污染或极少污染而被誉为"干净的技术"。因此，现代生物技术已成为当代世界新技术革命的重要组成部分。

　　本篇考虑到医学院校学生的知识结构，以及生命科学与医药科学的结合，使医药科学步入一个新的领域。因此，仅介绍基因工程、细胞工程、

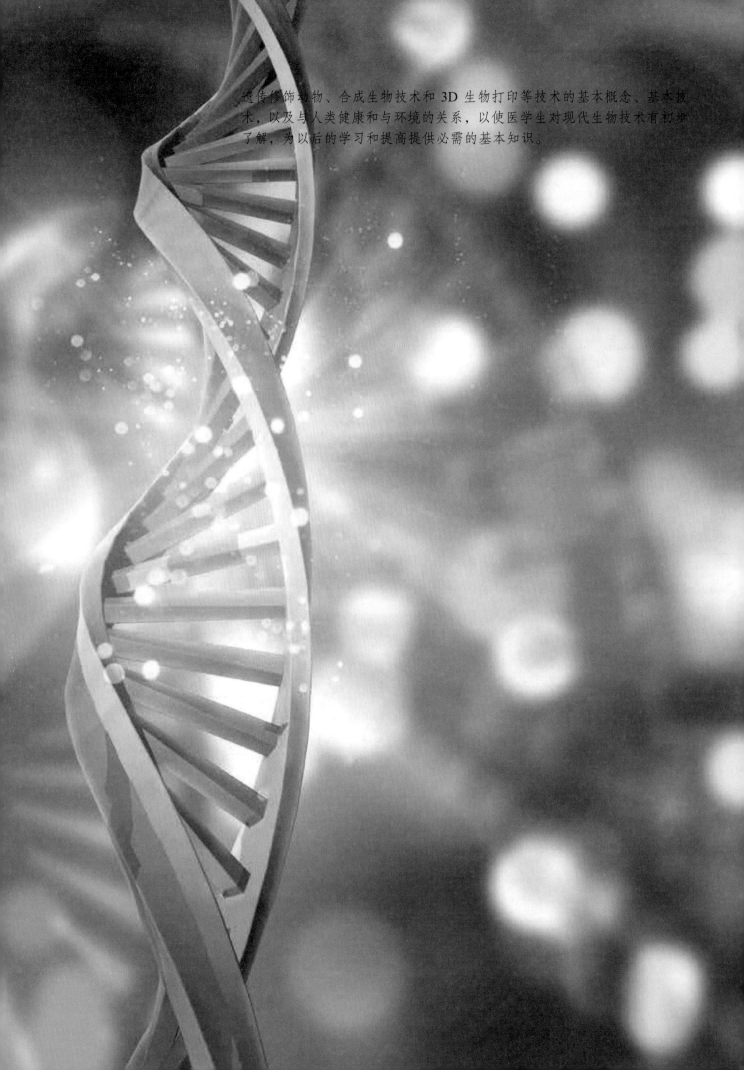

遗传修饰动物、合成生物技术和 3D 生物打印等技术的基本概念、基本技术，以及与人类健康和与环境的关系，以使医学生对现代生物技术有初步了解，为以后的学习和提高提供必需的基本知识。

生物技术（biotechnology）是指应用生命科学和工程学的基本原理及其相关技术对微生物、动物或植物等有机体进行人工操作或改造，以实现人类某些特殊需求的综合性技术体系。生物技术在迎接人口、资源、食物和环境等全球性问题的挑战中具有重要的作用。

20世纪中叶分子生物学的兴起，对生物技术的发展产生了巨大的推动作用。DNA重组技术的出现，使人们能通过对基因的人为操作，以实现对微生物、植物和动物遗传性状的定向改造，这样的技术体系被称为遗传工程（genetic engineering）或基因工程。生物技术正在深刻地影响着人类生活、健康，影响疾病的发生和发展机制的研究，新的诊断、治疗、预防方法的建立及新的健康理念的发展。生物技术在世界各国已经或正在成为新的产业生长点。同时，也给社会和

经济的发展带来了前所未有的机遇、挑战和风险。尤其是近年来，人类基因组、干细胞、基因组修饰及动物克隆等领域的研究或技术的快速发展，把生物技术的应用范围扩大到了整个生命科学乃至整个人类社会。

现代生物技术是在现代生命科学中众多学科或研究领域的基础上发展起来的一门综合性的新兴学科。根据所操作对象和所涉及技术的不同，现代生物技术可分为基因工程、细胞工程、酶工程、发酵工程及蛋白质工程等，然而，这种划分只是相对的，因为从内容上讲，它们本身就存在着一定的内在关联。考虑到现代医学生的知识结构，以及生物医药领域发展的趋势，本章简要介绍基因工程、细胞工程、遗传修饰动物模型、合成生物技术和3D生物打印技术等常用技术的原理，不涉及具体的实验操作。

第一节 基因工程

基因工程是指以获得某种特定蛋白质产品为目的，与其相应的基因克隆、重组、表达以及其表达产物的分离纯化的技术体系。基因工程兴起于20世纪70年代初。1972年，美国斯坦福大学的Berg把猴病毒（SV40）DNA和λ噬菌体DNA片段用限制性内切核酸酶消化后，经噬菌体T4 DNA连接酶连接，在体外获得了由SV40 DNA和λ噬菌体DNA的重组DNA分子。1973年，斯坦福大学的Cohen和Boyer将来自于大肠杆菌质粒pSC101和R6-5的DNA片段在体外重组为杂合DNA分子后，再将其转入大肠杆菌中进行无性繁殖，结果发现存在于该重组质粒中来源于两个质粒的标志基因都能表达。这些原创性的研究奠定了基因工程的基础。基因工程经过近40多年的发展，目前已经达到了相当完善的程度，并已成为目前生物技术的重要组成部分之一。理论上讲，目前的技术已经可以满足任何蛋白质的生产。

一、工具酶

在基因的克隆及其后续的修饰加工的过程中，都需要一些酶的应用。习惯上将这些酶称为工具酶。

（一）限制性内切核酸酶

限制性内切核酸酶（restriction enzyme）属于核酸水解酶类，基因工程中所使用的限制性内切核酸酶主

要从细菌中分离得到，并根据其来源菌株而命名，如限制性内切核酸酶 EcoR I 表示该酶是从大肠杆菌（Escherichia coli）R菌株中所分离到的第一种限制性内切核酸酶。

限制性内切核酸酶可以识别DNA分子中特定的核苷酸序列，并在一定的位点上将其DNA的双链切开。根据限制性内切核酸酶的识别位置与切割位置的相关性，可把它们分为三类，分别称为 I 型、II 型和 III 型。其中， I 型和 III 型的切割位置与识别位置不一致，以致切点不固定。 II 型限制性内切核酸酶的识别位点与切割位点是一致的，而且不需要特殊的辅助因子。

基因工程技术常用 II 型限制性内切核酸酶，其主要特点是：①识别位点专一，识别顺序的碱基数一般为4～8个碱基对，识别序列越短，出现频率越高；②大多数识别位点具有180°旋转对称性或称为双重对称的回文状结构；③II 型酶的识别顺序中的碱基被甲基化修饰后会影响部分酶的切割作用。 II 型限制性内切核酸酶的切割位点绝大多数都在识别顺序中，或在识别顺序的两个组成部分之间（Bgl I）。

限制性内切核酸酶的切割方式有3种：①对称轴5′侧切割产生5′黏性末端；②在对称轴的3′侧切割产生3′黏性末端；③在对称轴切割产生平端。

（二）其他工具酶

1. DNA 聚合酶

在 DNA 聚合酶催化下，可实现 DNA 的体外合成。这些酶在发生作用时，大多需要模板的存在。在 DNA 重组实验中，常用的有大肠杆菌 DNA 聚合酶 I 、Taq DNA 聚合酶、反转录酶。

2. 噬菌体 DNA 连接酶

该酶主要用于 DNA 片段之间的连接，将一个 DNA 片段 5′端的磷酸与另一 DNA 片段 3′端羟基连接成磷酸二酯键。

3. 碱性磷酸酶

该酶包括细菌碱性磷酸酶（BAP）、小肠碱性磷酸酶（CIP）和虾碱性磷酸酶（SIP）。可用于去除 DNA 片段的 5′端的磷酸基团，以防自身环化。

4. 核酸酶

具有降解 DNA 和 RNA 的作用。不同核酸酶可有不同的作用方式和用途。

二、克隆载体

载体（vector）可将目的基因带入适当的受体细胞，并通过其无限繁殖，得到大量目的基因拷贝或表达目的蛋白。载体应当具备 3 个基本条件：①具有外源基因插入定位；②能携带外源 DNA 进入受体细胞，并在细胞质中自我复制，或整合到受体细胞的基因组中随染色体的复制而复制；③具有选择标记，以便于阳性转化细胞的筛选。目前常用的克隆载体有质粒载体、噬菌体载体及病毒载体等，其中可使插入的外源 DNA 序列转录、翻译的载体称为表达载体。用于基因工程的质粒载体经过改造，一是具有复制起始点（ori），能在受体细胞内复制；二是有选择标记基因，包括抗生素抗性基因（如氨苄青霉素抗性基因 Amp^r）和 β-半乳糖苷酶 lacZ 等；三是具备外源 DNA 插入的克隆位点（MCS）。pBluescript 质粒载体是常用的质粒载体（图 9-1）。

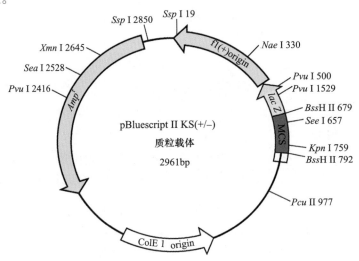

图 9-1　pBluescript 质粒载体图谱

三、目的基因的分离

基因工程的基本目的是通过对优良性状相关基因的重组，以期获得具有应用价值的产物。为此，必须从现有生物群体中，根据需要分离出可用于克隆的目的基因。获得目的基因的途径主要有以下几种。

（一）从 cDNA 文库中分离

细胞中的基因表达时，可转录出相应的 mRNA 分子。从特定的组织或细胞分离的 mRNA（不同组织或细胞的 mRNA 的种类及其含量可能不同），经反转录产生相应的只含基因编码序列的 cDNA，再将其与适当的克隆载体连接，转入受体菌群中。在这个细菌群体中，每一个细菌中仅含一个 cDNA 载体。这样的细菌群体就称为一个 cDNA 文库。采用分子杂交等方法，可从 cDNA 文库中筛选到含目的基因的菌株，分离目的基因。

（二）从基因组 DNA 文库中分离

包含某种生物基因组全部遗传信息的一系列 DNA 片段，通过克隆载体（如 λ 噬菌体载体）储存在某种受体菌的群体之中，这个群体称为这种生物的基因组文库。用限制性内切核酸酶对基因组 DNA 进行部分酶切，以产生一系列大小不等的 DNA 片段，再与适当的克隆载体连接，并将其转入受体菌，每一个细菌中仅含一个带有基因组 DNA 片段的载体。含有目的基因的 DNA 片段的分离，通常也是采用分子杂交的方法。

（三）用 PCR 技术从基因组 DNA 中分离

PCR 是一种利用体外酶促反应，获取特异序列的

DNA 片段的技术。要获得目的基因必须知道目的基因5′端、3′端的核苷酸序列，以设计合适引物，扩增获得目的基因片段。

（四）人工合成目的基因

人工合成目的基因 DNA 片段有化学合成和酶促合成法两条途径。一般是采用 DNA 合成仪来合成长度不是很大的 DNA 片段。DNA 化学合成的一般用于修饰改造基因或设计新型基因。

四、目的基因的重组

目的基因被分离后，若只为了得到大量目的基因拷贝数，将其插入适当的工具载体，导入细菌，通过无性繁殖即可。如果为了目的基因的表达，则须将其重组为一个结构上基本完整的基因，并插入一个有表达能力的载体上。

一个理想的表达载体，通常需要考虑以下几个问题。①启动子的有效性：为了使目的基因能够在受体细胞中高水平地表达，应选用具有较强功能的启动子。②基因操作的方便性：所选用的载体应是便于含目的基因的 DNA 片段的插入。③与后续步骤的吻合性，如拟采用的表达系统，以及根据受体细胞的不同生物类型选用各自适用的克隆载体等。

五、目的基因的表达

得到目的基因的表达载体后，还须将其导入适当的细胞，使其利用受体细胞中的转录和翻译系统，从而实现目的基因的表达。然而，在不同来源的受体细胞中，其转录调控体系和酶学系统的差异可能很大，如哺乳动物细胞中就有原核生物细胞中没有的修饰酶系，转录因子也有差异。所以，要实现目的基因的理想表达，得到产量高、活性高、成本低的基因工程产品，就需要选择适当的表达系统。

（一）大肠杆菌表达系统

大肠杆菌表达系统是以大肠杆菌为宿主细胞，将表达载体转入其中，以实现目的基因的表达。这一表达系统具有操作简单、产量高和成本低等特点，技术体系也比较成熟。目前市场上不少的基因工程产品都是通过这一表达系统生产的。在利用该系统表达目的基因时，其表达载体上的启动子、终止子等表达元件都应当具有大肠杆菌的可识别性。其目的基因的表达形式可有如下两种。

1. 胞内表达

在利用大肠杆菌生产蛋白质时，目的基因的表达水平一般要在 20%以上才有产业化价值。一般的策略是在外源目的基因前加一个特殊多肽序列，表达融合蛋白，这种蛋白质产物通常是一种不溶性的**包涵体**

（inclusion body），易于与细菌蛋白分离。包涵体的粗抽提物还需纯化，以得到目的蛋白的单体。一般情况下，这种蛋白质单体需要复性后才会有活性。

2. 分泌性表达

在构建表达载体时，如果在目的基因的前端（即5′端）加上一段编码信号肽的 DNA 顺序，其表达产物便可穿过细胞膜和细胞壁分泌到培养基中。表达产物的这种存在方式的最大优点如下。①稳定性高：因为避免了宿主细胞中各蛋白酶的水解。②分离纯化容易：因为培养基的成分简单，而且便于操作。

（二）酵母表达系统

酵母表达系统属于真核生物表达系统的一种，作为表达高等真核生物重组蛋白的宿主有很多优点：①能够像细菌一样在廉价的培养基上生长，能方便地操作外源基因；②具有真核细胞对翻译蛋白的加工及修饰过程，如糖基化等加工和修饰；③可将异源蛋白基因与N 端信号肽融合，指导新生肽分泌；④采用高表达基因的强启动子，可对表达进行诱导调控；⑤能移去起始甲硫氨酸，避免了作为药物使用可能引起的免疫反应问题。

（三）哺乳动物细胞表达系统

哺乳动物细胞有完整的蛋白质翻译后加工的酶系，保证表达产物的正确修饰（如糖基化、磷酸化及二硫键和多聚体的形成等）及其功能活性。要使外源目的基因在哺乳动物细胞中表达，其表达载体的构建十分重要。哺乳动物细胞的表达载体，具有哺乳动物细胞的复制点、可供筛选的标志基因、全部表达调控顺序等。哺乳动物细胞的表达载体大多也是穿梭载体。用作外源基因表达的哺乳动物细胞系可以是动物细胞，也可以是人的肿瘤细胞等。

六、基因工程的应用

（一）药用蛋白质的生产

采用基因工程技术，可以克隆编码特定蛋白质的基因，进而在一定的表达系统进行表达，以获得相应的蛋白质。由于这一技术的出现和应用，使得用传统方法无法大量制造的、具有重要医用价值的人体蛋白质或其他动物蛋白质均可在实验室中用大肠杆菌或其他细胞来生产。自 1976 年在美国成立了第一家基因工程公司 "Genetech" 以来，基因工程技术在制药方面的有效性已经得到了充分的肯定，而且在临床上广泛应用。

（二）与其他技术的配套应用

基因工程的核心技术是 DNA 重组。该技术与细胞工程技术、基因组工程技术、分子生物学技术、病毒技术及发育生物学的胚胎操作技术结合，便可应用于基因治疗研究、细胞治疗研究、转基因动物研究，以及组织工程研究等方面。

第二节　细　胞　工　程

细胞工程是指应用细胞生物学和分子生物学方法，根据人们的意愿定向地改造细胞的遗传表型的综合技术体系。当今生命科学中的许多热点领域，如再生医学、组织工程、细胞治疗、克隆动物及转基因动物等的快速发展，都是细胞工程技术的成功应用。根据操作对象的不同，细胞工程可分为微生物细胞工程、植物细胞工程和动物细胞工程，本节仅介绍动物细胞工程主要相关技术。

一、体外细胞培养

体外细胞培养是指单个细胞或细胞群在体外条件下生长的技术，可分为原代细胞培养和传代细胞培养。1979 年国际组织培养协会规定，原代细胞经首次传代成功后的细胞群即称之为**细胞系（cell line）**。如果不能继续传代或传代次数有限，则称为**有限细胞系（finite cell line）**；如果可以连续传代，则可称为**连续细胞系（continuous cell line）**，即已建成的细胞系。从一个经过生物学鉴定的细胞系中用单细胞分离培养或通过筛选的方法，得到的由单细胞增殖形成的、具有特殊性质或标志的细胞群，称为**细胞株（cell strain）**。

细胞培养的技术和方法很多，现仅介绍哺乳动物细胞的大规模培养和无血清培养，以及目前新发展的特殊细胞培养技术。

（一）细胞的大规模培养

细胞的大规模培养对于医用蛋白质的生产、细胞治疗及基因治疗等方面十分重要。目前的做法主要是从以下两方面入手。

1. 增加培养容积和细胞的附着面积

绝大部分哺乳动物细胞均具有贴壁生长的特性，故需扩大细胞的可附着面积。目前应用较多的培养系统包括：微载体、中空纤维、微胶囊固化细胞培养系统等。微载体细胞培养是将细胞附着和生长在悬浮于培养基的微珠表面或内部孔隙中，借助温和搅拌，使细胞所处环境均一，易于放大生产。该系统把单层和悬浮培养的特点结合起来，提供了细胞所需的表面，同时保持了均相悬浮培养。

2. 悬浮培养技术

传统的细胞培养装置如搅拌悬浮培养，大多是通过附加的外力，由此使培养得以悬浮。然而，这类装置在工作时，其搅拌器的运动及其所产生的气泡都会引起细胞或组织的机械损伤。一种叫做"旋转细胞培养系统"（rotary cell culture system，RCCS）的悬浮培养装置，模拟了微重力条件，其圆柱状的培养容器沿水平轴旋转，使得细胞或组织块悬浮于培养液中。由于其培养基、细胞及组织颗粒随同容器一起旋转，它们的相互碰撞力很弱，有效地降低了细胞或组织在培养过程中的机械损伤，并使所培养的细胞或组织保持类似于活体内三维空间的生长特性。

（二）细胞的无血清培养

无血清培养基具有组成成分明确、质量一致、蛋白质含量低的特点，而且有利于提高细胞产品生产的稳定性并使细胞产品易于纯化，在生产疫苗、单克隆抗体和生物活性蛋白等生物制品方面具有良好的应用前景。更为重要的是，可通过对培养基成分的优化，使不同的细胞能在最有利其生长或表达目的产物的环境中持续高密度培养。

无血清培养基由三部分组成：①基础培养基，常用的有 RPMI1640、DMEM、Ham 及 F12 等；②生长因子和激素，常用的有胰岛素、表皮生长因子、成纤维细胞生长因子及生长激素等；③基质，常用的有纤连蛋白、血清铺展因子、球蛋白、胶原及多聚赖氨酸等。

二、动物细胞工程的应用

细胞工程是生物工程的重要组成部分，在医学实践中有着极为广泛的应用。研究人员通过细胞工程技术生产了大量的医药产品、医学材料，建立了一些新的疗法。

（一）医用蛋白质的生产

1. 单克隆抗体

见第十章。

2. 复杂人体蛋白

由于微生物缺乏蛋白质翻译后的加工修饰系统，故许多人体蛋白必须用真核动物细胞表达。第一个由重组哺乳动物细胞规模化生产的医用蛋白质是一种叫做"组织型纤溶酶原激活剂"（tPA）的溶血栓药物。另一个由哺乳动物细胞生产的人重组蛋白是凝血因子Ⅷ。人凝血因子Ⅷ是一种需要修饰才有活性的蛋白质，故必须采用重组哺乳动物细胞进行生产。此外，生物活性严格依赖于糖基化修饰的人促红细胞生成素（EPO）也必须用哺乳动物细胞生产，用于治疗因肿瘤化疗或肾脏疾病所致的红细胞减少症。

（二）组织工程材料的制备

组织工程（tissue engineering）是指应用工程学及生命科学的原理和方法来研究正常或病理状况下哺乳

动物组织的结构、功能和生长的机制，开发能够修复、维持或改善损伤组织的人工生物替代物的一门学科。支架、细胞和细胞因子，是构成组织工程的不可或缺的三大要素。目前，在体外构建含活性细胞成分的工程组织的核心方法是：首先分离自体或异体组织的细胞，经体外扩增达到一定的细胞数量后，将这些细胞种植在预先构建好的聚合物的支架上，使细胞在适宜的生长条件下沿聚合物骨架迁移、铺展、生长和分化，最终发育形成具有特定形态及功能的工程组织。这一技术的关键是通过模拟体内的组织微环境，使细胞得以正常生长和分化。采用这些方法已成功地在体外培养了人工软骨、皮肤、组织工程膀胱等多种组织。

（三）细胞治疗

细胞治疗是用体外培养的正常功能细胞，植入病变部位代偿病变细胞丧失的功能，或将细胞经体外遗传学操作后直接用于疾病治疗的方法。

1. 干细胞替代疗法

许多疾病都是由于细胞功能缺陷或异常造成的。通过植入功能正常的细胞，恢复其丧失的功能，从根本上对疾病进行治疗。干细胞研究取得的进步，尤其是人胚胎干细胞的成功建系，对细胞替代治疗的发展起了极大的推动作用。

（1）神经系统疾病　为数众多的神经系统疾病是由于神经细胞死亡，而成熟神经细胞无法分裂加以补充所致。因此，细胞替代在治疗神经系统的疾病方面有广阔前景。例如，从小鼠神经组织中分离获得的神经干细胞，在体外进行培养增殖，并将其诱导分化为合成多巴胺的神经细胞，然后，再将它们移植入帕金森病模型小鼠的脑中，其小鼠控制运动的能力得到

了明显的改善。

（2）血液肿瘤　造血干细胞移植是治疗血液系统恶性疾病、先天性遗传病及多发性和转移性恶性肿瘤疾病的最有效方法之一。早在20世纪50年代，临床上就开始应用骨髓移植方法来治疗血液系统肿瘤。20世纪80年代末，外周血干细胞移植发展成熟，在提高治疗有效率和缩短疗程方面优于常规疗法，且有令人满意的效果。近来随着脐血干细胞移植技术的不断改善，为血液病及恶性肿瘤患者带来福音。

（3）其他疾病　用细胞疗法治疗其他疾病（如烧伤、心脏病、糖尿病、风湿性关节炎等）同样有广阔的应用前景。例如，美国科学家Lumelsky及其同事首次在体外将小鼠胚胎干细胞诱导成为可分泌胰岛素的胰腺β细胞，这一研究成果为糖尿病患者带来了根治疾病的希望。

2. 基于工程化细胞的基因治疗

干细胞和一些永生化的细胞可以作为基因治疗载体，即通过对细胞进行体外操作，将外源的治疗基因转入其中，再将细胞转入病变部位，从而达到基因治疗的目的。近来，Martinez-Serrano建立高效神经生长因子分泌细胞系，这种细胞在移植到鼠纹状体及中隔后，仍能持续分泌神经生长因子，并使90%的胆碱能神经元得到恢复。目前神经胶质瘤的基因治疗受到病毒载体的限制，而神经干细胞植入大脑后可发生迁移，所以神经干细胞可能成为颅内肿瘤治疗的更为理想的载体。除神经干细胞外，间充质干细胞也可以作为外源基因载体应用于基因治疗。

第三节　遗传修饰动物模型

遗传修饰动物是通过遗传工程的手段对动物基因组的结构或组成进行人为的修饰或改造，并通过相应的动物育种技术，最终获得修饰改造后的基因组在世代间得以传递和表现的工程动物，为人类谋利。另外，基因功能的研究已成为生命科学领域中的重大课题，在细胞和个体水平的转基因技术、基因剔除（替换）小鼠模型及基因沉默技术是基因功能研究的重要手段。

一、转基因动物

通常所指的**转基因动物（transgenic animal）**是指将外源基因导入受精卵细胞或胚胎细胞核内，使外源基因通过随机重组插入受体细胞的染色体上，并随细胞的分裂而将外源基因遗传给后代，从而制造携带外源基因的转基因动物的方法。

（一）技术路线

转基因过程主要包括：①转基因载体的构建；②转基因载体导入受精卵细胞或胚胎干细胞；③将转基因受精卵或胚胎干细胞植入假孕小鼠子宫中；④对转基因动物进行鉴定。

一般采用显微注射法将外源基因注入动物的受精卵或着床前胚胎干细胞中。除了显微注射法外，还有胚胎干细胞法、病毒载体法、精子载体法和CRISPR/Cas9基因编辑法等，由于每种方法都存在各自的优缺点，目前应用最广的还是显微注射法。经显微注射的受精卵存活率为60%左右，其中10%～40%整合有外源基因，在单细胞期发生基因整合的个体就是转基因动物；在细胞分裂后发生基因整合形成嵌合体动物。外源基因整合的拷贝数从一至数百不等。

转基因动物的鉴定可以根据外源基因的特性选择合适的方法，最简单的方法是根据转基因动物的表型特征进行鉴定，更多采用的方法主要有以下几种：①Southern 印迹杂交确定外源基因的整合及整合的拷贝数；②RT-PCR 法确定外源基因的转录和转录水平；③ Western 印迹杂交确定外源基因蛋白质的表达情况。转基因动物在医药及生物学领域都有广泛的应用。

（二）疾病动物模型

几乎所有的人类疾病都有一定的遗传背景，因此，转基因动物给研究人类遗传疾病带来了极大的方便。由于小鼠与人类基因的同源性很高，而且对小鼠进行遗传学操作的技术体系也十分成熟，因此，目前常以小鼠作为人类疾病的模型动物。现已培育成功了包括动脉粥样硬化、镰刀形红细胞贫血、阿尔茨海默病、前列腺癌等多种遗传疾病的模型小鼠。第二军医大学胡以平实验室成功地建立了乙型肝炎的转基因小鼠模型，为我国乙肝病毒相关医学问题的研究提供了活体内研究的条件。

（三）动物生物反应器

把目的蛋白基因导入动物体内，以产生相应的转基因动物。并通过一定的方式，筛选其目的基因的表达达到理想水平，即具有产业化价值的转基因动物个体。由于这种动物可以产生目的蛋白质，故将其称为动物生物反应器。在这种动物中，目的蛋白可以在某些组织（如其乳汁、血液或尿液等）中高水平地或特异性地表达，这些组织就可以作为分离目的蛋白的材料来源。

（四）人类移植用器官

人们可以通过转基因猪来获得用于人类移植的器官。目前，转基因猪的肝脏已用于对虚弱的、无法接受肝脏移植手术的病人进行离体灌注。这些猪都经过了遗传工程改造，可以表达能够封闭某些补体的蛋白质，从而减少急性排斥反应。这样的器官还只能短期代用，不能永久移植。

二、基因打靶动物模型

基因敲除（gene knock-out）是指通过基因同源重组的过程定向地从活细胞基因组上移除特定基因的过程。如果被敲除基因的细胞是胚胎干细胞，可以通过干细胞的进一步发育分化成基因敲除生物，如基因敲除小鼠。基因敲除利用 DNA 体外重组构建用于基因敲除的打靶载体，然后根据同源重组的原理将打靶载体导入受体细胞中使特定基因活性丧失。

小鼠基因敲除的基本过程（图 9-2）如下。①构建打靶载体。首先将待敲除的目的基因克隆到载体上，然后将目的基因片段的大部分切除，使目的基因活性丧失，然后将一个阳性筛选标志基因（如 *Neomycin* 抗性基因）插入连接到目的基因的中段。②将打靶载体导入小鼠胚胎干细胞（ES 细胞）中，用阳性筛选标志对转染的 ES 细胞进行筛选，能在含 *Neomycin* 的培养基中存活的 ES 细胞是发生重组的细胞。③用 PCR 技术检测筛选出同源重组细胞。④将发生同源重组的 ES 细胞导入小鼠胚泡中，然后将胚泡植入假孕小鼠子宫中，生产子代小鼠。⑤筛选嵌合体小鼠，同源重组一般只发生在一条染色体上，得到的为嵌合体小鼠。因为 ES 细胞来源鼠与胚泡供体鼠有表现型差异（如毛色），可通过表型判断，进而通过 Southern 印迹杂交验证。⑥杂交育种，获得基因敲除的纯合子小鼠，一般先用嵌合体小鼠与正常小鼠交配，如果其后代仍为杂合体小鼠，再用雌雄兄妹杂合体小鼠交配获得纯合子小鼠。

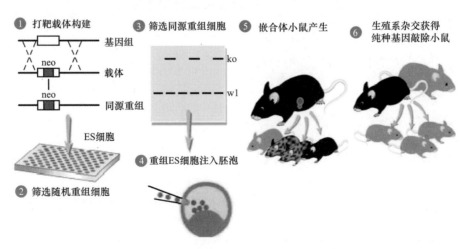

图 9-2　基因敲除小鼠模型制备的基本过程

基因敲入（gene knock-in）是通过基因同源重组定向地用外源基因替换基因组上特定基因的过程。基因替换的技术路线与基因敲除基本一致，只不过打靶载体上的目的基因是所要敲入的完整编码序列。

三、基因敲减技术

基因敲减技术（gene knock-down）是指对特定基因表达的抑制。根据基因沉默的原理，可以通过抑制特定基因的表达，研究其功能或用来作为基因药物进行研究和开发。

（一）反义技术

反义技术可以利用人工合成的反义 RNA、反义 DNA 抑制特定基因的表达。

反义 RNA（antisense RNA）是根据 RNA 序列人工合成的互补 RNA。根据反义 RNA 的作用机制可将其分成三类：第一类是直接作用于靶 mRNA 的核蛋白体结合位点，或与靶 mRNA 直接结合形成双链 RNA，从而直接抑制 mRNA 的翻译或被 RNA 酶识别后降解；第二类是与 mRNA 的非编码区结合，引起 mRNA 构象的变化，从而抑制其翻译；第三类是作用于基因的启动子，直接抑制靶基因 mRNA 的转录。

反义 DNA 即反义脱氧寡核苷酸，是指能与特定 DNA 或 RNA 互补结合的短核酸片段，从而在 DNA 或 RNA 水平上抑制特定基因的转录和翻译。由于 DNA 具有稳定性好的特点，反义 DNA 具有广泛的药用价值。

（二）核酶

核酶（ribozyme）是具有酶活性的 RNA，主要参加 RNA 的加工与成熟，一般以 4 种方式发挥生物学功能：异体催化剪切、自体催化剪切、第一组内含子自我剪接和第二组内含子自我剪接。利用人工合成方法可以获得具有特定功能的核酶，从而抑制特定基因的表达。

（三）RNA 干扰

RNA 干扰（RNA interference，RNAi）是指由短双链 RNA 诱导的同源 RNA 降解的过程。RNAi 技术是指利用体外合成的短双链 RNA（21～23nt）抑制细胞内特定基因表达的技术，是**转录后基因失活（post transcription gene silence，PTGS）**的一种研究基因功能的有力工具。

1. RNAi 的机制

1998 年 2 月，Andrew Fire 和 Craig Mellocai 将双链 RNA 注射给线虫时，发现其可以引起一种高效、特异的基因抑制效应，他们将这种由双链 RNA 引起的特异性基因抑制现象称作 RNA 干扰。

在植物、线虫、动物和人的细胞内存在着无活性或低活性的被称为 Dicer 的由核酸内切酶和解旋酶等组成的酶复合体。当细胞内出现异常**双链 RNA（double stranded RNA，dsRNA）**时，如病毒 RNA，可以激活 Dicer，识别这种异常双链 RNA 并将其切割成短的双链 RNA（21～23nt），短双链 RNA（siRNA）又可以

进一步激活 Dicer，并与 Dicer 相结合，形成 **RNA 诱导的沉默复合物（RNA-induced silencing complex，RISC）**。RISC 通过 Dicer 中的解旋酶将双链 RNA 变成两个互补的单链 RNA，此单链 RNA 即可识别并结合到细胞内与其互补的靶 RNA 分子上，使得 Dicer 中的内切核酸酶将靶 RNA 切割，使其失去功能。RISC 在切割靶 RNA 后又产生更多的短双链 RNA，然后短双链 RNA 又会形成更多的 RISC，这种放大效应将最终清除所有的靶 RNA（图 9-3）。在靶 RNA 被切割的过程中，短双链 RNA 发挥着特异性识别和定位的重要作用，因此将这种短双链 RNA 称作**小干扰 RNA（short interfering RNA，siRNA）**。

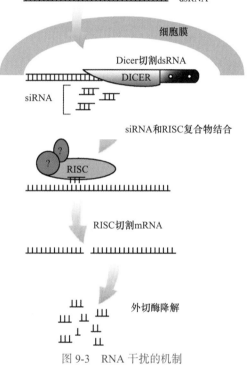

图 9-3　RNA 干扰的机制

2. RNAi 技术的基本程序

利用短双链 RNA 能激活细胞内 Dicer 酶的特性，根据特定 RNA 序列人工合成 siRNA，并将 siRNA 导入靶细胞，降解特定 RNA 从而干涉其基因表达的技术被称为 RNAi 技术。其基本程序主要包括：确定干涉靶点、siRNA 的设计、siRNA 对目标 RNA 的干涉。

（1）确定干涉靶点　选择目标基因是进行 RNAi 的第一步，根据特定的目的选择靶基因序列，然后根据其基因序列确定干涉的具体靶点。一般被干扰的靶序列应具备以下几个条件。第一，目标 RNA 上被干扰的靶点应尽量避开蛋白质结合位点，避免由于蛋白质与目标 RNA 结合造成空间阻碍，导致 siRNA 与靶点的结合效率将大大降低或无法结合。第二，被干扰的靶序列一般应具有 AA（N_{19}）TT 或 AA（N_{21}）序列特征，同时 GC 比为 50% 以下。第三，被干扰的靶序列应

该是特异性的。专业公司，如 Ambion、Quagin 有网上靶序列的选择服务，可以提供多条备选序列进行筛选。

（2）siRNA 的设计　　siRNA 的设计是有效进行 RNAi 的关键。可利用体内转录法制备发夹双链 siRNA，将人的 U6 或 H1 启动子构建到真核表达质粒载体上，根据靶 RNA 序列在启动子的下游设计一对互补的寡核苷酸序列，退火后形成双链，插入 siRNA 表达载体，当其进入细胞后，即可开始转录并形成发夹 RNA。也可以通过化学合成的方法合成双链 siRNA。

（3）siRNA 对目标 RNA 的干扰　　将 siRNA 表达载体或化学合成的双链 siRNA 转染细胞，转染后 2 天就可分析 RNA 的含量，多采用定量 RT-PCR 法测定目标 RNA 被干扰的程度，也可通过 Western 印迹杂交在蛋白质水平上进行监测。

3. RNAi 技术的应用

RNAi 技术主要应用在三个方面：一是快速评价基因功能；二是评价基因无效表型，用于筛选药物靶点；三是发展基于 RNAi 原理的药物，用于治疗肿瘤、病毒感染等疾病，主要包括抑制基因功能的核酸和蛋白质药物、多肽。

第四节　合成生物技术和 3D 生物打印技术

一、合成生物技术

合成生物学是在 21 世纪出现的生物科学的一个分支学科，近年来合成生物物质的研究进展很快。与传统生物学通过解剖生命体以研究其内在构造的方法不同，合成生物学的研究方向完全是相反的，它是从最基本的要素开始一步步建立零部件。

合成生物学（synthetic biology），最初由 Hobom B 于 1980 年提出来用于表述基因重组技术。随着分子系统生物学的发展，2000 年 E. Kool 在美国化学年会上重新提出来，2003 年国际上将其定义为基于系统生物学的遗传工程和工程方法的人工生物系统研究。

（一）定义

合成生物技术是对天然或人工生物元器件进行设计组合，获得重构或非天然的新生命系统的技术，即有目的的设计、改造乃至重新合成生命体。它包括设计构建新型人工生物元器件、人工基因组、人工细胞等，是典型的生物学与工程学、信息学、材料学等多学科交叉融合的新兴技术，广泛应用于生物制造、生物医药、农业、资源环境等领域。

（二）基本过程

分子生物学与基因组工程是合成生物学的根基，因为必须通过剪接 DNA，才能实现构建所需要的生命系统；信息科学、统计学与系统生物学，主要解决生物资料的收集、分析与模拟；电机电子工程则是负责控制逻辑回路的设计。合成生物学的目标是通过创造或修改基因组的过程，去了解生命运作的法则，并导入**抽象化**（abstraction）、**标准化**（standardization）等工程概念，以进行系统化设计与开发相关应用。

（三）应用前景

人类正在设计并构建一些可以按照预定方式生存的生命系统，在有些情况下，它们是依靠人工开发的基因密码运行的，因此它们具备了某些自然机体不具备的能力。与基因工程把一个物种的基因复制、改变并转移至另一物种的做法不同，合成生物学的目的在于建立人工生物系统，让它们像电路一样运行。"所谓合成，就是由我们建立各个活的部件，是逆自然世界的一个过程"。研究合成生物学的科学家们预言，合成生物学的成功将意味着科学的极大进步。美国加利福尼亚大学蛋白质研究工程师温德尔·利姆认为，合成生物学能通过修复细胞功能、消除肿瘤、刺激细胞生长和使某些决定性细胞再生，以治疗各种疾病。

目前，科学家们已经不再局限于非常辛苦地进行基因剪接，而是开始构建遗传密码，以期利用合成的遗传因子构建新的生物体。合成生物学在未来几年有望取得迅速进展。据估计，合成生物学在很多领域将具有极好的应用前景，这些领域包括生产更有效的疫苗、新药和改进的药物、以生物学为基础的制造、利用可再生能源生产可持续能源、环境污染的生物治理、制造可以检测有毒化学物质的生物传感器等。

目前，国际上普遍认为，以基因组设计合成为标志的合成生物学是继"DNA 双螺旋发现"和"人类基因组测序计划"之后，即将引发的第三次生物技术革命，可望在人类健康、环境、能源、农业等领域产生革命性影响。

在合成生物技术领域和生物制造及相关的产业应用方面，我国取得了一系列突破性成果。作为引领生物技术产业化发展的核心颠覆性技术，合成生物技术无疑将对我国经济社会发展产生重大影响，同时也是我国面向世界科技前沿、占领新兴产业制高点的必然选择。为此，我国制定了合成生物技术"三步走"战略规划，到 2050 年，将全面发挥合成生物技术的引领作用，使我国进入该领域世界强国之列。

二、3D 生物打印技术

3D 生物打印这一技术概念最早是由美国 Clemson、Missouri、Drexel 等大学的教授在 2000 年左右提出的，

2003年V. Mironv和T. Boland在 *Trends in Biotechnology* 杂志系统提出"器官3D打印"这一概念。2002年左右，清华大学颜永年教授率先在国内开展 3D 生物打印技术研究。

（一）定义

3D生物打印机（**3D bio-printer；3D biology printer**）是一种能够在数字三维模型驱动下，按照增材制造原理定位装配生物材料或细胞单元，从而制造医疗器械、组织工程支架和组织器官等制品的装备。这种机器首先读入由医学影像数据重建或设计的三维模型，将模型离散成多个片层，计算机控制打印喷头逐层"打印"。打印由生物材料或细胞组成的"生物墨水"，不断重复这一过程，直至打印完成三维组织前体。随后，细胞开始重新组织、融合，形成新的血管等组织结构。

（二）发展现状

2013年5月出版的《新英格兰医学杂志》发表公开信,科学家成功将3D打印出的气管支架植入婴儿体内。

2013年8月7日来自杭州电子科技大学等高校的科学家自主研发出一台生物材料 3D 打印机。科学家们使用生物医用高分子材料、无机材料、水凝胶材料或活细胞，已在这台打印机上成功打印出较小比例的人类耳朵软骨组织、肝脏单元等。这台生物材料 3D 打印机具有打印生物材料种类多、对细胞损伤率低、打印精度较高和操作方便等特点。同国际同类打印机相比，这台名为"Regenovo"的3D打印机不仅实现了无菌条件下的生物材料和细胞3D打印，而且新型的温控单元和打印喷头设计，能够支持从–5℃到260℃熔融的多种生物材料打印，同时，"Regenovo"支持活细胞打印，打印的细胞有着高达90%的存活率，打印出来的活细胞存活时间最长为4个月。

不过，从人体细胞、组织乃至器官被"打印"出来，到真正应用于临床，还有相当长一段路需要走。这需要多种领域的科学家通力合作。

小　结

现代生物技术是在现代生命科学中众多学科或研究领域的基础上发展起来的一门综合性的新兴学科。基因工程是指以获得某种特定蛋白质产品为目的，分离特定目的基因，在工具酶的作用下，重组入载体，并在相应的表达系统中表达的技术体系。细胞工程是指应用细胞生物学和分子生物学方法，根据人们的意愿定向地改造细胞的遗传表型的综合技术体系。当今生命科学中的许多热点领域（如再生医学、组织工程、细胞治疗、克隆动物及转基因动物等）的快速发展都是细胞工程技术的成功应用。体细胞和干细胞的大规模培养是细胞工程技术的基础，在此基础上发展的医用蛋白质生产、组织工程材料制备和细胞治疗已经进入临床应用或有很好的前景。遗传修饰动物是通过遗传工程的手段对动物基因组的结构或组成进行人为地修饰或改造，并通过相应的动物育种技术，最终获得修饰改造后基因组在世代间得以传递和表现的工程动物，为人类谋利。另外，在细胞和个体水平的转基因技术、基因剔除（替换）小鼠模型是基因功能研究的重要手段。基因沉默技术是指对特定基因表达的抑制。根据基因沉默的原理，可以通过抑制特定基因表达、研究其功能或用来作为基因药物来进行研究和开发。合成生物技术是对天然或人工生物元器件进行设计组合，获得重构或非天然的新生命系统的技术，即有目的的设计、改造乃至重新合成生命体，包括设计构建新型人工生物元器件、人工基因组、人工细胞等，是典型的生物学与工程学、信息学、材料学等多学科交叉融合的新兴技术，广泛应用于生物制造、生物医药、农业、资源环境等领域。3D生物打印技术是一种能够在数字三维模型驱动下，按照增材制造原理定位装配生物材料或细胞单元，制造医疗器械、组织工程支架和组织器官等制品的技术。

（成都医学院　王　兰）

？ 复习思考题

1. 如何理解现代生物技术对人类社会发展的影响？
2. 作为一个现代医生，为什么要对生物技术有所了解？
3. 从概念和技术角度，试述基因工程、细胞工程的关系。
4. 遗传修饰动物技术在医学研究中有什么意义？

第十章 现代生物技术与人类健康

生物技术的发展与人类社会的进步密切相关，古老的酿造技术给人类带来了大量食物，近代的发酵技术使人类发现了青霉素等，这些生物技术对人类健康和社会发展产生了很大影响。20世纪中叶，随着分子生物学的兴起，人们明确了"基因-RNA-蛋白质-表型"之间的相关性，生物技术也由传统生物技术发展为现代生物技术，人们具备了从基因、蛋白质和细胞水平入手解决医学问题的能力。随着对人类基因组结构和功能认识的不断加深，以及各相关学科的理论知识和技术方法的整合，现代生物技术对医学科学的影响正

日趋增大。从理论上讲，任何生物体的性状都可以定向地改造或修饰，尤其近年来，随着人类基因组、干细胞、基因组修饰及动物克隆等领域的快速发展，生物技术的应用范围不断扩大，现代生物技术已成为推动医学科学高水平发展的重要因素。在人类健康方面，目前现代生物技术已在传染病、肿瘤、代谢性疾病及老年病等疾病的诊断、预防和治疗等方面得到了成功的应用。本章将以现代生物技术在人类疾病的诊断、治疗、预防和药物开发方面的应用为例介绍其与人类健康的关系。

第一节 基因诊断

疾病诊断是治疗的基础，长期以来，人们主要依据患者的病史、症状、体征和各种辅助检查来进行疾病的诊断，然而，许多疾病在出现症状、体征及生化改变之前就已存在相当一段时间，因此在疾病开始发生，甚至尚未发生之前，就能对疾病做出诊断或预测成为现代医学快速发展的迫切需求。随着现代生命科学的发展，人们认识到：人体的正常结构和生理状态与基因的结构和功能直接相关，基因的异常就有可能引起疾病的发生发展。基因与疾病的这一关系决定了从基因水平诊断疾病的可能性。1978年，Kan和Dozy首先应用限制性酶切片段长度多态性的方法对羊水细胞基因组 DNA 进行分析，成功地进行了镰刀形细胞贫血的产前诊断，从而兴起了**基因诊断(gene diagnosis)**的新技术。所谓基因诊断就是指采用分子生物学的技术方法和理论，直接分析受检者某一基因的结构和功能状态是否异常，从而对人体状态和疾病做出诊断的方法。

一、基本原理和特点

正常的基因结构和功能是维持人体正常结构和生理状态的直接因素，疾病的发生不仅与基因结构的变异有关，而且与其功能异常有关。基因诊断的基本原理就是检测相关基因的结构（DNA 水平）及其功能状态（RNA 水平）是否异常。根据检测的目标分子是 DNA 还是 RNA，可将基因诊断分为 **DNA 诊断（ DNA diagnosis ）**和 **RNA 诊断（ RNA diagnosis ）**。DNA 诊

断指直接检测或利用连锁方法分析相关基因的 DNA 是否存在突变、缺失、插入、倒位和基因融合等结构变化及特定 DNA 序列的拷贝数。RNA 诊断则是指对特定基因的转录产物 mRNA 的质和量的分析，以了解其基因的功能活动情况。

基因诊断的主要特点有：①检测的目标分子是 DNA 或 RNA，反映基因的结构和功能，属于病因诊断；②检测的基因有内源性（即机体自身的基因）和外源性（如病毒、细菌等）两种，前者用于诊断基因有无病变，后者用于诊断有无病原体感染，适用性强，诊断范围广；③检测的基本技术是核酸分子杂交和聚合酶链反应，特异性和灵敏度都很高；④基因诊断可以揭示尚未出现症状时与疾病相关的基因状态，从而可以对表型正常的携带者及某种疾病的易感者做出诊断和预测，特别对确定有遗传疾病家族史的个体或产前的胎儿是否携带致病基因的检测具有指导意义。

二、基本技术和方法

（一）基本技术

基因诊断是在**核酸分子杂交（ nucleic acid molecular hybridization ）**和**聚合酶链反应（ polymerase chain reaction，PCR ）**这两大基本技术的基础上发展起来的（图 10-1）。近年来，随着 DNA 序列测定和基因芯片的发展，使基因诊断的技术方法得到了进一步的拓展。

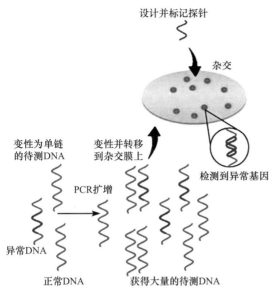

设计并标记探针

杂交

检测到异常基因

变性为单链
的待测DNA

变性并转移
到杂交膜上

PCR扩增

异常DNA

正常DNA

获得大量的待测DNA

图10-1　基因诊断的基本过程

（改自 www. pep. com. cn/images/200503/pic_241704.jpg）

1. 核酸分子杂交

核酸分子杂交是利用碱基互补的原理，使具有一定互补序列的两种核酸单链在液相或固相体系中相互结合成异质双链的过程。通常用来分析特定 DNA 区域的结构、对 RNA 粗略定量，以及评价被检样品中是否存在与已知 DNA 片段同源的 DNA 分子（或片段）等。杂交的一方是待测核酸序列，另一方是探针序列。**探针（probe）**是一段与待测 DNA 或 RNA 互补的核酸序列，可以是 DNA 或 RNA，长度不一，可为完整基因，也可为其中一部分。选择探针最基本的原则是要有高度特异性，其次也需考虑到制备探针的难易性和检测手段的灵敏性等因素。根据探针的来源和性质分为基因组 DNA 探针、cDNA 探针、RNA 探针和人工合成的寡核苷酸探针。作为探针至少必须满足两个条件：一是应为单链（或通过变性形成单链）；二是应带有可示踪和检测的标记。常用的探针标记物有放射性核素或其他非放射性物质如生物素、地高辛配体、荧光染料等，探针标记方法有切口平移法、随机引物法和末端标记法等。

核酸分子杂交技术的重复性好，但必须用标记的探针，且费时费力，这给临床推广应用带来了一些限制。

2. 聚合酶链反应

PCR 实际上是在模板 DNA、引物和脱氧核苷酸（dNTP）存在的条件下，由耐热 DNA 聚合酶（如 *Taq* DNA 聚合酶）在体外酶促合成双链 DNA 的反应。PCR 的特异性取决于引物和模板 DNA 结合的特异性。反应过程可分为以下 3 步。①变性：通过加热破坏 DNA 双链之间的氢键，使之解离成单链 DNA。②复性：当温度突然降低时，由于模板 DNA 的分子结构比引物要复杂得多，而且反应体系中引物量大大多于模板 DNA，因此，引物和与其互补的模板 DNA 在局部形

成杂交双链，而模板 DNA 双链之间复性的机会较少。③延伸：在 dNTP 和 Mg^{2+} 存在的条件下，DNA 聚合酶的 $5'\rightarrow3'$ 聚合酶活性催化以引物为起始点的 DNA 链延伸反应。以上三步为一个循环，由于每一轮扩增的产物又作为下一轮扩增的模板，所以经过几个循环后其增产物的分子数就可达到 2^n。

PCR 技术可在几小时内使目的基因扩增几十万甚至上百万倍，达到肉眼可见的量，不需探针就能分析基因的结构，而且其灵敏度很高，具有很强的实用性。

（二）常用方法

1. 点杂交

点杂交（dot blot）是一种比较简便的核酸分子杂交，大致做法是：将待测样本（变性成单链的 DNA 或 RNA）直接点在硝酸纤维素膜或尼龙膜上，再与已标记的探针相互反应（即杂交），最后根据待测样本与标记探针杂交所得的图谱，判断目标基因或相应的 DNA 片段是否存在，也可根据杂交点的强度了解待测基因的数量。点杂交时，由于加样孔一般为圆形，所得杂交图谱为一个圆点，故称为点杂交，根据待测样本分为 DNA 点杂交和 RNA 点杂交两种。

2. DNA 印迹

DNA 印迹（Southern blot）由 Southern 于 1975 年发明，故也称为 Southern blot。其大致做法是，用一种或多种限制酶消化基因组 DNA，通过琼脂糖凝胶电泳按大小分离消化所得的片段，随后使 DNA 在凝胶中原位变性，再用一定的方法（如毛吸法）使 DNA 从凝胶转移至一固相支持体（通常为硝酸纤维素膜或尼龙膜）上。DNA 转移至固相支持体的过程中，各种大小 DNA 片段的相对位置保持不变。随后，用放射性核素或生物素等标记的 DNA 或 RNA 探针与固着于滤膜上的 DNA 杂交，经放射自显影或通过颜色改变确定与探针互补的电泳条带的位置。

DNA 印迹杂交技术将琼脂糖凝胶电泳的分辨力同核酸分子杂交的灵敏度结合到了一起，从而提高了其灵敏度和可靠性。DNA 印迹杂交技术主要用于测定 DNA 限制性片段长度多态性，也可以通过杂交条带的光密度扫描进行粗略的基因定量。

3. RNA 印迹

RNA 印迹（Northern blot）的做法与 Southern blot 大致相同，不同之处在于 Northern blot 的样品为 RNA，电泳时琼脂糖凝胶中含有甲醛或乙二醛-DMSO。RNA 印迹杂交用于检测基因是否转录及转录产物 mRNA 的大小，也可根据杂交条带的强度判断基因转录的效率，是 RNA 诊断常用的方法之一。

4. 寡核苷酸探针杂交

寡核苷酸探针杂交（oligonucleotide probe hybrid-

ization）是一种检测和鉴定基因突变的方法，根据已知的基因突变位点的核苷酸序列，用人工合成对应突变基因异常核苷酸序列的寡核苷酸（一般是 19 聚核苷酸）作为探针进行分子杂交，从而检测突变基因。采用该法进行遗传病的基因诊断时，一般合成两种寡核苷酸探针，一种对应于突变基因，另一种对应于正常基因。如果受检 DNA 只能与突变基因的寡核苷酸探针杂交，不与正常寡核苷酸探针杂交，说明受检者为这种突变基因的纯合子；如果受检 DNA 能同时与这两种寡核苷酸探针杂交，说明受检者为这种突变基因的杂合子；如果受检 DNA 只能与正常探针杂交，则受检者不存在这种突变基因；如果患者的 DNA 和所有已知突变基因的寡核苷酸探针均不杂交，则提示患者的基因缺陷不属于已知的类型，很可能是一种新的突变。

5. 荧光原位杂交

荧光原位杂交（fluorescence *in situ* hybridization，FISH）是一种直接在细胞中或染色体上确定有无特定 DNA 序列的方法，基本做法是：①染色体制备和变性；②探针的标记；③杂交；④荧光标记；⑤显带；⑥信号检测分析。FISH 在染色体数目和结构的分析中具有直观精确特点，已广泛应用于肿瘤细胞遗传学、遗传病基因诊断、产前诊断等临床科学，以及染色体结构与功能及基因定位等基础医学的研究。

与其他方法相比，FISH 技术具有以下优点：①荧光试剂和探针标记相对经济、安全；②在特异性、速度、探针稳定性等方面也明显地优于放射性探针杂交；③灵敏度接近于放射性探针；④多色 FISH 技术可在同一细胞核或中期染色体中显示不同的颜色，从而可同时检测两种以上的 DNA 序列；⑤既可显示玻片上的中期和间期染色体的 DNA 序列，也可在悬液中显示间期细胞核内 DNA 三维结构；⑥多色 FISH 制备的人类染色体光谱核型，使得染色体自动化分析真正成为可能。

6. 限制性酶切图分析

如果 DNA 的点突变改变了某一限制酶的识别位点，那么相应限制性片段的长度和数量都将随之改变。基因组 DNA 经过此限制酶消化后，作 DNA 印迹杂交获得限制性酶切图，即可诊断出该点突变。如果 DNA 片段的拷贝有改变，可由**限制性酶切图（restriction map）**放射自显影条带的光密度扫描定量来诊断。

7. 限制性片段长度多态性连锁分析

在人群中，个体间 DNA 的核苷酸序列存在着差异，称为 DNA 多态性。DNA 多态性可以改变限制酶的切割位点，产生 DNA 限制性酶切片段长度多态性。RFLP 按孟德尔方式遗传。在某一特定的家庭中，如果某一致病基因与特定的多态性片段紧密连锁，就可利用这一多态性片段作为遗传标记进行产前诊断和携带者检测，判断家庭成员或胎儿的基因组中是否携带该致病基因。

8. 单链构象多态性分析

单链构象多态性（single strand conformation polymorphism，SSCP）是一种基于单链 DNA 构象差别的快速、敏感、有效的检测 DNA 突变位点和多态性位点的方法。相同长度的单链 DNA 因其序列不同，甚至单个碱基不同，所形成的构象不同，电泳时泳动速度就不同。PCR 产物经变性后进行单链 DNA 凝胶电泳，根据所出现的迁移率变动现象即可对样品 DNA 中单个碱基的替换等变异进行诊断。

9. 特殊的 PCR 方法

PCR 是目前使用最多的基因诊断方法。除常规 PCR 外，还有很多特殊的 PCR 方法，如**锚定 PCR（anchored PCR）、不对称 PCR（asymmetric PCR）、反向 PCR（inverse PCR）、多重 PCR（multiplex PCR）、多重等位基因特异性 PCR（multiplex allele specific amplification，MAS-PCR）、嵌套式 PCR（nested PCR）、反转录 PCR（reverse transcription-PCR，RT-PCR）**和**定量 PCR（quantitative PCR，Q-PCR）**等。限于篇幅，这里仅介绍 RT-PCR 和 Q-PCR。

（1）RT-PCR 是一种检测基因转录产物 mRNA 的灵敏方法，它以反转录后的 cDNA 样品作为 PCR 反应的模板，进而对 RT-PCR 产物电泳条带的长度和大小进行分析，可获悉突变基因中外显子或编码序列的插入和缺失的信息，辅以其他基因诊断技术，如 DNA 序列测定，还可以知道插入和缺失的范围及 mRNA 剪接加工的缺陷等。

（2）Q-PCR Q-PCR 有广义和狭义之分。广义的 Q-PCR 是指以外参或内参为标准，通过对 PCR 终产物的分析或 PCR 过程的监测，进行 PCR 起始模板量的定量。狭义的 Q-PCR（严格意义上的 Q-PCR）是指用外标法（荧光杂交探针保证特异性）通过监测 PCR 过程（监测扩增效率）达到精确定量起始模板数的目的，同时以内对照有效排除假阴性结果（扩增效率为零）。**实时荧光定量 PCR（real-time quantitative PCR）**实现了 PCR 从定性到定量的飞跃，其以特异性强、灵敏度高、重复性好、定量准确、速度快、全封闭反应等优点已成为基因诊断中的重要方法，已在 mRNA 表达的研究、DNA 拷贝数的检测、单核苷酸多态性（SNPs）的测定及病毒感染的定量监测等方面广泛应用。

10. 基因芯片

基因芯片（gene chip）又称 DNA 芯片（DNA chip），是将许多特定的 DNA 寡聚核苷酸或 DNA 片段（探针）固定在芯片的每个预先设定的位置上，再将待测样品以特殊的荧光物质标记后与其芯片进行杂交。然后，收集杂交信号并进行数据分析，以期得出被检样品中是否含有与芯片上各种 DNA 片段相对应的 DNA 分子，以及其量的改变等方面的信息。由于 DNA 芯片具有高通量的特殊优点，故可广泛地用于人类疾病（包括肿瘤、遗传病及传染病等）的临床诊断、基因表达谱分析、基因组结构分析、新药开发及军事和司法等领域。当然，DNA芯片在实际应用中仍然存在一些限制因素，如实验结果的假阳性和假阴性高，以及实验技术的专业性强和设备要求高等。

三、基因诊断的应用

（一）遗传疾病

基因诊断本身是在分子遗传学的基础上发展起来的，因此在遗传病的诊断方面成绩最为突出，也最有发展前途。随着技术方法的不断改进和更新，基因诊断已被广泛地应用于遗传病的诊断中，它不仅能够对有症状的患者进行检测，而且能够检测遗传疾病家族中未发病的成员、胎儿甚至着床前胚胎是否携带有异常基因。现在已经实现基因诊断的遗传病达百种以上，如镰刀形贫血、β-地中海贫血、甲型血友病、乙型血友病、苯丙酮尿症、杜氏肌营养不良症（DMD）、葡萄糖-6磷酸脱氢酶（G-6PD）缺乏症、唐氏综合征（Down's syndrome）等。

根据不同遗传疾病的分子基础，可采用不同的技术方法进行诊断，举例如下。

1. 血红蛋白病的基因诊断

大多数α-地中海贫血是由于α-珠蛋白基因缺失所致，应用DNA限制性内切核酸酶酶谱分析法或用PCR检测α-珠蛋白基因有无缺失及其mRNA水平的方法进行诊断。β-地中海贫血的分子基础不同于α-地中海贫血，β-珠蛋白基因通常并不缺失，而是由于基因点突变或个别碱基的插入或缺失。故可用特异性的探针通过核酸分子杂交的方法进行诊断。

2. 苯丙酮尿症的基因诊断

苯丙酮尿症是一种常见的常染色体隐性遗传病，其病因的分子基础是苯丙氨酸羟化酶基因点突变，可针对突变的类型应用PCR方法与RFLP（限制片段长度的多态性分析）联合检测。

3. 杜氏肌营养不良症的基因诊断

约65%的杜氏肌营养不良症患者有X染色体Xp21.22～p21.3区抗肌萎缩蛋白基因内部DNA片段的缺失与重复，由此导致移码突变，用针对Xp21区各不同部分的多种DNA探针、限制性内切核酸酶酶谱分析、多重PCR等方法均可诊断出抗肌萎缩蛋白基因的异常。

（二）感染性疾病

以往对感染性疾病的诊断，一是直接分离病原体，二是对患者血液或体液进行血清学或生化分析。然而有些病原体不容易分离，有些则需经过长期培养才能获得。血清学对病原体抗体的检测虽然很方便，但是病原体感染人体后需要间隔一段时间后才出现抗体，并且血清学检查只能确定是否接触过该种病原体，但不能确定是否有现行感染，对潜伏病原体的检查有困难。

基因诊断对感染性疾病的诊断具有快速、灵敏、特异等优点。目前PCR技术已在病毒、支原体、衣原体、立克次体及寄生虫感染诊断中得到了广泛应用。一般根据各病原体特异和保守的序列设计引物，有的还合成探针，对病原体的DNA或RNA直接检查并定量，在临床上已显示出其独特的优势。例如，在乙型肝炎病毒（HBV）的检测中，首先，基因诊断敏感度高，可直接检测病毒本身，在血清学方法阳性之前就可获得诊断，这在献血人员的筛选中尤为重要，在防止输血后肝炎的发生中有着重大的意义；其次，基因诊断可对患者血中的病原体定量检测，对临床评价抗病毒治疗效果、指导用药、明确病毒复制状态及传染性有重要价值，还可以检出病毒变异或因机体免疫状态异常等原因不能测出相应抗原和抗体的病毒感染。

（三）肿瘤

肿瘤是一类多基因病，其发展过程复杂，临床表现多样，涉及多个基因的变化，并与多种因素有关，因而相对于感染性疾病及单基因遗传病来说，肿瘤的基因诊断难度更大。但肿瘤的发生和发展从根本上离不开基因的变化，分析一些原癌基因的点突变、插入突变、基因扩增、染色体易位和抑癌基因的丢失或突变，可以了解恶性肿瘤的分子机制，有助于对恶性肿瘤的诊断，对肿瘤治疗及预后有指导意义。

基因诊断在肿瘤疾病中的应用主要有以下几个方面：① 肿瘤的早期诊断及鉴别诊断；②肿瘤的分级、分期及预后的判断；③微小病灶、转移灶及血中残留癌细胞的识别检测；④在手术中肿瘤切除是否彻底、有无周围淋巴结转移方面也很有优势。例如，在白血病诊断方面，PCR阳性诊断结果可比传统的细胞学方法及临床症状出现早5～8个月，可检出1×10^6个有核细胞中的一个白血病细胞，在白血病的早期诊断、早期治疗及临床化疗后残留白血病的监测方面有着无可比拟的特异性和敏感性。

第二节 单克隆抗体的制备与修饰

一、单克隆抗体的制备

抗体是免疫系统反应的一个重要组分，它能识别各种不同的抗原，同时可激活宿主的防御系统。当机体接受一个免疫刺激后，一些B细胞可被激活，激活的每一个B细胞都会合成并分泌一种抗体，这些抗体可以特异地识别免疫抗原的特定区域（也就是抗原决定簇）。由于一个抗原通常都有多个不同的抗原决定簇，而每个 B 细胞仅能产生一种针对某一个抗原决定簇的抗体，所以被同一抗原刺激后由多个 B 细胞所产生的抗体实际上是混合抗体，称为**多克隆抗体（polyclonal antibody）**。而当一种抗原决定簇刺激机体，由一个 B 细胞接受该抗原所产生的抗体称为**单克隆抗体（monoclonal antibody）**。1975 年，Kohler 和 Milstein 建立 B 细胞杂交瘤技术以制备单克隆抗体以来，针对各种抗原的单克隆抗体已被广泛应用于生命科学的各个领域。

单克隆抗体的传统制备方法是：用抗原免疫小鼠，使 B 淋巴细胞致敏；分离致敏的 B 淋巴细胞，使其与小鼠骨髓瘤细胞融合；通过一定的筛选系统，挑取单细胞克隆，并在体外进一步增殖；然后再从大量的单细胞克隆中选择可产生目的抗体，而且其表达水平比较理想的克隆，进行扩增，并保存。进而，可利用此细胞在体外或小鼠体内生产所需要的抗体。由于每一个克隆都是来源于一个单细胞，所得到抗体仅是针对某一抗原决定簇的均一抗体。所以，单克隆抗体具有特异性强、成分均一、灵敏度高、产量大和容易标准化生产等特点，这些都明显优于多克隆抗体。目前世界上已建立的单克隆抗体品种数以万计，其中数千种已经上市。B 淋巴细胞杂交瘤技术不但将淋巴细胞产生单一抗体的能力和骨髓瘤无限增生的能力巧妙地结合起来，并且还可以通过融合进一步的筛选获得具有期望专一性的抗体。

二、单克隆抗体的修饰

以传统方法所生产的单克隆抗体，用作体外实验的实用性是肯定的。但人们也注意到了，单克隆抗体的特异性结合特性还值得进一步开发和利用。尤其是单克隆抗体的体内应用研究备受关注，因为它有助于人类疾病靶向治疗研究的发展。

（一）靶向药物

单克隆抗体具有与其对应抗原特异结合的特性，如果在单克隆抗体上连接适当的治疗用药物，那么，这种结合型的单克隆抗体就有可能将治疗药物定向地传递到药物作用的靶细胞，这一方面使治疗药物直接作用于病灶局部，同时避免了该药物对其他组织器官的损害。例如，肿瘤的治疗，无论是外科、还是化疗或放疗，人们总是希望越局限越好，而目前的常规治疗手段都不具有这种局限治疗的能力，以致肿瘤的治疗的不良反应常常让病人难以接受。1958 年，人们首次将抗鼠白血病抗体与氨甲蝶呤（MTX）交联用于导向治疗肿瘤以来，世界上已经出现了多种药物与单克隆抗体偶联制成的靶向抗肿瘤药物，如 FDA 于 2000 年批准上市的麦罗塔（Mylotarg）为 CD33 单抗与卡奇霉素（calicheamicin）的偶合物，2002 年批准上市的泽娃灵（Zevalin）是钇 90（^{90}Y）同位素标记的鼠源性抗 CD20 抗体偶合物，2003 年批准上市的 Bexxar 是一种由抗 CD20 单抗 IgG2a 和碘 131（^{131}I）结合的新型免疫治疗药物。靶向药物（targeted drug）最大的优点是以肿瘤细胞或与之相关的细胞为靶向点，选择性地抑制或杀死肿瘤细胞，而不损伤人体的正常细胞，因而是一类极具发展前景的癌症治疗药物。

（二）抗体融合蛋白

基于单克隆抗体的定向制剂可以定向地将一定的蛋白质药物带到病变部位的事实，人们设想是否可以采用基因工程的手段直接使蛋白质药物与抗体融合到一起，制备成抗体融合蛋白（antibody fusion protein），这样可避免体外的化学连接等操作过程，以增加其有效性和实用性。目前已有一些尝试，其做法主要有两种。一种方法是将抗体的可变区域与一种非抗体蛋白融合，使融合蛋白继承有抗体分子的结合特异性。根据替换的位置不同，可以保留不同程度的抗体结合特异性和激发其他免疫反应的能力。例如，有人将组织纤溶酶原激活剂的具催化活性的 β 链与一个抗纤溶蛋白的抗体融合起来，结果发现，其融合蛋白既具有与纤溶蛋白结合的高亲和活性，又能激活纤溶酶原，因此，比单独使用 tPA 溶栓更有特异性。另一种方法是，用非免疫球蛋白的序列替换抗体的可变区。例如，有人用 CD4、白细胞介素-2 和肿瘤坏死因子受体等被称为"免疫黏性蛋白"分子的序列来替换，所得到的融合蛋白都是一个黏性蛋白与一个免疫球蛋白 Fc 区域相连，因此，这些融合蛋白也获得了一些抗体相关性质，如激活机体免疫功能等。

（三）抗体酶

酶分子与抗体分子都有与其他分子特异性结合的共性。但它又存在一些差别，如酶分子与底物分子结合后是形成一个反应的过渡态。这种过渡态的形成降低了反应的活化能，有利于终产物的生成；而抗体分子与抗原的结合则通常是处于基态。由于酶与抗体的这种性质，人们想到，对过渡态特异的抗体是否有可能通过与底物分子的结合而形成稳定的过渡态，从而加速反应的进程。由于这种对酶促反应过渡态特异的抗体结合了酶与抗体的优点，一方面起酶促催化作用，另一方面又起着抗体的选择性和专一性结合抗原的作用，因此人们称之为抗体酶（abzyme），也有人称之为催化性抗体（catalytic antibody）。

目前大多采用与过渡态结构相类似的半抗原（hapten）通过传统的杂交瘤技术体系来产生抗体酶。

首先选用或制备某一酶水解底物的过渡态分子作其类似物；并用它来诱导小鼠，再从中分离出 B 淋巴细胞，进而将其与骨髓病细胞融合，然后再用此过渡态分子来筛选可产生单克隆抗体的杂交瘤细胞，以得到其抗体酶。随后进一步验证其活性抗体酶在生物学和医学中应用的可能性。

三、单克隆抗体的改造

（一）人/鼠嵌合型单克隆抗体

由传统方法所制备的单克隆抗体都是鼠源的。如果将其应用于人体内，它将受到许多局限，如①应用后会很快就被清除出人的循环系统；②鼠源抗体一般无法有效地激发宿主的免疫防卫系统，而且在大多数情况下，还会引发人对鼠源抗体本身的免疫反应，即**人抗鼠反应**（human anti-mouse response），也就是产生**人抗鼠抗体**（human anti-mouse antibody，HAMA）。为了解决这些问题，人们想到了利用基因工程技术制造嵌合抗体，即用人源抗体的一部分替换鼠源抗体的一部分。首先想到的是用人源抗体的 Fc 区域去代替鼠源抗体中的 Fc 区域，因为 Fc 区域在抗体中的作用是激活机体的免疫反应，因而也是最有可能使人产生抗鼠反应的部分。大致的做法是：以一定的方法得到人的编码 Fc 片段的 DNA 片段，再以此片段替换已克隆的特定抗体基因的 Fc 片段，并用其重组基因的表达载体转染体外培养的杂交瘤细胞，进而从该转化细胞的培养物中收集人/鼠嵌合型单克隆（mouse/human chimeric antibody）。从已有的例子来看，这种嵌合抗体确实是可以保留其结合目标的专一性，同时降低了人的抗鼠反应。例如，有人把抗结肠癌细胞的嵌合抗体注入患者体内时，其半衰期比单纯的鼠源单抗衰长了 6 倍，这显示了这种抗体在临床上的潜在应用价值。

（二）人源单克隆抗体

虽然单克隆抗体靶向制剂和嵌合单克隆抗体已经取得了一定的成功，但要进入临床应用则仍然存在一些局限性。例如，单抗靶向制剂的产率很低，得到的偶联分子其连接位置也是随机的，而且其化学偶联过程又可能会使药物分子的酶活性和其他生物活性部分、甚至全部丧失；而在嵌合抗体中，其可变区 100% 都是鼠源的，因而对人体来说仍然有一定的免疫原性。因此，要解决单克隆抗体在人体内应用的问题、理想的来源还应当是人源的，因为它可以避免交叉免疫引起人的抗鼠反应。但是，通过传统的杂交瘤技术却很难获得人源单克隆抗体（human monoclonal antibody），主要原因是：①在人-鼠淋巴细胞的融合细胞中人源的染色体通常是不稳定的，因而得到的人源单克隆抗体极少；②目前人们还没有找到能有效代替鼠的骨髓瘤细胞的人的骨髓瘤细胞；③出于伦理上的考虑，人们无法对人进行多种抗原的免疫。因此，这就从客观上要求寻找其他的获得人源单克隆抗体的方法。

有人采用了一种方法，先分离出正在活跃产生抗体的人 B 细胞，使之与荧光标记的抗原相结合，通过荧光标记选择能产生其特殊抗体的 B 细胞。由于 B 细胞在培养条件下不能很好地生长，因此，用 Epstein-Barr 病毒转化该细胞使之能在培养条件下正常生长。其中一些转化的 B 细胞就可以分泌出能与特异性抗原结合的单抗。但很可惜这种方法的产率很低，而且得到的抗体对于抗原的结合能力也较差。除此之外，也有人从转基因小鼠和干细胞的途径做了许多尝试。

（三）单链抗体

有人合成了一个 DNA 片段（衔接物），并将一个编码特定抗体的基因片段按"V_L-衔接物-V_H"的顺序连接起来，然后把这重组基因转入大肠杆菌中表达并纯化其表达的单链蛋白，结果发现，该单链蛋白的结合能力和特异性都与原来完整的单克隆抗体没有差别。这一实验表明，利用大肠杆菌生产有功能的单链抗体（single-chain antibody，ScAb）是有可能的。

单链抗体的应用前景很好，因为它的体积小，免疫原性较低，不易引起人体的免疫排斥反应。而且，它的渗透性也好，能有效地穿透致密的肿瘤屏障，有利于实体瘤的诊断和治疗。另外，在单链抗体序列接上一段药物蛋白的编码序列，这就有可能成为一个名副其实的"生物导弹"。

第三节　基因工程药物的制备

现代生物技术与生物制药的关系十分密切，20 世纪 20 年代以后，微生物分离培养和发酵技术的发展，导致了抗生素工业的兴起，先后发现了 6000 多种不同的抗生素，其中 100 多种在医学及其他领域中得到了应用。20 世纪 70 年代以后，基因工程技术的兴起，使得一些传统方法很难得到的蛋白质药物具备了批量生产的可能，为蛋白质药物的生产提供了一套全新的思路。自 1980 年世界上第一个**基因工程药物**（genetically engineered drug）——人胰岛素正式获准上市以来，已经克隆了几百种不同的人源蛋白质药物基因。而且，已有几十种药物经过严格的动物药理、毒理试验及临床试验，并获准大批量生产上市。

一、基因工程药物的主要特点

人类的许多疾病都是由于特定蛋白质量的减少所致，如侏儒症与患者缺少生长激素有关；一些糖尿病是由于胰岛素合成不足引起；具有出血趋向的血友病患者是由于缺少凝血因子Ⅷ或Ⅸ。在 DNA 重组技术出现之前，大多数蛋白质药物的生产主要是从人或动物的组织或器官中提取，其产量都很低、成本很高、供应十分有限，而且难以保证这种蛋白质药物不被某些病原体[如肝炎病毒、人类免疫缺陷病毒（HIV）等]污染，存在不安全的因素。若采用基因工程技术来生产蛋白质药物，这些困难都可以被克服。首先，基因工程技术可以解决蛋白质药物的产量问题。例如，用传统技术提取 5mg 的生长激素释放抑制因子需要 50 万头的绵羊脑，而用基因工程技术生产只需 9L 细菌发酵液；2L 人血只能生产 1μg 人白细胞干扰素，而 1L 细菌发酵液则可生产 600μg；450kg 猪胰脏才可生产 10g 胰岛素，而用基因工程技术只需 200L 细菌培养液。其次，可以大大地降低成本。由于细菌、酵母生长条件相对简单，容易大量培养，因而可降低生产成本。再次，安全性有保障。用基因工程生产人源的蛋白质药物将是安全有效的，不用担心其他病原体的污染，也不用担心动物源药物的抗原性。另外，基因工程技术不仅可以获得大量有活性的人源药物，而且可以通过基因工程的方法对蛋白质基因的结构加以改造从而改变蛋白质结构，使这种被修饰后的蛋白质药物的性质更加稳定、活性更高、副作用更低。

二、基因工程药物制备的基本方法

以基因工种技术生产蛋白质药物，基本的过程是：克隆目的基因、构建表达载体、表达目的蛋白、分离纯化、有效性和安全性检测、其他与政府药品管理部门有关法则对应的一系列工作。

相对于一般的基因工程技术来说，基因工程药物的研制过程存在着一些特殊性。其中，最为重要的是表达体系。可选择的表达系统有大肠杆菌、枯草杆菌、酵母菌、昆虫细胞株及哺乳动物细胞。但在实际工作中，究竟选用何种表达系统，取决于欲生产的蛋白质特性及计划目标。细菌细胞具有增殖快及生产成本低等特点，枯草杆菌在经诱导后能向培养基中分泌产物，可简化下游的纯化步骤。但是，在原核细胞中表达的某些蛋白质，尽管其表达量很高（可达整个菌体蛋白的 50%），但它们不能正常折叠，从而形成不溶解的**包涵体（inclusion body）**。而从包涵体得到的蛋白质通常无生物学活性，要经过复性后才有用，这是因为细菌细胞中缺少与蛋白质修饰加工有关的酶系，而这些修饰加工对大部分真核蛋白质生物学活性功能是不可少的。为了解决这个问题，则需改用真核细胞表达系统。酵母菌是一种简单的真核生物，与哺乳动物细胞有许多相似之处，但也能像细菌那样能快速培养，

并能对人体蛋白进行翻译后修饰，也能进行诱导性分泌。其缺点是它也存在降解异源蛋白的酶，从而使实际产量下降。昆虫细胞也是一种比较好的表达系统，它的优点在于表达量高，能像哺乳动物细胞那样进行正确折叠和翻译后修饰，且培养昆虫细胞的价格要比培养哺乳动物细胞便宜。哺乳动物细胞是哺乳动物蛋白质生产最好的系统，目前需用的哺乳动物细胞系统在启动子、转化方法及宿主细胞本身都已做过改进。

三、大型转基因哺乳动物制备基因工程药物

基因工程动物技术的发展证实，大型转基因动物（如羊、牛、马等）可以作为生产药用蛋白质的反应器，是目前基因工程药物研究的新领域。以哺乳动物作为生产药用蛋白质的反应器最大优点是目的蛋白的产量高，活性好、成本低，排除了 HIV 感染的可能性（因牛、羊和马等动物本身不能感染 HIV）。

（一）乳腺生物反应器

乳腺是一个外分泌器官，乳汁不进入体内循环，不会影响到转基因动物本身的生理代谢反应。哺乳动物乳腺生物反应器好比在动物身上建"药厂"。其基本做法是：将编码目的蛋白的 DNA 与乳腺特异性启动子重组，并制备相应的转基因动物，在所得到的转基因动物中，选择目的蛋白在乳汁中高表达，并具有产业化价值的个体，然后将其个体繁殖保种，这样人们就可以从动物的乳汁中源源不断获得目的蛋白。这种目的蛋白在乳汁中高表达的转基因动物相当于传统的反应器，故将其称为乳腺生物反应器（mammary gland bioreactor）。

乳腺生物反应器制备基因工程药物的优越性表现在产量高；易提纯；表达产物经过充分修饰和加工，具有稳定的生物活性；作为生物反应器的转基因动物又可无限繁殖，故具有成本低、药物开发周期短、经济效益高、可极大地降低成本和投资风险等。1990 年，荷兰 Phraming 公司（又称 PHP 公司）培育了含有人乳铁蛋白的转基因牛，每升牛奶中含有 1g 人乳铁蛋白，乳铁蛋白不仅能够促进婴儿对铁的吸收，而且能够提高婴儿免疫力，抵抗消化道疾病的感染，是母乳的良好替代品，这种转基因奶牛能够年产牛奶 10t，就已经培育的 3 头转基因奶牛，每年生产的含乳铁蛋白奶粉价值 50 亿美元。1991 年英国爱丁堡 PPL 制药公司培育成功 α1-抗胰蛋白酶（AAT）转基因羊，AAT 具有抑制弹性蛋白酶的活性，可用于治疗囊性纤维化（CF）和肺气肿，1L 羊奶中含有该蛋白 30g，超过奶蛋白总量的 30%。最近，荷兰科学家又成功培育了含有促红细胞生成素（EPO）的转基因牛，EPO 能促进红细胞生成，对肿瘤化疗及肾脏机能下降引起的红细胞减少具有积极的治疗作用。我国著名学者施履吉院士早在 20 世纪 80 年代初就提出乳腺生物反应器的构

想。令人欣喜的是，我国学者于 1996 年 10 月成功研制出 5 头有目的基因（人凝血因子Ⅸ基因）整合的转基因羊（3 公 2 母），其中一头母羊于 1997 年 9 月产下小羊羔，进入泌乳期，其乳汁中含有活性的人凝血因子Ⅸ蛋白，是治疗血友病的珍贵药物。

（二）其他生物反应器

除用动物乳腺作生物反应器外，家蚕生物反应器也备受关注。众所周知，家蚕是食桑叶吐丝的经济昆虫，这种昆虫有独特的生物学特性。一条小蚕从蚕卵里破壳而出，20 多天内仅吃桑叶 20 多克，却以惊人的速度生长，体积增加 6000 倍，体重增加 1 万倍，绢丝腺增加 4 万倍。蚕合成蛋白质效率很高，1 天内就可以合成几毫克的特种蛋白，比人肝细胞分泌蛋白质速度快 50 倍。从重组 DNA 试验的安全性考虑，家蚕也是很好的宿主，用家蚕作生物反应器表达外源基因产物具有成本低廉、表达量高、产品后加工完全等优点。

第四节　疫苗的制备

病原生物是危害人类健康的重要因素之一，据世界卫生组织统计，在世界人口中约有一半受到了各种病原体的威胁，其发病率和死亡率均为人类疾病之首。在近 20 年中，新的病原生物如 HIV、SARS 等不断出现，加上世界人口的老龄化和城市化，这更加重了病原体的传播。在我国防治传染性痢疾的任务也十分艰巨。其中以肝炎和流感的流行所带来的社会和经济问题最为突出，同时 HIV 的传播也引起了人们的高度重视。

利用**疫苗（vaccine）** 对人体进行主动免疫是预防传染性疾病最有效的手段之一。它可以在接受疫苗者的体内建立起对入侵物质感染的免疫抗性，从而保护疫苗接受者免受相应病原体的侵染。注射或口服疫苗可以激活体内免疫系统，产生相应的病原体的抗体。这样，如果以后再遇到相应的侵入，免疫系统便可被激活，使得入侵的病原体被中和或致死，使其致病性降低或消失。

人类利用疫苗预防传染病的历史可追溯到公元 10 世纪以前。在宋朝，我国就有了接种人痘预防天花的记载。到了明朝，此法已被广泛采用，并传向日本、朝鲜及欧洲各国。目前用于疾病预防的疫苗有**灭活疫苗（killed vaccine）**、**减毒活疫苗（live attenuated vaccine）**、亚单位疫苗、多肽疫苗、基因缺失的减毒活疫苗、基因工程亚单位疫苗、重组牛痘多价疫苗及近年出现的核酸疫苗。

一、减毒/灭活疫苗

19 世纪中叶，法国科学家 Pasteur 首先发明了细菌的纯种技术及减毒疫苗的制备技术，并首先用于牛、羊的炭疽病预防。之后，利用 Pasteur 建立的减毒、弱化或灭活病原体做疫苗的技术，发明了许多人用传染病的疫苗，有的还沿用至今，如百日咳杆菌疫苗、白喉杆菌疫苗、破伤风杆菌疫苗、结核杆菌疫苗（卡介苗）、脑膜炎双球菌疫苗、脊髓灰质炎病毒疫苗、麻疹病毒疫苗及乙型脑炎病毒疫苗等。这类疫苗虽然在预防传染病的传播中发挥了重要的作用，但具有一些缺点：首先是在生产和使用过程中具有一定的不安全性，其不安全性是指疫苗生产过程中必须大量繁殖病原体，这对工作人员的安全就是一个威胁；而且，在使用中如因减毒或灭活不彻底又有导致接种者被感染的可能性。其次是对某些传染病使用效果不甚理想。

二、基因工程疫苗

20 世纪 70 年代之后，人们开始利用基因工程技术来生产疫苗，将编码病原体抗原（即某种蛋白质）的基因克隆到细菌或真核细胞内，利用细菌或细胞来生产病原体的蛋白质（即抗原），进而将其用来制备疫苗。由于这种疫苗只是病原体的某种蛋白质，其本身并不是病原体，因此其安全性得到了很大的提高。在此基础上，还可将编码同一病原体的不同抗原决定簇的 DNA 序列重组为一个基因，使其能够表达含有不同抗原决定簇的多表位抗原，从而提高免疫结果；也可以将编码不同病原体抗原的 DNA 序列克隆于同一工程菌或工程细胞，以表达不同病原体的抗原，并用于制备多价疫苗。这类采用基因工程方法生产的疫苗可称为**基因工程疫苗（genetically engineering vaccine）**。

目前，人们使用的大多数为基因工程疫苗，如乙肝疫苗、丙肝疫苗、艾滋病疫苗、脊髓灰质炎病毒疫苗、狂犬病病毒疫苗、EB（Epstein-Barr）病毒疫苗、流感病毒疫苗、疱疹病毒疫苗、腮腺炎病毒疫苗、流行性出血热病毒疫苗、风疹病毒疫苗、轮状病毒疫苗、霍乱弧菌疫苗、幽门螺杆菌疫苗、麻风杆菌疫苗、致腹泻大肠杆菌疫苗、痢疾疫苗、鼠伤寒沙门氏菌疫苗、淋球菌疫苗、脑膜炎双球菌疫苗、疟原虫疫苗及血吸虫疫苗，以及人乳头状瘤病毒（HPV）疫苗等。

三、核酸疫苗

20 世纪 90 年代初，人们发现给小鼠肌肉注射外源性重组质粒后，质粒被摄取并能在体内稳定地表达所编码蛋白质长达两个月，而且体内的表达产物可诱导产生细胞免疫和体液免疫应答，从而提出了核酸疫苗的概念。核酸疫苗（nucleic acid vaccine）也叫基因疫苗（genetic vaccine）、核酸免疫（nucleic acid immunization）、DNA 免疫（DNA based immunization），是指将含有编码抗原蛋白基因序列的质粒载体，经肌肉注射或微弹轰击等方法导入体内，通过宿主细胞表达抗原蛋白，并由其诱导宿主产生对该抗原蛋白的免疫应答，以达到预防和治疗疾病的目的（图 10-2）。核酸疫苗包括 DNA 疫苗（DNA vaccine）和 RNA 疫苗（RNA vaccine），其中研究最多的是 DNA 疫苗，它由于不需要任何化学载体，故又称为裸 DNA 疫苗（naked DNA vaccine）。核酸疫苗的出现，开拓了疫苗学的新纪元，被称为第三次疫苗革命。2005 年 7 月 8 日，美国农业部许可了世界上第一个 DNA 疫苗上市，它由美国疾病预防与控制中心的研究人员和美国富道动物保健品公司（Fort Dodge Animal Health）合作开发，用于保护马免受西尼罗河病毒（West Nile virus，WNv）的侵害。

核酸疫苗兼有基因工程疫苗的安全性和减毒活疫苗激发机体强免疫反应的双重性，且具有免疫保护力增强、免疫效果持久、同种异株交叉保护、制备简便、省时价廉、储存运输方便等优点。但也有一些潜在的安全性问题，如质粒 DNA 可能诱导自身免疫反应、持续表达外源抗原可能产生一些不良后果；外源 DNA 注入体内后，可能整合到宿主基因组上，使宿主细胞抑癌基因失活或癌基因活化，使宿主细胞转化成癌细胞，这也许是核酸疫苗的诸多安全性问题中最值得深入研究的地方。目前该类疫苗在畜禽传染病方面主要用于猪瘟、猪口蹄疫、禽流感、鸡新城疫、鸡马立克氏病、传染性支气管炎等。

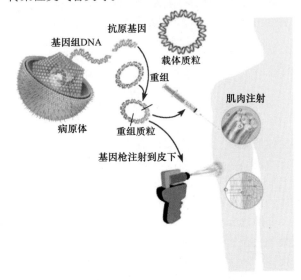

图 10-2 核酸疫苗示意图
（改自 Weiner and Kennedy，1999）

第五节 基 因 治 疗

1989 年，美国 Rosenberg 等在 FDA 同意下进行了标记基因转移人体的首次临床试验。1990 年美国 Blease 和 Culver 等成功进行了世界首例腺苷脱氢酶（ADA）缺乏症患者的基因治疗临床试验。这些成功标志着人类疾病的临床治疗发展到了一个全新的水平。由此，也引起了全世界范围内的基因治疗研究的热潮。

一、基因治疗的概念

基因治疗（**gene therapy**）可以理解为将正常的有功能的基因转移到患者体内发挥功能，以纠正患者体内所缺乏的蛋白质水平或赋予机体新的抗病功能。基因治疗的概念最早是针对遗传病的根治而提出的。因为遗传病的本质是先天性基因缺陷，普通的医疗手段对绝大多数遗传病束手无策，理论上只有通过基因治疗，替换缺陷基因才有可能从根本上治疗遗传病。但后来又扩展到了对肿瘤及感染性疾病的治疗研究。

从理论上讲，基因治疗的方式有两类，一类是基因矫正和置换，另一类是基因增补。前者指对缺陷基因异常序列的修复，以及通过同源重组对缺陷基因的置换，但目前尚无成功的病例报道。后者则通过外源基因的随机整合，表达产生正常产物，从而补偿缺陷基因的功能，目前进行的基因治疗均属这一类。

基因治疗的靶向细胞也有两类，一类是生殖细胞，另一类是体细胞。从理论上讲，遗传病彻底治疗的靶向细胞应该是生殖细胞，这样可以阻止致病基因向下一代的传递。但因技术和伦理等方面的因素，目前不能开展。因此，目前基因治疗仅限于体细胞中的某一类细胞，其影响只限于某个体的当代，与子代无关。

基因治疗的目的是要将具有正常表达功能的基因导入病人的某种体细胞，以期其表达产物能够弥补某个体的生理缺陷。所以，基因治疗的关键就在于如何有效地将外源基因导入靶细胞内，这也就是基因转移的问题。在基因治疗中，实施基因转移的途径有两类：一类是 in vivo，即活体直接转移，是将带有遗传物质的病毒、脂质体或裸露 DNA 直接注射到试验动物体内；另一类是 ex vivo，称为在体转移，是将试验对象的细胞取出，体外培养，导入基因，而后将这些遗传修饰的细胞重新输回体内（图 10-3）。后者比较经典，安全且效果较易控制，但是步骤多，技术复杂；前者

比较新，具有操作简便和容易推广的特点，但存在疗

效短、免疫排斥及不安全等问题，目前尚未成熟。

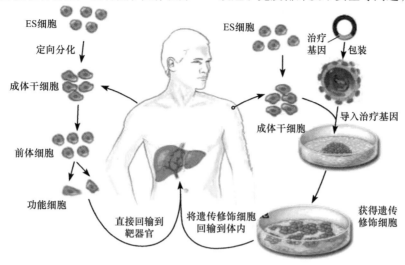

图 10-3　基因治疗的两种途径

（改自 Zwaka，2006）

二、基因治疗的应用

1. 遗传病的基因治疗

该治疗首选对象限于某些单基因遗传病，而且要考虑下列因素。①对造成该遗传病的相关基因有较详细的了解，并已在实验室克隆到能在真核细胞中表达的该基因序列。②将有功能的基因转导体细胞后，只要能表达产生少量原来缺少的基因产物就能矫正疾病。例如，SCID 患者淋巴细胞缺乏 ADA 酶，只要输入的靶淋巴细胞能使之恢复到正常水平的 5%～10%，就能使病人症状改善。③即使导入基因过度表达，对病人仍无不良影响。④有些遗传病是由某些特殊细胞的基因缺损所造成，这就要求采用合适的靶细胞，才能达到预期的治疗效果。⑤有些疾病要求导入基因要在某一特定时间产生一定量的产物，这就要求转导基因处在受调控条件下，这是目前尚未解决的问题。

2. 恶性肿瘤的基因治疗

恶性肿瘤的发病机制十分复杂，涉及遗传、体细胞突变、原癌基因激活和抑癌基因失活等。癌基因与抑癌基因的种类很多，且恶性肿瘤的发生很可能是多病因和多步骤的，因此要设计对恶性肿瘤的基因治疗相当困难，目前有从多方面进行试探，其主要方案有以下几个。①在体外将细胞因子（如 TNF、IL-2、IL-4、GM-CSF 和 INF 等）基因转导经体外培养后的肿瘤细胞，再回输患者，如同一种疫苗，进行过继免疫治疗。此法已被用于黑色素细胞瘤、成神经母细胞瘤、晚期肾细胞瘤等患者。②用细胞因子（TNF、IL-2）基因转导并修饰 TIL 细胞，回输患者，以期能靶向肿瘤组织，局部表达产生的细胞因子（如 TNF）可杀伤肿瘤细胞而不

产生全身性不良反应，Rosenberg 就用此法治疗第一例黑色素肿瘤患者，但回输的 TIL 细胞仍分布至肿瘤以外的其他组织（特别是肺组织），这是尚待解决的问题。③将能产生含单纯性疱疹病毒胸腺嘧啶激酶基因（HSV-tk）重组反转录病毒颗粒的包装细胞，直接注射到肿瘤局部，随后再注入抗病毒药物 ganciclovir，通过旁观者效应，可将全部肿瘤细胞杀死，此处的 HSV-tk 基因被称为"自杀"基因，此法已被用于星形神经胶质脑瘤。④使用多药物抗性基因（MDR），使骨髓细胞能耐受大剂量化疗，导入 MDR 基因的骨髓细胞能将化疗药物泵出胞外。⑤由于癌基因激活突变和抗癌基因失活突变而导致的细胞恶变，可导入反义基因以封闭激活的癌基因或导入正常功能的抗癌基因以替代失活基因，有报道用反义 K-ras 基因或正常 p53 基因治疗非小细胞型肺癌。

3. 病毒性感染的基因治疗

严重危害人类健康的病毒性感染，如病毒性肝炎、HIV 感染的 AIDS 和亲人 T 淋巴病毒 I 型感染（HTLV-Ⅰ）的 T 细胞瘤都被视作基因治疗的对象，研究方向是破坏病毒本身表达的调控途径或用特异反义 RNA 封闭病毒结构蛋白的 mRNA，以特异抑制或阻止病毒的表达，提出的具体方案不少，但存在的困难也很多。

三、存在的问题

经过近十多年的验证，基因治疗是未来人类疾病临床治疗的重要手段之一。但就目前来说，还不成熟，有许多问题需要解决：①所导入基因在体内活动的精确调控；②疗效的持续时间；③安全性问题。除此之外，在技术上也还存在一些需要改进的问题。

第六节　基因编辑及细胞修饰

正常细胞 DNA 双链断裂(double strand breaks, DSB)时，会自发启动同源重组修复(homology directed repair, HR)和非同源末端连接修复(non-homologous end joining, NHEJ)。细胞内产生 DNA 双链断裂后会优先通过非同源末端连接的方式进行修复，非同源末端连接修复可发生在细胞周期的任意阶段，为非精确修复。当存在姐妹染色单体或与损伤 DNA 位点两侧同源的外源 DNA 片段时，细胞会通过同源重组的方式进行修复，所以正常细胞中，同源重组只发生在细胞周期的 S 和 G_2 期，为高保真修复。由于受非同源末端连接修复方式的竞争以及细胞中模板序列数量的限制，同源重组修复概率远低于非同源末端连接修复。基因编辑技术就是应用细胞特异性的 DNA 断裂、DNA 损伤修复机制来实现的。

一、基因编辑

基因编辑(gene editing) 又称基因组编辑(genome editing)，是对生物体基因组进行精确定点修饰的一项新技术工具，可在基因组特异位点上实现特定 DNA 片段敲除、特异突变引入和定点 DNA 片段插入，分析由此产生的突变表型，探索相关基因元件的功能，以达到精确应用的目的。

近年来，基因编辑技术得到了快速发展，其中以**锌指蛋白核酸酶（zinc-finger nuclease, ZFN)、转录激活因子样效应物核酸酶（transcription activator-like effector nuclease, TALEN ）、规律成簇间隔短回文重复序列 /Cas(clustered regularly interspaced palindromic repeat/Cas, CRISPR/Cas)** 系统的应用最为广泛。

（一）锌指蛋白核酸酶技术

锌指蛋白核酸酶是一种具有调控基因表达功能的转录因子，通过人工改造为限制性核酸内切酶，由能够特异性识别并结合 DNA 的识别结构域和非特异性切割结构域组成。识别结构域是由一系列的锌指蛋白(zinc-finger protein, ZFP)串联构成的，称为锌指列阵(zinc finger array, ZFA)。切割结构域由 *Fok* I 核酸内切酶羧基端 96 个氨基酸残基组成。

识别结构域能够完成对 DNA 特异性序列准确识别和结合，每个 ZFP 可特异识别 DNA 序列上一个三联碱基，ZFPα 螺旋上的 $-1 \sim +6$ 位氨基酸决定了识别特异性，仅改变这些位点的氨基酸，便可以识别所有的 GNN、大部分 ANN 以及部分 CNN 和少量 TNN 三联体。因此，可根据特定的 DNA 序列，设计不同的锌指蛋白按一定顺序串联，便可以实现对靶 DNA 序列的特异识别。当一对 ZFN 单体分别结合到 DNA 的两条链上间隔 6～8 个碱基的核苷酸位点后，两个 *Fok* I 可形成二聚体，从而激活了限制性核酸内切酶 *Fok* I 的剪切活性，对 DNA 双链进行切割，使 DNA 双链在该位点产生双链断裂。DNA 双链断裂后，细胞内的自我修复机制被激活（图 10-4 ）。

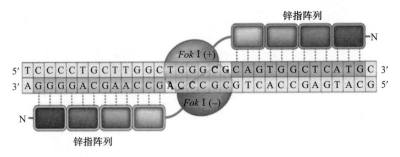

图 10-4　锌指核酸酶结构图(引自 Jin-Soo Kim et al, 2014)

ZFN 作为最早出现的基因编辑技术，在基因治疗领域有很多独特的优势，它的优点是人工合成平台较成熟，目前，人工设计和合成特异性锌指蛋白结构域的平台主要有两个：一是由锌指联盟开发的共享资源库，利用大肠杆菌杂交系统对 ZFN 进行筛选，可以免费获得；另一个是 Sangamo Bioscience 公司的专利技术，基于两个锌指结构的基础上生产出更多锌指，效率较高。但 ZFN 技术仍然存在有待解决的问题：一是人工设计必须依赖 DNA 上下游序列；二是 ZFN 的脱靶问题，已有大量的文献表明 ZFN 有可能产生非特异性切割，即脱靶率高；三是有一定的细胞毒性，从而造成细胞死亡。

（二）转录激活样效应因子核酸酶技术

转录激活样效应物核酸酶技术是紧随 ZFN 技术出现的另一种基因编辑工具，也是一种人工改造的限制性核酸内切酶，由转录激活因子样效应物（transcription activator-like effector，TALE ）的 DNA 结合域与限制性核酸内切酶(*Fok* I)的 DNA 切割域融合而成(图 10-5)。

TALE 是在植物病原菌黄单胞杆菌中发现的一种蛋白。其 DNA 识别结合结构域是一段长串联重复序列,包含 1.5～33.5 个连续重复单位,其中每个重复单位以及末尾的半重复单位可特异地识别并结合一个特定的核苷酸靶位点。在每个重复单位中,第 12 和 13 位的氨基酸残基是实现靶向识别特异 DNA 序列的关键位点,被称作重复可变双残基(repeat variable diresidue, RVD),不同的 RVD 可以特异地识别 A、T、C、G 4 种碱基中的一种或多种。通常构建的 TALEN 含有 8～31 个重复可变双残基(RVD)拼接,可特异识别 8～31bp 的双链 DNA 序列,再附加一个核酸内切酶就形成了完整的 TALEN。

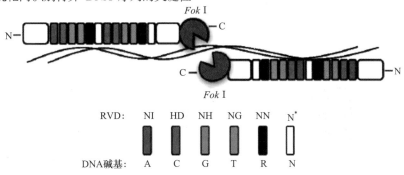

图 10-5　TALEN 结构示意图

与锌指蛋白核酸酶比较,TALEN 的克隆过程比较容易,人工构建只需将对应的模块依次按顺序连接起来,不同的 TALEN 蛋白的 DNA 结合域是由数目不同的保守的重复单元组成,对靶点的识别特异性高,但由于每一个碱基需要一个识别模块,因此工作量相对较大,成本较高。同时,TALEN 也存在细胞毒性问题。

(三) CRISPR/Cas 系统技术

CRISPR/Cas 系统是在细菌和古细菌中发现的第一个获得性免疫系统,该系统能够特异性识别并结合噬菌体 DNA,通过转录产物 crRNA(CRISPR RNA)介导 Cas 蛋白识别并抵御外源性 DNA。基于 CRISPR/Cas 系统的作用原理,研究人员通过体外人工合成指导 RNA(guide RNA, gRNA)与 Cas9 蛋白的复合物,成功实现对特定基因片段的精确剪切,由此开创了一种通过构建 RNA 序列介导 Cas 蛋白识别并剪辑靶基因的新型基因编辑技术。由于该技术的靶向精确、脱靶率低、细胞毒性低、廉价简便,已被广泛应用于人类细胞、斑马鱼和小鼠以及细菌的基因组精确修饰,是一种具有广阔应用前景的基因编辑工具。

1. CRISPR/Cas 系统的结构

CRISPR/Cas 系统由多个重复序列(repeat)与非重复间隔序列(spacer)构成的 R-S 结构及编码 Cas 的基因操纵子组成。其中 R-S 结构能够特异性识别外源性 DNA,并由类似于启动子的 CRISPR 前导序列起始转录生成 crRNA 前体。Cas 基因一般位于 CRISPR 位点下游,但是有时也会分散分布在基因组中,Cas 基因家族负责编码具有多种功能的 CRISPR 相关蛋白质,并通过 tracrRNA(*trans*-activating crRNA)将 crRNA 前体修饰为成熟的 crRNA 并与 crRNA 协同作用,共同构筑细菌的免疫屏障,是实现 CRISPR 功能的重要执行者。

2. CRISPR/Cas 系统的分类

根据 CRISPR/Cas 系统的作用机制分为 I 型、II 型和III型 3 种类型, I 型 CRISPR/Cas 系统是三种类型中 Cas 蛋白最多和最复杂的系统,其特征性的 Cas 蛋白是具有解旋酶和核酸酶功能的 Cas3 蛋白。II 型 CRISPR/Cas 系统的主要特征是包含一个标志性的 Cas9 蛋白,参与 crRNA 的成熟以及降解入侵的噬菌体 DNA 或是外源质粒。III 型 CRISPR/Cas 系统包含特征性的 Cas10蛋白,依据靶标分为III-A 型与III-B 型,III-A 型的靶标是 mRNA,III-B 型的靶标是 DNA。

3. II 型 CRISPR/Cas 系统介导的基因编辑原理

目前广泛使用的 CRISPR/Cas 基因组编辑系统基本上都是 II 型 CRISPR 系统。最为经典的 II 型 CRISPR 系统中,包含 4 个基因组成的基因簇,分别是 cas9、cas1、cas2、csn2。另外还有两条 tracrRNA 及多个间隔序列和重复序列相互间隔的 CRISPR 序列。II 型 CRISPR 系统对双链 DNA 进行定点切割的过程分以下几步:① CRISPR 系统转录出 pre-crRNA 及 tracrRNA;② tracrRNA 根据碱基互补配对原则与 pre-crRNA 形成二聚体,在相关蛋白质的作用下,pre-crRNA 被加工为成熟的 crRNA;③ 成熟的 crRNA-tracrRNA 二聚体指导 Cas9 蛋白对外源基因中的靶序列进行识别;④ Cas9 蛋白中的 DNA 剪切结构域在外源基因固定的位置切开 DNA 双链(图 10-6)。

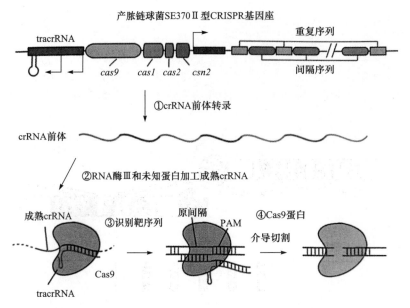

图 10-6　Ⅱ型 CRISPR/Cas 系统介导的双链断裂(引自李奎，2017)

CRISPR/Cas9 系统的靶点识别区域是 crRNA 或 gRNA，靶向精确，脱靶率较低；其核酸剪切由 Cas9 完成，可对 20bp 左右的序列进行剪切，简便快捷；人工构建 gRNA 时可进行寡核苷酸合成和分子克隆，廉价方便。目前 CRISPR/Cas9 系统是靶向基因组编辑最高效的反向遗传学工具，不过该技术也存在需要靶区切割引导、脱靶效应和随机细胞毒性等问题。目前已经有多个研究小组就优化 CRISPR/Cas9 系统进行了有益的实践，相信 CRISPR/Cas9 介导的基因编辑技术具有极大的应用潜力和发展前景。

二、细胞修饰

随着基因编辑技术在各个领域的应用，科学家开始尝试利用基因编辑及相关技术对细胞进行改造，即**细胞修饰（cell modification）**。其中**嵌合抗原受体 T 细胞(chimeric antigen receptor T cells，CAR-T)**即利用转基因技术对免疫细胞进行改造，是成功应用于临床的典型案例。

CAR-T 细胞的概念最早于 1989 年提出，CAR-T 细胞结构主要包括三部分组成，即胞外区域、穿膜区域和胞内区域。胞外区由单链可变片段(single-chain antibody fragment，scFv)组成，肿瘤细胞表面的抗原可被特异地结合及识别。胞内区可转导细胞内信号，并同时偶联胞外区的细胞转导结构。当 scFv 与特异性抗原结合后，即通过 TCRζ 转导 TCR 样的信号至细胞内。跨膜区起到连接细胞内外区域的作用。根据胞内共刺激分子的不同，可以将 CAR-T 细胞分类为一代 CAR-T 细胞(不包括共刺激分子)、二代 CAR-T 细胞(包括一个共刺激分子)和三代 CAR-T 细胞(包括两个共刺激分子) (图 10-7)。

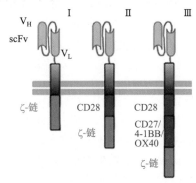

图 10-7　CAR 的结构(Philipp Vormittag et al，2018)

2017 年，美国 FDA 先后批准了诺华公司的 CAR-T 活细胞药物（tisagenlecleucel，CTL-019）和 Kite Pharma 公司的 CAR-T 产品 Yescarta，分别用于急性淋巴细胞白血病和特定类型非霍奇金淋巴瘤患者的基因治疗。这标志着 CAR-T 细胞已从实验室逐渐走向了临床应用，但在探索 CAR-T 细胞治疗恶性肿瘤的临床研究中，仍面临不少困难与挑战。

小　　结

现代生物技术与人类健康密切相关，在人类疾病诊断、治疗、预防和药物开发等方面得到了成功的应用。随着现代生命科学的发展，人们认识到：人体的正常结构和生理状态与基因的结构和功能直接相关，基因的异常就有可能引起疾病的发生发展，基因与疾病的这一关系决定了从基因水平诊断疾病的可能性，基因诊断就是指采用分子生物学的技术方法和理论，直接分析受检者的某一基因的结构和功能状态是否异常，从而对人体状态和疾病做出诊断的方法。基因诊断的基本原理是检测相关基因的结构（DNA水平）及其功能状态（RNA水平）是否异常。核酸分子杂交和聚合酶链反应是基因诊断的两大基本技术。

单克隆抗体指由一个B淋巴细胞接受某抗原刺激所产生的抗体，具有特异性强、成分均一、灵敏度高、产量大和容易标准化生产等特点。单克隆抗体的体内应用有助于人类疾病的靶向治疗研究，通过对单克隆抗体的修饰和改造，人们已成功制备了靶向药物、抗体融合蛋白、抗体酶、人/鼠嵌合型单克隆抗体、人源单克隆抗体、单链抗体等。

基因工程技术为蛋白质药物生产提供了一套全新的思路，使蛋白质药物的生产实现了高产量、低成本、安全、有效。基因工程药物研制的关键是选择合适的表达体系，如大肠杆菌、枯草杆菌、酵母菌、昆虫细胞株及哺乳动物，其中哺乳动物细胞是哺乳动物蛋白质生产最好的系统。大型转基因动物（如羊、牛、马等）可以作为生产药用蛋白质的反应器，是目前基因工程药物研究的新领域。乳腺生物反应器制备基因工程药物的优越性表现在产量高；易提纯；表达产物经过充分修饰和加工，具有稳定的生物活性；作为生物反应器的转基因动物又可无限繁殖，故具有成本低、药物开发周期短、经济效益高、可极大地降低成本和投资风险等优点。

利用疫苗对人体进行主动免疫是预防传染性疾病的最有效手段之一。目前疫苗主要有减毒/灭活疫苗、基因工程疫苗和核酸疫苗，基因工程疫苗是利用基因工程技术所制备的病原体抗原蛋白，本身并不是病原体，比较安全，是目前使用最多的一类疫苗。核酸疫苗也叫基因疫苗、核酸免疫、DNA免疫，是指将含有编码抗原蛋白基因序列的质粒载体，经肌肉注射或微弹轰击等方法导入体内，通过宿主细胞表达抗原蛋白，并由其诱导宿主产生对该抗原蛋白的免疫应答，以达到预防和治疗疾病的目的。核酸疫苗兼有基因工程疫苗的安全性和减毒活疫苗激发机体强免疫反应的双重性，是最有前景的一类疫苗。

基因治疗可以理解为将正常的有功能的基因转移到患者体内发挥功能，以纠正患者体内所缺乏的蛋白质水平或赋予机体新的抗病功能。基因治疗的方式有两类：一类是基因矫正和置换；另一类是基因增补。基因治疗的靶向细胞也有两类：一类是生殖细胞；另一类是体细胞。在基因治疗中，实施基因转移的途径有两类：一类是 in vivo，即活体直接转移；另一类是 ex vivo，称为在体转移。

基因编辑是对生物体基因组进行精确定点修饰的一项新技术工具，以 ZFN、TALEN、CRISPR/Cas 系统的应用最为广泛，其中 CRISPR/Cas9 系统是靶向基因组编辑最高效的反向遗传学工具，在遗传育种研究、动物基因组遗传修饰、人类疾病模型构建、抗病毒策略研究和功能基因组学研究等多个领域取得了重要进展。细胞修饰即利用基因编辑及相关技术对细胞进行改造，典型的例子是利用转基因技术对免疫细胞进行改造并已用于临床的 CAR-T 细胞。

（第一至五节　海军军医大学　胡以平　訾晓渊

第六节　川北医学院　宋桂芹　刘　康　蔡晓明）

? **复习思考题**

1. 试从生物医药领域发展历史的角度，思考现代生物技术对人类健康的影响。

2. 为什么说来自人类基因组研究的理论和知识，可以促进生物技术本身的发展及其在生物医药领域中的应用？

3. 基因编辑技术能否用于疾病治疗？如果可以，请说明可以治疗哪些疾病？其治疗原理是什么？并举例设计一种治疗方案。

第十一章 现代生物技术与环境

地球的环境系统由自然环境（大气圈、水圈和土圈）与生物圈组成，自然界产生的和人为排放的各种废物进入环境后，都会对整个环境系统的平衡产生影响。随着世界工业化进程的不断加快和人口的快速增长，人类的生存环境不断地遭受着破坏，以致人类的健康和社会经济等诸多方面都面临着严峻的挑战。在当今的地球上，与人生存关系最为直接的环境问题主要是水、大气和土壤的污染，而造成这些污染的根本原因则主要是人为行为。如何控制这一局面，建造一个理想的生存环境呢？这是一个多元的系统工程，也是当今国际社会和各国政府正在关注和积极努力解决的一个共同问题。

现代生物技术已经开始进入环境科学，几年前国际环境科学的权威学术杂志《环境科学与技术》首次增补了生物工程专家进入编委会。这从一个侧面反映

了生物技术在未来环境科学中的地位和作用。现代生物技术不但在净化环境、减少污染和改造传统产业等方面发挥出重要的作用，还可为保护人类的生存环境和国民经济建设及社会可持续发展作出积极的贡献。在环境治理中，与化学、物理等其他技术比较，生物技术因其投资少、处理效率高、运行成本低、二次污染少等优点而得到越来越广泛的应用。就目前来看，现代生物技术是最安全和最彻底消除污染的方法，同时还可以增强自然环境的自我净化能力；是有机废物资源化的首选技术，能"变废为宝"，将有机（污染）物转化为沼气、乙醇、有机材料或原料、单细胞蛋白等；能改造传统生产工艺，实现清洁生产过程的生态化或无废化；能大大降低环境友好生物材料和生物能源的生产成本，使其部分或完全取代化学材料和化学能源。

第一节 污染物的清除

传统的生物治理方法是利用自然生长的微生物群体（细菌、真菌、藻类和原生动物等）对环境中污染物的摄取、转化和利用，达到净化的目的。但由于自然生长微生物的代谢过程复杂，能量利用不经济，加之各种微生物间可能存在拮抗作用，以致污染物的降解速率非常缓慢。而要从自然环境中分离筛选得到理想的菌株通常很难，其降解污染物的酶活性也十分有限，所以，在实际中，从自然界分离理想菌株的思路也并非可行。

20 世纪 80 年代，基因工程技术出现以后，人们具备了定向改造生物体遗传性状的能力，完全可以人为地赋予某些微生物某些特殊的性状，如美国将降解石油化合物的基因克隆出来，并将其重组到表达载体上，再将该重组载体转入另一种不具有降解石油化合物能力的细菌中，培育出了基因工程"超级菌"，可在几小时内降解自然菌种需 1 年才能降解的水上浮油；日本将嗜油酸单胞杆菌的耐汞基因转入腐臭单胞杆菌，使该菌株既能有效处理环境汞污染，又能将汞回收利用。利用基因工程构建的高效菌种来治理污染，特别是人工合成物，如化学除草剂、杀虫剂和塑料制品等的污染，是现代环境生物技术发展的热点之一，也是未来环境生物技术发展的趋势。

一、卤代芳烃类污染物的降解

卤代芳烃类化合物是一种主要的潜在性环境污染物，广泛用于农业和工业生产活动中，是人工合成农药、染料、药物和炸药的有毒副产品（包括氯代苯邻二酚、氯代-O-硝基苯酚、3-氯苯甲酯等）。自然界中，JMP134 菌株体内存在降解氯代苯邻二酚的基因，将其克隆重组，并转化到适合于在拟应用环境生长的微生物中，其改造后的微生物便可分解去除环境中的氯代邻苯二酚。该基因也可用于构建降解氯代-O-硝基苯酚的工程菌。另外，还有一种能降解 3-氯苯甲酯的工程菌引入模型爆池后可存活 8 周以上，能较快地利用 3-氯苯甲酯作碳源，提高降解环境中的 3-氯苯甲酯的效率。

二、除草剂残留物的降解

除草剂是苯氧酸类化合物，特别是 2，4-二氯苯氧乙酸（2，4-D）的使用极为广泛。美国农民仅 1976 年一年在大田喷洒的除草剂就超过 1980 万 kg。长期接触者患非霍奇金淋巴瘤的可能性要远远高于未接触者。美国从细菌中分离得到一种能降解 2，4-D 除草剂的基因，将其构建到表达载体上并转化到另一种繁殖快的菌体细胞

内，所得到的基因工程菌具有高效降解2，4-D除草剂的功能。这一工程菌的应用，大大减小了2，4-D除草剂在环境中的危害，也减少了食品中2，4-D的残留量，更有意义的是在很大程度上消除了2，4-D除草剂带来的致癌隐患。

中国科学家曾从龙葵植物的变形株系叶绿体DNA基因文库中，分离得到抗均二氮苯类除草剂的基因，并将该抗性基因转入大豆植株中，获得了转基因大豆植株。该植株不再吸收环境中的均二氮苯类除草剂，由此生产的大豆就不会富集这类除草剂的残毒，从而可以避免该类除草剂对人类健康的危害。

三、杀虫剂残留物的清除

采用基因工程手段，可以克隆编码对有害昆虫有毒的蛋白质基因，进而得到一定的工程微生物，并将其用作有害昆虫的防治。这一思路对于减少或消除人工合成杀虫剂的应用有潜在的实用意义。例如，美国将苏云金杆菌中能杀死鳞翅目害虫的毒性蛋白基因转移到大肠杆菌和枯草杆菌中，制成一种微生物杀虫剂。把这种杀虫剂微生物包附在种子表面，当作物生长之后，其根部布满这种微生物，可使植物免受虫害。据报道，日本科学家正计划将苏云金杆菌29个亚种的毒性蛋白基因一起组建到大肠杆菌中，以期开发出一种广谱的细菌杀虫剂，避免化学杀虫剂生产的高投资、高能耗和环境的严重污染。

另一种避免使用杀虫剂带来危害的措施是利用转基因技术获得抗虫转基因植物。目前，玉米、水稻、棉花、大豆、小麦和番茄等主要农作物都已有抗虫转基因植物品系，而且已开始应用。

四、尼龙寡聚物的分解

尼龙寡聚物在化工厂污水中难以被微生物分解。目前发现，在黄杆菌属、棒状杆菌属和产碱杆菌属细菌中，存在分解尼龙寡聚物的基因。但上述三属的细菌不易在污水中繁殖。利用基因工程技术，可以将分解尼龙寡聚物的基因，转移到污水中广为存在的大肠杆菌中，使构建的工程菌也具有分解尼龙寡聚物的特性。

五、重金属污染的防治

重金属污染环境，可对人类造成严重的毒害作用。

例如，汞污染物进入人体，随着血液透过脑屏障损害脑组织；镉污染物在人体血液中可形成镉硫蛋白，蓄积在肾、肝等内脏器官。日本的公害病——骨痛病，就是镉污染的典型例子。重金属进入人体，一般都有潜在的致癌，损害人体的生殖器官、造血器官及神经器官等作用。

现代生物技术在清除环境中的重金属污染物方面具有良好的前景。生长于污染环境中的某些细菌细胞内存在抗重金属的基因，这些基因能促使细胞分泌相关的化学物质，增强细胞膜的通透性，将摄取的重金属元素沉积在细胞内或细胞间。目前已发现一些抗汞、抗镉和抗铅等的菌株，但这些菌株生长繁殖缓慢，直接用于净化重金属污染物效果欠佳。因此，人们现正试图将抗重金属基因转到生长繁殖迅速的受体菌中，以期得到繁殖率高、金属富集能力强的工程菌，并将其用于净化重金属污染的废水等。

六、石油污染物的清除

利用基因工程技术来构建工程菌以清除石油污染物，是生物恢复技术的发展方向之一。据报道，美国有人率先利用基因工程技术，把4种假单胞杆菌的基因导入同一个菌株细胞中，构建了一种有超常降解能力的"超级菌"。这种细菌降解石油的速度很快，几小时内就能清除浮油中2/3的烃类；而用天然细菌则需一年多才能消除这些污染。

以上的情况表明，基因工程技术应用于环境保护和污染治理方面确实是很有意义的，但这是一个新兴的领域，很多问题的研究仅为起步阶段。相信经过一个阶段的发展后，这一领域在环境科学和环保事业中的作用和地位将会逐步地显示出来。在这一领域中，目前正在致力解决的主要问题有以下几个方面。①工程菌的遗传稳定性问题：工程菌如果能稳定遗传下去，其作用的时间便可加长，但事实上目前许多工程菌仅能维持几代就会丧失其特异性状。②作用谱的问题：最好能使一种微生物具有清除各种污染物的能力，这样可以提高效率，也可降低成本。③安全性问题：这不仅涉及技术问题，而且涉及社会安定和人们的认识。工程菌释放到环境中会不会带来不好的后果，这还需长时间从不同角度加以观察和监测。

第二节 环境监测

对环境的监测是环境保护的重要环节。一个地方是否存在污染，以及其污染的程度如何，不能以人的直观感受或生理反应作为指标，而是以科学的方法来评价。因为污染的发生总有开始和发展的过程，环境保护的目的是要防止污染的发生，即便已经发生，也应尽早地发现和控制。如果人的感官或生理上都出现了反应，通常是污染已经对人类构成了危害，这不是我们所希望的。环境监测的任务就是要对所监测地区的环境质量进行动态的科学评估，为当地政府、部门或相关方面信息。

环境监测的基本做法是定期在所选定的监测点上采样，用物理、化学或生物的技术方法测定所规定的指标，然后进行综合分析，做出对环境质量的评估。物理方法主要检测被检样品的色泽、密度及有形成分的存在等方面；化学方法主要检测 pH 及各种有毒或有害物质的存在；生物方法主要是利用生物体来评价被检物中是否存在对生物体或人体可能有害或有毒的污染物。

随着生命科学、环境、新材料等科学的发展，生物学、信息科学、计算机技术的引入，环境监测手段进入了一个新的发展阶段。分析研究对象越来越多地选择了 DNA、蛋白质、手性药物和环境毒物等与生命活动相关的物质。分析研究体系由简单转向复杂，分析研究层次进入了单细胞、单分子水平。生物测定技术以其简单、快速、灵敏、特异性强、样品量少等优势而得到迅速发展，应用模式生物、生物传感器和分子生物学技术如生物酶技术、免疫技术、PCR 技术、生物荧光标记技术、芯片技术等现代生物技术进行环境检测，已经成为研究的热点。

一、模式生物的应用

可用作环境有毒或有害物质监测的模式生物很多，常用的有细菌、酵母菌、原生动物、藻类、高等植物、鱼类、小鼠或大鼠等。大致的做法是，首先将所选定的生物体暴露于所采取样品中，再根据生物体的特性，在一定的时间取样分析被处理的生物体的生存情况，以及其生长发育、遗传毒理或分子生物学等方面的指标。在实际工作中，模式生物体的具体选择可根据监测目标、重点及实验条件等因素综合而定。如若要检测植物中是否存在急性毒性物质，可选用细菌或原生动物等。目前用得最多是细菌，而且非常有效。细菌具有生长和繁殖迅速、周期短、费用低、数据资料可靠等特点。根据污染物对细菌的作用不同，可分别选用细菌生长抑制试验、细菌生化毒理学分析、细菌呼吸抑制试验和发光细菌监测技术等监测污染状况。①生长抑制试验：依据污染物对细菌生长的数量、活力等形态指标来判断环境。②生化毒理学分析：测定的是在污染物作用下，微生物的某些特征酶的活性变化或代谢产物含量的变化，常用的指标有脱氢酶、ATP 酶及磷酸化酶等。③呼吸抑制试验：采用氧电极、气敏电极和细菌复合电极，用以测定细菌在环境中的呼吸抑制情况，从而反映环境状况。④发光细菌监测：主要原理是有些污染物的存在能改变发光菌的发光强度，故可用于检测空气样品中的毒物。若要检测被检物中是否存在具有慢性毒性的物质，则可选用鱼类、两栖类或小鼠等作为指示动物体。其中一种方法是采用鱼类和两栖类胚胎幼体进行存活试验。由此得到的数据，能有效

地预测污染物对鱼类整个生命周期的慢性毒性作用。与传统的慢性毒性试验相比，此试验具有操作简捷有效的优点，不需要复杂的流水式试验设备，反应终点易于观测和检测等。另外，某些藻类和高等植物也能作为污染的指示生物。例如，一些藻类不能存活在某种污染物环境中，因此，如果在环境中检测到这些藻类大量存在，相应地可以说明环境中没有该种污染物。

二、生物传感器的应用

生物传感器（biosensor）是近年发展起来的一种可用作各种生物因子检测的分析仪器。这种仪器是生物学的可选择性与现代微电子和光电子的处理能力的精密结合，具有敏感、快捷和高效等特点。

生物传感器的基本组成包括**生物接收器**（bioreceptor）、**转换器**（transducer）和信号处理器三部分。其中接收器为生物分子属性的识别材料，如核酸、酶、结合蛋白、抗体、细胞、组织、生物体等，这些材料被固定在适当的理化性质的转换器的表面，它们具有与所对应物质特异结合的特性。当接收器与被检测物特异性地接合后，便可产生一定的理化特性的改变，这种改变可被转换器接受并转换为可测量的信号。理论上讲，任何具有可特异性结合特性的生物分子都可用作接收器的元件。生物传感器的应用范围很宽，除在环境科学中应用外，在其他方面也具有特别的实用价值，如临床诊断和生物医学；农场、花园及兽医等方面的病原体监测；发酵工业的控制与分析；食物或饮料生产的控制与分析；细菌和病毒的监测与分析；药物生产的控制与分析；毒性气体的分析及军事等方面。

在环境监测中，生物传感器具有许多特殊优势。①特异性强。因感受器本身就具有特异性结合的特性，所以最后结果的准确性很高。②速度快。检测物可以直接被测定，而不必像其他方法那样需要一个长时间的实验过程。③过程简便。生物传感器的工作原理是生物感受器与被检物结合后，便直接转换化可检测信号。在此过程中，不涉及任何化学试剂。例如，要测定血液中葡萄糖的浓度，只要将仪器的探头浸入样品中就可得到结果。传统方法则需要许多步，而每一步都有试剂的使用。④可连续使用。生物感受器上的生物识别元件（即接收器）可以再生，重复使用。而其他方法通常只能使用一次。

近年来，生物传感器技术发展很快，有的传感器已应用在环境监测上。日本曾研制开发出可测定工业废水的微生物传感器。还有人研制出用酚氧化酶作生物元件的生物传感器，来测定环境中的对甲酚和连苯三酚等。另外，根据活性菌接触电极时产生生物电流的工作原理，还研制出可测定水中细菌总数的生物传

感器。未来生物传感器将向着微型化、智能化、高灵敏化、多功能化、数据上行通用化和网络化等优良特征继续发展。

三、快速分子检测技术的应用

分子生物学技术为环境监测中某些特殊病原体的检测提供了快速简便的手段。最为常用的是 PCR 技术和酶联免疫吸附测定（ELISA）技术。

PCR 技术是特异性 DNA 片段体外扩增的一种非常快捷而简便的方法，并具有极高的灵敏度和特异性。微量甚至常规方法无法检测出来的 DNA 分子通过 PCR 扩增后，由于其含量成百万倍地增加，从而便于检测。采用 PCR 技术可直接用于土壤、废物和污水等环境标本中的微生物的检测，其中包括那些不能进行人工培养的微生物的检测。例如，利用 PCR 技术可以检测污水中大肠杆菌类细菌，其基本过程为：首先抽提水样中的 DNA；然后用 PCR 扩增大肠杆菌的 *lacZ* 和 *lamB* 基因片段。该法的灵敏度高，100ml 水样中只要有一个指示菌时即能测出，且检测时间短，几小时内即可完成。PCR 技术还可用于环境中工程菌株的检测。这为了解工程菌操作的安全性及有效性提供了依据。有人曾将一工程菌株接种到经过滤灭菌的湖水及污水中，定期取样并对样品 DNA 进行特异性 PCR 扩增，结果表明，接种 10～14 天后仍能用 PCR 方法检测出该工程菌菌株。

ELISA 技术在环境监测上也常被采用。例如，美国利用该技术研制出微生物快速检验试剂盒，用此试剂盒检测沙门菌、李斯特菌等微生物仅用 2h 即可完成（不包括增菌时间）。近年来，日本、英国和美国等都在研究 3-葡聚糖苷酸酶活性法检测饮用水和食品中的大肠杆菌。其做法是：以 4-甲香豆基 β-D-葡聚糖苷酸掺入到选择性培养基中，样品液中如有大肠杆菌，此培养基中的 4-甲香豆基 β-D-葡聚糖苷酸将分解产生甲基香豆素，后者在紫外线中发出荧光，故可用来检测大肠杆菌。

现代生物技术用于环境检测，由于受到生物材料和方法本身的限制，也存在一定的局限性，如 ELISA 的灵敏度相对较高，但对温度的依赖性强，不便于在线检测。目前看来，开发便携、灵敏、快速、稳定的生物传感器是将来的发展趋势。

小　结

现代生物技术的应用已经进入环境科学领域，在污染物的清除和环境监测等方面具有其他任何方法所不能代替的特殊优势。

人们利用现代生物技术，定向改造微生物的遗传性状，构建基因工程微生物，人为地赋予其一些特殊的性状，如降解化学除草剂、杀虫剂和塑料制品等污染物，达到治理环境污染的目的。这是现代环境生物技术发展的热点之一，也是未来环境生物技术发展的趋势。

对环境的监测是环境保护的重要环节，生物技术在环境科学中的应用，促进了环境监测手段的发展。就目前来看，主要表现在指示模式生物和生物检测技术如生物传感器、PCR 技术和 ELISA 技术等的应用。

（海军军医大学　胡以平　訾晓渊）

？ 复习思考题

1. 基因工程技术在环境污染物的清除中显示出了很好的应用前景。请设想，从技术上如何提高其有效性和实用性？

2. 生物技术在当今环境科学中的应用还十分有限，你认为在未来的发展中，现代生物技术的哪些方面（或技术）最有可能对环境科学的发展产生重要影响。

医学生物学的发展特点和趋势

近几十年来，现代生命科学正以崭新的面貌出现在世界科学发展的前列，成为自然科学中的带头学科，带动整个自然科学的发展。当前，生命科学正面临着一个理论和实践的大综合和大发展。处于生命科学前沿的分子生物学、细胞生物学、神经生物学、肿瘤生物学和生态学等都孕育着重大的突破，这些领域的研究成果，必将大大推动生命科学和国民经济的蓬勃发展。

生命科学的发展，是与生产实践紧密联系的，特别是与医药实践关系密切。当今人类社会面临的一些重大问题，也试图从生命科学的成就中寻求解决的途径和办法。

医学生物学在生命科学和医学科学中都占有特殊重要的地位，既可以将其看作生命科学中的一个分支，也可以视为基础医学的学科之一。因此，深入了解其发展特点和趋势，对于我们掌握医学科学知识是十分必要的。

医学生物学的发展，如同整个生命科学发展一样，向微观世界不断深入、向宏观领域不断扩展。由于多层次多体系的密切配合和自然科学各学科的彼此渗透、互相促进，医学生物学呈现出以下几个主要特点。

一、医学生物学研究的多层次性

医学生物学的研究可包括以下 12 个层次，即电子、分子（生物大分子和大分子体系的聚合体）、细胞器、细胞、组织、器官、系统、个体、种群、群落、生态系和生物圈。电子这一层次是没有生命的，而生态系统和生物圈则不仅仅包含生命物质，还包括生命生存的环境。当前，医学生物学的研究，不只停留在以上某一层次，而是各个层次之间彼此渗透、相互影响，这样就可能得出更为客观、可靠的结论。

以电子这一非生物层次来说，目前已从这一层次探索一些特殊的电子结构类型的化合物，如致癌物质的电子云分布等。一些常见的生命现象，可以归结到电子等一些微观粒子的规律性活动，只有当人们能在电子层次上解释其奥秘时，才能更深入认识这些现象，也就越接近事物的本质。

根据研究，DNA 双螺旋中，A—T、G—C 形成特异的氢键，但究竟是如何形成的？决定氨基酸三联密码的原因到底是什么？为什么色氨酸只对应于 UGG，而不是其他的三联体？为什么在线粒体的 DNA 中发现 3 个与一般不同的密码……这些问题都是分子生物学发现的，却又无法解决的重大课题，因此，寄希望于更为微观的研究，以彻底得到解决。这样，将使我们对生命现象的认识更上一层楼，使人类对生物的控制和改造的能力得以加强，从而将使人类获得更大的自由。

按生物结构的研究层次来分，生命科学分为种群生物学、细胞生物学、分子生物学、分子遗传学、量子生物学。

二、医学生物学研究向宏观领域的扩展

近年来，医学生物学发展的明显趋势之一，是向更为广阔的宏观领域扩展。随着系统分析、数学模拟、遥感技术等新概念、新方法和新技术在生态学中的应用，初步提示了生物与生物、生物与环境相互作用的物质基础，以及它们相关进化的内在联系。从对生态学中的种群、群落、生态系统、生物圈的研究，特别是对生态系统的研究，阐明了系统结构与物质能量代谢过程及其生态效应，进一步发展了最优理论，这对有害动物的控制，以及环境治理等方面都将起巨大的作用。

随着人口的增长、资源的匮缺、环境的污染，迫使人们在地球以外的空间寻找新的资源和家园。当前，随着航天技术的飞速发展，孕育着一门新的分支学科——**宇宙生物学**（**cosmobiology**）。它包括宇宙外的动物学、植物学、微生物学、生理学和航天医学等，也就是研究在外层空间的特殊环境下的特殊的生命规律，这在理论上和实践意义上是不容置疑的。另外，在宇宙航行中，生物（包括人）对各种外界环境因素产生的改变如何适应，如对各种气候及失重等的适应，使得**环境生理学**（**environmental physiology**）成为一个重要的研究领域。至于地球以外的宇宙空间是否有生命的存在，地球上的生命能否在其他星球上生活，这些问题已引起人们极大的兴趣，并试图运用航天技术，以及其他科学的最新成就探索这些奥秘，从而使医学生物学向着更为广阔的宏观领域进一步扩展。

三、医学生物学研究向微观世界的深入

当前，医学生物学研究的一大特点，是向微观世

界的纵深迅猛发展。20世纪50年代以来分子生物学的兴起，就是这一主要趋势的明显表现。1953年，DNA双螺旋结构的发现，被认为是20世纪自然科学的重大突破之一，在生命科学中信息概念及三联密码的发现，揭示了遗传和变异、生长和发育及进化的内在联系。这就不可避免地改变了实验性医学生物学的原有现状，使医学生物学进一步从宏观领域到微观世界，从定性描述到定量分析，从认识生命的表面现象到认识它的本质的崭新阶段。

生命的物质基础，是以核酸和蛋白质等生物大分子为主体构成的复合体系。在分子层次上探索生命活动的基本规律，包括生长发育的规律、细胞凋亡的规律、能量代谢与物质代谢的规律、神经传导与大脑功能的规律、生物分布的规律、生物信息传递的规律。

基因调控网络从微观角度，是系统生物学研究方法的一个代表。基因调控网络，正是以系统生物学理论为基础，从整体角度研究问题，重视基因之间的相互作用，摆脱中心法则单线条式的生物作用模式，从网络的角度，研究各个基因的相互作用。基因调控网络，从基因的角度出发，研究各个基因之间的作用，最终目标是建立数学模型，以此预测生物学过程，并用实验加以验证，这种研究方式，摆脱了以往以实验为主的生物学研究方式，比传统实验方式更为快捷、方便，更加具有目的性。随着未来人类蛋白质组计划的完成，人类功能基因组计划的完成，基因调控网络将成为解决生物学问题，治愈人类疾病的有效措施。在可预期的未来，不仅仅是建立基因调控网络，并且可以建立细胞作用网络。

小分子RNA的发现和对其功能研究是近10年来分子生物学领域最突出的热点之一。小分子RNA存在的广泛性和多样性，提示小分子RNA可能具有广泛的生物功能，是调控基因表达和蛋白质活性的重要方式。对具有调节功能的非编码RNA分子的结构特征、调控方式及生物功能的研究是近年重要的研究方向。

发育生物学研究不断深入，以模式生物如小鼠、斑马鱼、爪蟾、果蝇、线虫、拟南芥、水稻等为对象，发现新的与发育相关基因，阐明它们的时空表达谱、调控机制，以及对细胞行为和组织器官形成与分化的影响，从分子水平和细胞水平阐明一些重要发育途径，如胚胎诱导作用、胚层的形成与分化、组织器官发育、配子发育和细胞极性运动等的调控机制是目前热点研究领域。发育生物学一直是生命科学中前沿学科之一。

无可否认，向微观世界的深入是生命科学的巨大进步。但是，生命物质的特殊性，是在于它能不断地自我更新，因而不能忽视生命物质与非生命物质的运动形式绝不是完全相同的，生命活动是更为复杂、具有更大多样性的一种高级运动形式。生命源于非生命，又高于非生命。因此，绝不能将其归结为分子、原子和电子这样简单的物质运动，这是应当特别注意的。

四、自然科学各学科对生命科学的交叉和渗透更加广泛和深入

生命科学的很多重要里程碑式的成果都离不开物理、化学等学科的贡献。例如，X射线晶体衍射对DNA双螺旋结构的确定、各种先进设备用于精确和高通量的基因测序、数学和计算机技术对基因组测序的整合和分析等极大地推动了分子生物学的发展。过去10年来，学科交叉逐步形成了一些具有重要科学意义和应用前景的研究领域，具有代表性的有生物信息学、组织工程学、分子影像学、认知科学等。多学科、多层次揭示生命的基本规律成为生命科学重要的交叉研究领域。

据统计，生命科学综合运用其他学科的方法（主要是物理学和化学方法）所形成的边缘学科，占生物学分支学科总数的30%以上，事实上，这样的边缘学科仍在增加之中。

生物信息学是一门基于基因组、蛋白质组信息分析的需要而出现的一门与信息学、数学、计算机科学等交叉的新兴领域。它在人类疾病基因发现、基因与蛋白质的表达与功能研究、合理化药物设计等方面都起着关键的作用。其研究目标是揭示"基因组信息结构的复杂性及遗传语言的根本规律"。其前沿问题包括：基因组信息结构复杂性；序列特别是非编码区信息分析；基因组结构与遗传语言；大规模基因、蛋白质表达谱分析；基因表达的网络调控；蛋白质相互作用的网络关系和特征；生物信息学中新理论、新方法和新技术。分子生物学的成熟和计算机科学的发展，使人类有能力破译自身的全部密码，到2003年，完成了"人类基因组计划"，人类基因组30亿个碱基的序列全部被测定，使科学家拥有一张接近完整的人类基因组图谱。之后，其他4000多种生物的基因组作图和测序也陆续完成。接着，人类进入后基因组时代。包括人自身在内的生命活动的最本质的过程和规律将被阐明。生物信息学不仅在破译遗传密码中发挥了根本作用，还将对蛋白质等生物大分子进行结构模拟和药物设计。生物信息学也提出了很多富有魅力的课题，如DNA序列拼接、比对，蛋白质折叠，疾病基因发现，药物作用靶点预测等。对基因、基因组结构和功能的研究形成了结构基因组学、功能基因组学、比较基因组学、转录组学、蛋白质组学、表型组学和代谢组学、RNA组学等新兴领域。这些分支领域称为生命科学基础研究的重要方面。

生物信息学和其他学科进一步交叉、融合，发展形成了系统生物学，其主要特征是从分子、细胞、器

官到机体和从个体、群体到生态系统的不同层次上生物信息的整合和定量化。正在发展的生物信息技术、生物芯片技术、胚胎干细胞等关键技术，加上已经成熟的克隆技术、转基因技术等，不仅使生物技术产业成为 21 世纪最重要的产业，也将深刻改变人类的医疗卫生、农业、人口和食品状况，同时生命科学、生物技术的发展也向人类社会和伦理道德提出了严峻的挑战。

人用大脑去认识世界，然而人对大脑本身的认识，却远远落后。人的大脑由 1000 亿个细胞组成，其结构和功能无比复杂。如何揭开人脑的奥秘，是自然科学面临的重大挑战。近年来，对人脑功能活动的研究，已取得了一些重要成果，这对于了解语言、意识等精神活动有很重要的意义。同时，对于神经和精神疾病的防治、脑的衰老等医学问题也有重要价值。近年来，借助于发展的各种具有高空间和时间分辨率脑成像和信息处理技术，对大脑各种认知功能神经机制的研究迅速发展。研究者从单个神经元、脑组织及行为等多个层次，对知觉、记忆、注意、语言、情绪、意识及复杂社会认知功能开展了系统研究，对大脑认知功能的神经机制的理解有了重要进展，并且建立了认知的计算模型。这些研究成果对理解各种心理和精神疾病的神经基础提供了科学依据。

其他自然科学的概念、原理、规律和方法渗透并应用到生物学中，与生物学问题相结合，演变和发展成未来生物学的有关理论和方法；反过来，未来生物学将向其他学科提出许多新的课题、新的概念和给予新的启示。复杂系统理论正在促使生物学思想和方法向分析与综合相结合的方式转变，如人口、食物和环境资源等重大问题，模拟酶和定向设计酶，大脑对信息的接收、加工和储存，生物计算机，生物新能源及仿生学的生物模型等。这样的相互渗透，不仅能为寻找新的生物学规律提供许多有益的启示，从而有力地促进生物学的发展，同时还将大大丰富和发展其他现有自然科学学科、新兴的交叉学科和综合学科的理论和方法，更有效地解决社会、经济发展中的问题，进而推动社会、经济和其他学科向前发展。

生命科学必将进一步推动自然科学的发展，同时自然科学也将在更广泛的层面上发展，生命科学在这种交叉融合中把其他学科推到一些新的研究领域，产生新的概念、新的问题、新的学科。

五、医学生物学实验手段的日益现代化

随着医学生物学的发展，实验装备和手段也越来越要求现代化。医学生物学的发展，离不开实验手段的不断更新，而实验的装备水平和技术水平，又决定着医学生物学的发展水平。因此，广泛采用新技术和新方法，实现实验手段的现代化，也是现代医学生物学发展的又一特点和主要趋势。

目前，在医学生物学的研究中，广泛应用了其他自然科学和工程技术的新成就，如电子显微镜、同位素、晶体衍射、电子计算机、遥测遥感、全息、激光和细胞分离及核磁共振、顺磁共振等新仪器、新技术和新方法。这大大提高了分析生命物质的精确性和对复杂系统的综合识别能力，成千万倍地加快了科学研究的速度，缩短了科学研究的周期，使医学生物学的最新成就在实践中发挥越来越大的作用。

20 世纪，电子显微镜的分辨率能达到 0.2nm，使人们对细胞亚微结构有所认识。扫描隧道电子显微镜的出现，可对 DNA 和 DNA-蛋白质复合体的表面形貌形成直接观察，获得信息；也可对生物膜进行分析，甚至可对粒子在细胞间转移的细节进行分析。这又比一般透射电子显微镜前进了一步。

20 世纪 50 年代后，由于放射自显影技术的发展，能够较准确地反映出细胞、组织、器官等不同层次的机能代谢状态，因而能很好地把细胞、组织和器官的生理功能，生化代谢、增殖及形态结构的改变，极其紧密地结合在一起，并精确地定位，从而研究生物体内的动态变化过程。这是放射自显影技术的独到之处，现已成为放射性同位素示踪研究中最常用的方法之一。

X 射线衍射的新技术，被大量引入生命科学研究领域，最先用于研究蛋白质，而确定了 DNA 的双螺旋结构，引起了生物学界的巨大轰动。

目前，在细胞和亚细胞结构形态研究的基础上，再配合细胞组分的细胞化学测定，生物化学和物理学方法分析，是当前研究细胞结构和功能的重要手段，如细胞化学法、荧光细胞化学法、免疫荧光镜检术、细胞显微分光光度术、流式细胞光度术等。通过晶格层光显微术（lattice light-sheet microscopy，LLSM）和自适应光学技术（adaptive optics，AO），突破了传统的光学显微镜分辨率的物理极限（分辨率在 0.2μm 左右）和电子显微镜不能用于观察活体生物样品的缺陷，实现了在活组织中，以前所未有的分辨率，展现细胞运动的 3D 影像。基因编辑技术指能够让人类对目标基因进行"编辑"，实现对特定 DNA 片段的敲除、加入等。而 CRISPR/Cas9 技术自问世以来，就有着其他基因编辑技术无可比拟的优势，技术不断改进后，更被认为能够在活细胞中最有效、最便捷地"编辑"任何基因。找到编辑人类基因更精确的方法，这就为数千种遗传疾病带来了治疗甚至是治愈的希望。

综上所述，在医学生物学领域中，广泛应用其他自然科学，甚至工程技术的新成就、新设备和新方法，不仅有利于从生命的不同层次上研究生命的基本规律，而且也有利于推动人们深入研究生命的微观本质和生

命物质的运动规律。这是自然科学的一大进步，也是人类对生命认识的一次新飞跃，它必将对医学生物学的蓬勃发展带来不可估量的影响，并推动其不断迅猛地发展。

六、人类改造生命物质体系日趋工程化

人们研究生物的目的，不仅仅是认识生物，主要还是为了改造生物，造福于人类。而医学生物学的研究目的，也只能是为了提高人类的健康水平，改善人类的生活及其环境。因此，就必须从宏观和微观两方面进行研究。在宏观方面，**环境工程**（environmental engineering）的兴起，正是为了改善人类生活的环境，解决人类面临的重大社会问题，使人类生活得更加美好。在微观领域内，目前已着手进行人工合成和复制生命物质，并且日趋工程化，这正是现代生命科学区别并远远超过以往生命科学的显著特点，也是现代医学生物学的一个主要发展趋势。

随着现代科学技术的飞跃发展，用人工方法合成蛋白质、核酸等生物大分子物质已经不再是奇迹。1965年，我国科学工作者在世界上第一次人工合成牛胰岛素，这是一种含有51个氨基酸的蛋白质；1969年，美国合成含有124个氨基酸的牛胰核糖核酸。美国继1965年在试管中合成DNA、RNA之后，1970年又合成含有77个核苷酸的DNA片段；1982年，我国在世界上首先用人工方法合成酵母丙氨酸转运核糖核酸（tRNA），这种核糖核酸具有与天然分子相同的化学结构和完整的生物活性，它由76个核苷酸组成，除了含有天然分子所含有的4种常见核苷酸外，还含有全部7种稀有核苷酸，具有接受丙氨酸的活力和将丙氨酸掺入蛋白质中的活力。这一成就表明，我国在人工合成生物大分子方面，继续居于世界先进行列。当前，有的课题组正在猛攻细胞的人工合成这一关，一旦有所突破，则人类复制生命的伟大理想就将变为现实，生命这一奥秘也将被人们更加彻底地揭示。

近年来，基因工程的兴起，引起了人们巨大的兴趣和密切的关注。20世纪70年代末，美国就成功地将人工合成人体胰岛素基因中的一段，植入细菌中加以繁殖，并在美国已用于临床，效果甚好。过去，从大量白细胞中只能提取极少量的干扰素，生产1磅（1磅≈453.6g）干扰素成本就需要100亿～200亿美元，但现在可以通过基因工程制造，这不仅使成本降低，而且产量也大大提高，现在我国不仅能生产α-干扰素，而且还能生产γ-干扰素。通过基因工程还能生产安全、可靠和便宜的疫苗。20世纪，欧洲科学家已将人体基因植入植物的活细胞内；美国科学家也已把豆类的蛋白质基因植入蟾蜍的卵细胞内及克隆羊的出现等，这一切都说明，人类正在为进一步改造生物、利用生物

为人类的需要服务而积极努力探索。

干细胞具有在体内大量增殖和分化为多种细胞的潜能，是研究细胞生物学基础科学问题的理想模型，也为难治性疾病提供细胞来源。干细胞生物工程是利用干细胞在一定条件下进行分化，形成任何类型的组织和器官，实现组织器官等的无排斥移植，干细胞及其相关产品的研发和产品中试工艺流程的设计；干细胞及其相关产品的应用基础和临床前动物实验；干细胞及其相关产品的临床试验和新的临床移植技术研究等工作的工程，其应用前景十分广阔。而对干细胞的定向分化、自我更新、干细胞的可塑性等的研究是基础研究的重要方向。

诱导性多能干细胞（induced pluripotent stem cells，iPS）是通过**基因转染技术**（gene transfection）将某些转录因子导入动物或人的体细胞，使体细胞直接重构成为多潜能细胞。iPS细胞不仅在细胞形态、生长特性、干细胞标志物表达等方面与ES细胞非常相似，而且在DNA甲基化方式、基因表达谱、染色质状态、形成嵌合体动物等方面也与ES细胞几乎完全相同。iPS细胞的研究受到人们广泛的关注，是目前细胞生物学和分子生物学领域的研究热点。iPS细胞技术诞生时间不长却为干细胞的基础研究和临床疾病治疗研究带来了前所未有的希望，iPS细胞技术的出现使人们从ES细胞和治疗性克隆等激烈的伦理学争论中解脱出来。人类iPS细胞的建立被公认为2007年最重要的科技进展之一，这项技术不仅可以从体细胞建立个体特异的多能干细胞系，解决了细胞移植治疗中的免疫排斥问题，而且为研究人类细胞的重编程的机制，以及研究个体特异的疾病发生机制提供了有力的方法。在干细胞研究领域，iPS细胞技术的出现无疑是具有里程碑意义的突破，多种体细胞经过体外培养和诱导均可转变成为具有多向分化潜能的干细胞，并且证明了几种已知的转录因子可以使已分化的体细胞逆转为未分化的状态，表明细胞的巨大可塑性。诱导多功能干细胞创始人之一山中伸弥（Shinya Yamanaka）获得了2012年诺贝尔生理学或医学奖。

生物学的基础研究与应用研究的结合越来越紧密。这是和当今科学的特点相吻合的。从发明到技术应用于生产的周期越来越短，甚至基础研究与应用研究一开始就结合在一起。在基因组学时代，基因序列被破译成蛋白质结构的破解，就马上成为一个公司昂贵的产品、专利。尽管不是目前所有的基础研究都有明确的应用目标，但是这个趋势是明朗的。基因组学不光研究人类，还研究别的重要的模式生物，它们蕴含着极大的工农业价值，是生物公司抢手的对象。同时，生物资源的开发、基因工程、蛋白质工程、生物芯片、生物电子器件行业的开发必将促进国家的经济乃至综

合国力的提高。

生命科学的研究思维正在从局部转向整体，方法上从单纯分析过渡到分析与综合法相结合。以前的生物学研究不论宏观、微观都是以单个人、单个小组在实验室、象牙塔里进行的。今天大科学的发展，如人类基因组研究、后基因组时代的研究就是跨地区、跨国、跨实验室的联合研究。这种模式在人类基因组计划中已经明显体现出来。

近20年来，国际上兴起了一门将生物学、医学和工程技术相结合的边缘学科，即**生物医学工程学**（**biomedical engineering**），生物医学工程学的基础研究不仅涉及自然科学的各个领域，而且也在研制新仪器、发展新技术、探索新方法等方面取得一些可喜的成就。纳米技术在生物医药领域有着广泛的应用和明确的产业前景，如纳米药物载体、纳米生物材料、纳

米生物传感器和成像技术，以及微型医疗器械等在疾病的诊断、治疗和保健方面发挥重要作用。关于人工脏器的研究，正在迅速而深入地发展。在疾病康复方面，也有不少引人注目的成果，如为残疾人制作的各种具有一定功能的电动假肢，为某些神经性耳聋患者研制的电子耳蜗等。

综上所述，医学生物学的最新成就和发展特点表明，一个设想的提出，一个问题的研究，往往是自然科学和技术科学的相互渗透、彼此促进，而从不同层次，向宏观和微观两大领域进军，并且从不同角度，采用新技术和新方法而得出较为客观的结论。预期医学生物学的迅猛发展，必将为维护和促进人类健康作出巨大的贡献。

（四川大学 杨春蕾）

 复习思考题

1. 如何理解 21 世纪是生命科学的世纪？
2. 从哪些方面说明当前医学生物学的发展特点和主要趋向？

主要参考文献

安利国, 杨桂文. 2016. 细胞工程. 3 版. 北京: 科学出版社

蔡绍京, 李学英. 2009. 医学遗传学. 2 版. 北京: 人民卫生出版社

陈广庭. 2002. 土地荒漠化. 北京: 化学工业出版社

陈浩明, 薛京伦. 2005. 医学分子遗传学. 3 版. 北京: 科学出版社

陈誉华. 2013. 医学细胞生物学. 5 版. 北京: 人民卫生出版社

陈誉华. 2018. 医学细胞生物学. 6 版. 北京: 人民卫生出版社

陈竺. 2015. 医学遗传学. 3 版. 北京: 人民卫生出版社

杜传书. 2014. 医学遗传学. 3 版. 北京: 人民卫生出版社

冯玉杰. 2004. 现代生物技术在环境工程中的应用. 北京: 化学工业出版社

傅松滨. 2011. 医学遗传学. 3 版. 北京: 北京大学医学出版社

傅松滨. 2013. 医学生物学. 8 版. 北京: 人民卫生出版社

高前兆. 2002. 水资源危机. 北京: 化学工业出版社

格斯特兰德. 2007. RNA 世界. 北京: 科学出版社

郭怀成. 2003. 环境科学基础教程. 北京: 中国环境科学出版社

何强, 井文涌, 王翊亭. 2004. 环境学导论. 北京: 清华大学出版社

胡火珍, 税青林. 2015. 医学生物学. 8 版. 北京: 科学出版社

胡火珍, 税青林. 2015. 医学细胞生物学. 7 版. 北京: 科学出版社

胡以平. 2009. 医学细胞生物学. 北京: 高等教育出版社

姜成林, 徐丽华. 2001. 微生物资源的开发与利用. 北京: 中国轻工业出版社

黎潇阳, 罗丹涛, 金雪薇. 2016. 端粒和端粒酶的结构及生物学功能研究进展. 生物学教学, 41(3): 2-4

李凯, 沈钧康, 卢光明. 2016. 基因编辑. 北京: 人民卫生出版社

李逵. 2017. 动物基因组编辑. 北京: 科学出版社

李兰娟. 2012. 感染微生态学. 2 版. 北京: 人民卫生出版社

李巍. 2004. 生物信息学导论. 郑州: 郑州大学出版社

李志勇. 2008. 细胞工程学. 北京: 高等教育出版社

梁素华. 2015. 医学遗传学. 4 版. 北京: 人民卫生出版社

刘厚奇, 蔡文琴. 2012. 医学发育生物学. 3 版. 北京: 科学出版社

刘凌云, 郑光美. 2013. 普通动物学. 4 版. 高等教育出版社

卢圣栋. 2002. 生物技术与疾病诊断——兼论人类基因治疗. 北京: 化学工业出版社

瞿礼嘉. 2003. 现代生物技术导论. 北京: 高等教育出版社、施普林格出版社

申子瑜, 李金明. 2002. 临床基因扩增检验技术. 北京: 人民卫生出版社

税青林. 2016. 医学遗传学 (案例版). 2 版. 北京: 科学出版社

宋方洲. 2011. 医学遗传学. 北京: 军事医学科学出版社

宋皓军, 俞秀冲, 夏天, 等. 2013. 长链非编码 RNA 与肿瘤的关系及其临床价值. 中国细胞生物学学报, 3 (7): 704-712

王培林, 傅松滨. 2011. 医学遗传学. 3 版. 北京: 科学出版社

沃森. 2006. 双螺旋: 发现 DNA 结构的故事. 刘望夷译. 北京: 科学出版社

吴彩斌. 2005. 环境学概论. 北京: 中国环境科学出版社

吴相钰. 2014. 普通生物学. 4 版. 北京: 高等教育出版社

夏家辉. 2004. 医学遗传学. 北京: 人民卫生出版社

杨安峰, 程红, 姚锦仙. 2015. 脊椎动物比较解剖学. 2 版. 北京: 北京大学出版社有限公司

杨佑兴. 2001. 人与自然和谐发展. 北京: 中国环境科学出版社

翟中和. 2011. 细胞生物学. 4 版. 北京: 高等教育出版社

曾溢滔. 2000. 遗传病基因诊断与基因治疗. 上海: 上海科技出版社

张春斌. 2009. 医学细胞生物学. 北京: 人民卫生出版社

张红卫. 2013. 发育生物学. 3 版. 北京: 高等教育出版社

张闻, 郑多. 2016. 医学生物学. 北京: 中国医药科技出版社

张先恩. 2005. 生物传感器. 北京: 化学工业出版社

赵彦艳, 孙开来. 2016. 人类发育与遗传学. 3 版. 北京: 科学出版社

郑平. 2006. 生物技术概论. 4 版. 北京: 科学出版社

中国城市科学研究会. 2017. 中国低碳生态城市发展报告. 北京: 中国建筑工业出版社

钟天映, 陈媛媛, 毕利. 2009. 端粒与端粒酶的研究——解读2009年诺贝尔生理学或医学奖生物化学与生物物理进展, 36(10): 1234-1238

左伋. 2018. 医学遗传学. 7 版. 北京: 人民卫生出版社

Alberts B. 2008. Molecular Biology of the Cell. 5th ed. New York: Garland Pub. , Inc

Alberts B. 2010. Essential Cell Biology. 3rd ed. New York: Garland Pub. , Inc

Alcalde M, Ferrer M, Plou F J, et al. 2006. Environmental biocatalysis: from remediation with enzymes to novel green processes. Trends Biotechnol, 24(6): 281-287

Amrani N, Ghosh S, Mangus D A, et al. 2008. Translation factors promote formation of two states of the closed loop mRNP. Nature, 453(7199): 1276-1280

Autran B, Carcelain G, Combadiere B, et al. 2004. Therapeutic vaccines for chronic infections. Science, 305: 205-208

Barciszewski J, Erdmann V A. 2008. 非编码 RNA. 郑晓飞译. 北京: 化学工业出版社

Begon M, Townsend C R, Harper J L. 2017. 生态学——从个体到生态系统. 4 版. 李博, 张大勇, 王德华主译. 北京: 高等教育出版社

Carthew R, Sontheimer E. 2009. Origins and mechanisms of miRNAs and siRNAs. Cell, 136(4): 642

Edidin M. 2003. Lipids on the frontier: a century of cell-membrane bilayers. Nature Reviews Molecular Cell Biology, 4(5): 414-418

Estcourt M J, McMichael A J, Hanke T. 2004. DNA vaccines against human immunodeficiency virus type 1. Immunol Rev, 199: 144-155

Geng C, Wang Z, Wang D, et al. 2013. LncRNA Disease: a database for long-non-coding RNA-associated diseases. Nucleic Acids Research, 41(Database issue): D983

Gerecht-Nir S, Itskovitz-Eldor J. 2004. Cell therapy using human embryonic stem cells. Transpl Immunol, 12(3-4): 203-209

Gilbert S. F. 2014. Developmental Biology. 10th ed. New York: USA Sinauer Associates Inc

Hacein-Bey-Abina S, Le Diest F, Carlier F, et al. 2002. Sustained correction of X-linked severe combined immunodeficiency by ex vivo gene therapy. N Engl J Med, 346: 1185-1193

Hanke T. 2006. On DNA vaccines and prolonged expression of immunogens. Eur J Immunol, 36(4): 806-809

Harey C B. 2008. Telomerase and cancer therapeutics. Nat Rev Cancer, 8(3): l67-179

Hartwell L H. 2008. 遗传学: 从基因到基因组. 3 版. 张博编译. 北京: 科学出版社

Hill R A, Sendashonga C. 2003. General principles for risk assessment of living modified organisms: lessons from chemical risk assessment. Environ Biosafety Res, 2(2): 81-88

Hwang W S, Roh S I, Lee B C, et al. 2005. Patient-specific embryonic stem cells derived from human SCNT blastocysts. Science, 308: 1777-1783

Jinek M, Chylinski K, Fonfara I, et al. 2012. A programmable dual-RNA-guided DNA endonuclease in adaptive bacterial immunity. Science(doi: . 10. 1126/science. 1225829)

Karp G. 2013. Cell and Molecular Biology. 7th ed. New York: John Wiley and Sons, Inc

Klodzinska E, Moravcova D, Jandera P, et al. 2006. Monolithic continuous beds as a new generation of stationary phase for chromatographic and electro-driven separations. J Chromatogr A, 1109(1): 51-59

Kozak M. 2004. How strong is the case for regulation of the initiation step of translation by elements at the 3' end of eukaryotic mRNAs. Gene, 343: 41-54

Krebs J E, Goldstein E S, Kilpatrick S T. 2017. Lewin's GENES XII. Sudbury: Jones and Bartlett Publishers, Inc

Langbein S. 2007. Fluorescence *in situ* hybridization: a multitarget approach in diagnosis and management of urothelial cancer. Expert Rev Mol Diagn, 7(1): 11-19

Lappe R R, Baier J W, Boehlein S K, et al. 2018. Functions of maize genes encoding pyruvate phosphate dikinase in developing endosperm. Proc Natl Acad Sci U S A, 2: 115(1): E24-E33

Lee I, Dombkowski A A, Athey B D. 2004. Guidelines for incorporating non-pedecfly matched oligonucleotides into target-specific hybridization probes for a DNA microarray. Nucleic Acids Res, 32(2): 681-690

Lodish H, Berk A, Kaiser C A, et al. 2013. Molecular Cell Biology. 6th ed. New York: Katherine Ahr Parker

Naganuma M, Sekine S, Chong Y E. 2014. The selective tRNA aminoacylation mechanism based on a single G•U pair. Nature, 510(7506): 507-511

Neverisky D L, Abbott G W. 2015. Ion channel-transporter interactions. Crit Rev Biochem Mol Biol, 51(4): 257-267

Nussbaum, Mclnnes, Willard. 2016. 医学遗传学. 8 版. 张咸宁等编译. 北京: 北京大学医学出版社

Nussbaum R L, Mclnnes R R, Willard H F. 2009. Thompson & Thompson Genetics in Medicine. 张咸宁, 刘雯, 吴白燕编译. 北京: 北京大学医学出版社

Raven P H, Johnson G B. 2002. Biology. 6th ed. 北京: 清华大学出版社

Renwick P, Ogilvie C M. 2007. Preimplantation genetic diagnosis for monogenic diseases: overview and emerging issues. Expert Rev Mol Diagn, 7(1): 33-43

Reynolds A, Leake D, Boese Q, et al. 2004. Rational siRNA design for RNA interference. Nature Biotechnology, 22(3): 326-330

Rittmann B E. 2006. Microbial ecology to manage processes in environmental biotechnology. Trends Biotechnol, 24(6): 261-266

Rodrigo L, Rubio C, Mateu E, et al. 2004. Analysis of chromosomal abnormalities in testicular and epididymal spermatozoa from azoospermic ICSI patients by fluorescence in-situ hybridizatio. Hum Reprod, 19(1): 118-112

Sengupta R, Capp M W, Shkel I A, et al. 2017. The

mechanism and high-free-energy transition state of lac repressor-lac operator interaction. Nucleic Acids Res, 15, 45(22): 12671-12680

Shay J W, Keith W N. 2008. Targeting telomerase for cancer therapeutics. Br J Cancer, 98(4): 677-683

Snustad D P. 2011. 遗传学原理. 3 版. 赵寿元译. 北京: 高等教育出版社

St George J A. 2003. Gene therapy progress and prospects: adenoviral vectors. Gene Ther, 10(14): 1135-1141

Stiebel-Kalish H, Eyal S, Steiner I. 2013. The role of aquaporin-1 in idiopathic and drug-induced intracranial hypertension. Med Hypotheses, 81(6): 1059-1062

Stocum D L. 2005. Stem cells in CNS and cardiac regeneration. Adv Biochem Eng Biotechnol, 93: 135-159

Streit W R, Entcheva P. 2003. Biotin in microbes, the genes involved in its biosynthesis, its biochemical role and perspectives for biotechnological production. Appl Microbiol Biotechnol, 61(1): 21-31

Turnpenny P. 2010. Emery's Elements of Medical Genetics. 14th ed. Edinburgh : Elsevier Churchill Livingstone

Vauhkonen H, Savola S, Kaur S, et al. 2006. Molecular karyotyping in sarcoma diagnostics and research. Adv Exp Med Biol, 587: 53-63

Wilson J, Hunt T. 2015. Molecular Biology of the Cell. 6th ed. New York: Garland Science

Wolff J A, Budker V. 2005. The mechanism of naked DNA uptake and expression. Adv Genet, 54: 3-20

Wolpert L, 2007. Principles of Development. Oxford : Oxford University Press

Yang Z Y, Kong W P, Huang Y, et al. 2004. A DNA vaccine induces SARS coronavirus neutralization and protective immunity in mice. Nature, 428: 561-564

Zi X Y, Yao Y C, HU Y P, et al. 2006. Long-term persistence of hepatitis B surface antigen and antibody induced by DNA-mediated immunization results in liver and kidney lesions in mice. Eur J Immunol, 36(4): 875-886

Zwaka T P, Thomson J A. 2003. Homologous recombination in human embryonic stem cells. Nat Biotechnol, 21(3): 319-321

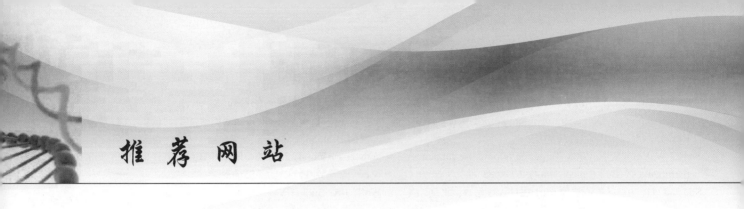

《细胞学和生物化学》课程网站(同济大学) http://mooc. chaoxing. com/course/934026. html

分子生物学实验方法大全 http://biousa. hypermart. net/

美国国家生物技术信息中心 http://www. ncbi. nlm. nih. gov/

诺贝尔奖官网 https://www. nobelprize. org/

生物医学年报(AnnualReviews in the Biomedical Sciences)(英文) https://www. annualreviews. org/journal/bioeng

万方数据库 http://www. wanfangdata. com. cn/

维普 http://www. cqvip. com/

细胞(Cell) http://www. cell. com/

细胞/分子生物学在线 http://www. cellbio. com/recommend. html

细胞生物学杂志 www. cjcb. org

细胞生物学在线 www. cella. cn

细胞生物学专业信息网 www. xa-cerec. com

细胞学信息网(Cytolink) http://www. cytology. com/

中国期刊网 http://www. cnki. net/index. htm

中国细胞生物学学会 http://www. cscb. org. cn/

中科院上海生命科学研究院 http://www. sibs. cas. cn/

中外生物学杂志网址大集锦 http://muchong. com/html/200506/101304. html

自然 https://www. nature. com/nature/

Biochemistry & Molecular Biology http://www. kumc. edu/ biochemistry/

Cell Biology: Microscopy, Kent State University F The Genetics of Angelman Syndrome http://chemfaculty. ucsd. edu/harvey/asgenetics2/indexsimple. html

Cellupedia http://library. thinkquest. org/C004535/

Current Opinion in Cell Biology 细胞生物学近论(英文):细胞生物学方面的所有进展综述 https://www. sciencedirect. com/journal/current-opinion-in-cell-biology

ELSEVIER 数据库 http://www. sciencedirect. com/

Genes and disease http://www. ncbi. nlm. nih. gov/disease/

医学遗传学 http://medgen. genetics. utah. edu

Interactive Tour of the Cell http://library. thinkquest. org/3564/

Journal of Cell Biology 细胞生物学期刊(英文) http://jcb. rupress. org/

Molecular Cell and Developmental Biology study http://www. biosci. utexas. edu/mcdb/

OVID 数据库 http://gateway2. ovid. com/

The Biology Project: Cell Biology http://www. biology. arizona. edu/cell_bio/cell_bio. html

推 荐 读 物

蔡绍京，李学英. 2009. 医学遗传学. 2 版. 北京: 人民卫生出版社

陈誉华. 2018. 医学细胞生物学. 6 版. 北京: 人民卫生出版社

陈竺. 2015. 医学遗传学. 3 版. 北京: 人民卫生出版社

动物进化历程编写组. 2010. 动物进化历程. 北京: 世界图书出版公司

杜传书. 2014. 医学遗传学. 3 版. 北京: 人民卫生出版社

傅松滨. 2010. 医学遗传学. 3 版. 北京: 北京大学医学出版社

傅松滨. 2018. 医学生物学. 9 版. 北京: 人民卫生出版社

格斯特兰德. 2007. RNA 世界. 北京: 科学出版社

金岩. 2005. 组织工程学原理与技术. 西安: 第四军医大学出版社

理查得 D J. 2000. 动物生物学. 蔡益鹏译. 北京: 科学出版社

梁素华. 2015. 医学遗传学. 4 版. 北京: 人民卫生出版社

马丁·布莱泽著. 2016. 消失的微生物. 傅贺译. 长沙: 湖南科学技术出版社

瞿礼嘉. 2003. 现代生物技术导论. 北京: 高等教育出版社、施普林格出版社

税青林. 2016. 医学遗传学（案例版）. 2 版. 北京: 科学出版社

王培林，傅松滨. 2011. 医学遗传学. 3 版. 北京: 科学出版社

沃森. 2006. 双螺旋: 发现 DNA 结构的故事. 刘望夷译. 北京: 科学出版社

吴彩斌. 2005. 环境学概论. 北京: 中国环境科学出版社

翟中和. 2011. 细胞生物学. 4 版. 北京: 高等教育出版社

张先恩. 2005. 生物传感器, 北京: 化学工业出版社

郑平. 2006. 生物技术概论. 4 版. 北京: 科学出版社

左伋. 2018. 医学遗传学. 7 版. 北京: 人民卫生出版社

Alberts B, Johnson A, Lewis J, et al. 2008. Molecular Biology of the Cell. 5th ed. New York: Garland Science

Alberts B. 2009. Essential Cell Biology. 3rd. Ed. New York: Garland Pub. , Inc

Barciszewski J, Erdmann V A, 等. 2008. 郑晓飞译. 非编码 RNA. 北京: 化学工业出版社

Gilbert S F. 2014. Developmental Biology. 10th ed. New York: USA Sinauer Associates Inc

Karp G. 2013. Cell and Molecular Biology. 7th ed. New York: John Wiley and Sons, Inc

Krebs J E, Goldstein E S, Kilpatrick S T. 2017. Lewin's GENES XII. Sudbury: Jones and Bartlett Publishers, Inc

Lodish H. 2016. Molecular Cell Biology , 8th ed. New York: W. H. Freeman

Nussbaum, Mclnnes, Willard. 2016 . 医学遗传学. 8 版. 张咸宁、刘雯、吴白燕编译. 北京: 北京大学医学出版社

Raven P H, Johnson G B. 2002. 生物学. 6 版. 北京: 清华大学出版社

Turnpenny P, Ellard S. 2012. Emery's Elements of Medical Genetics. 14th ed. Edinburgh : Elsevier Churchill Livingstone

Wilson J, Hunt T. 2015. Molecular Biology of the Cell. 6th ed. New York: Garland Science

Wolpert L, Tickle C, Arias A M, et al. 2015. Principles of Development. 5th ed. Oxford : Oxford University Press

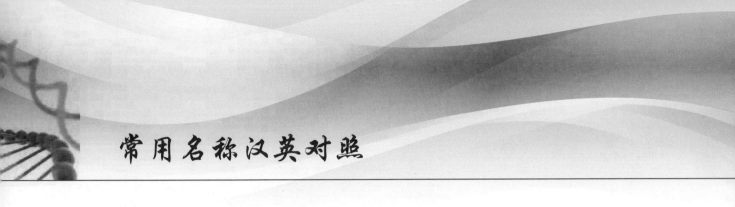

中文	英文	中文	英文
21 三体综合征	trisomy 21 syndrome	胞饮体	pinosome
5p⁻部分单体综合征	partial monosomy 5p syndrome	胞饮小泡	pinocytic vesicle
5-溴尿嘧啶	bromouracil, Bu	胞饮作用	pinocytosis
ATP酶复合体	ATPase complex	胞质环	cytoplasmic ring
DNA复制	DNA replication	胞质溶胶	cytosol
DNA甲基转移酶	DNA methyl-transferase, DNMT	背唇	dorsal lip
DNA印迹	Southern blot	被动运输	passive transport
DNA诊断	DNA diagnosis	本地种	indigenous species
Down综合征	Down syndrome	苯丙酮尿症	phenylketonuria, PKU
G蛋白偶联受体	G-protein coupled receptor	比较	comparision
G显带	G banding	编程性细胞死亡	programmed cell death, PCD
KSS病	Kearns Sayre syndrome, KSS, MIM530000	变构	allosteric effect
		变态	metamorphosis
Na⁺-K⁺泵	Na⁺-K⁺ pump	变形再生	morphallaxis regeneration
PIWI相互作用的RNA	PIWI-interacting RNA, piRNA	变性	denaturation
Q显带	Q banding	变异	variation
RNA干扰	RNA interference, RNAi	变种	variety
RNA引物	RNA primer	表达图	expression map
RNA印迹	Northern blot	表达序列标签	expressed sequence tag, EST
RNA诱导的沉默复合物	RNA-induced silencing complex, RISC	表观遗传	epigenetic inheritance
		表皮	epidermis
RNA诊断	RNA diagnosis	表现度	expressivity
R显带	R banding	冰冻蚀刻	freeze etching
X连锁显性遗传	X-linked dominant inheritance, XD	柄	stalk
X连锁隐性遗传	X-linked recessive inheritance, XR	并指	syndactyly
X染色质	X-chromatin	病毒	virus
Y连锁遗传	Y-linked inheritance, YL	补偿性再生	compensatory regeneration
Y染色质	Y-chromatin	捕食食物链	grazing food chain
α-螺旋	α-helix	捕鱼笼式	fish-trap
β-地中海贫血	β-thalassemia	不定变异	indefinite variability
π-螺旋	π-helix	不对称PCR	asymmetric PCR
癌基因	oncogene	不规则显性	irregular dominance
氨基酸	amino acid	不均一核RNA	heterogenous nuclear RNA, hnRNA
靶向药物	targeted drug	不完全显性	incomplete dominance
白化病	albinism	部分三体型	partial trisomy
半保留复制	semiconservative replication	残余体	residual body
半显性	semidominance	操纵基因	operator
半自主性细胞器	semiautonomous organelle	操纵子	operon
包涵体	inclusion body	操纵子学说	operon theory
胞间连丝	plasmodesmata	糙面内质网	rough endoplasmic reticulum, RER
胞嘧啶	cytosine, C	侧脑室	lateral ventricle
胞嘧啶核苷	cytidine	侧盘中胚层	lateral plate mesoderm
胞吐作用	exocytosis	侧向抑制	lateral inhibition
胞吞作用	endocytosis	侧翼序列	flanking sequence

插入序列	insertion sequence, IS
差异生长	differential growth
产甲烷菌	metnanogens
长链非编码RNA	long non-coding RNA, lncRNA
长散在核元件	long interspersed nuclear elements, LINES
长散在重复序列	long interspersed repeated segments, LINES
肠胚	gastrula
常染色体	autosome
常染色体病	autosomal disease
常染色体显性遗传	autosomal dominant inheritance, AD
常染色体隐性遗传	autosomal recessive inheritance, AR
常染色质	euchromatin
超二倍体	hyperdiploid
超基因家族	supergene family
超科	superfamily
沉默子	silencer
成对规则基因	pair-rule gene
成骨不全综合征	osteogenesis imperfecta, OI
成熟促进因子	maturation promoting factor, MPF
成纤维细胞生长因子	fibroblast growth factor, FGF
尺骨	ulna
耻骨	pubis
出生率	natality
初级精母细胞	primary spermatocyte
初级卵母细胞	primary oocyte
初级溶酶体	primary lysosome
初级消费者	primary consumer
触角足复合体	antennapedia complex
传换器	transducer
次级精母细胞	secondary spermatocyte
次级卵母细胞	secondary oocyte
次级溶酶体	secondary lysosome
次生体腔	secondary coelom
次缢痕	secondary constriction
从性显性	sex-influenced dominance
错义突变	missense mutation
大脑半球	cerebral hemihere
大脑脚	cruscerebri
大卫星DNA	macro-satellite DNA
戴帽	capping
单倍体	haploid
单核苷酸多态性	single nucleotide polymorphism, SNP
单基因病	monogenic disease
单克隆抗体	monoclonal antibody
单链构象多态性	single strand conformation polymorphism, SSCP
单链抗体	single-chain antibody, ScAb
单体型	monosomy
单体型图计划	International HapMap Project, HapMap
单位膜	unit membrane
单位膜结构模型	unit membrane structure model
蛋白质	protein
倒位	inversion, inv
等臂染色体	isochromosome, i
等位基因异质性	allelic heterogeneity
低密度脂蛋白	low density lipoprotien, LDL
骶椎	sacral vertebra
地理宗	geographical race
地质学	geology
第二极体	second polar body
第二信使	second messenger
第一极体	first polar body
颠换	transversion
点突变	point mutation
点杂交	dot blot
电子传递链	electron transfer chain
凋亡	apoptosis
凋亡小体	apoptotic body
调控非编码RNA	regulatory non-coding RNA
顶帽	apical cap
顶体	acrosome
顶体反应	acrosome reaction
顶体囊泡	acrosomal vesicle
顶外胚层帽	apical ectodermal cap
定量PCR	quantitative PCR, Q-PCR
动粒	kinetochore
动脉弓	aortic arch
动脉圆锥	conus arteriosus
动态突变	dynamic mutation
动物界	Animalia
动物学	zoology
端粒	telomere
端粒酶	telomerase
端脑	telencephalon
端着丝粒染色体	telocentric chromosome
短串联重复序列	short tandem repeat, STR
短散在重复序列	short interspersed repeated segments, SINES
多核苷酸	polynucleotide
多核糖体	polyribosome
多黄卵	polylecithal egg
多基因	polygene
多基因病	polygenic disorder
多基因家族	multigene family
多基因遗传	polygenic inheritance

多级螺旋模型	multiple coiling model	辐	spoke
多精入卵	polyspermy	辐射对称	redial symmetry
多克隆抗体	polyclonal antibody	辅基	prosthefic group
多能细胞	pluripotent cell	辅酶	coenzyme
多顺反子mRNA	polycistronic mRNA	腐生食物链	saprophagous food chain
多肽	polypeptide	附肢骨骼	appendicular skeleton
多体型	polysomy	附着核糖体	attached ribosome
多因子遗传	multifactorial inheritance	复等位基因	multiple alleles
多指/趾症	polydactyly	复合转座子	composite transposon
多重PCR	multiplex PCR	复杂性疾病	complex disease
多重等位基因特异性PCR	multiplex alle-specific amplification, MAS-PCR	复制	replication
		复制叉	replication fork
二倍体	diploid	复制分离	replicative segregation
二级结构	secondary struture	腹唇	ventral lip
二级亲属	second degree relative	腹主动脉	ventral aorta
二级消费者	secondary consumer	钙泵	Ca^{2+} pump
二磷酸鸟嘌呤核苷	guanosine diphosphate, GDP	概率	probability
二磷酸胸腺嘧啶脱氧核苷	deoxythymidine diphosphate, dTDP	干细胞	stem cell
		纲	class
二肽	dipeptide	高尔基复合体	Golgi complex
发育	development	高尔基体	Golgi body
发育生物学	developmental biology	高分辨显带染色体	high resolution banding chromosome, HRBC
翻译	translation		
繁殖过剩	overproduction	个体发育	ontogenesis
反面高尔基网	*trans* Golgi network, TGN	个体生态学	autoecology
反式作用因子	*trans*-acting factors	个体生物学	individual biology
反向PCR	inverse PCR	肱骨	humerus
反向重复序列	inverted repeats	构象	conformation
反义RNA	antisense RNA	古核生物	Archaeon
反转录PCR	reverse transcription-PCR, RT-PCR	古生代	Paleozoic era
		古生物学	paleontology
反转录酶	reverse transcriptase	古细菌	archaebacteria
放射辐	radial spoke	股骨	femur
非编码RNA	non-coding RNA, ncRNA	骨盆	pelvis
非甲基化	non-methylated	寡核苷酸探针杂交	oligonucleotide probe hybridi-zation
非膜相结构	non-membranous structure		
非生物环境	abiotic environment	寡霉素敏感授予蛋白	oligomycin sensitivity conferring protein, OSCP
非生物因子	abiotic factor		
非整倍体	aneuploid	光面内质网	smooth endoplasmic reticulum, SER
腓骨	fibula		
分解代谢	catabolism	广适性生物	eurytropic organism
分解者	decomposer	硅肺	silicosis
分类学	taxonomy	过氧化物酶体	peroxisome
分类学种	taxonomic species	哈迪-温伯格定律	Hardy-Weinberg law
分离负荷	segregation load	海马	hippocampus
分离律	law of segregation	汗腺	sweat gland
分泌蛋白	secretory protein	合胞体	syncytium
分子生态学	molecular ecology	合成代谢	anabolism
分子生物学	molecular biology	合子	zygote
佛波酯	phorbol ester	核苷	nucleoside
跗骨	tarsus	核苷酸	nucleotide

核骨架	nuclear skeleton	机体	organism
核基质	nuclear matrix	肌质网	sarcoplasmic reticulum
核孔	nuclear pores	基粒	elementary particle
核孔复合体	nuclear pore complex	基片	base piece
核酶	ribozyme	基因	gene
核膜	nuclear membrane	基因表达	gene expression
核内复制	endoreduplication	基因沉默	gene silence
核内小分子RNA	small nuclear RNA, snRNA	基因簇	gene cluster
核内有丝分裂	endomitosis	基因的活化	gene-activation
核仁	nucleolus	基因多效性	gene pleiotropy
核仁周期	nucleolar cycle	基因工程药物	genetically engineered drug
核仁组织区	nuclear organizer region, NOR	基因库	gene pool
核酸	nucleic acid	基因连锁	gene linkage
核酸分子杂交	nucleic acid molecular hybridization	基因流	gene flow
		基因频率	gene frequency
核糖	ribose	基因敲减技术	gene knock-down
核糖核酸	ribonucleic acid, RNA	基因突变	gene mutation
核糖体	ribosome	基因芯片	gene chip
核糖体RNA	ribosomal RNA, rRNA	基因型频率	genotypic frequency
核纤层	nuclear lamina	基因诊断	gene diagnosis
核小体	nucleosome	基因治疗	gene therapy
核型	karyotype	基因转染技术	gene transfection
核型分析	karyotype analysis	基因组	genome
核质环	nuclear ring	极端嗜碱菌	alkaliphiles
核周池	perinuclear cistern	极端嗜热菌	themophiles
核周隙	perinuclear space	极端嗜酸菌	acidophiles
颌弓	mandibular arch	极端嗜盐菌	extreme halophiles
痕迹器官	vestigial organ	脊索	notochord
享廷顿Huntington舞蹈症	Huntington disease, HD	脊索动物	Chordata
横纹肌	striated muscle	脊椎动物亚门	Vertebrata
红绿色盲	red-green colour blindness	嵴	cristae
后口	deuterostoma	嵴内腔	intracristal space
后脑	metencephalon	寄生食物链	parasitial food chain
后期延迟	anaphase lag	加尾	tailing
后肾	metanephros	家族性多发性结肠息肉	familial polyposis coli, FPC
后兽亚纲	Metatheria	家族性疾病	familial disease
后随链	lagging strand	甲型血友病	hemophilia A
呼吸链	respiratory chain	假二倍体	pseudodiploid
化学突触	chemical synapse	假体腔	pseudocoelom
化学污染	chemical pollution	间脑	diencephalon
坏死	necrosis	间体	mesosome
环境	environment	间隙连接	gap junction
环境工程	environmental engineering	肩带	shoulder girdle
环境生理学	environmental physiology	肩胛骨	scapula
环境因子	environmental factor	兼性异染色质	facultative heterochromatin
环一磷酸腺苷	cyclic adenosine monophosphate, cAMP	减毒活疫苗	live attenuated vaccine
		减数分裂	meiosis
环状染色体	ring chromosome, r	剪接	splicing
回复突变	back mutation	检测点	check point
回文	palindrome	简单扩散	simple diffusion
喙骨	coracoid	碱基	base

碱基对	base pair, bp	离子通道扩散	ion channel diffusion
碱基互补	base complementary	离子通道偶联受体	ion-channel linked receptor
碱基替代	base substitution	连锁分析法	linkage analysis
交叉遗传	criss-cross inheritance	连锁群	linkage group
酵母人工染色体	yeast artificial chromosome, YAC	连锁图	linkage map
		连锁与交换律	law of linkage and crossing-over
结构蛋白	structural protein	连续细胞系	continuous cell line
结合部位	confluent area	联会复合体	synaptinemal complex, SC
姐妹染色单体	sister chromatid	两侧对称	bilateral symmetry
解离酶	resolvase	量子生物学	quantum biology
界	kingdom	裂隙基因	gap gene
界标	landmark	淋巴系统	lymphatic system
紧密连接	tight junction	菱脑	rhombencephalon
近端着丝粒染色体	acrocentric chromosome	零突变	mull mutation
近亲婚配	consanguineous marriage	漏斗体	infundibulum
近中着丝粒染色体	submetacentric chromosome	颅顶眼	parietal eye
进化论	evolutionism;evolution theory	颅骨	cranium
精细胞	spermatid	卵黄膜	vitelline layer
精原细胞	spermatogonium	卵黄栓	yolk plug
精子	sperm	卵裂	cleavage
精子获能	capacitation	卵裂球	blastomere
鲸	whale	卵外被	egg coat
颈膨大	cervical enlargement	卵原细胞	oogonium
颈椎	cervical vertebra	卵子	ovum
净初级生产量	net primary production, P_n	卵子发生	oogenesis
胫骨	tibia	罗伯逊易位	Robertsonian translocation
静脉窦	sinus venosus	脉弓	haemal arch
静态突变	static mutation	毛	hair
旧脑皮	paleopallium	锚定PCR	anchored PCR
聚合酶链反应	polymerase chain reaction, PCR	锚定连接	anchoring junction
绝对密度	absolute density	酶	enzyme
均黄卵	isolecithal egg	酶联受体	enzyme-linked receptor
抗体酶	abzyme	门	phylum
抗体融合蛋白	antibody fusion protein	孟德尔式群体	Mendelian population
抗维生素D佝偻病	vitamin D-resistant rickets	嘧啶	pyrimidine
科	family	描述	description
颗粒内质网	granular endoplasmic reticulum, GER	灭活疫苗	killed vaccine
		模拟酶	analogue enzyme
颗粒组分	granular component	膜蛋白	membrane protein
可持续社会	sustainable society	膜抗原	membrane antigen
克隆	clone	膜受体	membrane receptor
跨膜蛋白	transmembrane protein	膜相结构	membranous structure
髋骨	coxa	膜脂	membrane lipid
类风湿性关节炎	rheumatoid arthritis, RA	末端缺失	terminal deletion
类胸膜肺炎病原体	pleuropneumonia-like organism, PPLO	母体效应基因	maternal effect gene
		目	order
累加效应	additive effect	内含子	intron
冷泉港实验室	Cold Spring Harbor Laboratory	内膜系统	endomembrane system
厘摩	centimorgan, cM	内胚层	endoderm
梨状叶	pyriform lobe	内体性溶酶体	endolysosome
离子通道蛋白	ion channel protein	内网器	internal reticular apparatus

内细胞团	inner cell mass	前体mRNA	hnRNA
内在蛋白	intrinsic protein	前脏内胚层	anterior visceral endoderm, AVE
内质网	endoplasmic reticulum, ER	嵌合体	mosaic
囊胚	blastula	嵌套式PCR	nested PCR
囊胚腔	blastocoele	强直性脊柱炎	ankylosing spondylitis, AS
脑颅	neurocranium	桥粒	desmosome
脑桥	pons	切除修复	excision repair
能量代谢	energy metabolism	亲缘系数	coefficient of relationship
拟核	nucleoid	区域化作用	compartmentalization
年龄结构	age structure	区域制图法	regional mapping
黏着连接	adhering junction	躯椎	trunk vertebra
鸟嘌呤	guanine, G	全酶	holoenzyme
鸟嘌呤核苷	guanosine	全男性遗传或限雄性遗传	holandric inheritance
尿嘧啶	uracil, U	全能（干）细胞	totipotent cell
尿嘧啶核苷	uridine	全球生态学	global ecology
啮齿目	Rodentia	缺失	deletion, del
旁分泌因子	paracrine factor	群落	community
胚后发育	postembryonic development	群体	population
胚孔	blastopore	群体生物学	population biology
胚盘	embryonic disc	群体遗传学	population genetics
胚泡腔	blastocyst cavity	染色单体	chromatid
胚胎发育	embryonic development	染色体	chromosome
胚胎学	embryology	染色体病	chromosomal disease;
胚胎诱导	embryonic induction		chromosomal disorder
配体	ligand	染色体不分离	chromosome nondisjunction
配子	gamete	染色体畸变	chromosome aberration
配子发生	gametogenesis	染色体结构畸变	chromosomal structural aberration
配子激素	gamete hormone	染色体遗失	chromosome loss
皮层反应	cortical reaction	染色体组	chromosome complement
皮肌	integumental musculature	染色质	chromatin
皮脂腺	sebaceous gland	染色质重塑	chromatin remodeling
皮质颗粒	cortical granule	桡骨	radius
片层结构模型	lamella structure model	热休克蛋白	heat shock protein, HSP
嘌呤	purine	热休克因子	heat shock factors, HSF
平衡易位	balanced translocation	人/鼠嵌合型单克隆抗体	mouse/human chimeric antibody
平衡易位携带者	balanced translocation carrier	人白细胞抗原	human leucocytic antigen, HLA
平滑肌	smooth muscle	人工选择学说	theory of artificial selection
奇蹄目	Perissodactyla	人抗鼠反应	human anti-mouse response
启动子	promoter	人抗鼠抗体	human anti-mouse antibody,
起始复合体	initiation complex		HAMA
器官	organ	人类基因组计划	human genome project, HGP
器官发生	organogenesis	人类细胞遗传学命名国际体制	An International System for
器官生物学	organography biology		Cytogenetic Nomenclature, ISCN
髂骨	ilium	人类学	anthropology
迁移	migration	人源单克隆抗体	human monoclonal antibody
迁移压力	migration pressure	绒毛膜	chorion
前病毒	provirus	溶酶体	lysosome
前导链	leading strand	乳糖操纵子	lactose operon
前喙骨	procoracoid	乳腺	mammary gland
前脑	prosencephalon	乳腺生物反应器	mammary gland bioreactor
前肾	pronephros	入侵种	invasive species

软骨发育不全	achondroplasia	生物医学工程学	biomedical engineering
鳃动脉	afferent branchial artery	生物因子	biotic factor
鳃弓	branchial arch	生殖	reproduction
三倍体	triploid	生殖隔离	reproductive isolation
三股螺旋	triple helix	生殖细胞	generative cell
三级结构	tertiary structure	失巢凋亡	anoikis
三级亲属	third degree relative	实时荧光定量PCR	real-time quantitative PCR
三级消费者	tertiary consumer	实验	experimentation
三磷酸鸟嘌呤核苷	guanosine triphosphate, GTP	实验生物学	experimental biology
三磷酸腺苷	adenosine triphosphate, ATP	食虫目	Insetivora
三磷酸胸腺嘧啶脱氧核苷	deoxythymidine triphosphate, dTTP	食肉目	Carnivora
		食物链	food chain
三羧酸循环	tricarboxylic acid cycle, TAC	食物网	food web
三肽	tripeptide	始祖鸟	Archaeopteryx lithoraphica
三体型	trisomy	始祖生物	Progenote
三元界假说	urkingdom hypothesis	视杯	optic cup
桑葚胚	morula	视丘	thalamus opticus
舌弓	hyoid arch	视叶	optic lobe
神经板	neural plate	适合度	fitness
神经沟	neural groove	适应性表达	adaptive expression
神经管	neural tube	受精	fertilization
神经胚	neurula	受体	receptor
神经前体细胞	neuronal precursor cell	受体介导的胞吞作用	receptor mediated endocytosis
神经褶	neural fold	兽孔类	therapsid
渗漏突变	leaky mutation	数量性状	quantitative character
生产者	producer	数值分类学	numerical taxonomy
生长	growth	衰老	senescence
生存竞争	struggle for existence	双雌受精	digyny
生理学	physiology	双链RNA	double stranded RNA, dsRNA
生态幅	ecological amplitude	双名法	binomial nomenclature
生态平衡	ecological balance	双胸复合体	bithorax complex
生态系统	ecosystem	双雄受精	diandry
生态系统生物学	ecosystem biology	双着丝粒染色体	dicentric chromosome, dic
生态学	ecology	水体污染	water body pollution
生态因子	ecological factor	水通道	water channels
生物传感器	biosensor	顺面高尔基网	*cis* Golgi network, CGN
生物大分子	biological macromolecule	顺式调控序列	regulator sequence
生物工程	biotechnology	丝粒	centromere
生物化学	biochemistry	死亡率	mortality
生物技术	biotechnology	四倍体	tetraploid
生物接收器	bioreceptor	松果体	pineal body
生物膜	biomembrane	酸性房室	acidic compartment
生物圈	biosphere	随体	satellite
生物群落	biotic community	髓弓	neural arch
生物入侵	biological invasion	碎屑食物链	detrital food chain
生物数学	biomathematics	锁骨	clavicle
生物污染	biological pollution	胎盘	placenta
生物物理学	biophysics	太古代	Archaeozoic era
生物信息学	bioinformatics	肽键	peptide bond
生物学	biology	探针	probe
生物学种	biological species	糖基化	glycosylation

糖基磷脂酰肌醇锚定蛋白	glycosylphosphatidylinositol-anchored protein, GPI	微粒体	microsome
		微生物学	microbiology
糖酵解	glycolysis	微丝	microfilament, MF
体肌	somatic musculature	微卫星DNA	micro-satellite DNA
体节	metamere; somite	微小RNA	micro RNA, miRNA
体节极性基因	segment polarity gene	微效基因	minor gene
体腔膜	peritoneum	尾索动物亚门	Urochordata
体细胞	somatic cell	尾椎	caudal vertebra
体细胞遗传病	somatic cell genetic disorder	卫星DNA	satellite DNA
体细胞杂交	somatic cell hybridization	位点异质性	locus heterogeneity
通信连接	communicating junction	纹状体	corpus striatum
同功器官	analogous organ	无颌类	Agnatha
同化作用	assimilation	无脊椎动物	Invertebrata
同卵双生	monozygotic twin	无精子症因子	azoospermia factor, AZF
同型体节	homonomous metamerism	无粒内质网	agranular endoplasmic reticulum, AER
同义密码	synonymous codon		
同义突变	synonymous mutation	无丝分裂	amitosis
同源器官	homologous organ	无义突变	nonsense mutation
同源染色体	homologous chromosome	物理图	physical map
同源异形基因	homeotic gene	物理污染	physical pollution
同源异形框	homeobox	物质代谢	substance metabolism
同源异形框基因	homeobox gene	稀有碱基	unusual base
头	head	系谱分析法	pedigree analysis
头骨	skull	系谱树	genealogical tree
头索动物亚门	Cephalochordata	系统	system
透明带	zona pellucida	系统生态学	systems ecology
突变负荷	mutational load	系统树	phylogenetic tree
突变率	mutation rate	系统性红斑狼疮	systemic lupus erythematosus, SLE
土壤污染	soil pollution		
吞噬泡	phagocytic vesicle	系统性硬化症	systemic sclerosis, SSc
吞噬体	phagosome	系统学	systematics
吞噬作用	phagocytosis	细胞壁	cell wall
脱氧核糖	deoxyribose	细胞表面	cell surface
脱氧核糖核酸	deoxyribonucleic acid, DNA	细胞分化	cell differentiation
外来种	exotic species	细胞分裂有关的基因	cell division cycle gene, cdc
外胚层	ectoderm	细胞骨架	cytoskeleton
外输性蛋白	export protein	细胞核	nucleus
外显率	penetrance	细胞呼吸	cellular respiration
外显子	exon	细胞决定	cell determination
外周蛋白	peripheral protein	细胞连接	cell junction
完全连锁	complete linkage	细胞膜	cell membrane
完全显性	complete dominance	细胞器	organelle
挽救受体	salvage receptor	细胞融合	cell fusion
腕骨	carpals	细胞生物学	cell biology
微变态再生	epimorphosis regeneration	细胞识别	cell recognition
微带	miniband	细胞外被	cell coat
微管	microtubule, MT	细胞外基质	extracellular matrix
微管相关蛋白	microtubule associated protein, MAP	细胞系	cell line
		细胞学说	cell theory
微管组织中心	microtubule organizing center, MTOC	细胞氧化	cellular oxidation
		细胞质	cytoplasm

细胞质基质	cytoplasmic matrix or cytomatrix
细胞周期	cell cycle
细胞周期蛋白	cyclin
细胞周期蛋白依赖激酶	cyclin dependent kinase, CDK
细胞株	cell strain
细菌	bacterium
狭适性生物	stenotropic organism
先天性疾病	congenital disease
先天性聋哑	congenital deafness
先天性卵巢发育不全综合征	Turner syndrome
先天性溶酶体病	inborn lysosomal diseases
先证者	proband
先证者法	proband method
纤维中心	fibrillar centers
现代达尔文主义	modern Darwinism
线粒体	mitochondrion
线粒体DNA	mitochondrion DNA, mtDNA
线粒体肌病脑病伴乳酸中毒及中风样发作综合征	mitochondrial myopathy, encephalopathy, lactic acidosis, and stroke like episodes, MELAS
线粒体基因组	mitochondrion genome
线粒体心肌病	mitochondrial cardiomyopathy
线粒体遗传病	mitochondrial genetic disease; mitochondrial genetic disorder
限制性酶切片段长度多态性	restriction fragment length polymorphism, RFLP
限制性酶切图	restriction map
限制性内切核酸酶	restriction enzyme
限制因子	limiting factor
腺嘌呤	adenine, A
腺嘌呤核苷	adenosine
相对密度	relative density
相对生育率	relative fertility, f
相互易位	reciprocal translocation
镶嵌蛋白	mosaic protein
消费者	consumer
消化管	digestive tube
消化腺	digestive gland
小干扰RNA	small interfere RNA, siRNA; small interfering RNA, siRNA
小卫星DNA	mini-satellite DNA
协调表达	coordinate expression
携带者	carrier
心房	auricle
心肌	cardiac muscle
心室	ventricle
心脏	heart
新陈代谢	metabolism
新脑皮	neopallium
新生代	Cenozoic era
新系统学	new systematics

信号识别颗粒	signal recognition particle, SRP
信号肽	signal peptide
信号肽假说	signal hypothesis
信号转导	signal transduction
信使RNA	messenger RNA, mRNA
形态调节运动	form regulating movement
形态发生	morphogenesis
形态学	morphology
形态学种	morphological species
性染色体	sex chromosome
性染色质	sex chromatin
胸廓	thorax
胸腺嘧啶	thymine, T
胸腺嘧啶脱氧核苷	deoxythymidine
胸椎	thoracic vertebra
序列标签位点	sequence tagged site, STS
序列特异性DNA结合蛋白	sequence specific DNA binding protein
序列图	sequence map
选择	selection
选择系数	selection coefficient, S
选择性剪接	alternative splicing
选择压力	selection pressure
学名	scientific name
血管系统	blood vascular system
血色素沉着症	hemochromatosis
血液	blood
血友病	hemophilia
循环系统	circulatory system
亚二倍体	hypodiploid
亚基	subunit
亚硝酸	nitrous acid, NA
亚种	subspecies
亚属	subgenus
咽颅	splanchnocranium
延迟显性	delayed dominance
延脑	my-elencephalon
衍生染色体	derivation chromosome
羊膜	amnion
羊膜动物	amniota
腰带	pelvic girdle
腰膨大	lumbar enlargement
腰椎	lumbar vertebra
液态镶嵌模型	fluid mosaic model
一定变异	definite variability
一级结构	primary structure
一级亲属	first degree relative
一磷酸鸟嘌呤核苷	guanosine monophosphate, GMP
一磷酸胸腺嘧啶脱氧核苷	deoxythymidine monophosphate, dTMP

医学生物学	medical biology	阈值学说	threshold theory
胰岛类生长因子	insulin-like growth factor	元古代	Proterozoic era
移码突变	frame-shift mutation	原发性血色病	primary hemochromatosis
遗传	heredity	原核	pronucleus
遗传病	inherited disease	原核生物	Prokaryotes
遗传负荷	genetic load	原核生物界	Monera
遗传工程	genetic engineering	原核细胞	prokaryotic cell
遗传平衡定律	law of genetic equilibrium	原结	node
遗传瓶颈	genetic bottleneck	原脑皮	archipallium
遗传图	genetic map	原生生物界	Protista
遗传性小脑共济失调	hereditary cerebellar ataxia, HCA	原生质	protoplasm
遗传性早秃	baldness	原始生殖细胞	primordial germ cell
遗传学	genetics	原兽亚纲	Prototheria
遗传异质性	genetic heterogeneity	原体腔	primary coelom
遗传因子	genetic factor	原位杂交法	in situ hybridization
乙酰辅酶A	acetyl CoA	原纤维	protofilament
异化作用	disassimilation	杂合性	hybridity
异染色质	heterochromatin	载体蛋白	carrier protein
异噬溶酶体	heterophagic lysosome	再生	regeneration
异噬作用	heterophagy	再生胚芽	regeneration blastema
异型体节	heteronomous metamerism	脏弓	visceral arch
抑癌基因	tumor suppressor gene; antioncogene	脏肌	visceral musculature
抑素	chalone	早熟凝集染色体	prematurely condensed chromosome, PCC
易化扩散	facilitated diffusion	早熟染色体凝集	premature chromosome condensation
易患性	liability	早衰综合征	progeria syndrome
易位	translocation	增强子	enhancer
疫苗	vaccine	掌骨	metacarpus
翼手目	Chiroptera	折叠基序	motif
阴阳学说	the Yinyang hypothesis	真核生物	eukaryote
引进种	introduced species	真核细胞	eukaryotic cell
荧光原位杂交	fluorescence *in situ* hybridization, FISH	真菌界	Fungi
		真皮	dermis
营养级	trophic level	真兽亚纲	Eutheria
营养细胞	vegetation cell	真体腔	true coelom
营养组织	vegetation tissue	枕髁	occipital condyle
游离核糖体	free ribosome	整合蛋白	integral protein
有被小窝	coated pit	整码突变	codon mutation
有害外来种	harmful exotic species	正向突变	forward mutation
有丝分裂	mitosis	支架放射环结构模型	scaffold-radial loop struture model
有丝分裂原	mitogen	支原体	mycoplasma
有头类	Craniata	脂筏模型	lipid raft model
有限细胞系	finite cell line	脂连接蛋白	lipid-linked protein
有性生殖	sexual reproduction	脂锚定蛋白	lipid-anchored protein
诱变剂	mutagen	脂质体	liposome
诱导表达	induction expression	植物界	Plantae
诱导性多能干细胞	induced pluripotent stem cells, iPS	植物学	botany
诱发突变	induced mutation	蹠骨	metatarsus
宇宙生物学	cosmobiology	指骨	phalanx
阈值	threshold	趾骨	phalanx
阈值效应	threshold effect	质粒	plasmid

质量性状	qualitative character	属	genus
质膜	plasma membrane	专能细胞	committed cell
致密纤维组分	dense fibrillar component	转基因动物	transgenic animal
智力低下	mental retardation, MR	转决定	transdetermination
中间高尔基网	medial Golgi network, MGN	转录	transcription
中间缺失	interstitial deletion	转录后基因失活	post transcription gene silence, PTGS
中间纤维	intermediate filament, IF		
中脑	mesencephalon	转录图	transcriptional map
中胚层	mesoderm	转录因子	transcription factor
中肾	mesonephros	转位因子	transposable element
中生代	Mesozoic era	转运RNA	transfer RNA, tRNA
中心法则	central dogma	转座	transposition
中心粒	centriole	转座子	transposon
中心粒卫星	centriolar satellite	椎骨	vertebra
中心体	centrosome	椎体	centrum
中性突变	neutral mutation	着丝粒融合	centric fusion
中央栓	central plug	滋养层	trophoblast
中轴骨骼	axial skeleton	自发突变	spontaneous mutation
中着丝粒染色体	metacentric chromosome	自然选择学说	theory of natural selection
终末溶酶体	telolysosome	自噬溶酶体	autophagic lysosome
终丝	filum terminale	自噬体	autophagosome
终止密码突变	terminator codon mutation	自噬性细胞死亡	autophagy
终止子	terminator	自噬作用	autophagy
种	species	自由组合律	law of independent assortment
种群	population	综合性进化理论	synthetic theory of evolution
种群密度	population density	总初级生产量	gross primary production, P_g
种群生态学	population ecology	阻遏表达	repression expression
重复	duplication, dup	阻遏基因	repressible gene
重演律	law of recapitulation	组成性表达	constitutive expression
重组修复	recombination repair	组成性异染色质	constitutive heterochromatin
周期蛋白	cyclin	组织工程	tissue engineering
主动去甲基化	active demethylation	祖先基因	ancestral gene
主动运输	active transport	坐骨	ischium
主缢痕	primary constriction		

常用名称英汉对照

abiotic environment	非生物环境	ankylosing spondylitis, AS	强直性脊柱炎
abiotic factor	非生物因子	anoikis	失巢凋亡
absolute density	绝对密度	antennapedia complex	触角足复合体
abzyme	抗体酶	anterior visceral endoderm, AVE	前脏内胚层
acetyl CoA	乙酰辅酶A	anthropology	人类学
achondroplasia	软骨发育不全	antibody fusion protein	抗体融合蛋白
acidic compartment	酸性房室	antisense RNA	反义RNA
acidophiles	极端嗜酸菌	aortic arch	动脉弓
acrocentric chromosome	近端着丝粒染色体	apical cap	顶帽
acrosomal vesicle	顶体囊泡	apical ectodermal cap	顶外胚层帽
acrosome reaction	顶体反应	apoptosis	凋亡
acrosome	顶体	apoptotic body	凋亡小体
active demethylation	主动去甲基化	appendicular skeleton	附肢骨骼
active transport	主动运输	archaebacteria	古细菌
adaptive expression	适应性表达	Archaeon	古核生物
additive effect	累加效应	Archaeopteryx lithoraphica	始祖鸟
adenine, A	腺嘌呤	Archaeozoic era	太古代
adenosine triphosphate, ATP	三磷酸腺苷	archipallium	原脑皮
adenosine	腺嘌呤核苷	assimilation	同化作用
adhering junction	黏着连接	asymmetric PCR	不对称PCR
afferent branchial artery	鳃动脉	ATPase complex	ATP酶复合体
age structure	年龄结构	attached ribosome	附着核糖体
Agnatha	无颌类	auricle	心房
agranular endoplasmic reticulum, AER	无粒内质网	autoecology	个体生态学
albinism	白化病	autophagic lysosome	自噬溶酶体
alkaliphiles	极端嗜碱菌	autophagosome	自噬体
allelic heterogeneity	等位基因异质性	autophagy	自噬性细胞死亡
allosteric effect	变构	autophagy	自噬作用
alternative splicing	选择性剪接	autosomal disease	常染色体病
amino acid	氨基酸	autosomal dominant inheritance, AD	常染色体显性遗传
amitosis	无丝分裂	autosomal recessive inheritance, AR	常染色体隐性遗传
amnion	羊膜	autosome	常染色体
amniota	羊膜动物	axial skeleton	中轴骨骼
An International System for Cytogenetic Nomenclature, ISCN	人类细胞遗传学命名国际体制	azoospermia factor, AZF	无精子症因子
		back mutation	回复突变
anabolism	合成代谢	bacterium	细菌
analogous organ	同功器官	balanced translocation	平衡易位
analogue enzyme	模拟酶	balanced translocation carrier	平衡易位携带者
anaphase lag	后期延迟	baldness	遗传性早秃
ancestral gene	祖先基因	base	碱基
anchored PCR	锚定PCR	base complementary	碱基互补
anchoring junction	锚定连接	base pair, bp	碱基对
aneuploid	非整倍体	base piece	基片
Animalia	动物界	base substitution	碱基替代

bilateral symmetry	两侧对称	cell recognition	细胞识别
binomial nomenclature	双名法	cell strain	细胞株
biochemistry	生物化学	cell surface	细胞表面
bioinformatics	生物信息学	cell theory	细胞学说
biological invasion	生物入侵	cell wall	细胞壁
biological macromolecule	生物大分子	cellular oxidation	细胞氧化
biological pollution	生物污染	cellular respiration	细胞呼吸
biological species	生物学种	Cenozoic era	新生代
biology	生物学	centimorgan, cM	厘摩
biomathematics	生物数学	central dogma	中心法则
biomedical engineering	生物医学工程学	central plug	中央栓
biomembrane	生物膜	centric fusion	着丝粒融合
biophysics	生物物理学	centriolar satellite	中心粒卫星
bioreceptor	生物接收器	centriole	中心粒
biosensor	生物传感器	centromere	丝粒
biosphere	生物圈	centrosome	中心体
biotechnology	生物技术	centrum	椎体
biotic community	生物群落	Cephalochordata	头索动物亚门
biotic factor	生物因子	cerebral hemiphere	大脑半球
bithorax complex	双胸复合体	cervical enlargement	颈膨大
blastocoele	囊胚腔	cervical vertebra	颈椎
blastocyst cavity	胚泡腔	chalone	抑素
blastomere	卵裂球	check point	检测点
blastopore	胚孔	chemical pollution	化学污染
blastula	囊胚	chemical synapse	化学突触
blood	血液	Chiroptera	翼手目
blood vascular system	血管系统	Chordata	脊索动物
botany	植物学	chorion	绒毛膜
branchial arch	鳃弓	chromatid	染色单体
bromouracil, Bu	5-溴尿嘧啶	chromatin	染色质
Ca^{2+} pump	钙泵	chromatin remodeling	染色质重塑
capacitation	精子获能	chromosomal structural aberration	染色体结构畸变
capping	戴帽		
cardiac muscle	心肌	chromosomal disease; chromosomal disorder	染色体病
Carnivora	食肉目		
carpals	腕骨	chromosome	染色体
carrier	携带者	chromosome aberration	染色体畸变
carrier	携带者	chromosome complement	染色体组
carrier protein	载体蛋白	chromosome loss	染色体遗失
catabolism	分解代谢	chromosome nondisjunction	染色体不分离
caudal vertebra	尾椎	circulatory system	循环系统
cell biology	细胞生物学	cis Golgi network, CGN	顺面高尔基网
cell coat	细胞外被	class	纲
cell cycle	细胞周期	clavicle	锁骨
cell determination	细胞决定	cleavage	卵裂
cell differentiation	细胞分化	clone	克隆
cell division cycle gene, cdc	细胞分裂有关的基因	coated pit	有被小窝
cell fusion	细胞融合	codon mutation	整码突变
cell junction	细胞连接	coefficient of relationship	亲缘系数
cell line	细胞系	coenzyme	辅酶
cell membrane	细胞膜	Cold Spring Harbor Laboratory	冷泉港实验室

committed cell	专能细胞	deoxyribose	脱氧核糖
communicating junction	通信连接	deoxythymidine diphosphate, dTDP	二磷酸胸腺嘧啶脱氧核苷
community	群落		
comparision	比较	deoxythymidine monophosphate, dTMP	一磷酸胸腺嘧啶脱氧核苷
compartmentalization	区域化作用		
compensatory regeneration	补偿性再生	deoxythymidine triphosphate, dTTP	三磷酸胸腺嘧啶脱氧核苷
complete dominance	完全显性		
complete linkage	完全连锁	deoxythymidine	胸腺嘧啶脱氧核苷
complex disease	复杂性疾病	derivation chromosome	衍生染色体
composite transposon	复合转座子	dermis	真皮
confluent area	结合部位	description	描述
conformation	构象	desmosome	桥粒
congenital deafness	先天性聋哑	detrital food chain	碎屑食物链
congenital disease	先天性疾病	deuterostoma	后口
consanguineous marriage	近亲婚配	development	发育
constitutive expression	组成性表达	developmental biology	发育生物学
constitutive heterochromatin	组成性异染色质	diandry	双雄受精
consumer	消费者	dicentric chromosome, dic	双着丝粒染色体
continuous cell line	连续细胞系	diencephalon	间脑
conus arteriosus	动脉圆锥	differential growth	差异生长
coordinate expression	协调表达	digestive gland	消化腺
coracoid	喙骨	digestive tube	消化管
corpus striatum	纹状体	digyny	双雌受精
cortical granule	皮质颗粒	dipeptide	二肽
cortical reaction	皮层反应	diploid	二倍体
cosmobiology	宇宙生物学	disassimilation	异化作用
coxa	髋骨	DNA diagnosis	DNA诊断
Craniata	有头类	DNA methyl-transferase, DNMT	DNA甲基转移酶
cranium	颅骨	DNA replication	DNA复制
criss-cross inheritance	交叉遗传	dorsal lip	背唇
cristae	嵴	dot blot	点杂交
crus cerebri	大脑脚	double stranded RNA, dsRNA	双链RNA
cyclic adenosine monophosphate, cAMP	环一磷酸腺苷	Down syndrome	Down综合征
		duplication, dup	重复
cyclin dependent kinase, CDK	细胞周期蛋白依赖激酶	dynamic mutation	动态突变
		ecological amplitude	生态幅
cyclin	周期蛋白	ecological balance	生态平衡
cytidine	胞嘧啶核苷	ecological factor	生态因子
cytoplasm	细胞质	ecology	生态学
cytoplasmic matrix or cytomatrix	细胞质基质	ecosystem biology	生态系统生物学
cytoplasmic ring	胞质环	ecosystem	生态系统
cytosine, C	胞嘧啶	ectoderm	外胚层
cytoskeleton	细胞骨架	egg coat	卵外被
cytosol	胞质溶胶	electron transfer chain	电子传递链
decomposer	分解者	elementary particle	基粒
definite variability	一定变异	embryology	胚胎学
delayed dominance	延迟显性	embryonic development	胚胎发育
deletion, del	缺失	embryonic disc	胚盘
denaturation	变性	embryonic induction	胚胎诱导
dense fibrillar component	致密纤维组分	endocytosis	胞吞作用
deoxyribonucleic acid, DNA	脱氧核糖核酸	endoderm	内胚层

endolysosome	内体性溶酶体	fitness	适合度
endomembrane system	内膜系统	flanking sequence	侧翼序列
endomitosis	核内有丝分裂	fluid mosaic model	液态镶嵌模型
endoplasmic reticulum, ER	内质网	fluorescence *in situ* hybridization,	荧光原位杂交
endoreduplication	核内复制	FISH	
energy metabolism	能量代谢	food chain	食物链
enhancer	增强子	food web	食物网
environment	环境	form regulating movement	形态调节运动
environmental engineering	环境工程	forward mutation	正向突变
environmental factor	环境因子	frame-shift mutation	移码突变
environmental physiology	环境生理学	free ribosome	游离核糖体
enzyme	酶	freeze etching	冰冻蚀刻
enzyme-linked receptor	酶联受体	Fungi	真菌界
epidermis	表皮	G banding	G显带
epigenetic inheritance	表观遗传	gamete hormone	配子激素
epimorphosis regeneration	微变态再生	gamete	配子
euchromatin	常染色质	gametogenesis	配子发生
eukaryote	真核生物	gap gene	裂隙基因
eukaryotic cell	真核细胞	gap junction	间隙连接
eurytropic organism	广适性生物	gastrula	肠胚
Eutheria	真兽亚纲	gene	基因
evolutionism;evolution theory	进化论	gene chip	基因芯片
excision repair	切除修复	gene cluster	基因簇
exocytosis	胞吐作用	gene diagnosis	基因诊断
exon	外显子	gene expression	基因表达
exotic species	外来种	gene flow	基因流
experimental biology	实验生物学	gene frequency	基因频率
experimentation	实验	gene knock-down	基因敲减技术
export protein	外输性蛋白	gene linkage	基因连锁
expressed sequence tag, EST	表达序列标签	gene mutation	基因突变
expression map	表达图	gene pleiotropy	基因多效性
expressivity	表现度	gene pool	基因库
extracellular matrix	细胞外基质	gene silence	基因沉默
extreme halophiles	极端嗜盐菌	gene therapy	基因治疗
facilitated diffusion	易化扩散	gene transfection	基因转染技术
facultative heterochromatin	兼性异染色质	gene-activation	基因的活化
familial disease	家族性疾病	genealogical tree	系谱树
familial polyposis coli, FPC	家族性多发性结肠	generative cell	生殖细胞
	息肉	genetic bottleneck	遗传瓶颈
family	科	genetic engineering	遗传工程
femur	股骨	genetic factor	遗传因子
fertilization	受精	genetic heterogeneity	遗传异质性
fibrillar centers	纤维中心	genetic load	遗传负荷
fibroblast growth factor, FGF	成纤维细胞生长	genetic map	遗传图
	因子	genetically engineered drug	基因工程药物
fibula	腓骨	genetics	遗传学
filum terminale	终丝	genome	基因组
finite cell line	有限细胞系	genotypic frequency	基因型频率
first degree relative	一级亲属	genus	属
first polar body	第一极体	geographical race	地理宗
fish-trap	捕鱼笼式	geology	地质学

global ecology	全球生态学	human anti-mouse antibody, HAMA	人抗鼠抗体
glycolysis	糖酵解	human anti-mouse response	人抗鼠反应
glycosylation	糖基化	human genome project, HGP	人类基因组计划
glycosylphosphatidylinositol-anchored protein, GPI	糖基磷脂酰肌醇锚定蛋白	human leucocytic antigen, HLA	人白细胞抗原
		human monoclonal antibody	人源单克隆抗体
Golgi body	高尔基体	humerus	肱骨
Golgi complex	高尔基复合体	Huntington disease, HD	享廷顿（Huntington）舞蹈症
G-protein coupled receptor	G蛋白偶联受体		
granular component	颗粒组分	hybridity	杂合性
granular endoplasmic reticulum, GER	颗粒内质网	hyoid arch	舌弓
grazing food chain	捕食食物链	hyperdiploid	超二倍体
gross primary production, P_g	总初级生产量	hypodiploid	亚二倍体
growth	生长	ilium	髂骨
guanine, G	鸟嘌呤	in situ hybridization	原位杂交法
guanosine	鸟嘌呤核苷	inborn lysosomal diseases	先天性溶酶体病
guanosine diphosphate, GDP	二磷酸鸟嘌呤核苷	inclusion body	包涵体
guanosine monophosphate, GMP	一磷酸鸟嘌呤核苷	incomplete dominance	不完全显性
guanosine triphosphate, GTP	三磷酸鸟嘌呤核苷	indefinite variability	不定变异
haemal arch	脉弓	indigenous species	本地种
hair	毛	individual biology	个体生物学
haploid	单倍体	induced mutation	诱发突变
Hardy-Weinberg law	哈迪-温伯格定律	induced pluripotent stem cells, iPS	诱导性多能干细胞
harmful exotic species	有害外来种	induction expression	诱导表达
head	头	infundibulum	漏斗体
heart	心脏	inherited disease	遗传病
heat shock factors, HSF	热休克因子	initiation complex	起始复合体
heat shock protein, HSP	热休克蛋白	inner cell mass	内细胞团
hemochromatosis	血色素沉着症	insertion sequence, IS	插入序列
hemophilia A	甲型血友病	Insetivora	食虫目
hemophilia	血友病	insulin-like growth factor	胰岛类生长因子
hereditary cerebellar ataxia, HCA	遗传性小脑共济失调	integral protein	整合蛋白
		integumental musculature	皮肌
heredity	遗传	intermediate filament, IF	中间纤维
heterochromatin	异染色质	internal reticular apparatus	内网器
heterogenous nuclear RNA, hnRNA	不均一核RNA	International HapMap Project, HapMap	单体型图计划
heteronomous metamerism	异型体节		
heterophagic lysosome	异噬溶酶体	interstitial deletion	中间缺失
heterophagy	异噬作用	intracristal space	嵴内腔
high resolution banding chromosome, HRBC	高分辨显带染色体	intrinsic protein	内在蛋白
		introduced species	引进种
hippocampus	海马	intron	内含子
hnRNA	前体mRNA	invasive species	入侵种
holandric inheritance	全男性遗传或限雄性遗传	inverse PCR	反向PCR
		inversion, inv	倒位
holoenzyme	全酶	Invertebrata	无脊椎动物
homeobox	同源异形框	inverted repeats	反向重复序列
homeobox gene	同源异形框基因	ion channel diffusion	离子通道扩散
homeotic gene	同源异形基因	ion channel protein	离子通道蛋白
homologous chromosome	同源染色体	ion-channel linked receptor	离子通道偶联受体
homologous organ	同源器官	irregular dominance	不规则显性
homonomous metamerism	同型体节	ischium	坐骨

isochromosome, i	等臂染色体	medial Golgi network, MGN	中间高尔基网
isolecithal egg	均黄卵	medical biology	医学生物学
karyotype	核型	meiosis	减数分裂
karyotype analysis	核型分析	membrane antigen	膜抗原
Kearns Sayre syndrome, KSS, MIM530000	KSS病	membrane lipid	膜脂
		membrane protein	膜蛋白
killed vaccine	灭活疫苗	membrane receptor	膜受体
kinetochore	动粒	membranous structure	膜相结构
kingdom	界	Mendelian population	孟德尔式群体
lactose operon	乳糖操纵子	mental retardation, MR	智力低下
lagging strand	后随链	mesencephalon	中脑
lamella structure model	片层结构模型	mesoderm	中胚层
landmark	界标	mesonephros	中肾
lateral inhibition	侧向抑制	mesosome	间体
lateral plate mesoderm	侧盘中胚层	Mesozoic era	中生代
lateral ventricle	侧脑室	messenger RNA, mRNA	信使RNA
law of genetic equilibrium	遗传平衡定律	metabolism	新陈代谢
law of independent assortment	自由组合律	metacarpus	掌骨
law of linkage and crossing-over	连锁与交换律	metacentric chromosome	中着丝粒染色体
law of recapitulation	重演律	metamere	体节
law of segregation	分离律	metamorphosis	变态
leading strand	前导链	metanephros	后肾
leaky mutation	渗漏突变	metatarsus	蹠骨
liability	易患性	Metatheria	后兽亚纲
ligand	配体	metencephalon	后脑
limiting factor	限制因子	metnanogens	产甲烷菌
linkage analysis	连锁分析法	micro RNA, miRNA	微小RNA
linkage group	连锁群	microbiology	微生物学
linkage map	连锁图	microfilament, MF	微丝
lipid raft model	脂筏模型	micro-satellite DNA	微卫星DNA
lipid-anchored protein	脂锚定蛋白	microsome	微粒体
lipid-linked protein	脂连接蛋白	microtubule associated protein, MAP	微管相关蛋白
liposome	脂质体		
live attenuated vaccine	减毒活疫苗	microtubule organizing center, MTOC	微管组织中心
locus heterogeneity	位点异质性		
long interspersed nuclear elements, LINES	长散在核元件	microtubule, MT	微管
		migration	迁移
long interspersed repeated segments, LINES	长散在重复序列	migration pressure	迁移压力
		miniband	微带
long non-coding RNA, lncRNA	长链非编码RNA	mini-satellite DNA	小卫星DNA
low density lipoprotien, LDL	低密度脂蛋白	minor gene	微效基因
lumbar enlargement	腰膨大	missense mutation	错义突变
lumbar vertebra	腰椎	mitochondrion DNA, mtDNA	线粒体DNA
lymphatic system	淋巴系统	mitochondrial cardiomyopathy	线粒体心肌病
lysosome	溶酶体	mitochondrial genetic disease; mitochondrial genetic disorder	线粒体遗传病
macro-satellite DNA	大卫星DNA		
mammary gland bioreactor	乳腺生物反应器	mitochondrial myopathy, encephalopathy lactic acidosis, and stroke like episodes, MELAS	线粒体肌病脑病伴乳酸中毒及中风样发作综合征
mammary gland	乳腺		
mandibular arch	颌弓		
maternal effect gene	母体效应基因	mitochondrion	线粒体
maturation promoting factor, MPF	成熟促进因子	mitochondrion genome	线粒体基因组

mitogen	有丝分裂原	non-coding RNA, ncRNA	非编码RNA
mitosis	有丝分裂	non-methylated	非甲基化
modern Darwinism	现代达尔文主义	non-membranous structure	非膜相结构
molecular biology	分子生物学	nonsense mutation	无义突变
molecular ecology	分子生态学	Northern blot	RNA印迹
Monera	原核生物界	notochord	脊索
monoclonal antibody	单克隆抗体	nuclear lamina	核纤层
monogenic disease	单基因病	nuclear matrix	核基质
monosomy	单体型	nuclear membrane	核膜
monozygotic twin	同卵双生	nuclear organizer region, NOR	核仁组织区
morphallaxis regeneration	变形再生	nuclear pore complex	核孔复合体
morphogenesis	形态发生	nuclear pores	核孔
morphological species	形态学种	nuclear ring	核质环
morphology	形态学	nuclear skeleton	核骨架
mortality	死亡率	nucleic acid molecular hybridization	核酸分子杂交
morula	桑葚胚	nucleic acid	核酸
mosaic	嵌合体	nucleoid	拟核
mosaic protein	镶嵌蛋白	nucleolar cycle	核仁周期
motif	折叠基序	nucleolus	核仁
mouse/human chimeric antibody	人/鼠嵌合型单克隆抗体	nucleoside	核苷
mull mutation	零突变	nucleosome	核小体
multifactorial inheritance	多因子遗传	nucleotide	核苷酸
multigene family	多基因家族	nucleus	细胞核
multiple alleles	复等位基因	numerical taxonomy	数值分类学
multiple coiling model	多级螺旋模型	occipital condyle	枕髁
multiplex alle-specific amplification, MAS-PCR	多重等位基因特异性PCR	oligomycin sensitivity conferring protein, OSCP	寡霉素敏感授予蛋白
multiplex PCR	多重PCR	oligonucleotide probe hybrid-ization	寡核苷酸探针杂交
mutagen	诱变剂	oncogene	癌基因
mutation rate	突变率	ontogenesis	个体发育
mutational load	突变负荷	oogenesis	卵子发生
mycoplasma	支原体	oogonium	卵原细胞
my-elencephalon	延脑	operator	操纵基因
Na⁺-K⁺ pump	Na^+-K^+泵	operon	操纵子
natality	出生率	operon theory	操纵子学说
necrosis	坏死	optic cup	视杯
neopallium	新脑皮	optic lobe	视叶
nested PCR	嵌套式PCR	order	目
net primary production, P_n	净初级生产量	organ	器官
neural arch	髓弓	organelle	细胞器
neural fold	神经褶	organism	机体
neural groove	神经沟	organogenesis	器官发生
neural plate	神经板	organography biology	器官生物学
neural tube	神经管	osteogenesis imperfecta, OI	成骨不全综合征
neurocranium	脑颅	overproduction	繁殖过剩
neuronal precursor cell	神经前体细胞	ovum	卵子
neurula	神经胚	pair-rule gene	成对规则基因
neutral mutation	中性突变	paleontology	古生物学
new systematics	新系统学	paleopallium	旧脑皮
nitrous acid, NA	亚硝酸	Paleozoic era	古生代
node	原结	palindrome	回文

paracrine factor	旁分泌因子	polypeptide	多肽
parasitial food chain	寄生食物链	polyribosome	多核糖体
parietal eye	颅顶眼	polysomy	多体型
partial monosomy 5p syndrome	5p-部分单体综合征	polyspermy	多精入卵
partial trisomy	部分三体型	pons	脑桥
passive transport	被动运输	population	群体，种群
pedigree analysis	系谱分析法	population biology	群体生物学
pelvic girdle	腰带	population density	种群密度
pelvis	骨盆	population ecology	种群生态学
penetrance	外显率	population genetics	群体遗传学
peptide bond	肽键	post transcription gene silence, PTGS	转录后基因失活
perinuclear cistern	核周池	postembryonic development	胚后发育
perinuclear space	核周隙	premature chromosome condensation	早熟染色体凝集
peripheral protein	外周蛋白	prematurely condensed chromosome,	早熟凝集染色体
Perissodactyla	奇蹄目	PCC	
peritoneum	体腔膜	primary coelom	原体腔
peroxisome	过氧化物酶体	primary constriction	主缢痕
phagocytic vesicle	吞噬泡	primary consumer	初级消费者
phagocytosis	吞噬作用	primary hemochromatosis	原发性血色病
phagosome	吞噬体	primary lysosome	初级溶酶体
phalanx	指骨，趾骨	primary oocyte	初级卵母细胞
phenylketonuria, PKU	苯丙酮尿症	primary spermatocyte	初级精母细胞
phorbol ester	佛波酯	primary structure	一级结构
phylogenetic tree	系统树	primordial germ cell	原始生殖细胞
phylum	门	probability	概率
physical map	物理图	proband	先证者
physical pollution	物理污染	proband method	先证者法
physiology	生理学	probe	探针
pineal body	松果体	procoracoid	前喙骨
pinocytic vesicle	胞饮小泡	producer	生产者
pinocytosis	胞饮作用	Progenote	始祖生物
pinosome	胞饮体	progeria syndrome	早衰综合征
PIWI-interacting RNA, piRNA	PIWI相互作用的RNA	programmed cell death, PCD	编程性细胞死亡
placenta	胎盘	prokaryotes	原核生物
Plantae	植物界	prokaryotic cell	原核细胞
plasma membrane	质膜	promoter	启动子
plasmid	质粒	pronephros	前肾
plasmodesmata	胞间连丝	pronucleus	原核
pleuropneumonia-like organism,	类胸膜肺炎病原体	prosencephalon	前脑
PPLO		prosthefic group	辅基
pluripotent cell	多能细胞	protein	蛋白质
point mutation	点突变	Proterozoic era	元古代
polycistronic mRNA	多顺反子mRNA	Protista	原生生物界
polyclonal antibody	多克隆抗体	protofilament	原纤维
polydactyly	多指/趾症	protoplasm	原生质
polygene	多基因	Prototheria	原兽亚纲
polygenic disorder	多基因病	provirus	前病毒
polygenic inheritance	多基因遗传	pseudocoelom	假体腔
polylecithal egg	多黄卵	pseudodiploid	假二倍体
polymerase chain reaction, PCR	聚合酶链反应	pubis	耻骨
polynucleotide	多核苷酸	purine	嘌呤

pyriform lobe	梨状叶	RNA-induced silencing complex, RISC	RNA诱导的沉默复合物
pyrimidine	嘧啶	Robertsonian translocation	罗伯逊易位
Q banding	Q显带	Rodentia	啮齿目
qualitative character	质量性状	rough endoplasmic reticulum, RER	糙面内质网
quantitative character	数量性状	sacral vertebra	骶椎
quantitative PCR, Q-PCR	定量PCR	salvage receptor	挽救受体
quantum biology	量子生物学	saprophagous food chain	腐生食物链
R banding	R显带	sarcoplasmic reticulum	肌质网
radial spoke	放射辐	satellite	随体
radius	桡骨	satellite DNA	卫星DNA
real-time quantitative PCR	实时荧光定量PCR	scaffold-radial loop struture model	支架放射环结构模型
receptor	受体	scapula	肩胛骨
receptor mediated endocytosis	受体介导的胞吞作用	scientific name	学名
reciprocal translocation	相互易位	sebaceous gland	皮脂腺
recombination repair	重组修复	second degree relative	二级亲属
red-green colour blindness	红绿色盲	second messenger	第二信使
redial symmetry	辐射对称	second polar body	第二极体
regeneration	再生	secondary coelom	次生体腔
regeneration blastema	再生胚芽	secondary constriction	次缢痕
regional mapping	区域制图法	secondary consumer	二级消费者
regulator sequence	顺式调控序列	secondary lysosome	次级溶酶体
regulatory non-coding RNA	调控非编码RNA	secondary oocyte	次级卵母细胞
relative density	相对密度	secondary spermatocyte	次级精母细胞
relative fertility, f	相对生育率	secondary struture	二级结构
replication	复制	secretory protein	分泌蛋白
replication fork	复制叉	segment polarity gene	体节极性基因
replicative segregation	复制分离	segregation load	分离负荷
repressible gene	阻遏基因	selection	选择
repression expression	阻遏表达	selection coefficient, S	选择系数
reproduction	生殖	selection pressure	选择压力
reproductive isolation	生殖隔离	semiautonomous organelle	半自主性细胞器
residual body	残余体	semiconservative replication	半保留复制
resolvase	解离酶	semidominance	半显性
respiratory chain	呼吸链	senescence	衰老
restriction enzyme	限制性内切核酸酶	sequence map	序列图
restriction fragment length polymorphism, RFLP	限制性酶切片段长度多态性	sequence specific DNA binding protein	序列特异性DNA结合蛋白
restriction map	限制性酶切图	sequence tagged site, STS	序列标签位点
reverse transcriptase	反转录酶	sex chromatin	性染色质
reverse transcription-PCR, RT-PCR	反转录PCR	sex chromosome	性染色体
rheumatoid arthritis, RA	类风湿性关节炎	sex-influenced dominance	从性显性
rhombencephalon	菱脑	sexual reproduction	有性生殖
ribonucleic acid, RNA	核糖核酸	short interfering RNA, siRNA	小干扰RNA
ribose	核糖	short interspersed repeated segments, SINES	短散在重复序列
ribosomal RNA, rRNA	核糖体RNA		
ribosome	核糖体	short tandem repeat, STR	短串联重复序列
ribozyme	核酶	shoulder girdle	肩带
ring chromosome, r	环状染色体	signal hypothesis	信号肽假说
RNA diagnosis	RNA诊断	signal peptide	信号肽
RNA interference, RNAi	RNA干扰	signal recognition particle, SRP	信号识别颗粒
RNA primer	RNA引物		

signal transduction	信号转导	syndactyly	并指
silencer	沉默子	synonymous codon	同义密码
silicosis	硅肺	synonymous mutation	同义突变
simple diffusion	简单扩散	synthetic theory of evolution	综合性进化理论
single-chain antibody, ScAb	单链抗体	system	系统
single nucleotide polymorphism, SNP	单核苷酸多态性	systematics	系统学
		systemic lupus erythematosus, SLE	系统性红斑狼疮
single strand conformation poly-morphism, SSCP	单链构象多态性	systemic sclerosis, SSc	系统性硬化症
		systems ecology	系统生态学
sinus venosus	静脉窦	tailing	加尾
sister chromatid	姐妹染色单体	targeted drug	靶向药物
skull	头骨	tarsus	跗骨
small interfere RNA, siRNA; small interfering RNA, siRNA	小干扰RNA	taxonomic species	分类学种
		taxonomy	分类学
small nuclear RNA, snRNA	核内小分子RNA	telencephalon	端脑
smooth endoplasmic reticulum, SER	光面内质网	telocentric chromosome	端着丝粒染色体
		telolysosome	终末溶酶体
smooth muscle	平滑肌	telomerase	端粒酶
soil pollution	土壤污染	telomere	端粒
somatic cell genetic disorder	体细胞遗传病	terminal deletion	末端缺失
somatic cell hybridization	体细胞杂交	terminator	终止子
somatic cell	体细胞	terminator codon mutation	终止密码突变
somatic musculature	体肌	tertiary consumer	三级消费者
somite	体节	tertiary structure	三级结构
Southern blot	DNA印迹	tetraploid	四倍体
species	种	thalamus opticus	视丘
sperm	精子	the Yinyang hypothesis	阴阳学说
spermatid	精细胞	themophiles	极端嗜热菌
spermatogonium	精原细胞	theory of artificial selection	人工选择学说
splanchnocranium	咽颅	theory of natural selection	自然选择学说
splicing	剪接	therapsid	兽孔类
spoke	辐	third degree relative	三级亲属
spontaneous mutation	自发突变	thoracic vertebra	胸椎
stalk	柄	thorax	胸廓
static mutation	静态突变	threshold	阈值
stem cell	干细胞	threshold effect	阈值效应
stenotropic organism	狭适性生物	threshold theory	阈值学说
striated muscle	横纹肌	thymine, T	胸腺嘧啶
structural protein	结构蛋白	tibia	胫骨
struggle for existence	生存竞争	tight junction	紧密连接
subgenus	亚属	tissue engineering	组织工程
submetacentric chromosome	近中着丝粒染色体	totipotent cell	全能（干）细胞
subspecies	亚种	trans-acting factors	反式作用因子
substance metabolism	物质代谢	trans Golgi network, TGN	反面高尔基网
subunit	亚基	transcription	转录
superfamily	超科	transcription factor	转录因子
supergene family	超基因家族	transcriptional map	转录图
sustainable society	可持续社会	transdetermination	转决定
sweat gland	汗腺	transducer	传换器
synaptinemal complex, SC	联会复合体	transfer RNA, tRNA	转运RNA
syncytium	合胞体	transgenic animal	转基因动物

translation	翻译	variety	变种
translocation, t	易位	vegetation cell	营养细胞
transmembrane protein	跨膜蛋白	vegetation tissue	营养组织
transposable element	转位因子	ventral aorta	腹主动脉
transposition	转座	ventral lip	腹唇
transposon	转座子	ventricle	心室
transversion	颠换	vertebra	椎骨
tricarboxylic acid cycle, TAC	三羧酸循环	Vertebrata	脊椎动物亚门
tripeptide	三肽	vestigial organ	痕迹器官
triple helix	三股螺旋	virus	病毒
triploid	三倍体	visceral arch	脏弓
trisomy	三体型	visceral musculature	脏肌
trisomy 21 syndrome	21三体综合征	vitamin D-resistant rickets	抗维生素D佝偻病
trophic level	营养级	vitelline layer	卵黄膜
trophoblast	滋养层	water body pollution	水体污染
true coelom	真体腔	water channels	水通道
trunk vertebra	躯椎	whale	鲸
tumor suppressor gene; antioncogene	抑癌基因	X-chromatin	X染色质
Turner syndrome	先天性卵巢发育不全综合征	X-linked dominant inheritance, XD	X连锁显性遗传
		X-linked recessive inheritance, XR	X连锁隐性遗传
ulna	尺骨	Y-chromatin	Y染色质
unit membrane structure model	单位膜结构模型	yeast artificial chromosome, YAC	酵母人工染色体
unit membrane	单位膜	Y-linked inheritance, YL	Y连锁遗传
unusual base	稀有碱基	yolk plug	卵黄栓
uracil, U	尿嘧啶	zona pellucida	透明带
uridine	尿嘧啶核苷	zoology	动物学
urkingdom hypothesis	三元界假说	zygote	合子
Urochordata	尾索动物亚门	α-helix	α-螺旋
vaccine	疫苗	β-thalassemia	β-地中海贫血
variation	变异	π-helix	π-螺旋